高职护理专业"互联网+"融合式教材

总主编 唐红梅

药物应用护理

主编◎徐 红 马香芹 袁海虹

数字教材

使用说明：

1. 刮开封底二维码涂层，扫描后下载"交我学"APP
2. 注册并登录，再次扫描二维码，激活本书配套数字教材
3. 如所在学校有教学管理要求，请学生向老师领取"班级二维码"，
   使用APP扫描加入在线班级
4. 点击激活后的数字教材，即可查看、学习各类多媒体内容
5. 激活后有效期：1年
6. 内容问题可咨询：021-61675196
7. 技术问题可咨询：029-68518879

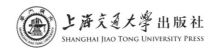

上海交通大学出版社
SHANGHAI JIAO TONG UNIVERSITY PRESS

内容提要

本教材是高职护理专业"互联网＋"融合式教材，根据高职教育特点和护理岗位需求，借鉴近年来护理教学改革成果，注重将课程思政、职业素养、南丁格尔精神紧密融入教材。全书共分45章，系统地介绍了药物的作用、临床应用、不良反应和用药护理，对用药护理特别加以关注。每章前设有学习目标、临床案例作为引导，以案例回顾、复习与自测结束学习。扫描封底二维码，可学习在线课程、在线案例、拓展阅读等内容，利于开展线上线下混合式教学。通过本课程的学习，使学生具备正确执行、评价处方和医嘱的能力，对药物治疗及其不良反应有效监护、判断和正确处理的能力，以及指导患者合理用药的能力。

本教材可供高职高专护理专业学生使用，也是护理专业学生参加国家护士执业资格考试的参考书，还可供在职护理人员临床用药护理参考。

图书在版编目(CIP)数据

药物应用护理/徐红，马香芹，袁海虹主编. —上海：上海交通大学出版社，2023.5
高职护理专业"互联网＋"融合式教材/唐红梅总主编

ISBN 978-7-313-28348-1

Ⅰ.①药…　Ⅱ.①徐…②马…③袁…　Ⅲ.①药物—应用—高等职业教育—教材　Ⅳ.①R97

中国国家版本馆 CIP 数据核字(2023)第 035480 号

药物应用护理
YAOWU YINGYONG HULI

主　　编：徐　红　马香芹　袁海虹
出版发行：上海交通大学出版社　　　　　　　　　　　地　　址：上海市番禺路 951 号
邮政编码：200030　　　　　　　　　　　　　　　　　电　　话：021-64071208
印　　制：上海锦佳印刷有限公司　　　　　　　　　　经　　销：全国新华书店
开　　本：787mm×1092mm　1/16　　　　　　　　　印　　张：27
字　　数：573 千字　　　　　　　　　　　　　　　　印　　次：2023 年 5 月第 1 次印刷
版　　次：2023 年 5 月第 1 版　　　　　　　　　　　电子书号：ISBN 978-7-89424-307-2
书　　号：ISBN 978-7-313-28348-1
定　　价：78.00 元

本书编委会

主　编

徐　红　马香芹　袁海虹

副主编

宋立群　李红彩　王　琳

编委会名单（按姓氏汉语拼音排序）

李红彩　滨州职业学院

李怀宇　大理护理职业学院

马香芹　河南医学高等专科学校

宋立群　泰山护理职业学院

王　琳　鹤壁职业技术学院

王　燕　潍坊护理职业学院

向晓雪　四川中医药高等专科学校

徐　红　滨州职业学院

姚瑞萍　滁州城市职业学院

袁海虹　上海健康医学院

赵　娜　河南医学高等专科学校

郑　涛　泰州职业技术学院

出版说明

党的十八大以来，党中央高度重视教材建设，做出了顶层规划与设计，提出了系列新理念、新政策和新举措。习近平总书记强调"坚持正确政治方向，弘扬优良传统，推进改革创新，用心打造培根铸魂、启智增慧的精品教材"。这也为本套教材的建设明确了前进的方向，提供了根本遵循。

高职护理专业"互联网＋"融合式教材由上海交通大学出版社联合上海健康医学院牵头组织编写。教材编写得到全国十余所职业院校的积极响应与大力支持，由护理教育专家、护理专业一线教师、出版社编辑组成"三结合"编写队伍。编写团队在前期调研的基础上，结合我国护理卫生职业教育教学特点，深入贯彻落实习近平总书记关于职业教育工作和教材工作的重要指示批示精神，全面贯彻党的教育方针，落实立德树人根本任务，突显高等职业教育护理专业的特点，在注重"三基（基本理论、基本知识、基本技能）、五性（思想性、科学性、时代性、启发性、适用性）、三特定（特定对象为三年制高职专科护理专业学生、特定要求为纸质教材与互联网平台资源有机融合、特定限制为教材总字数应与教学时数相适应）"的基础上，以"十四五"时期全面推进健康中国建设对护理岗位工作实践提出的新要求为出发点，以教育部发布的《高等职业学校护理专业教学标准》等重要文件为书目制订和编写依据,以打造具有护理职业教育特点的立体教材为特色,紧紧围绕培养理想信念坚定,具有良好职业道德和创新意识,能够从事临床护理、社区护理、健康保健等工作的高素质技术技能人才为目标。全套教材共 27 册,包括专业基础课 8 册,专业核心课 7 册,专业扩展课 12 册。

本套教材编写具有如下特色:

1. 统分结合,目标清晰

本套教材的编写团队由全国卫生职业教育教学指导委员会护理类专业教学指导委员会主任委员唐红梅研究员领衔,集合了国内十余家院校的专家、学者。教材总体设计围绕学生护理岗位胜任力和数字化护理水平提升为目标,符合三年制高职专科学生教育教学规律和人才培养规律,在保证单册教材知识完整性的基础上,兼顾各册教材之间的有序衔接,减少内容交叉重复,使学生的培养目标通过各分册立体化的教材内容得以全面实现。

2. 立德树人,全程思政

本套教材紧紧围绕立德树人根本任务,强化教材培根铸魂、启智增慧的功能,把习近平新时代中国特色社会主义思想及救死扶伤、大爱无疆等优秀文化基因融入教材编写全过程。教材编写团队通过精心设计,巧妙结合,运用线下、线上全时空渠道,将教材与护理人文、职业认同、专业自信等课程思政内容有机融合,将护理知识、能力、素质培养有机结合,引导学生树立正确的护理观、职业观、人生观和价值观,着眼于学生"德智体美劳"全面发展。

3. 守正创新,科学专业

本套教材编写坚持"三基、五性、三特定"的原则,既全面准确阐述护理专业的基本理论、基础知识、基本技能和理论联系实践体系,又能根据群众差异化的护理服务需求,构建全面全程、优质高效的护理服务体系需要,反映护理实践的变化、阐明护理学科教学和科研的最新进展。教材编写内容科学准确、术语规范、逻辑清晰、图文得当,符合护理课程标准规定的知识类别、覆盖广度、难易程度,符合护理专业教学科学,具有鲜明护理专业职业教育特色,满足护理专业师生的教与学的要求。

4. 师生共创,共建共享

本套教材编写过程中广泛听取一线教师、护理专业学生对教材内容、形式、教学资源等方面的意见,再根据师生用书数据信息反馈不断改进编写策略与内容。师生用书过程中,还可以通过云端数据的共建共享,丰富教学资源、更新教与学的内容,为广大用书教师提供个性化、模块化、精准化、系统化、全方位的教学服务,助力教师成为"中国金师"。同时,教材为用书学生提供精美的视听资源、生动有趣的案例,线上、线下互动学习体验,助力学生护理临床思维养成,激发学生的学习兴趣及创新潜能。

5."纸数"融合,动态更新

本套教材纸质课本与线上数字化教学资源有机融合,以纸质教材为主,通过思维导图,便于学生了解知识点构架,明晰所学内容。依托纸媒教材,通过二维码链接多元化、动态更新的数字资源,配套"交我学"教学平台及移动终端 APP,经过一体化教学设计,为用书师生提供教学课件、在线案例、知识点微课、云视频、拓展阅读、直击护考、处方分析、复习与自测等内容丰富、形式多样的富媒体资源,为现代化教学提供立体、互动的教学素材,为"教师教好"和"学生学好"提供一个实用便捷、动态更新、终身可用的护理专业智慧宝库。

打造培根铸魂、启智增慧的精品教材不是一蹴而就的。本套融合式教材也需要不断总结、调整、完善、动态更新,才能使教材常用常新。希望全国广大院校在使用过程中能够多提供宝贵意见,反馈使用信息,以逐步完善教材内容,提高教材质量,为建设中国特色高质量职业教育教材体系做出更多有益的研究与探索。最后,感谢所有参与本套教材编写的专家、教师及出版社编辑老师们,因为有大家辛勤的付出,本套教材才能顺利出版。

前　言

随着社会经济的发展,人民对健康需求的增加和护理模式的转变,以及"健康中国"战略的全面实施,社会也对护理从业人员提出了更高的职业技术和素质要求,倒逼我国护理教育教学改革。

《药物应用护理》"互联网＋"融合式教材编写组根据高职教育类型特点和护理岗位需求,坚持不忘立德树人初心、牢记为党育人为国育才使命,将课程思政和职业素养紧密融入教材;落实国家专业教学标准,对接职业标准(规范)、职业技能等级证书标准,优化教材内容。组建由学校资深教师和护理行业一线专家结合的编写团队,力求在护理学专业特色上下功夫,以编出具有专业特色、符合专业需求和体现专业水平的教材。

为适应教育信息化的需求,我们在教材的编排和资源建设方面进行创新,对优质教学资源进行产教融合、共创共享,力求建设成立体化、能适应线上线下混合式教学的新型教材。一是体现教育数字化的原则:依托纸媒教材,通过二维码链接丰富、多元化的数字资源,使教学内容更加丰富,拓宽了学习空间。二是体现职业性和实用性原则:全书采用案例引导式教学,以案例导入为起始,以案例回顾为结束,体现 PBL 的教学特色,培养学生的思辨能力。三是体现

"教师主导、学生主体"原则：全书分章前引言、学习目标、案例导入、正文、非正文部分（包括拓展阅读、云视频、在线案例、处方分析、复习与自测、导入案例解析、直击护考）六个部分，教、学、做、练一体，以提高教学质量和学习效果。四是强调新颖性和实用性，重点介绍药物的作用、临床应用、不良反应和用药护理，把"用药护理"作为一个单独层次，使教材更加全方位体现护理专业特色，更加贴近临床护理用药实践。五是适当增加新药物、新技术、新理论；对临床已经少用或基本不用的药物以及较为陈旧的理论予以删略或简写，对临床应用广泛且安全有效的新药酌予介绍。六是改革实训，守正创新，加强技能、劳动精神和敬业精神培养。

《药物应用护理》按 68 学时编写。教材中收录的药物剂量和用法仅供临床用药参考，不具备法律效力，特此声明。

在《药物应用护理》教材的编写工作中，得到了滨州职业学院、河南医学高等专科学校、上海健康医学院及各编者所在单位领导、上海交通大学出版社的大力支持。在教材出版之际，编写组谨向各位支持和帮助教材编写出版的领导、专家、同仁，表示崇高的敬意和衷心的感谢！

在编写过程中，我们参考了国内外最新护用药理学和药理学教材以及工具书中的有关内容，在此向各位教材的作者表示衷心的感谢。

尽管编委们具有多年护理专业的教学或临床一线工作经历，具有丰富的教、科、研及临床工作经验，对如何培养高素质技术技能人才有准确的理解，对本版教材充满期待，但定会也有不尽人意之处，敬请全国广大师生、同仁予以批评指正。

徐　红　马香芹　袁海虹

2023 年 2 月 16 日

目　录

第一章 绪 论

章前引言

"药物应用护理"是高职护理专业中一门重要的桥梁课程,以药理学理论为基础,以临床护理合理用药为目的,阐述药物基本理论、基本知识、基本技能及用药护理的一门课程。主要研究内容包括药物的作用、临床应用、不良反应、药物相互作用及用药护理措施等,使护理专业的学生能够具备正确解释以及执行处方、医嘱的能力,具备正确评价处方和医嘱所用药物的能力,具备有效监护药物治疗的能力,具备有效判断和处理药物不良反应的能力,具备指导患者合理用药的能力,确保药物发挥最佳疗效,防止和减少不良反应的发生。

学习目标

1. 阐述药物应用护理、药物、药理学、药效学、药动学的概念。
2. 明确护士在临床用药中的职责。
3. 知道药理学发展简史。

思维导图

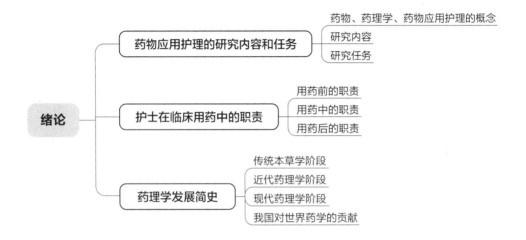

绪论
- 药物应用护理的研究内容和任务
  - 药物、药理学、药物应用护理的概念
  - 研究内容
  - 研究任务
- 护士在临床用药中的职责
  - 用药前的职责
  - 用药中的职责
  - 用药后的职责
- 药理学发展简史
  - 传统本草学阶段
  - 近代药理学阶段
  - 现代药理学阶段
  - 我国对世界药学的贡献

第一节　药物应用护理的研究内容和任务

一、概念

药物(drug)是指能影响机体生理功能和(或)细胞代谢过程,可用于预防、治疗、诊断疾病的化学物质。根据来源可分为天然药物、人工合成药物和基因工程药物。

药理学(pharmacology)是研究药物与机体(包括病原体)之间相互作用及其作用规律的科学。其中,研究机体对药物的作用及作用规律的科学称为药物代谢动力学(pharmacokinetics,简称药动学);研究药物对机体的作用及作用机制的科学称为药物效应动力学(pharmacodynamics,简称药效学)。

二、研究内容和研究任务

药物应用护理是以药理学理论为基础,以临床护理合理用药为目的,阐述药物基本理论、基本知识和基本技能及临床用药护理的一门课程。本课程是护理专业的基础课程,主要研究内容包括药物的作用、临床应用、不良反应、药物相互作用及用药护理措施等。本课程的任务是使护理专业学生通过学习该课程,能够具备正确解释和执行处方、医嘱的能力,具备对处方和医嘱所用药物正确评价的能力,具备对药物治疗有效监护的能力,具备对药物不良反应进行有效判断和处理的能力,具备对患者进行合理用药指导的能力,确保药物发挥最佳疗效,防止和减少不良反应的发生。

第二节　护士在临床用药中的职责

护士处在临床治疗的第一线,既是药物治疗的实施者,也是用药前后的监护者,护士在临床药物治疗中的地位举足轻重。因此,掌握护理药理学的基本理论、基本知识和基本技能,可使药物治疗达到最佳效果,对提高护理质量和医疗质量都具有重要意义。

🎬 云视频 1-1　护士在临床用药中的职责

一、用药前的职责

1. 按照护理程序对患者进行护理评估,了解患者的现状、病史和用药史,尤其要了解患者的药物过敏反应史。

2. 了解患者的身体状况,尤其要了解患者是否有药物禁忌证。

3. 了解患者辅助检查有关的结果,尤其是肝功能、肾功能、心功能、心电图检查、血常规及有无电解质紊乱等。

4. 检查药物制剂的外观质量、批号、有效期和(或)失效期,确保无伪劣、过期变质药物被使用。

5. 掌握药物的作用、临床应用、不良反应、用法用量、药物相互作用、禁忌证和用药护理措施等。理解医生的用药目的,根据患者的诊断和病情审查医嘱,注意用药是否正确,用法用量是否恰当。若对医嘱有疑义,应及时与医生沟通。

二、用药中的职责

1. 在摆药、配药、发药及用药过程中,必须严格执行"三查""七对""一注意"的原则。

2. 加强与患者的心理沟通,缓解患者用药焦虑情绪,增强患者战胜疾病的信心。应视情况向患者说明和解释用药后可能出现的不适反应,使其在心理及生理上有所准备。

3. 注意观察药物的疗效和不良反应,并做好记录;应主动询问和检查患者用药后有无不适反应,以便及时发现和处理,避免药源性疾病的发生。

4. 正确指导患者用药。强调必须严格执行医嘱,不可擅自调整用药方案,使患者能够合理用药、安全用药。不少药物疗效与给药时间密切相关,护士应了解如何科学地安排用药时间。饮食也会影响药物疗效,故用药期间应注意向患者介绍饮食注意事项,指导患者正确配合治疗,以提高疗效,减少不良反应。

📖 拓展阅读 1-1　"三查""七对""一注意"

三、用药后的职责

1. 密切观察患者用药后的病情变化,观察药物的疗效。

2. 根据药物出现的不良反应,给出护理诊断,采取相应的护理措施。

3. 做好病区药品的领取、保管、使用等管理工作,增强责任心,严格按照有关规定执行。

第三节　药理学发展简史

从远古时代起,人类在生活和生产实践中积累了丰富的药物方面的知识和防病治病的经验,其中有不少流传至今。例如饮酒止痛、大黄导泻等,但对药物治疗疾病还缺乏科学的认识。药理学的建立和发展与现代科学技术的发展密切相关,大致分为传统本草学阶段、近代药理学阶段和现代药理学三个阶段。

一、传统本草学阶段

古代的药物学著作称为本草学,我国最早的药物学著作是《神农本草经》,大约著书于公元 1 世纪前后,共收载药物 365 种,这也是世界最早的药物学著作之一。至唐代,标明专门本草的著作有 20 余种,其中《新修本草》记载药物 884 种,是我国乃至世界上第一部由政府颁发的药物法典性书籍,即药典。16 世纪末,明代医药学家李时珍所著的《本草纲目》是一部闻名世界的药物学巨著,该书已被译成日、法、朝、德、英、俄、拉丁 7 种文本,成为世界性经典药物学文献。

二、近代药理学阶段

化学和生理学的迅速发展为药理学的发展奠定了科学基础。19 世纪初,实验药理学的创立标志着近代药理学阶段的开始。首先,化学的发展把植物药从古老的、成分复杂的粗制剂发展为化学纯品,如 1806 年德国药剂师 F. W. Serturner 首先从罂粟中分离提纯吗啡。其次,生理学的发展在药理学的发展中发挥了重要作用。19 世纪,生理学家建立了许多实验生理学的方法,并用来观察植物药和合成药对生理功能的影响。1819 年,F. Magendie 用青蛙实验确定了士的宁的作用部位在脊髓。1878 年,英国生理学家 J. N. Langley 提出了药物作用的受体(receptor)概念,为现代受体学说奠定了基础。这些工作为药理学创造了实验方法,并将其系统地用于药物筛选。此后,如催眠药、解热镇痛药和局部麻醉药等被大量应用于临床。在这期间,德国 R. Buchheim 建立了第一个药理学实验室,使药理学真正成为一门独立的学科。

三、现代药理学阶段

现代药理学阶段大约从 20 世纪初开始。1909 年,德国 P. Ehrlich 发现砷凡纳明可以治疗梅毒,开创了应用化学药物治疗传染病的新纪元。1940 年,英国学者 H. W. Florey 在 A. Fleming(1928 年)研究的基础上提取出了青霉素,使化学治疗进入抗生素时代；20 世纪中叶，自然科学技术的蓬勃发展为新药研究与开发提供了理论、技术和方法，使药理学的研究从原来的系统、器官水平发展到细胞、亚细胞及分子水平，对药物作用机制的研究也逐步深入。近几十年来，随着其他学科的发展，现代药理学的发展更加迅速，现已形成许多各具特色的分支学科，以及与其他学科相互渗透而形成的边缘交叉学科，如分子药理学、临床药理学、精神药理学、免疫药理学、量子药理学等。药理学已由过去的传统经典药理学逐步发展成为与基础医学和临床医学等多学科密切相关的综合学科。特别是分子药理学的发展，不仅更深入地阐明了许多药物的作用机制，更准确地指导药物合成及基因工程药物的研制，而且进一步促进了遗传药理学、神经药理学、时辰药理学等学科的发展。

四、我国对世界药学的贡献

新中国成立以来，我国大力加强新药研发以及药物生产技术工艺的创新，在新药研制及发掘祖国医药宝库等方面取得了举世瞩目的成就。

1958 年，我国科学家研制的首创药物二巯丁二钠，用于金属和类金属中毒解救，疗效好、毒性低，至今仍在临床广泛应用。1965 年，我国科学家人工合成了结晶牛胰岛素，这是世界上第一次人工合成多肽类生物活性物质，引起医药界极大关注。1972 年，我国科学家从中药青蒿中分离提取出抗疟原虫有效单体成分——青蒿素。临床应用证明，青蒿素杀灭疟原虫的有效率达 100%。此后，又研制出青蒿素衍生物双氢青蒿素，两药分别于 1986 年和 1992 年获得国家一类新药证书，不但满足了国内需求，而且出口到世界多个国家，拯救了全球数百万疟疾患者的生命。2015 年我国青蒿素的第一发明人，中国中医研究院屠呦呦研究员获得诺贝尔生理学或医学奖。

此外，许多国产药物的生产技术、生产工艺等已达到国际领先水平，药品质量得到国际认可，从而满足了国际市场的需求。还有一大批中成药制剂，如复方丹参滴丸、速效救心丸等数百个品种，在临床上广泛应用，并且出口到世界 120 多个国家和地区。我国新药研究开发的诸多重大成果以及祖国传统医药研究开发的卓越成就，为世界药学做出了巨大贡献，享誉全球。

　拓展阅读 1-2　屠呦呦 2015 年获得诺贝尔生理学或医学奖

（徐　红）

数字课程学习

○教学 PPT　○复习与自测　○更多内容……

第二章　药物代谢动力学

章前引言

　　药物代谢动力学是研究机体对药物的处置过程及血药浓度随时间变化而变化的规律的科学。药物应用于机体时,机体对药物进行吸收、分布、生物转化,最后排出体外,药物在体内的这四个环节合称为药物的体内过程。多种因素会对药物的体内过程产生影响,进而影响药物的作用。因此,在临床用药过程中,要充分考虑影响药物体内过程的因素,力争发挥药物的最佳效果,减少药物不良反应。

• 学习目标 •

　　1. 理解首过消除、药酶诱导剂、药酶抑制剂、常用剂量、治疗剂量、最小有效量、极量、半衰期的概念及在临床用药中的意义。

　　2. 理解肠肝循环、量效关系、肝药酶的概念及在临床用药中的意义。

　　3. 阐述吸收、分布、代谢、排泄的概念及影响因素。

　　4. 知道生物利用度、时量关系和时效关系的概念。

思维导图

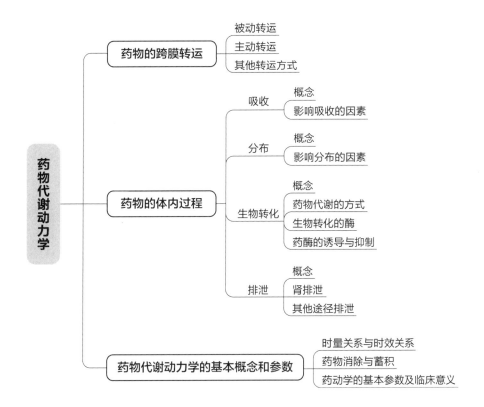

第一节　药物的跨膜转运

药物的体内过程如吸收、分布、排泄均需通过各种生物膜,这一过程称为药物的跨膜转运。药物在体内的跨膜转运方式主要有以下几种方式。

1. 被动转运(passive transport)　指药物由高浓度一侧向低浓度一侧扩散的过程,为不耗能的顺浓度差转运,膜两侧浓度差越大,药物转运的速度越快。被动转运的特点:①顺浓度差转运;②不需要载体;③不消耗能量;④分子量小、脂溶性大、极性小的非解离型药物易被转运,反之则不易被转运。临床应用的多数药物以此种方式转运。

2. 主动转运(active transport)　指药物从浓度低的一侧向浓度高的一侧转运。主动转运的特点:①逆浓度差转运;②需要载体,且载体对药物具有特异性和选择性;③消耗能量;④存在竞争性抑制现象;⑤具有饱和现象。如青霉素和丙磺舒均由肾小管同一载体转运排泄,两药同时应用时,因丙磺舒占据了大量载体而使青霉素的主动转运被竞争性抑制,使排泄减少,血药浓度维持时间延长,从而增强了青霉素的抗感染效果。

3. 其他转运方式　除上述转运方式外,体内的药物转运还可通过易化扩散、胞吞、胞饮等方式进行。

🎬 云视频 2-1 药物的跨膜转运

第二节 药物的体内过程

🎬 云视频 2-2 口服药物的人体之旅

药物的体内过程包括吸收、分布、生物转化和排泄四个环节。

一、吸收

吸收(absorption)是指药物自给药部位进入血液循环的过程。药物吸收的快慢和多少直接影响药物呈现作用的快慢和强弱。影响药物吸收的因素很多,主要有以下几种影响因素。

1. 给药途径 除注射和静脉滴注时药物直接进入血液循环外,其他给药途径均存在吸收过程。药物的吸收速度和程度受给药途径的影响。一般情况下,不同给药途径药物的吸收速度由快到慢依次为:吸入>肌内注射>皮下注射>舌下及直肠给药>口服>黏膜给药>皮肤给药。吸收程度以吸入、肌内注射、皮下注射、舌下、直肠较完全,口服次之。少数脂溶性大的药物可通过皮肤吸收。

皮下或肌内注射给药是通过毛细血管壁吸收,快速而完全。口服给药主要经小肠吸收,少数弱酸性药物可在胃中被部分吸收,胃肠吸收药物需通过毛细血管经肝门静脉再到体循环。某些经胃肠吸收的药物,经门静脉通过肝脏时被酶代谢灭活,使进入体循环的有效药量减少,药效减弱,这种现象被称为首过消除(first pass elimination)或首效应(first pass effect)。首过消除高的药物(如硝酸甘油)不宜口服给药,否则将不能达到预期的疗效。舌下和直肠给药可避免首过消除。直肠给药主要适用于少数刺激性强的药物(如水合氯醛)或不能口服药物的患者(如小儿、严重呕吐或昏迷患者)。

2. 药物的理化性质 药物的分子越小、脂溶性越大或极性越小,越易吸收。不溶于水又不溶于脂类的药物(如活性炭等)不易吸收,口服后只能在肠道中发挥局部作用。

3. 药物的剂型 药物可制成多种剂型,如溶液剂、糖浆剂、片剂、胶囊剂、颗粒剂、注射剂、气雾剂、栓剂等。剂型不同、给药途径不同,药物吸收速度也不同,如片剂的崩解、胶囊剂的溶解等均可影响口服给药的吸收速度;油剂和混悬剂注射液可在给药局部滞留,使药物吸收缓慢而持久。近年来,生物药剂学为临床提供了许多新的剂型。缓释制剂即是利用无药理活性的基质或包衣阻止药物迅速溶出,以达到非恒速缓慢释放的效果。控释制剂可以控制药物按零级动力学恒速或近恒速释放,以保持恒速吸收,这样既保证了疗效的持久性,又方便了使用。

4. 吸收环境 药物局部吸收面积、血液循环情况、pH 值、胃排空速度、肠蠕动速度等均可影响药物的吸收。空腹服药吸收快,餐后服药吸收较平稳。

二、分布

分布(distribution)是指药物从血液循环向组织器官转运的过程。药物在体内的分布不均匀。一般来说,药物的分布与药物作用呈相关性,分布浓度高则药物在此部位的作用强,如碘及碘化物在甲状腺的浓度较高,对该部位的作用较强。但有的药物并非如此,如强心苷作用于心脏,却主要分布于骨骼肌和肝脏。影响药物分布的因素主要有以下几个方面。

1. 药物的理化性质　脂溶性药物或水溶性小分子药物易通过毛细血管壁,由血液分布到组织;水溶性大分子药物或离子型药物难以透出血管壁进入组织,如甘露醇由于分子较大,不易透出血管壁,故静脉滴注后,可提高血浆渗透压,使组织脱水。

2. 体液的 pH 值　细胞内液的 pH 值为 7.0,血液和细胞间液的 pH 值约为 7.4。由于弱酸性药物在细胞外解离多,不易进入细胞内。因此,提高血液 pH 值可使弱酸性药物向细胞外转运,降低血液 pH 值则向细胞内转运;弱碱性药物与此相反。所以,改变血液 pH 值,可改变药物在细胞内外的分布,对临床合理用药及药物中毒解救具有实际意义。

3. 药物与血浆蛋白结合　多数药物进入血液循环后能不同程度地与血浆蛋白可逆性结合,药物与血浆蛋白结合率是决定药物在体内分布的重要因素。药物与血浆蛋白结合后具有以下特点:①结合是可逆的;②暂时失去药理活性;③由于分子体积增大,不易透出血管壁,限制其转运;④药物之间具有竞争蛋白结合的置换现象,如抗凝血药华法林和解热镇痛药双氯芬酸与血浆蛋白的结合率都比较高,若两药同时应用,血浆中游离型华法林将明显增多,导致抗凝血作用增强或自发性出血。故联合应用几种血浆蛋白结合率较高的药物时,护理人员应警惕可能会发生因竞争性置换而造成的药效改变甚至中毒。

4. 药物与组织的亲和力　有些药物对某些组织有特殊的亲和力,因而在该组织的浓度较高,如抗疟药氯喹在肝中浓度比血浆浓度高约 700 倍,碘主要分布在甲状腺中。

5. 组织、器官血流量　药物分布的快慢与组织、器官血流量有关。高灌注量的心、肝、肺、肾和脑组织,药物分布速度快、药量多;而低灌注量的肌肉、皮肤、脂肪等组织,药物分布速度慢、药量少。

6. 体内特殊屏障

(1) 血-脑脊液屏障:是血-脑、血-脑脊液及脑脊液-脑三种屏障的总称,可选择性阻止多种药物由血液进入脑脊液。婴幼儿因该屏障发育不健全,不少药物容易通过该屏障而致中枢神经系统不良反应。当屏障处于病理状态时通透性增加,如颅内炎症时对青霉素的通透性增加,大量肌内注射可在脑脊液中达到有效治疗浓度。

(2) 胎盘屏障:是胎盘绒毛与子宫血窦间的屏障。仅对脂溶性低、解离型或大分子药物如右旋糖苷等呈现屏障作用,很多脂溶性高的药物仍可通过。故妊娠期用药应谨慎,禁用对胎儿发育有影响的药物。

（3）血-眼屏障:是血-视网膜、血-房水、血-玻璃体屏障的总称。全身给药时,药物在房水、晶状体和玻璃体等组织难以达到有效浓度,采取局部滴眼或眼周边给药如结膜下注射、球后注射及结膜囊给药等,可提高眼内的药物浓度,减少全身不良反应。

三、生物转化

药物的生物转化(biotransformation)或药物的代谢(metabolism)是指药物在体内经过某些酶的作用发生的化学结构的改变。大多数药物经生物转化后药理活性减弱或消失,此为灭活。有的药物经生物转化后,其代谢产物仍然具有药理活性;有的药物需要经过生物转化后才能成为有活性的药物,此为活化。有的药物在体内不被代谢而以原形从肾排出。

1. 药物的代谢方式　体内药物的代谢是在酶的催化下进行,有氧化、还原、水解、结合四种方式,可分为两个时相。

（1）Ⅰ相反应:为氧化、还原或水解反应,通过该相反应,大部分药物失去药理活性,少数药物被活化作用增强,甚至形成毒性代谢产物。

（2）Ⅱ相反应:即结合反应,药物及代谢产物在酶的作用下,与内源性物质如葡萄糖醛酸、硫酸等结合成无活性、极性高的代谢物经肾脏排泄。

2. 生物转化的酶　大多数药物的生物转化在肝脏中进行,部分药物在其他组织进行。体内药物代谢酶主要有两类:一类是特异性酶,其催化特定底物的代谢,如乙酰胆碱酯酶水解乙酰胆碱;另一类是非特异性酶,主要指肝脏微粒体混合功能酶系统,是促进药物转化的主要酶系统,又称为肝药酶或药酶。非特异性酶的特点:①选择性低,能对多种药物进行代谢;②变异性较大,常受遗传、年龄、机体状态等因素的影响而产生明显的个体差异;③酶活性易受药物等因素的影响而出现增强或减弱现象。

3. 药酶的诱导与抑制　某些药物可使肝药酶的活性增强或减弱,因而影响该药物本身及其他经肝药酶代谢药物的作用(表2-1)。

表2-1　常见的药酶诱导剂和药酶抑制剂及其相互作用

药物种类	受影响的药物
药酶诱导剂	
苯巴比妥	苯妥英钠、甲苯磺丁脲、香豆素类、氢化可的松、地高辛、口服避孕药、氯丙嗪、氨茶碱、多西环素
水合氯醛	双香豆素
保泰松	氨基比林、可的松
卡马西平	苯妥英钠
苯妥英钠	可的松、口服避孕药、甲苯磺丁脲
灰黄霉素	华法林
利福平	华法林、口服避孕药、甲苯磺丁脲

（续表）

药物种类	受影响的药物
乙醇	苯巴比妥、苯妥英钠、甲苯磺丁脲、氨茶碱、华法林
药酶抑制剂	
氯霉素	苯妥英钠、甲苯磺丁脲、香豆素类
泼尼松龙	环磷酰胺
甲硝唑	乙醇、华法林
红霉素	氨茶碱
环丙沙星、依诺沙星	氨茶碱
阿司匹林、保泰松	华法林、甲苯磺丁脲
吩噻嗪类	华法林
异烟肼、对氨水杨酸	华法林

（1）药酶诱导剂：凡能增强肝药酶活性或增加肝药酶生成的药物称为肝药酶诱导剂，如巴比妥类、苯妥英钠、利福平等。若经肝药酶代谢的药物与药酶诱导剂合用时，可使代谢加快、药效减弱，剂量应适当增加。

（2）药酶抑制剂：凡能减弱肝药酶活性或减少肝药酶生成的药物称为肝药酶抑制剂，如氯霉素、异烟肼等。经肝代谢的药物与药酶抑制剂合用时，代谢减慢，剂量应适当减少。对肝功能不全患者、新生儿及早产儿肝功能尚未发育完全时，药物转化功能差，应调整药物剂量。

四、排泄

排泄（excretion）是指药物及其代谢产物自体内排出体外的过程。肾是主要的排泄器官，胆管、肠道、肺、乳腺、唾液腺、汗腺及泪腺等也可排泄某些药物。

1. 肾排泄

（1）肾排泄药物的方式。①肾小球滤过：大多数游离型药物及其代谢物均易通过肾小球滤过，但与血浆蛋白结合高的药物不易滤过，排泄较慢。②肾小管分泌：有少数药物在近曲小管经载体主动转运泌入肾小管排泄，药物可分为弱酸性和弱碱性两大类，分别由弱酸性或弱碱性载体转运。

（2）肾排泄药物的特点。①肾小管重吸收：药物及其代谢物自肾小球滤过到达肾小管后，极性低、脂溶性高、非解离型的药物及其代谢物，可重吸收到血液，使之排泄延缓。②竞争抑制现象：经同一类载体转运的两个药物同时应用时，两者存在竞争抑制现象。如丙磺舒与青霉素合用时，相互竞争同一载体，丙磺舒可抑制青霉素的主动分泌，使后者血药浓度增高，排泄减慢，作用时间延长，药效增强。

（3）影响肾排泄的因素。①肾功能：药物经肾排泄受肾功能状态的影响。如肾功能不全，主要经肾排泄的药物排泄减慢，可致药物蓄积中毒，宜相应减少药物的剂量或延长给药间隔时间，对肾排泄较慢的药物如强心苷等尤应注意。②尿液 pH 值：改变尿液 pH 值可使弱酸性或弱碱性药物的排泄加速或延缓。尿液呈酸性时,弱碱性药物在肾小管中大部分解离,因而重吸收减少而排泄增多。反之,当尿液呈碱性时,弱酸性药物重吸收的少则排出的多,临床上可利用改变尿液 pH 值的方法加速药物的排泄以治疗药物中毒,如苯巴比妥中毒可碱化尿液以促使药物排泄。

2. 胆汁排泄　有些药物及其代谢物可经胆汁主动排泄。经胆汁排泄的药物胆管内药物浓度较高,可用于治疗胆管疾病,如红霉素、四环素、利福平等治疗胆管感染。肠肝循环(enteral-hepato circulation)是指自胆汁排入十二指肠的药物在肠中被再吸收的过程。肝肠循环可使药物的作用时间延长,当胆管引流或阻断肠肝循环时可加速药物的排泄。如考来烯胺(又名消胆胺)可阻断洋地黄毒苷的肝肠循环,可用于后者中毒的解救。

3. 肠道排泄　经肠道排泄的药物主要是口服后肠道中未吸收的药物,由肠黏膜分泌到肠道的药物。

4. 其他排泄途径　乳汁比血液略酸,因此脂溶性强或弱碱性药物易由乳汁排泄而影响乳儿,如吗啡等,故哺乳期妇女用药应予注意。某些药物也可经唾液腺排出,且排出量与血药浓度有相关性,由于唾液标本易于采集且无创伤性,临床上常用其代替血标本进行血药浓度监测。某些药物(如利福平等)可由汗液排泄。肺是挥发性药物的主要排泄途径,如检测呼气中的乙醇含量,以判定是否酒后驾车等。

第三节　药物代谢动力学的基本概念和参数

一、时量关系与时效关系

药物的体内过程是一个连续变化的动态过程,即随着时间的变化,体内的药量或血药浓度及药物的作用强度也会随之变化(图 2-1)。

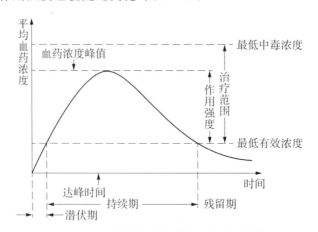

图 2-1　非静脉给药的时量(效)关系曲线

时量关系是指时间与体内药物含量或血药浓度的关系,也就是随着时间的变化,体内药物含量或血药浓度变化的动态过程;以时间为横坐标,体内的药物含量或血药浓度为纵坐标,得到的曲线为时量关系曲线。时效关系是指时间与作用强度的关系,即药物的作用强度随时间变化的动态变化过程;以时间为横坐标,药物的作用强度为纵坐标,得到的曲线为时效关系曲线。

时量(效)关系曲线可分为以下三期:

1. 潜伏期 是指从用药后到开始出现治疗作用的时间。此期主要反映药物的吸收和分布过程。静脉注射一般无此期。

2. 持续期 是指药物维持有效浓度的时间。此期与药物的吸收和消除速度有关。血药峰值浓度是指给药后达到的最高浓度,与药物剂量有关。达峰时间是指用药后达到最高血药浓度的时间,此时药物的吸收速度与消除速度相等。

3. 残留期 是指药物浓度已降至最低有效浓度以下,虽无疗效,但尚未从体内完全消除的时间。

为了更好地发挥药物的疗效,防止蓄积性中毒,应测定患者的血药浓度,以便确定合理的剂量和给药间隔时间。

二、药物消除与蓄积

1. 药物消除 是指药物经吸收、分布、生物转化和排泄等过程,药理活性不断衰减的过程。药物的消除方式如下。

(1)恒比消除:又称一级动力学消除,是指单位时间内药物按恒定的比例进行消除,即血药浓度高,则单位时间内消除的药量多。当药物浓度降低后,药物消除也按比例下降。当机体消除功能正常,用药量又未超过机体的最大消除能力时,大多数药物的消除属这一类型。

(2)恒量消除:又称零级动力学消除,是指单位时间内药物按恒定数量进行消除,药物消除速率与血药浓度高低无关,如乙醇。当机体消除功能下降或药量超过最大消除能力时,机体只能以恒定的最大速度消除药物,待血药浓度下降到较低浓度时则按恒比消除。

2. 药物蓄积 是指反复多次用药,药物进入体内的速度大于消除的速度,血药浓度不断升高的现象。临床用药时应有计划地使药物在体内适当蓄积,以达到和维持有效的血药浓度,如强心苷的给药方法即属如此。但当药物蓄积过多,则会引起蓄积中毒。故使用药物时应注意药物剂量、给药速度、给药间隔时间、疗程长短及肝肾功能等。

三、药动学的基本参数及临床意义

1. 半衰期(half-life time,$t_{1/2}$) 一般是指血浆半衰期,即血浆药物浓度下降一半(50%)所需要的时间。对于符合恒比消除的药物来说,其半衰期是恒定的,不随血药浓度的高低和给药途径的变化而改变。但肝肾功能不全时,药物的半衰期可能延长,患者易发生蓄积中毒,用药时应予注意。

在临床用药中,半衰期具有重要意义。①药物分类的依据:根据药物的半衰期将药物分为短效类、中效类和长效类。②反映药物消除的速度:可作为拟定给药间隔时间长短的参考值。半衰期长,则给药间隔时间长;反之,则给药间隔时间短。③可预测药物自体内基本消除的时间:停药4~5个半衰期,即可认为药物基本消除(表2-2)。④可预测药物达到血药浓度的时间。

表2-2　恒比消除药物的消除和蓄积

| 半衰期数 | 一次给药 | | 连续恒速恒量给药后 |
	消除药量(%)	体存药量(%)	体内蓄积药量(%)
1	50.0	50.0	50.0
2	75.0	25.0	75.0
3	87.5	12.5	87.5
4	93.8	6.2	93.8
5	96.9	3.1	96.9
6	98.4	1.6	98.4
7	99.2	0.8	99.2

2. 稳态血药浓度(steady state concentration, Css)　又称坪值,指以半衰期为给药间隔时间,连续恒量给药后体内药量逐渐累积,给药4~5次后血药浓度基本达稳态水平。达坪值时药物吸收量和消除量基本相等(图2-2),药物在体内不再蓄积。稳态浓度的高低取决于每次给药的剂量。如病情需要血药浓度立即达坪值时,可采取首次剂量加倍的方法,此种给药方法在一个半衰期内即能达坪值,首次剂量称为负荷剂量。

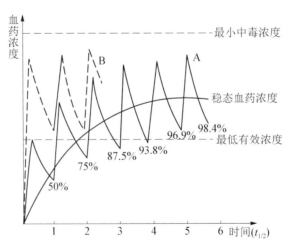

图2-2　按半衰期给药的血药浓度变化示意图

注　A:剂量 D,间隔 $t_{1/2}$;B:首次剂量 2D,间隔 $t_{1/2}$

云视频 2-3 稳态血药浓度

3. 生物利用度（bioavailability） 是指血管外给药时，药物制剂实际吸收进入血液循环的药量占所给总药量的百分率，用 F 表示。

$$F = A/D \times 100\%$$

A 为进入血液循环的药量；D 为实际给药总量。生物利用度是评价药物制剂质量和药物生物等效的重要指标，也是选择给药途径的重要依据。影响生物利用度的因素包括人体的生物因素和药物的制剂因素。护理人员临床用药时，不应随意更换药物剂型，并应采用同一药厂同一批号的药品，以保持所用药物生物利用度的一致性。

4. 表观分布容积（apparent volume of distribution, Vd） 是指药物在吸收达到平衡或稳态时应占有的体液容积，这是理论上或计算所得的数值，并非药物在体内真正占有的体液容积。计算公式为：

$$表观分布容积(Vd) = \frac{体内总药量(A)\text{mg}}{血浆药浓度(C)\text{mg/L}}$$

从 Vd 的数值可了解药物在体内的分布情况。如 $Vd = 5$ L 时，相当于血浆的容量，表示药物主要分布于血浆；如 Vd 为 $10\sim20$ L，相当于细胞外液的容量，表示药物分布于细胞外液；如 $Vd = 40$ L，相当于细胞内、外液容量，表示药物分布于全身体液；如 Vd 为 $100\sim200$ L，则表示药物可能在特定组织器官中蓄积，即体内有"贮库"，如对肌肉或脂肪组织有较高亲和力的药物。根据 Vd 还可推算体内药物总量或者要求达到某一有效血药浓度、达到某血药浓度所需药物剂量，以及排泄速度。Vd 小的药物排泄快，Vd 越大则药物排泄越慢。

5. 清除率（clearance, CL） 是指单位时间内多少容积血浆中的药物被清除，通常指总清除率。CL 与消除速率常数及表观分布容积成正比，公式：$CL = k \cdot Vd$。

多数药物是通过肝生物转化和肾排泄从体内清除。因此，CL 主要反映肝肾功能，不受血药浓度的影响。肝肾功能不全的患者，应适当调整剂量或延长给药间隔时间，以免过量蓄积中毒。

（徐 红）

数字课程学习

◎ ○教学 PPT ○复习与自测 ○更多内容……

第三章　药物效应动力学

章前引言

　　药物效应动力学是研究药物对机体作用规律及其机制的科学。药物应用于机体时,引起机体生理、生化功能或形态发生的变化,称之为药物的作用。药物的种类很多,作用机制不尽相同。药物的作用具有两重性,既可呈现对机体有利的一面,称为治疗作用;又可呈现对机体不利的一面,称为不良反应。临床用药时,应尽可能发挥药物的最大作用,又要尽量避免不良反应的出现。

· 学习目标 ·

　　1. 阐述兴奋作用、抑制作用、治疗作用、对因治疗、对症治疗、不良反应、副反应、毒性反应、变态反应、精神依赖性、躯体依赖性、剂量、受体激动药、受体拮抗药、受体部分激动药、药物的选择作用、局部作用、吸收作用、后遗效应、继发反应、量效曲线、半数致死量、半数有效量、效能、效价强度、治疗指数、亲和力、内在活性的概念及意义。

　　2. 知道药物的作用机制。

思维导图

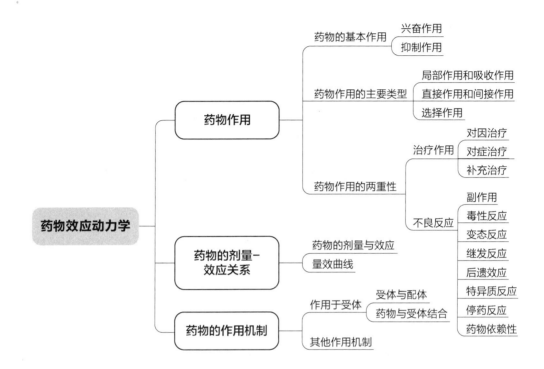

第一节 药物作用

药物作用（drug action）是指药物与机体大分子间的初始反应。药理效应（pharmacological effect）是指在药物与机体大分子相互作用引起机体生理、生化功能或形态发生的变化，是药物作用的结果。如肾上腺素对血管的初始作用是激动 α 肾上腺素受体，而药理效应是引起血管收缩、血压升高。药物作用和药理效应常互相通用。

一、药物的基本作用

药物的基本作用是指药物对机体原有功能活动的影响，包括兴奋作用和抑制作用。

1. 兴奋作用（excitation action） 是指药物使原有功能活动增强的作用，如去甲肾上腺素使血压升高，呋塞米使尿量增多。

2. 抑制作用（inhibition action） 是指药物使原有功能活动减弱的作用，如普萘洛尔使心率减慢，地西泮产生催眠作用。

在一定条件下，药物的兴奋和抑制作用可相互转化。如中枢神经兴奋过度时可出现惊厥，长时间的惊厥又会转为衰竭性抑制，甚至死亡。有些药物的兴奋和抑制作用并不是单一出现的，同一药物作用于不同器官可以产生不同的作用。如肾上腺素对心脏呈现兴奋作用,而对支气管平滑肌则呈现抑制作用。

二、药物作用的主要类型

1. 局部作用和吸收作用　局部作用(local action)是指药物未被吸收进入血液循环之前,在用药局部所产生的作用,如碘伏的皮肤消毒作用。吸收作用(absorption action)是指药物被吸收进入血液循环后,随血流分布到身体组织、器官所呈现的作用,如阿司匹林的解热镇痛作用。

2. 直接作用和间接作用　直接作用(direct action)是指药物与组织或器官直接接触后产生的作用;间接作用(indirect action)是指由直接作用引发的其他作用。如强心苷能选择性地作用于心肌,使心肌收缩力增强,增加衰竭心脏的心输出量,此作用为强心苷的直接作用;在增强心肌收缩力、增加心输出量的同时,可反射性兴奋迷走神经,使心率减慢,该作用为强心苷的间接作用。

3. 选择作用　多数药物在一定剂量下,只对机体某些组织或器官产生明显的作用,而对其他组织或器官的作用不明显或无作用,这种作用称为药物的选择作用(selectivity),这种特性称为药物的选择性。药物的选择作用是临床选择用药的基础,大多数药物都有各自的选择作用,在临床选择用药时,尽可能选用那些选择性高的药物。药物的选择性是相对的,当剂量增大时,其作用范围也扩大,如尼克刹米在治疗剂量时可选择性兴奋延髓呼吸中枢;但当剂量过大时,可广泛兴奋中枢神经系统,甚至引起惊厥。所以,临床用药时既要考虑药物的选择作用,还应考虑用药剂量。

三、药物作用的两重性

药物的作用具有两重性,既可呈现对机体有利的一面,称为治疗作用;又可呈现对机体不利的一面,称为不良反应。

1. 治疗作用　凡符合用药目的,能产生诊断、预防和治疗疾病效果的作用称为治疗作用(therapeutic effect)。治疗作用可分为对因治疗和对症治疗。

(1) 对因治疗(etiological treatment):是指用药目的在于消除原发致病因子,彻底治愈疾病。如使用抗菌药杀灭体内致病菌。

(2) 对症治疗(symptomatic treatment):是指用药目的在于改善疾病的临床症状。如使用阿托品治疗胃肠绞痛。

一般情况下,对因治疗比对症治疗更为重要,应首先选择对因治疗。但是对于一些严重危及生命的症状如高热、休克、惊厥等,应积极采取对症治疗,以防病情恶化,为对因治疗争得时间,降低病死率。有些对症治疗还可延缓病程进展,预防并发症的发生,降低远期病死率,如抗高血压药的降压作用等。祖国医学提倡"急则治标,缓则治本,标本兼治",这些仍是临床用药应遵循的原则。

(3) 补充治疗(supplement therapy)或替代治疗(substitution therapy):指用药目的在于补充机体缺乏的物质,如铁剂治疗缺铁性贫血。

2. 不良反应　凡不符合用药目的，对机体不利甚至有害的反应称为不良反应（adverse reaction）。多数不良反应是药物固有的效应，一般是可以预知的，有的可以避免或减少；但少数较严重的不良反应较难恢复，称为药源性疾病（drug-induced disease）。

拓展阅读 3-1　20 世纪发生在全世界的重大药害事件

（1）副作用（side reaction）：指药物在治疗剂量时与治疗作用同时出现的、与用药目的无关的反应。特点：①一般是危害不大、可恢复的功能性变化。②副作用与治疗作用可随用药目的不同而转变。如阿托品用于麻醉前给药时，其抑制腺体分泌的作用为治疗作用，松弛胃肠平滑肌引起腹气胀则为副作用；当阿托品用于治疗胃肠绞痛时，松弛胃肠道平滑肌的作用为治疗作用，抑制腺体分泌引起口干则成为副作用。③是药物固有的作用，是可以预知的。因此，在用药护理中，对一些不适症状较明显的副作用应及时向患者解释，避免发生不必要的恐慌，也可以采取相应的预防措施。

（2）毒性反应（toxin reaction）：指药物用量过大、用药时间过长或机体对药物敏感性过高时产生的对机体有明显损害的反应。用药后立即出现的毒性反应称为急性毒性反应；因长期用药，药物蓄积而缓慢出现的毒性反应称为亚急性或慢性毒性反应。常见的毒性反应有胃肠道反应、中枢神经系统反应、血液系统反应及肝肾毒性等。毒性反应的危害较大，一般是可以预知的。在用药护理中，护士要认真观察，及时发现，尽量避免毒性反应的发生。

致癌（carcinogenesis）、致畸胎（teratogenesis）、致突变作用（mutagenesis）合称"三致"反应，属于慢性毒性反应。

云视频 3-1　毒性反应

拓展阅读 3-2　反应停事件

（3）变态反应（allergy）：指机体对某些抗原初次应答后，再次接受相同抗原刺激时发生的一种以机体生理功能紊乱或组织细胞损伤为主的特异性免疫应答，又称超敏反应。变态反应的发生与剂量无关，不易预知，但过敏体质者易发生。结构相似的药物可发生交叉过敏反应。变态反应常表现为皮疹、药热、血管神经性水肿、哮喘等，严重者可发生过敏性休克。过敏性休克患者抢救不及时可致死亡，如青霉素过敏等。对易致过敏反应的药物或过敏体质者，护士用药前要详细询问有无药物过敏史，并按规定做皮肤过敏试验，过敏试验阳性者应禁用。

云视频 3-2　过敏反应

（4）继发反应（secondary reaction）：指药物治疗所产生的不良后果，又称为治疗矛盾。如长期使用广谱抗生素可使敏感菌群受到抑制，而一些不敏感菌（如真菌等）趁机生长繁殖，产生新的感染，称为二重感染。

（5）后遗效应（residual effect）：指停药后血药浓度已降至最低有效浓度以下时残存的药理效应。如应用巴比妥类镇静催眠药时，导致次晨乏力、头晕、困倦等宿醉现象。

（6）特异质反应（idiosyncrasy）：指少数先天性遗传异常患者对某些药物产生的特定反应。如先天性葡萄糖-6-磷酸脱氢酶缺乏者，服用伯氨喹后引起的溶血反应。

（7）停药反应（withdrawal reaction）：指长期用药后，突然停药使原有疾病加剧或复发的现象。如长期应用普萘洛尔降压者，突然停药后出现血压升高现象。

（8）药物依赖性（drug dependence）：指长期用药后，患者对药物产生了主观和客观上需要连续用药的现象。药物依赖性又分为精神依赖性和躯体依赖性。①精神依赖性（psychic dependence）：又称为心理依赖性、习惯性，是指患者对药物产生了精神上的依赖，停药会造成主观上的不适感，渴望再次用药，但无客观指征。易产生精神依赖性的药物被称为精神药品，如地西泮等。②躯体依赖性（drug dependence）：又称为生理依赖性或成瘾性，是指反复用药后，使患者对药物产生适应状态，一旦停药就会出现戒断症状，表现为烦躁不安、流泪、出汗、疼痛、恶心、呕吐、惊厥等，甚至危及生命。易产生躯体依赖性的药物被称为麻醉药品，如吗啡等。躯体依赖者为求得继续用药，可不择手段，甚至丧失道德人格。对此，我国于1987年颁布实施《麻醉药品管理办法》，对麻醉药品的保管和使用等均有严格的规定，凡接触麻醉药品的医、护、药工作者均须严格遵守。

拓展阅读3-3　药品不良反应报告和监测管理办法

第二节　药物的剂量—效应关系

药物的剂量—效应关系是指在一定范围内，药物剂量或血药浓度与效应之间的规律性变化，简称量效关系。通过量效关系的研究，可定量分析和阐明药物剂量与效应之间的规律，有助于了解药物作用的性质，并为临床用药提供参考。

一、药物的剂量与效应

药物剂量，即用药的分量。剂量的大小决定血药浓度的高低，血药浓度又决定药理效应。因此，药物剂量决定药理效应的强弱。在一定剂量范围内，剂量越大，效应也随之增强。

根据剂量与效应的关系（图3-1），可将剂量分为以下几种。①无效量（ineffective dose）：即药物剂量过小，在体内达不到有效浓度，不能产生明显药理效应的剂量。②最小有效量（minimal effective dose）：刚能引起药理效应的剂量，又称为阈剂量。③有效量（effective dose）：即介于最小有效量和极量之间的量，又称治疗剂量（therapeutic dose）。在治疗剂量中，大于最小有效量而小于极量、疗效显著而安全的剂量，为临床常用剂量。④极量（maximal dose）：即能引起最大效应而不至于中毒的剂量，又称最大治疗剂量。极量是国家药典明确规定允许使用的最大剂量，即安全剂量的极限，超过极量有中毒的危险。除非特殊需要时，一般不采用极量。⑤最小中毒量（minimal toxic dose）和中毒量：药物引起毒性反应的最小剂量为最小中毒量。介于最小中毒量和最小致死量之间的剂量为中毒量。一般将最小有效量与最小中毒量之间的剂量范围，称为安全范围（margin of safety）（治疗作用宽度），此范围越大则该药越安全。⑥最小致死量（minimal lethal dose）和致死量：药物引起死亡的最小剂量为最小致死量，用量大于最小致死量即为致死量。

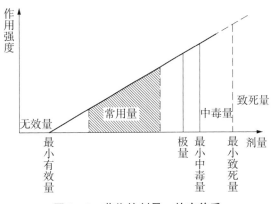

图 3-1 药物的剂量—效应关系

二、量效曲线

以药理效应的强度为纵坐标，以药物剂量或血药浓度为横坐标，绘制的曲线称为量效曲线。根据观察指标的不同，可将量效关系分为量反应量效曲线和质反应量效曲线。

1. 量反应量效曲线 药理效应的强弱呈连续增减的变化，可用具体的数量或最大效应的百分率表示者，称为量反应。如心率快慢、血压升降等。以药物的剂量或血药浓度为横坐标，以效应强度为纵坐标，可获得直方双曲线。如将对数剂量或对数浓度为横坐标，以效应强度为纵坐标，则曲线呈典型的对称 S 型（图 3-2）。

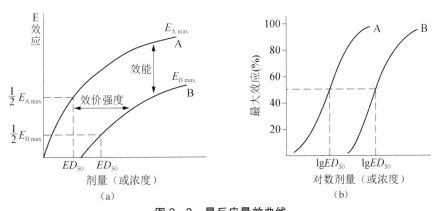

图 3-2 量反应量效曲线

注 （a）剂量或浓度—效应强度曲线；（b）对数剂量或浓度—效应强度曲线

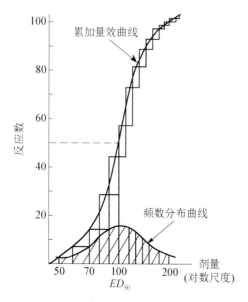

图 3-3　质反应量效曲线

2. 质反应量效曲线　药理效应是以阴性或阳性(如有效或无效、生存或死亡、惊厥或不惊厥等)表示的量效关系称为质反应型量—效关系。结果以反应的阳性百分率和阴性百分率的方式作为统计量,如死亡与存活、惊厥与不惊厥。若以对数剂量为横坐标,阳性率为纵坐标,则为对称的钟形曲线(正态分布曲线);当纵坐标为累加阳性率时,其曲线为对称的 S 形曲线(图 3-3)。

3. 量效曲线的意义　在药理学上有重要意义。根据量效曲线可以得出如下几个概念。

(1) 效能和效价强度:效能(efficacy)是指药物所能产生的最大效应。效能反映药物内在活性的大小。高效能药物所产生的最大效应是低效能药物无论多大剂量也无法产生的。效价强度(potency)是指能引起等效反应的剂量。药效性质相同的两个药物的效价强度进行比较称为效价比。效价强度与效能之间无相关性,两者反映药物的不同性质,在药效学评价中具有重要意义。如利尿药以每日排钠量为效应指标进行比较,氢氯噻嗪的效价强度大于呋塞米,但呋塞米的效能远远大于氢氯噻嗪(图 3-4)。在临床治疗时,药物的效能与效价强度可作为选择药物和确定药物剂量的依据。

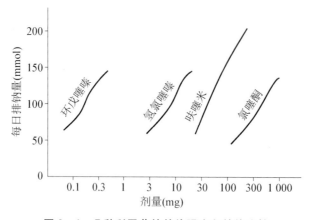

图 3-4　几种利尿药的效价强度和效能比较

(2) 半数有效量(median effective dose,ED_{50}):在量反应中,是指能引起 50% 最大反应强度的药物剂量;在质反应中,是指引起 50% 实验动物出现阳性反应的药物剂量。半数有效量常以效应指标命名,如果效应指标为死亡,则称为半数致死量(median lethal dose,LD_{50})。量效曲线在 50% 效应处的斜率最大,故常用半数有效量(ED_{50})计算药物的效价强度。

（3）治疗指数（therapeutic index，TI）：是指药物的半数致死量（LD_{50}）与半数有效量（ED_{50}）的比值。治疗指数可用来评价药物的安全性，治疗指数大的药物较治疗指数小的药物安全性大。有时 TI 不能完全反映药物安全性的大小，可适当参考 1% 致死量（LD_1）和 99% 有效量（ED_{99}）的比值或 5% 致死量（LD_5）和 95% 有效量（ED_{95}）之间的距离来衡量药物的安全性。

第三节　药物的作用机制

药物作用机制（mechanism action）是阐明药物为什么起作用、如何起作用及作用部位等问题的有关理论。其研究有助于理解药物的治疗作用和不良反应的本质，从而为提高药物疗效和避免或减少不良反应、合理用药、安全用药提供理论依据。药物的种类繁多，化学结构和理化性质各异，因此其作用机制多种多样。

一、改变理化性质

有的药物通过改变细胞周围环境的理化性质而发挥作用。如使用抗酸药治疗消化道溃疡，静脉注射甘露醇消除脑水肿。

二、影响酶的活性

有的药物通过增强或抑制体内某些酶的活性而发挥作用，如新斯的明可抑制胆碱酯酶活性而产生拟胆碱作用，奥美拉唑通过抑制胃黏膜 $H^+/K^+ - ATP$ 酶而抑制胃酸的分泌。

三、参与或干扰机体的代谢过程

有的药物如激素、维生素、铁剂等，本身就是机体生化过程所必需的物质，应用后可参与机体的代谢过程而防治相应的缺乏症，如应用胰岛素治疗糖尿病。有些药物由于其化学结构与机体的代谢物质相似，可掺入到代谢过程中，但不能产生正常代谢物质的生理效应，从而干扰机体的某些生化代谢过程而产生药理作用，如氨甲蝶呤可干扰叶酸代谢而呈现抗癌作用。

四、影响递质的释放或激素的分泌

有的药物通过改变机体生理递质的释放或激素的分泌而发挥作用。如麻黄碱通过促进交感神经释放去甲肾上腺素递质而产生平喘作用；大剂量碘通过抑制甲状腺激素的释放，可用于甲状腺危象的治疗。

五、影响细胞膜离子通道

细胞膜具有选择性地转运物质的功能。有的药物能影响细胞膜对 Na^+、K^+、Ca^{2+}、Cl^- 等离子的转运功能而发挥作用。如维拉帕米阻滞心肌细胞膜钙通道,抑制钙内流而产生抗心律失常作用。

六、影响免疫功能

有的药物可影响机体免疫功能,如糖皮质激素能抑制机体的免疫功能,可用于器官移植时的排斥反应。

七、非特异性作用

有的药物并无特异性作用机制,如消毒防腐药对蛋白质的变性作用,因此只能用于体外杀菌或防腐,不能内用。

八、作用于受体

分子生物学研究发现,许多药物是通过与受体结合而呈现作用。

1. 受体与配体　受体是细胞的一类特殊蛋白质,能识别、结合特异性配体并产生特定效应的大分子物质。能与受体特异性结合的物质称为配体,如神经递质、激素、自体活性物质和化学结构与之相似的药物等。配体与受体结合形成复合物而引起生物效应。

2. 药物与受体结合　药物能否与受体结合,可否发生生物效应,取决于药物与受体的亲和力和内在活性。亲和力是指药物与受体结合的能力,内在活性是指药物与受体结合后产生药理效应的能力。药物与受体的结合具有特异性,是可逆的,且具有饱和性和竞争抑制现象。

　云视频3-3　药物与受体

根据药物与受体结合后呈现作用的不同,将与受体结合的药物分为以下三类。

（1）受体激动药:又称受体兴奋药,是指药物与受体有较强的亲和力,并有较强的内在活性,可兴奋受体产生明显效应。如 β 受体激动药异丙肾上腺素,可激动 β 受体而呈现兴奋心脏和扩张支气管的作用。

（2）受体拮抗药:又称受体阻断药,是指药物与受体亲和力很强,但没有内在活性,药物与受体结合后,不能引起效应,但能阻碍受体激动药与受体的结合,呈现对抗激动药的作用。如 β 受体阻断药普萘洛尔,可与肾上腺素竞争与 β 受体结合,呈现对抗肾上腺素的作用,使心率减慢、支气管收缩等。

（3）受体部分激动药:是指药物与受体虽具有亲和力,但只有较弱的内在活性,单独应用时能产生较弱的效应,而与激动药合用时则呈现出较弱的对抗激动药的作用,即削弱激动药的效应,所以受体部分激动药具有激动药和拮抗药的双重特性。如喷他佐辛与吗啡合用时,可减弱吗啡的镇痛作用,单独应用时有较弱的镇痛作用。

拓展阅读3-4　受体的调节

(徐　红)

数字课程学习

○教学PPT　○复习与自测　○更多内容……

第四章　影响药物作用的因素

章前引言

　　药物的作用不是一成不变的,很多因素会影响药物作用的发挥。在第二章中,我们已经学习到很多因素会影响药物的体内过程,进而影响药物的作用。本章将介绍药物方面和机体方面影响药物作用的因素。临床用药时,一定要避免这些因素的影响,确保药物发挥应有的疗效。

• 学习目标 •

1. 阐述生理、心理和病理因素对药物作用的影响。
2. 理解配伍禁忌、协同作用、拮抗作用、高敏性、耐受性的概念及临床意义。
3. 针对药物和患者的实际情况,为患者正确合理地使用药物提供指导。

思维导图

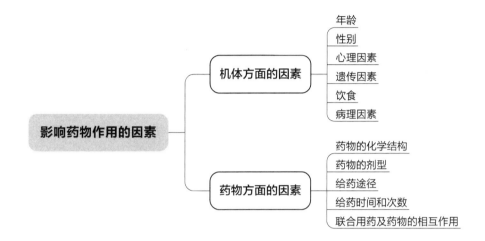

第一节　机体方面的因素

影响药物作用的机体方面的因素包括年龄、性别、心理、遗传、饮食和病理等多个方面。

一、年龄

机体的某些生理功能如肝肾功能、体液与体重的比例、血浆蛋白结合量等可因年龄而异,年龄对药物作用的影响在小儿和老年人体现得尤为突出。一般所说的剂量是指18～60岁成年人的药物平均剂量。

老年人由于各器官功能逐渐减退,特别是肝肾功能逐渐减退,对药物的代谢和排泄能力降低,对药物的耐受性较差,用药剂量一般约为成人的3/4。在敏感性方面,老年人与成年人也有不同。老年人对中枢神经抑制药、心血管系统药、非甾体抗炎药等药物的反应很强烈,易致严重不良反应,应当慎用。

小儿正处在生长发育期,特别是婴幼儿的各器官功能尚未发育完全,对药物的代谢、排泄功能差,而敏感度高。新生儿尤其是早产儿的肝功能尚未发育成熟,葡萄糖醛酸转移酶结合能力低下,应用氯霉素时易致灰婴综合征。婴幼儿肾功能发育不完善,对某些药物如氨基糖苷类排泄缓慢,易致蓄积中毒,甚至耳聋。两岁以下幼儿血-脑脊液屏障发育尚未完善,对中枢抑制药特别敏感,如应用吗啡时较成年人更易引起呼吸抑制。小儿体液量与体重之比大于成人,水盐代谢也较成人快,因此小儿对影响水盐代谢和酸碱平衡的药物特别敏感,如使用解热镇痛药易致脱水,而利尿药易致水盐代谢紊乱。因此,小儿用药量应减少,通常按成人剂量以体重或体表面积折算用量。

二、性别

尽管对药物敏感性的性别差异并不显著,但一般女性体重轻于男性,又具有月经、妊娠、哺乳等生理特点,用药时也应注意。如妇女在妊娠和月经期,对作用强烈的泻药、利尿药或抗凝血药敏感,易引起早产、流产、月经过多等。妊娠和哺乳期妇女用药,可能会对胎儿和乳儿产生不良影响,严重时可致畸胎或使乳儿中毒。有些药物给临产妇应用,可能由于其半衰期长,而对新生儿产生影响,故临产妇应慎用或少用药物。

三、心理因素

药物的效应在一定程度上受患者的情绪、对药物的信赖程度以及医护人员的言语、表情、态度、暗示、工作经验等因素影响。研究表明,安慰剂对于头痛、高血压、神经症等能获得 30%～50% 甚至更高比率的"疗效",显然这种"疗效"是心理因素起作用的结果。因此,护理人员在用药护理工作中,要注意分析患者的用药心态,并用自己良好的语言、态度和行为去开展心理护理工作。

患者对药物治疗信心不足,惧怕用药后产生的严重不良反应等,均会影响患者的情绪,甚至丧失治疗的信心。这就要求护理人员运用自己掌握的药物知识,耐心细致地向患者及家属宣教所用药物的治疗效果、不良反应及其防治措施,尤其是一些有特殊反应的药物,应讲清其利弊,解除患者的心理顾虑,正确对待用药反应,提高患者用药的依从性,使患者乐观地接受药物治疗。

四、遗传因素

遗传因素可影响药物的药动学和药效学,使药物作用表现因人而异。如不同人群由于体内肝乙酰化转移酶的差异,可分快乙酰化型和慢乙酰化型。在应用异烟肼时,不同人群代谢速率会出现明显差异,为获得相同疗效须调整用药剂量。药效学影响是由受体部位异常、组织细胞代谢障碍等因素引起,如华法林耐受者,由于肝内维生素 K 环氧化还原酶的受体与华法林的亲和力降低,使临床用药的药效下降。

有些患者首次用药,就对药物反应非常敏感,低于治疗剂量的用量即可出现显著的疗效甚至毒性反应,称为高敏性(hypersensitivity)。反之,有些个体对药物的敏感性低,需使用高于常用剂量的较大剂量才能出现药物效应,称为耐受性(tolerance)。这种因患者个体而异的药物效应属于个体差异(individual variability)。

五、饮食

饮食和药物之间存在着相互作用,表现为改变的吸收和消除、药物与饮食的配伍禁忌等。因此,护理人员有责任向患者及其家属讲明用药期间饮食方面的注意事项,指导患者选择合适饮食,以提高疗效,避免不必要的后果。

1. 饮食对药物吸收的影响　如酸性食物可增加铁的溶解度,使 Fe^{3+} 还原为 Fe^{2+},

促进吸收；高脂饮食可促进脂溶性维生素 A、D、E 的吸收，增加药效。而含钙、磷较多的食物、饮茶等却会影响铁的吸收；婴幼儿补充钙剂时不宜同食含有大量草酸的菠菜等食品，以免形成不宜溶解的草酸钙而影响钙剂的吸收。

2. 饮食对尿液 pH 值的影响　尿液 pH 值常受饮食的影响。鱼、肉、蛋等荤性食物属酸性食品，而菠菜、豆类、水果、牛奶等属碱性食品。通常，四环素、氨苄西林等在酸性尿液中抗菌能力强，而金黄色葡萄球菌、铜绿假单胞菌在酸性尿液中生长受到抑制，用药时宜多食酸性食品。红霉素、氯霉素、头孢菌素类、氨基糖苷类、磺胺类等在碱性尿液中的抗菌力强，用药时宜多食碱性食品。

3. 饮食与药物的相互作用　乳酶生不宜用热水冲服，以免杀灭乳酸杆菌而降低药效；服用泻药、解热药和磺胺类等药物后应多饮水，以补充机体丢失的水分或减轻对肾脏的毒性作用；含蛋白的药物制剂忌与茶同服，防止鞣酸和蛋白质发生作用失去药效；服用降压药、排钠利尿药时应限制高钠饮食；应用中枢抑制药期间禁饮酒，因其可增强对中枢的抑制作用。

六、病理因素

病理状态可改变机体对药物的敏感性，影响药物的效应。如阿司匹林可使发热患者的体温下降，而对正常体温无影响；胰岛功能完全丧失的患者，应用磺酰脲类药物无降血糖作用；患者在中枢神经系统抑制的病理状态下，能耐受较大剂量的中枢兴奋药而不惊厥。

病理因素也能引起药动学的改变。如肝肾功能不全时，药物的清除率降低，药物的半衰期延长，血药浓度增高，效应增强以及产生严重的不良反应；一些慢性病引起的低蛋白血症，会使奎尼丁、地高辛、苯妥英钠等药物的游离型药物增多，作用增强甚至引起不良反应。此外，一些药物可诱发或加重疾病，如糖皮质激素可诱发或加重溃疡病和糖尿病等。因此，在病理状态下进行用药护理时，应高度重视并密切观察。

第二节　药物方面的因素

影响药物作用的药物方面的因素包括药物的化学结构、剂型，给药途径、时间和次数，联合用药及药物的相互作用等多个方面。

一、药物的化学结构

一般来说，化学结构相似的药物其作用也相似，如苯二氮䓬类药物均具有镇静、催眠、抗焦虑作用。但有些药物化学结构相似但作用相反，如维生素 K 与华法林化学结构相似，其分别具有促凝血和抗凝血作用。

二、药物的剂型

一种药物由于剂型不同,其生物利用度往往也不同,导致血药浓度出现较大差异,影响药物的疗效。一般而言,注射剂比口服剂型吸收得快;口服给药时,溶液剂吸收最快,散剂次之,片剂和胶囊剂较慢。吸收快的剂型,血药浓度达峰较快,故起效快;吸收慢的剂型,因其潜伏期长,故起效慢,维持时间长。

三、给药途径

📹 云视频 4-1　静脉给药和口服给药对药物作用的影响

给药途径也可影响药物的吸收、药物出现作用的快慢和维持时间的长短。有的药物给药途径不同,其药物作用性质也可不同,如硫酸镁口服可产生导泻和利胆作用,肌内注射呈现降压和抗惊厥作用;利多卡因局部给药可产生局部麻醉作用,而其静脉注射给药则可产生抗心律失常作用。

四、给药时间和次数

给药时间的不同有时也可影响药物疗效。临床用药时,根据具体药物特点、病情需要以及人体周期规律而定。如催眠药应在睡前服;助消化药需在饭前或饭时服用;驱肠虫药宜空腹或半空腹服用;有的药物如利福平等,因食物影响其吸收也特别注明空腹服用;对胃肠道有刺激性的药物宜饭后服等;胰岛素在餐前给药更能发挥药物的疗效。

人体的生理功能活动表现为昼夜节律性变化,机体在昼夜 24 小时内的不同时间,对某些药物的敏感性不同。按照生物周期节律性变化,设计临床给药方案以顺应人体生物节律变化能更好地发挥药物疗效,减少不良反应。如肾上腺糖皮质激素的分泌高峰在上午 8 时左右,然后逐渐降低,零时达低谷。临床需长期应用糖皮质激素类药物治疗时,可依据此节律在上午 8 时一次顿服,既能达到治疗效果,又可减轻对肾上腺皮质的负反馈抑制作用。

给药次数决定给药时间间隔的长短,对于维持稳定有效的血药浓度特别重要。尤其是化学治疗中抗生素和抗肿瘤药,血药浓度若经常波动在有效和无效之间,常可影响疗效发挥,甚至导致病原体或肿瘤细胞产生耐药性。一般给药次数应根据病情需要以及血浆半衰期而定。但有些药物例外,如青霉素半衰期仅 30 min,但由于抗菌后效应长,可采用每日 2 次给药,减少了给药次数。

五、联合用药及药物的相互作用

📹 云视频 4-2　药物的相互作用

两种或多种药物合用或先后序贯应用称为联合用药或配伍用药。联合用药的目的是为了提高疗效、减少不良反应或防止耐受性、耐药性的发生。但不合理的多药联用也常导致药物间不良的相互作用而降低疗效、加重不良反应甚至产生药源性疾病。因此，在多药联用时，应注意可能发生的药物不良相互作用。

两种或多种药物合用或先后序贯使用，而引起药物作用和效应的变化称为药物的相互作用（drug interaction）。药物的相互作用可使药效加强，也可使药效降低或不良反应加重。因此，在用药护理中要加以注意。

1. 配伍禁忌　药物在体外配伍时发生的物理、化学变化而降低疗效，甚至产生毒性而影响药物的使用，此为配伍禁忌。注射剂在混合使用或大量稀释时易产生化学或物理改变。因此，静脉滴注时应特别注意配伍禁忌，避免发生严重后果。

2. 药效学方面的相互作用　联合用药时，表现为药物效应增强称为协同作用（synergism），表现为药物效应减弱称为拮抗作用（synergism）。如吗啡与阿托品合用治疗胆绞痛，前者具有镇痛作用，后者可解除胆管痉挛，两药合用可使疗效增强，为协同作用。而沙丁胺醇扩张支气管的作用可被普萘洛尔拮抗，若两药合用可使前者的作用减弱。非甾体抗炎药与华法林合用，有增加出血的可能。

3. 药动学方面的相互作用　联合用药时，一种药物影响到另一种药物的吸收、分布、生物转化和排泄，而使另一种药物的作用或效应发生变化。如青霉素与丙磺舒合用，后者可使前者排泄减慢而使前者作用增强。苯巴比妥能诱导肝药酶，当其与保泰松合用时，可使保泰松代谢加快、药效降低。

（徐　红）

数字课程学习

○教学 PPT　　○复习与自测　　○更多内容……

第五章 传出神经系统药理概论

章前引言

传出神经包括自主神经和运动神经,其从中枢发出,通过释放递质和受体的结合支配效应器的活动。传出神经系统的递质包括去甲肾上腺素和乙酰胆碱,相应的受体包括肾上腺素受体(α受体和β受体)和乙酰胆碱受体(M受体和N受体),掌握各种受体存在的部位及被递质激动之后产生的效应,为后面受体激动药和受体阻断药的学习打下基础。

·学习目标·

1. 阐述传出神经系统受体存在的部位及被激动后的生理效应。
2. 知道传出神经系统递质和受体的分类。
3. 具备观察药物的疗效、不良反应及做出正确处理的能力,能够熟练进行用药护理。
4. 利用本章的理论知识指导传出神经系统药物的学习。

思维导图

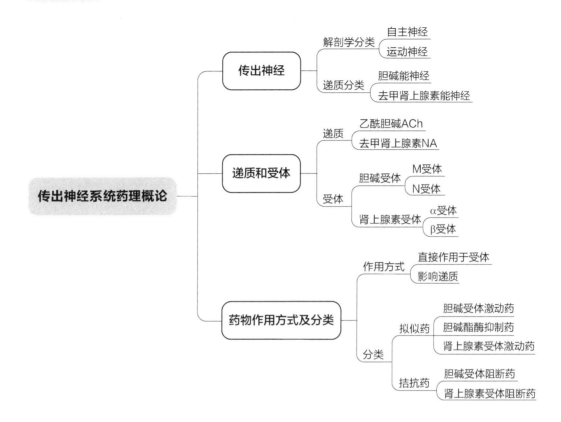

第一节 传出神经的分类及化学传递

传出神经是指把中枢的冲动传递到效应器或者外围部分的神经。

一、传出神经的分类

传出神经按解剖学或递质分类如下。

1. 按解剖学分类 传出神经系统按解剖学分类包括自主神经系统（autonomic nervous system）和运动神经系统（somatic motor nervous system）。

（1）自主神经（autonomic nervous）：分为交感神经和副交感神经，主要支配心脏、平滑肌、腺体和眼等效应器。自主神经自中枢发出后，先经过神经节交换神经元，然后到达所支配的效应器，因此有节前纤维和节后纤维之分（图 5-1）。

（2）运动神经（somatic motor nervous）：自中枢发出后，中途不交换神经元，直接到达骨骼肌支配其运动（图 5-1）。

2. 按递质分类 根据神经末梢释放的递质不同，传出神经可分为胆碱能神经和去甲肾上腺素能神经。

（1）胆碱能神经（cholinergic nerve）：包括全部交感神经和副交感神经的节前纤维、副交感神经的节后纤维、极少数交感神经的节后纤维（如汗腺分泌神经和骨骼肌血管舒张神经）和运动神经（图5-1）。

（2）肾上腺素能神经（noradrenergic nerve）：包括绝大部分交感神经的节后纤维（图5-1）。

此外，在某些效应器上存在多巴胺能神经、5-羟色胺能神经、嘌呤能神经和肽能神经等，在局部发挥调节作用。

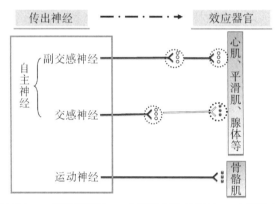

图5-1   传出神经系统分类

二、传出神经的化学传递

📖 拓展阅读5-1   传出神经递质的发现史

1. 传出神经突触的超微结构   传出神经末梢与次一级神经元或与效应器细胞之间的衔接处，统称为突触。运动神经末梢与骨骼肌细胞间的突触称为运动终板。突触是传出神经系统完成信息传递的重要结构，包括突触前膜、突触后膜和它们之间的突触间隙。突触前膜内含有许多线粒体和大量的囊泡。线粒体除提供能量外，还含有合成或代谢递质的酶；囊泡内贮存着高浓度的递质。突触后膜含有大量的受体。

2. 传出神经的化学传递   依赖于囊泡中递质的释放，当神经冲动到达神经末梢时，突触前膜去极化，Ca^{2+}内流，促使囊泡膜与突触前膜融合，并形成裂孔，递质通过裂孔释放入突触间隙，与突触后膜的受体结合产生效应，这种排出方式称为胞裂外排。

第二节   传出神经递质

传出神经末梢释放的递质主要有乙酰胆碱和去甲肾上腺素。此外，还有多巴胺、

5 -羟色胺等。

一、乙酰胆碱

乙酰胆碱(acetylcholine，ACh)主要在胆碱能神经末梢由胆碱和乙酰辅酶 A 在胆碱乙酰化酶催化下合成,合成的 ACh 以结合型储存在囊泡或游离于胞质中。当神经冲动到达时,ACh 以胞裂外排的方式释放到突触间隙,激活突触后膜并与后膜上的受体结合。ACh 释放后,在数毫秒内即被突触附近的胆碱酯酶水解成胆碱和乙酸,血液中的胆碱可被神经末梢再摄取重新合成 ACh。

二、去甲肾上腺素

去甲肾上腺素(noradrenaline，NA)的合成主要在去甲肾上腺素能神经末梢进行。酪氨酸是合成去甲肾上腺素的基本原料,其从血液进入神经元后,在酪氨酸羟化酶催化下生成多巴,再经多巴脱羧酶脱羧后生成多巴胺,后者进入囊泡,又经多巴胺 β-羟化酶的催化生成去甲肾上腺素,去甲肾上腺素与 ATP 及嗜铬颗粒蛋白结合贮存于囊泡中。当神经冲动到达神经末梢时,去甲肾上腺素以胞裂外排的方式释放到突触间隙,与突触后膜的受体结合产生效应。去甲肾上腺素释放后,75%~95%迅速被突触前膜主动摄入神经末梢内,而后被再摄入囊泡中贮存起来,供下次释放所用。部分未进入囊泡的去甲肾上腺素可被线粒体膜所含的单胺氧化酶(monoamine oxidase，MAO)破坏。非神经组织如心肌、平滑肌等也能摄取去甲肾上腺素,这部分去甲肾上腺素被细胞内的儿茶酚- O -甲基转移酶(catechol-O-methyltransferase，COMT)和 MAO 破坏。此外,亦有少部分去甲肾上腺素从突触间隙扩散到血液中,主要被肝、肾等组织的 COMT 和 MAO 所破坏。

第三节　传出神经系统受体和效应

传出神经系统的受体常根据能与之选择性结合的递质或药物来命名,主要分为胆碱受体和肾上腺素受体两大类。

一、胆碱受体

能选择性地与乙酰胆碱结合的受体称为胆碱受体。根据这些受体对药物的敏感性不同,可分为毒蕈碱型胆碱受体和烟碱型胆碱受体两大类。

1. 毒蕈碱型胆碱受体(muscarinic cholinoceptor)　对以毒蕈碱为代表的拟胆碱药较为敏感,简称 M 受体。M 受体可分为 M_1、M_2 和 M_3 受体等,主要分布在胆碱能节后纤维所支配的效应器上,如心脏、腺体、平滑肌、血管、眼平滑肌等细胞膜上。当其被激动后,可引起心脏抑制、腺体分泌增加、平滑肌收缩、血管扩张、瞳孔缩小等效应,也称为

M样作用(表5-1)。

2. 烟碱型胆碱受体(nicotinic cholinoceptor) 对烟碱较敏感,简称 N 受体。N 受体可分为 N_N 受体和 N_M 受体。N_N 受体主要分布在神经节上,激动后可引起神经节兴奋;N_M 受体主要分布在骨骼肌上,激动后可使骨骼肌收缩(表5-1)。

表5-1 传出神经系统的受体分布与效应

受体类型		分 布	效 应
胆碱受体	M_1	胃壁细胞、自主神经节、中枢	胃酸分泌增加、去甲肾上腺素分泌减少、中枢兴奋
	M_2	心脏、内脏平滑肌	心脏抑制、内脏平滑肌收缩
	M_3	瞳孔括约肌、血管内皮细胞、腺体	缩瞳、血管舒张、腺体分泌增加
	N_N	自主神经节、肾上腺髓质	神经节兴奋、分泌肾上腺素
	N_M	骨骼肌	骨骼肌收缩
肾上腺素受体	α_1	瞳孔开大肌、血管(皮肤、黏膜、内脏)	扩瞳、血管收缩
	α_2	突触前膜	抑制去甲肾上腺素释放
	β_1	心脏、肾近球细胞	心脏兴奋、肾素分泌
	β_2	支气管平滑肌、冠脉血管、骨骼肌血管、肝糖原、肌糖原、突触前膜	支气管平滑肌舒张、冠脉及骨骼肌血管舒张、糖原分解、去甲肾上腺素释放增加
	β_3	脂肪	脂肪分解

二、肾上腺素受体

☁ 云视频5-1 传出神经系统的受体分布及效应

能选择性地与去甲肾上腺素或肾上腺素结合的受体称为肾上腺素受体。根据它们对药物的敏感性不同,可分为 α 肾上腺素受体和 β 肾上腺素受体两大类。

1. α 肾上腺素受体(α adrenoceptor) 简称 α 受体,分为 α_1 受体和 α_2 受体两种亚型。α 受体主要分布在血管平滑肌、瞳孔开大肌、突触前膜等处。当其被激动后,可引起皮肤、黏膜、内脏血管收缩,瞳孔扩大,抑制去甲肾上腺素的释放(表5-1)。

2. β 肾上腺素受体(β adrenoceptor) 简称 β 受体,主要包括 β_1 受体和 β_2 受体两种亚型。β 受体主要分布在交感神经节后纤维所支配的效应器上,如心脏、支气管平滑肌、骨骼肌血管、冠状动脉等处。当其被激动后,可引起心脏兴奋、支气管平滑肌松弛、骨骼肌血管及冠状动脉舒张等效应,也称为 β 效应(表5-1)。

第四节 传出神经系统药物的作用方式和分类

作用于传出神经系统的药物是通过直接或间接影响神经递质的化学传递而改变效

应器官的功能活动。

一、传出神经系统药物的作用方式

1. 直接作用于受体 许多传出神经系统药物能直接与胆碱受体或肾上腺素受体结合而产生效应,结合后产生以下两种结果。一种是激动受体,即药物与受体有较高的亲和力,也有较强的内在活性,因而产生与递质相似的作用,增强生理功能,称为拟似药或激动药,如胆碱受体激动药或肾上腺素受体激动药。另一种是阻断受体,即药物与受体有较高的亲和力,但很少或没有内在活性,与相应受体结合后不产生或较少产生拟似递质的作用,相反却能妨碍递质与受体结合,因而对抗了递质的作用,称为拮抗药或阻断药,如胆碱受体阻断药或肾上腺素受体阻断药。

2. 影响递质

(1)影响递质的生物转化:体内乙酰胆碱主要被胆碱酯酶水解而失活。胆碱酯酶抑制药新斯的明、毒扁豆碱等能抑制胆碱酯酶活性,减少或妨碍乙酰胆碱的水解失活,使突触间隙中乙酰胆碱的浓度升高,从而发挥拟胆碱作用。

(2)影响递质的贮存和释放:利血平主要抑制囊泡对去甲肾上腺素的主动再摄取,使囊泡内去甲肾上腺素逐渐减少以至耗竭,从而影响突触的化学传递,表现为拮抗去甲肾上腺素能神经的作用。麻黄碱、间羟胺可促进去甲肾上腺素的释放而发挥拟肾上腺素作用。

二、传出神经系统药物的分类

传出神经系统药物可根据其作用性质(激动受体或阻断受体)及对受体的选择性不同进行分类(表5-2)。

表5-2 传出神经系统药物的分类

拟似药		拮抗药	
药物分类	药物名称	药物分类	药物名称
胆碱受体激动药		**胆碱受体阻断药**	
M、N受体激动药	卡巴胆碱	M受体阻断药	
M受体激动药	毛果芸香碱	非选择性M受体阻断药	阿托品
N受体激动药	烟碱	M_1受体阻断药	哌仑西平
胆碱酯酶抑制药	新斯的明	N受体阻断药	
肾上腺素受体激动药		N_N受体阻断药	樟磺咪芬
α、β受体激动药	肾上腺素	N_M受体阻断药	琥珀胆碱
α受体激动药		**胆碱酯酶复活药**	氯解磷定
$α_1$、$α_2$受体激动药	去甲肾上腺素	**肾上腺素受体阻断药**	
$α_1$受体激动药	去氧肾上腺素	α受体阻断药	
$α_2$受体激动药	可乐定	$α_1$、$α_2$受体阻断药	酚妥拉明

（续表）

拟似药		拮抗药	
药物分类	药物名称	药物分类	药物名称
β受体激动药		α_1 受体阻断药	哌唑嗪
β_1、β_2 受体激动药	异丙肾上腺素	α_2 受体阻断药	育亨宾
β_1 受体激动药	多巴酚丁胺	β受体阻断药	
β_2 受体激动药	沙丁胺醇	β_1、β_2 受体阻断药	普萘洛尔
		β_1 受体阻断药	阿替洛尔
		α、β受体阻断药	拉贝洛尔

（马香芹）

数字课程学习

○教学 PPT　　○复习与自测　　○更多内容……

第六章 胆碱受体激动药和胆碱酯酶抑制药

章前引言

胆碱受体激动药直接激动 M、N 胆碱受体,产生胆碱受体激动样的效应。M 胆碱受体激动药的代表药物为毛果芸香碱,通过降低眼内压治疗青光眼。胆碱酯酶抑制药通过抑制胆碱酯酶的活性,使体内 ACh 不能被水解而蓄积,ACh 持续激动 M、N 胆碱受体,从而产生胆碱受体激动样效应,所以胆碱酯酶抑制药也被称为间接激动胆碱受体的药物。根据其与胆碱酯酶结合形成的复合物水解的难易程度,分为可逆性胆碱酯酶抑制药(新斯的明)和难逆性胆碱酯酶抑制剂(有机磷酸酯类、神经性毒剂)。护理人员应掌握毛果芸香碱和新斯的明的药理作用、临床应用、不良反应和用药护理注意事项,正确指导患者安全、合理用药,能够监测用药后的疗效及不良反应,并能及时开展用药护理,发挥药物的最佳治疗效果。

• 学习目标 •

1. 阐述毛果芸香碱、新斯的明的药理作用、临床应用、不良反应和用药护理注意事项。

2. 知道卡巴胆碱和毒扁豆碱的特点。

3. 区分胆碱受体激动药和胆碱酯酶抑制药的异同点。

4. 具备观察药物的疗效、不良反应及做出正确处理的能力,能够熟练进行用药护理。

5. 充分利用所学的知识进行健康教育,正确指导患者合理用药、安全用药。

思维导图

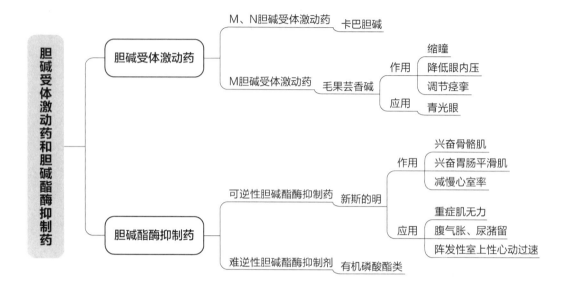

胆碱受体激动药和胆碱酯酶抑制药
- 胆碱受体激动药
  - M、N胆碱受体激动药 —— 卡巴胆碱
  - M胆碱受体激动药 —— 毛果芸香碱
    - 作用
      - 缩瞳
      - 降低眼内压
      - 调节痉挛
    - 应用
      - 青光眼
- 胆碱酯酶抑制药
  - 可逆性胆碱酯酶抑制药 —— 新斯的明
    - 作用
      - 兴奋骨骼肌
      - 兴奋胃肠平滑肌
      - 减慢心室率
    - 应用
      - 重症肌无力
      - 腹气胀、尿潴留
      - 阵发性室上性心动过速
  - 难逆性胆碱酯酶抑制剂 —— 有机磷酸酯类

案例导入

　　患者,女,46 岁。3 个月前开始感到左眼疼痛,视物模糊,视灯周围有红晕,偶伴有轻度同侧头痛,但症状轻微,常自行缓解。3 天前突然感觉左侧剧烈头痛、眼球胀痛,视力极度下降。在地方医院诊断为左眼急性闭角型青光眼。随嘱用 2%毛果芸香碱频点左眼,2 小时后自觉头痛、眼胀减轻,视力有所恢复。但 4 小时后患者出现流泪、流涎、上腹不适而急诊求治。

　　问题:

　　1. 该患者使用毛果芸香碱滴眼后症状为何能够缓解?

　　2. 4 小时后患者出现流泪、流涎、上腹不适的原因是什么?

　　3. 使用毛果芸香碱滴眼时应注意哪些问题?

第一节　胆碱受体激动药

　　胆碱受体激动药能直接与胆碱受体结合,产生与乙酰胆碱相似的作用。胆碱受体激动药按对不同胆碱受体亚型的选择性不同可分为:M、N胆碱受体激动药,如卡巴胆碱;M胆碱受体激动药,如毛果芸香碱;N胆碱受体激动药,如烟碱。有临床治疗意义的主要为毛果芸香碱。

一、M、N 胆碱受体激动药

卡巴胆碱

卡巴胆碱(carbamylcholine)为人工合成的胆碱受体激动药,其作用和 ACh 相似,化学性质稳定,不易被水解,作用时间较长。全身给药可激动 M、N 受体,作用广泛,不良反应较多,现仅眼科局部用药。卡巴胆碱滴眼可透过角膜,直接激动瞳孔括约肌 M 受体,使瞳孔缩小,眼压降低,作用维持时间较长。局部滴眼用于治疗开角型青光眼,或用于对毛果芸香碱无效和过敏的患者。眼科手术中作为快速强效缩瞳剂,在前房注射本药 2 s 后,瞳孔开始缩小。眼部注射给药用于人工晶状体植入、白内障摘除、角膜移植等需要缩瞳的眼科手术。甲状腺功能亢进、低血压、心力衰竭、消化性溃疡、支气管哮喘等患者禁用。

二、M 胆碱受体激动药

毛果芸香碱

毛果芸香碱(pilocarpine)又称匹鲁卡品,是从毛果芸香属植物叶子中提取的生物碱,现已能人工合成,水溶液稳定。

【药理作用】选择性激动 M 受体,对眼和腺体的作用最强,对心血管系统影响相对较小,但其吸收入血后,对全身的作用也相当广泛,故一般情况下仅在眼科使用。

1. 对眼睛的作用

(1) 缩瞳:毛果芸香碱激动瞳孔括约肌上的 M 受体,使瞳孔括约肌向瞳孔的中心方向收缩,瞳孔缩小。

(2) 降低眼压:由于瞳孔缩小,虹膜向瞳孔中心方向拉紧,其根部变薄,则前房角间隙变大,房水易于通过巩膜静脉窦进入血液循环,使眼压降低(图 6-1)。

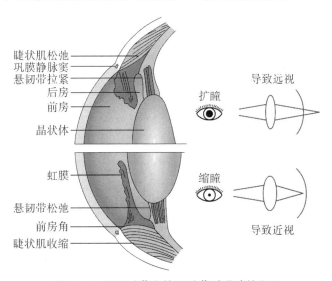

图 6-1　拟胆碱药和抗胆碱药对眼睛的作用

（3）调节痉挛：毛果芸香碱激动睫状肌上的 M 受体，使睫状肌向瞳孔的中心方向收缩，与之相连的悬韧带松弛，晶状体因其本身的弹性而自然变凸，屈光度增加。故看远物模糊，视近物清楚，这种作用称为调节痉挛（图 6-1）。

 云视频 6-1　毛果芸香碱对眼睛的作用

2. 对腺体的作用　毛果芸香碱能激动腺体上的 M 受体，促进腺体分泌，其作用以汗腺和唾液腺最为明显。

【临床应用】

1. 青光眼　分为闭角型青光眼和开角型青光眼，均以眼内压升高为主要特征。闭角型青光眼主要是由于前房角间隙狭窄，使房水回流受阻，眼内压升高。毛果芸香碱可使前房角间隙扩大，房水回流通畅，眼内压迅速降低，对闭角型青光眼疗效较佳。开角型青光眼主要是小梁网和巩膜静脉窦变性或硬化，阻碍房水循环，使眼内压升高。毛果芸香碱可通过扩张巩膜静脉窦周围的小血管以及收缩睫状肌，使小梁网结构发生改变，房水易于经小梁网渗入巩膜静脉窦中，使眼压下降，故对开角型青光眼也有一定疗效。

 拓展阅读 6-1　青光眼

2. 虹膜炎　与扩瞳药交替使用，防止虹膜与晶状体粘连。

3. 解救阿托品类药物中毒　本药与阿托品属于一对拮抗剂。当阿托品类药物中毒时，可用本药解救，反之亦然。

【不良反应】多为滴眼时药物经鼻泪管吸收产生各种 M 受体激动症状，如流涎、多汗、腹痛等，故使用时应压迫内眦，防止药物吸收。本药遇光易变质，应避光保存。

第二节　胆碱酯酶抑制药

胆碱酯酶抑制药能与胆碱酯酶结合，抑制胆碱酯酶活性，使 ACh 水解减少，ACh 在突触间隙的量增加，从而激动 M、N 受体，产生 M 样及 N 样作用。胆碱酯酶抑制药根据其与胆碱酯酶结合形成的复合物水解的难易程度分为两大类：一类是可逆性胆碱酯酶抑制药，如新斯的明；另一类是难逆性胆碱酯酶抑制药，如有机磷酸酯类。

一、可逆性胆碱酯酶抑制药

新斯的明

【药理作用】新斯的明（neostigmine）与胆碱酯酶结合，形成新斯的明与胆碱酯酶复合物，抑制胆碱酯酶活性，使体内 ACh 蓄积，从而产生拟胆碱作用。

新斯的明对骨骼肌兴奋作用最强，除了抑制神经-肌肉接头处的胆碱酯酶，使该部位的 ACh 聚集外，还能直接激动运动终板上的 N_2 受体，使骨骼肌兴奋；对胃肠道平滑肌及膀胱平滑肌的兴奋作用较强；对心脏、血管、腺体、眼睛、支气管等作用较弱。

【临床应用】

1. 重症肌无力　通过兴奋骨骼肌,改善肌无力症状。一般口服给药可使症状改善,重症患者或者紧急时可皮下注射或肌内注射。

📖 拓展阅读6-2　重症肌无力

2. 手术后腹气胀和尿潴留　新斯的明对胃肠道平滑肌及膀胱平滑肌较强的兴奋作用,促进排气和排尿,常用于治疗手术后腹气胀和尿潴留。

3. 治疗阵发性室上性心动过速　新斯的明通过其拟胆碱作用,减慢房室传导,降低心室率。

4. 肌松药中毒的解救　新斯的明适用于非去极化型肌松药,如筒箭毒碱过量中毒,但对去极化型肌松药过量中毒无效。

【不良反应】该药治疗剂量时不良反应较少,过量可产生恶心、呕吐、腹痛、肌肉颤动等,严重者可出现"胆碱能危象",表现为肌无力加重,还可伴有大汗淋漓、大小便失禁、心动过速等 M 样症状,严重者可发生呼吸肌麻痹。此时应停药,用阿托品对抗其 M 样症状。

【禁忌证】机械性肠梗阻、尿路梗阻和支气管哮喘患者禁用本品。

▶ 处方分析6-1　重症肌无力处方

📖 云视频6-2　重症肌无力和新斯的明

毒扁豆碱

毒扁豆碱(physostigmine)具有与新斯的明相似的作用,均为可逆性胆碱酯酶抑制药,口服及注射均易吸收,也易透过血脑屏障产生中枢作用。因选择性较差,临床主要用于治疗青光眼。同毛果芸香碱相比,其缩瞳、降低眼压作用强而持久。滴眼后约5 min 起效,降眼压作用可维持1～2 天,其收缩睫状肌作用较强,常引起眼痛和头痛。滴眼时应压迫内眦,避免药液流入鼻腔后吸收,引起中毒。

二、难逆性胆碱酯酶抑制剂

难逆性胆碱酯酶抑制剂主要为有机磷酸酯类杀虫剂,如敌百虫、乐果、马拉硫磷、敌敌畏、内吸磷和对硫磷等。本品能够与胆碱酯酶结合形成难以解离的磷酰化胆碱酯酶,使其失去水解 ACh 的能力,导致 ACh 在体内过度蓄积,激动 M、N 胆碱受体,引起一系列胆碱能神经功能亢进的中毒症状(详见第四十二章)。

第三节　用药护理及常用制剂和用法

一、用药护理

1. 教会患者正确使用滴眼液的方法:洗净双手,头稍后仰,眼球向上,中指向下轻拉下眼睑,滴入 1～2 滴眼药水后,大拇指和食指轻压内眦 1～2 min,以免药液通过鼻泪管吸收进入血液循环引起不良反应。

2. 对青光眼患者,用药前应向其解释用药后看不清楚远物的道理,消除其心理压力;治疗期间不做精细用眼的工作(如开车等)。

3. 对重症肌无力患者,如果出现肌无力或眼睑下垂,须立即口服新斯的明类药物;服药后应监测患者心率、呼吸、吞咽能力及握力有无改善。

4. 告知患者新斯的明常见不良反应及胆碱能危象的症状和体征;教会患者鉴别该病本身所致肌无力与药物过量所致肌无力,前者用药后肌无力症状可缓解,而药物过量时无力症状反而加重,此时应报告医生,还应备好急救药物(阿托品)和抢救器材(如心肺复苏机)等。

5. 滴眼剂应存放在阴凉处,有条件者可置于 4 ℃冰箱内保存,并注意保质期。

二、常用制剂和用法

1. 卡巴胆碱　滴眼液:0.75%～3%,滴眼,每日 2～3 次。注射剂:0.1 mg/ml,前房内注射,每次 0.2～0.5 ml。

2. 硝酸毛果芸香碱　滴眼液:1%～2%。急性闭角型青光眼,每次 1 滴,每 5～10 min 滴眼 1 次,3～6 次后每 1～3 小时滴眼 1 次,直至眼压下降;慢性青光眼,0.5%～4%溶液每次 1 滴,每日 1～4 次。

3. 溴新斯的明　片剂:15 mg,口服,每次 15 mg,每日 3 次或按需要而定。极量:每次 30 mg,每日 100 mg。

4. 甲硫酸新斯的明　注射剂:0.5 mg/ml、1 mg/2 ml,皮下或肌内注射,每次 0.25～1 mg,每日 1～3 次。极量:每次 1 mg,每日 5 mg。

5. 水杨酸毒扁豆碱　滴眼液:0.25%,每 4 小时 1 次或按需要决定滴眼次数。滴液变红色后不可使用。

（马香芹）

数字课程学习

○教学 PPT　　○导入案例解析　　○复习与自测　　○更多内容……

第七章　胆碱受体阻断药

章前引言

　　胆碱受体阻断药是一类能与胆碱受体结合并阻断受体,从而发挥抗胆碱作用的药物,又称抗胆碱药。按其对胆碱受体的选择性不同,可分为 M 胆碱受体阻断药和 N 胆碱受体阻断药。胆碱受体阻断药中的阿托品类生物碱及阿托品的合成代用品临床较为常用,尤其阿托品作用广泛,临床应用和不良反应均较多。护理人员应掌握阿托品的作用、临床应用、不良反应,熟知不同 M 胆碱受体阻断药的特点,能够认真进行用药交代,监测用药后的疗效及不良反应,并能及时开展用药护理,发挥药物的最佳治疗效果。

学习目标

1. 阐述阿托品的作用、应用、不良反应及用药护理注意事项。

2. 理解其他 M 胆碱受体阻断药的特点。

3. 知道 N 受体阻断药的特点、临床应用及不良反应。

4. 具备观察药物的疗效、不良反应及做出正确处理的能力,能够熟练进行用药护理。

5. 区别不同 M 胆碱受体阻断药的特点,根据适应证合理选择药物。

6. 充分利用所学的知识进行健康教育,正确指导患者合理用药、安全用药。

思维导图

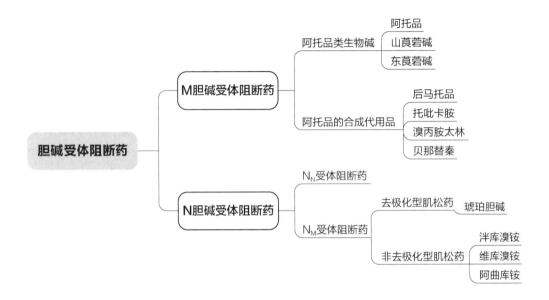

案例导入

患者,男,36 岁。因进食不洁食物,1 小时后出现腹痛、呕吐和腹泻,到医院就诊。诊断为急性胃肠炎,给予硫酸阿托品片每次 0.6 mg、每日 3 次缓解症状,同时给予左氧氟沙星片每次 200 mg、每日 1 次对因治疗。用药后患者上述症状明显缓解,但出现皮肤干燥、面部潮红、口干的症状。

问题:

1. 阿托品止痛、止呕、止泻的药理学基础是什么?

2. 患者用药后为什么出现皮肤干燥、面部潮红、口干的症状?该如何处理?

第一节　M 胆碱受体阻断药

M 胆碱受体阻断药在临床上的应用非常广泛,主要包括阿托品类生物碱和阿托品的合成代用品。

一、阿托品类生物碱

阿 托 品

阿托品(atropine)为颠茄、曼陀罗或莨菪等植物中提取的生物碱,现亦可人工合成。

它与 M 胆碱受体结合后,阻断 ACh 或胆碱受体激动药与受体结合,从而拮抗了它们对 M 胆碱受体的激动效应。

【药理作用】

1. 对腺体的作用　阿托品通过阻断 M 胆碱受体抑制腺体分泌。其对不同腺体的抑制作用强度不同,唾液腺与汗腺最敏感,其次为泪腺及呼吸道腺体;剂量较大时也可减少胃液分泌。

2. 对眼的作用

(1) 扩瞳:阿托品阻断瞳孔括约肌上的 M 胆碱受体,使瞳孔括约肌松弛,去甲肾上腺素能神经支配的瞳孔开大肌功能占优势,导致瞳孔扩大。

(2) 升高眼内压:由于瞳孔扩大,使虹膜退向四周边缘,导致前房角间隙狭窄,妨碍房水回流入巩膜静脉窦,造成眼内压升高。

(3) 调节麻痹:阿托品阻断睫状肌上的 M 胆碱受体,睫状肌松弛而退向边缘,使悬韧带拉紧,晶状体变为扁平,屈光度降低,视远物清楚,视近物模糊不清,称为调节麻痹。

3. 松弛内脏平滑肌　阿托品对多种内脏平滑肌具有松弛作用,尤其对过度活动或痉挛的平滑肌作用更为显著。其中抑制胃肠道平滑肌痉挛的作用最强,对尿道和膀胱逼尿肌次之,但对胆管、输尿管和支气管平滑肌作用较弱,对子宫平滑肌影响很小。

4. 心脏　治疗剂量阿托品(0.4～0.6 mg)在部分患者常可见心率短暂性轻度减慢,较大剂量阿托品可引起心率加快。阿托品可拮抗迷走神经过度兴奋所致的房室传导阻滞和心动过缓。

5. 血管与血压　治疗剂量阿托品对血管与血压无显著影响。大剂量阿托品可引起皮肤黏膜血管舒张,出现潮红、温热等症状,可能是由于机体对阿托品引起的体温升高后的代偿性散热反应,也可能是阿托品的直接舒血管作用所致。

6. 中枢神经系统　治疗剂量阿托品可轻度兴奋中枢;剂量增大,中枢兴奋作用增强。阿托品严重中毒时,中枢由兴奋转入抑制。

【临床应用】

1. 抑制腺体分泌　临床用于全身麻醉前给药,以减少呼吸道腺体及唾液腺分泌,防止分泌物阻塞呼吸道及吸入性肺炎的发生;也可用于严重盗汗及流涎症。

2. 眼科应用

(1) 虹膜睫状体炎:0.5%～1%的阿托品滴眼液局部滴眼,可松弛瞳孔括约肌和睫状肌,使之活动减少、充分休息,有助于炎症消退;常与缩瞳药交替使用,防止虹膜与晶状体的粘连。

(2) 检查眼底:利用阿托品的扩瞳作用可以观察眼底的周边部位。

(3) 验光配镜:阿托品滴眼后使睫状肌松弛,晶状体充分固定,可准确测定晶状体的屈光度。但由于阿托品调节麻痹作用可维持 2～3 天,扩瞳作用可持续 1～2 周,视力恢复过于缓慢,故现仅用于睫状肌调节功能较强的小儿验光配镜。

3. 缓解内脏绞痛　临床适用于各种内脏绞痛,对胃肠绞痛、膀胱刺激症状如尿频、尿急等疗效较好,对胆绞痛或肾绞痛疗效较差,常需与阿片类镇痛药合用。

4. 治疗缓慢型心律失常　临床可用于治疗窦性心动过缓、房室传导阻滞等缓慢型心律失常。

5. 抗休克　在补足血容量的基础上,临床可用于抢救中毒性菌痢、暴发型流行性脑脊髓膜炎、中毒性肺炎等所致的感染中毒性休克患者,但对休克伴有高热或心率过快者,不用阿托品。

6. 解救有机磷酸酯类中毒　阿托品可快速、有效缓解机磷酸酯类中毒的 M 样症状,是特效对症治疗药(详见第四十二章)。

【不良反应】阿托品的常见不良反应有口干、视物模糊、心率加快、瞳孔扩大及皮肤潮红等症状。随着剂量增加,阿托品的不良反应可逐渐加重,还可出现焦虑、失眠、不安、幻觉、谵妄、躁狂甚至惊厥等中枢兴奋样症状;严重中毒者由兴奋转为抑制,出现昏迷及呼吸麻痹。最低致死量为成人 80～130 mg,儿童约 10 mg。

【禁忌证】青光眼及前列腺肥大患者禁用阿托品。

山莨菪碱

山莨菪碱(anisodamine)又称 654,人工合成品称 654-2。该药与阿托品相比,中枢作用小,对平滑肌和血管的选择性高,可解除平滑肌痉挛,改善微循环,尤其适用于治疗胃肠绞痛和抗感染中毒性休克。不良反应和禁忌证与阿托品相似,但毒性较低。

东莨菪碱

东莨菪碱(scopolamine)与阿托品相比,其特点为中枢抑制作用较强,随剂量增加依次可出现镇静、催眠、麻醉;扩瞳、调节麻痹及抑制腺体分泌作用较阿托品强,对心血管系统及内脏平滑肌的作用较弱。主要用于麻醉前给药,尚可用于晕动病、帕金森病的治疗。禁忌证同阿托品。

　在线案例 7-1　胃绞痛的药物治疗

　处方分析 7-1　急性肠炎处方

　拓展阅读 7-1　阿托品、东莨菪碱和山莨菪碱的比较

二、阿托品的化学合成代用品

(一) 合成扩瞳药

后马托品(homatropine)和托吡卡胺[(tropicamide),又称托品酰胺],二者均属短效 M 胆碱受体阻断药。与阿托品相比,其扩瞳作用和调节麻痹作用弱,维持时间明显缩短,视力恢复较快,故适合用于一般的眼科检查。但因其调节麻痹作用较弱,小儿验光仍需用阿托品。

(二) 合成解痉药

溴丙胺太林

溴丙胺太林(propantheline bromide)又称普鲁本辛,是一种临床常用的合成解痉

药,能选择性缓解胃肠道平滑肌痉挛,作用较强且持久。不易透过血脑屏障,中枢作用不明显。食物可妨碍其吸收,宜饭前服用。不良反应类似阿托品。

贝那替秦

贝那替秦(benactyzine)又称胃复康,具有解除胃肠平滑肌痉挛及抗胃酸分泌作用,尚有安定作用。适用于治疗兼有焦虑症的溃疡患者,亦可用于治疗膀胱刺激症状及肠蠕动亢进患者。不良反应有口干、嗜睡及头晕等。

第二节 N胆碱受体阻断药

N胆碱受体阻断药按其对N受体亚型的选择性不同而分为N_N受体阻断药和N_M受体阻断药。

一、N_N受体阻断药

N_N受体阻断药又称神经节阻滞药,可阻断交感神经和副交感神经,作用广泛,不良反应较多且重,现已少用。

二、N_M受体阻断药

N_M受体阻断药又称骨骼肌松弛药,简称肌松药,能选择性地与终板膜上的N_M受体结合,阻碍神经冲动的传递,使骨骼肌松弛,主要作为外科麻醉的辅助用药。按其作用机制可分去极化型和非去极化型两大类。

(一)去极化型肌松药

去极化型肌松药又称为非竞争性肌松药,其分子结构与ACh相似,与N_2受体有较强的亲和力,并且在神经肌肉接头处不易被胆碱酯酶分解,因而能产生与ACh相似但较持久的去极化作用,使N_2受体对ACh的反应减弱或消失,此时神经肌肉的阻滞方式已由去极化转变为非去极化,前者为Ⅰ相阻断,后者为Ⅱ相阻断,从而导致骨骼肌松弛。胆碱酯酶抑制药不能拮抗其肌松作用,因此过量时不能用新斯的明抢救。

琥珀胆碱

【药理作用和临床应用】琥珀胆碱(succinylcholine)又称司可林。因其对不同部位的骨骼肌去极化出现的时间先后不同,静脉给药后可出现短暂的肌束颤动,1 min内即出现肌肉松弛,2 min达高峰,5 min左右肌松作用消失。持续静脉滴注可达到较长时间的肌松作用。肌肉松弛顺序依次为眼睑肌、颜面部肌肉、颈部肌、上肢肌、下肢肌、躯干肌、肋间肌和膈肌。肌力恢复的顺序与上述肌松顺序相反。本药作为外科麻醉辅助药,静脉滴注使肌肉完全松弛,便于在较浅的全身麻醉下进行外科手术,增加全身麻醉的安全性。静脉注射用于气管内插管、气管镜和食管镜检查等短时操作,因有强烈的窒息感,故清醒患者禁用。一般可在硫喷妥钠静脉注射后给本药。

【不良反应】

1. 呼吸肌麻痹　过量可引起呼吸肌麻痹,抢救时必须进行人工呼吸,故用本药时应备有人工呼吸机。

2. 肌肉酸痛　可能由于肌束颤动损伤肌梭所致,一般3～5天自愈。

3. 血钾升高　因本药使骨骼肌持久性去极化,导致大量钾离子外流,故血钾升高。该现象对血钾正常者无明显影响,但血钾偏高的患者,如烧伤、广泛软组织损伤、偏瘫等禁用本药,以免发生高血钾症性心搏骤停。

4. 眼压升高　本药能升高眼压,故青光眼和白内障晶体摘除术患者禁用。

(二)非去极化型肌松药

非去极化型肌松药又称竞争型肌松药,能与ACh竞争骨骼肌运动终板膜上的N_2受体,本身无内在活性,但可通过阻断ACh与N_2受体结合,使骨骼肌运动终板膜不能去极化,导致骨骼肌松弛。胆碱酯酶抑制药(如新斯的明)能拮抗其肌松作用,过量时可用适量新斯的明解救。

泮库溴铵

泮库溴铵(pancuronium bromide)为人工合成的长效非去极化型肌松药,主要作为外科手术维持肌松和气管插管等。静脉注射后4～6 min产生肌肉松弛作用,维持时间达2～3 h。不良反应会引起心率加快和血压升高,主要因其有促进儿茶酚胺释放和轻度抗胆碱作用。

维库溴铵和阿曲库铵

维库溴铵(vecuronium)和阿曲库铵(atracurium)静脉注射后均2～3 min起效,作用维持30～40 min,选择性更高,临床应用与泮库溴铵相似,治疗剂量无明显的阻断副交感神经或神经节作用,不良反应更少。

第三节　用药护理及常用制剂和用法

一、用药护理

1. 在使用阿托品之前,应了解患者有无青光眼、前列腺肥大,并监测患者的心率、体温,提醒患者用药前排便、排尿。

2. 注意阿托品一般不良反应口干和便秘的护理,应嘱其多漱口及多食纤维素含量较高的食物。

3. M胆碱受体阻断药有一定程度加速心率的作用,静脉给药时应控制滴速。

4. 对心率>100次/min、体温>38 ℃、眼内压升高或排尿困难的患者尽量不用M

胆碱受体阻断药,必须用时应与医生沟通。

5. 验光配镜者使用阿托品后,其扩瞳作用可持续 1～2 周,且视近物模糊,应嘱患者避免强光或戴墨镜保护眼睛,期间不要做用眼的精细工作。

6. 阿托品安全范围较窄,交代患者一定要遵医嘱用药。如出现呼吸加快、瞳孔散大、中枢兴奋症状及猩红热样皮疹,多提示阿托品中毒,应立即报告医生。

7. 用肌松药前应了解患者的眼内压、肌张力、血钾、血压及肝肾功能状况,眼内压升高、血钾过高、肌无力或正在使用其他使骨骼肌松弛的药物者禁用。

8. 肌松药安全范围小,使用时应密切注意观察患者的呼吸、血压、心电图等,一旦出现异常,应立即报告医生。不具备控制或辅助呼吸条件时,严禁使用。

二、常用制剂和用法

1. 硫酸阿托品　片剂:0.3 mg,口服。每次 0.3～0.6 mg,每日 3 次;极量:每次 1 mg,每日 3 mg。注射剂:0.5、1 mg/ml,皮下、肌内或静脉注射。成人常用剂量:每次 0.3～0.5 mg,每日 0.5～3 mg;极量:每次 2 mg。儿童皮下注射:每次 0.01～0.02 mg/kg,每日 2～3 次。滴眼液:0.5%、1%、2%、3%、4%。

2. 氢溴酸山莨菪碱　片剂:5 mg,口服。成人每次 5～10 mg,每日 3 次;小儿每次 0.1～0.2 mg/kg,每日 3 次。注射液:10 mg/ml,肌内注射,每次 5～10 mg,每日 1～2 次。对感染中毒性休克患者静脉给药依病情决定剂量,成人静脉注射每次 10～40 mg,小儿 0.3～2 mg/kg,每隔 10～30 min 重复给药;也可将本品 5～10 mg 加于 200 ml 5% 的葡萄糖液中静脉滴注,随病情好转后延长给药间隔,直至停药,情况无好转可酌情加量。

3. 氢溴酸东莨菪碱　片剂:0.3 mg,口服。常用剂量:成人每日 0.6～1.2 mg,每次 0.3～0.6 mg;极量:每次 0.6 mg,每日 2 mg。注射剂:0.3、0.5 mg/ml,皮下或肌内注射。每次 0.3～0.5 mg;极量:每次 0.5 mg,每日 1.5 mg。

4. 氢溴酸后马托品　滴眼液:1%、2%,滴眼。按需要而定滴数。

5. 托吡卡胺　滴眼液:0.5%、1%,滴眼。按需要而定滴数。

6. 溴丙胺太林　片剂:15 mg,口服。常用剂量:成人每次 15 mg,疼痛时服;必要时 4 h 后可重复 1 次。

7. 溴甲贝那替秦　片剂:10 mg,口服。常用剂量:每次 10～20 mg,每日 3 次;极量:每次 30 mg,宜以小剂量维持 2～3 个月。饭后服用。

8. 氯化琥珀胆碱　注射剂:50 mg/ml。气管插管时,成人常用剂量为 1～1.5 mg/kg,极量 2 mg/kg,小儿 1～2 mg/kg;用 0.9%氯化钠注射液稀释至 10 mg/ml,静脉或深部肌内注射,肌内注射每次不可超过 150 mg。维持肌松:每次 150～300 mg 溶于 500 ml 5%～10%的葡萄糖注射液或 1%盐酸普鲁卡因注射液混合溶液中,静脉滴注。

9. 泮库溴铵　注射剂:4 mg/2 ml。气管插管时,成人常用剂量为 0.08～0.10 mg/kg,3～5 min 内可作气管插管;琥珀胆碱插管后(琥珀胆碱的临床作用消失后)

及手术初期剂量 0.06～0.08 mg/kg;肌肉松弛维持剂量 0.02～0.03 mg/kg。儿童剂量与成人相当。

10. 维库溴铵 注射剂:4 mg。气管插管时,成人常用剂量为 0.08～0.12 mg/kg,3 min 内达插管状态;肌肉松弛维持在神经安定镇痛麻醉时为 0.05 mg/kg,吸入麻醉为 0.03 mg/kg。

11. 顺苯磺阿曲库铵 注射剂:10 mg,静脉单次注射给药。成人气管插管推荐剂量为 0.15 mg/kg 或遵医嘱。用丙泊酚诱导麻醉后,按此剂量给予本品,120 s 后即可达到良好至极佳的插管条件,维持剂量 0.03 mg/kg;2～12 岁儿童首剂推荐剂量为 0.1 mg/kg,并在 5～10 s 内进行,维持剂量 0.02 mg/kg。

(马香芹)

数字课程学习

○教学 PPT　　○导入案例解析　　○复习与自测　　○更多内容……

第八章　肾上腺素受体激动药

章前引言

　　肾上腺素受体激动药与肾上腺素受体结合后可激动受体,产生肾上腺素样作用,又称拟肾上腺素药。肾上腺素受体激动药根据其对肾上腺素受体亚型的选择性不同分为三类:α、β受体激动药,α受体激动药和β受体激动药。

　　本章介绍的药物对心血管的兴奋作用很强,是临床常用的急救药物,但剂量稍微增加或给药速度过快也会导致血压升高、心跳加速、心律失常、局部缺血甚至肾功能损害等严重不良反应。因此,护理人员应熟知肾上腺素受体激动药的药理作用、临床应用和不良反应,在临床使用本类药物时应严格遵从医嘱、加强用药监护,并能及时开展用药护理,发挥药物的最佳抢救效果。

学习目标

　　1. 阐述肾上腺素和多巴胺的作用、应用、不良反应及用药护理注意事项。

　　2. 理解去甲肾上腺素和异丙肾上腺素的作用、应用及不良反应。

　　3. 知道其他肾上腺素受体激动药的特点。

　　4. 具备观察药物的疗效、不良反应及做出正确处理的能力,能够熟练进行用药护理。

　　5. 准确地把药物输入患者体内,并在用药过程中加强用药监护,正确观察患者的血压、心率等生命指标的变化。

思维导图

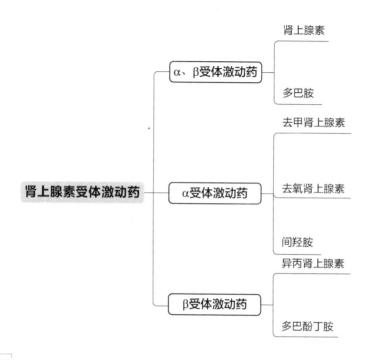

肾上腺素受体激动药
- α、β受体激动药
  - 肾上腺素
  - 多巴胺
- α受体激动药
  - 去甲肾上腺素
  - 去氧肾上腺素
  - 间羟胺
- β受体激动药
  - 异丙肾上腺素
  - 多巴酚丁胺

案例导入

　　患者,男,40岁。因肺部感染使用青霉素治疗,在用药过程中发生头晕、心慌、气促、四肢发冷的现象,随即出现呼吸困难、大汗淋漓、面色苍白、抽搐,血压降至 75/60 mmHg。诊断为过敏性休克。立即皮下注射 1% 肾上腺素注射液 0.5 ml 抢救。

　　问题:

　　1. 肾上腺素为什么是过敏性休克的首选药?

　　2. 应用肾上腺素抢救时应如何做好用药护理?

第一节　α、β受体激动药

肾上腺素

📖 在线案例 8-1　过敏性休克患者抢救时如何使用肾上腺素

【药理作用】肾上腺素(adrenaline)主要激动 α、β受体,产生相应的作用。

1. 心脏　肾上腺素激动心脏的 β_1 受体,使心肌收缩力加强、心率加快、传导加速、心输出量增加。但可提高心肌代谢率,增加心肌耗氧量;对心脏异位起搏点的兴奋性增加,易引起心律失常甚至心室颤动。

2. 血管　皮肤、黏膜和内脏血管以 α_1 受体占优势,呈现显著的收缩效应。骨骼肌血管和冠状动脉以 β_2 受体占优势,呈现舒张效应。

3. 血压　治疗剂量和大剂量的肾上腺素对血压的影响略有不同。治疗剂量的肾上腺素使心脏兴奋,心肌收缩力增强,心输出量增加,收缩压升高;β_2 受体对肾上腺素最敏感,骨骼肌血管的舒张作用抵消或超过对皮肤、黏膜血管的收缩作用,使舒张压不变或略下降,脉压增大,有利于血液对各组织器官的灌注。大剂量肾上腺素除强烈兴奋心脏外,还可使血管平滑肌的 α_1 受体兴奋占优势,皮肤、黏膜和内脏血管强烈收缩,使外周阻力显著增高,收缩压和舒张压均升高。肾上腺素的典型血压改变多为双相反应即给药后迅速出现明显的升压作用,而后出现微弱的降压反应。

4. 支气管平滑肌　肾上腺素激动支气管平滑肌的 β_2 受体,使支气管平滑肌舒张。激动支气管黏膜血管的 α_1 受体,使其收缩,降低毛细血管的通透性,有利于消除哮喘时的黏膜水肿。此外,肾上腺素尚可作用于支气管黏膜肥大细胞上的 β_2 受体,抑制组胺和其他过敏性物质的释放。

5. 代谢　肾上腺素能提高机体代谢功能,升高血糖浓度,且使血中游离脂肪酸浓度增加。

【临床应用】

1. 心脏骤停　可用于触电、溺水、麻醉或手术过程中的意外以及心脏本身疾病所诱发的心脏骤停,尤其在触电、溺水、麻醉或手术中意外所致的心脏骤停时可首选肾上腺素。但应配合电除颤器或联用利多卡因除颤,同时必须进行有效的人工呼吸、心脏按压和纠正酸中毒等。

2. 过敏性休克　药物或输液等可引起过敏性休克,表现为小血管床扩张,毛细血管通透性增加,全身血容量降低;心肌收缩力减弱;支气管平滑肌痉挛引起呼吸困难等。肾上腺素通过其强大的 α 受体和 β 受体激动作用,成为抗过敏性休克的首选药。护士在使用有可能引起过敏性休克的药物前,应备好肾上腺素,以便需要时及时抢救患者。

3. 支气管哮喘　控制支气管哮喘的急性发作,由于本品对心脏的严重不良反应,禁用于心源性哮喘患者。

4. 与局部麻醉药配伍　局部麻醉药中加入肾上腺素的浓度为 1:250 000,可延缓局部麻醉药的吸收,延长局部麻醉药的作用时间,减少局部麻醉药的不良反应。但肢体远端(手指、足趾、阴茎等)手术时局部麻醉药中禁止加入肾上腺素。

5. 局部止血　当鼻黏膜或牙龈出血时,用浸有 0.1% 肾上腺素的脱脂棉球填塞出血处,可使微血管收缩,用于局部止血。

云视频 8-1　肾上腺素为什么可以治疗过敏性休克

【不良反应】治疗剂量常见不良反应为心悸、皮肤苍白、头痛、烦躁、震颤等。剂量过大或皮下注射误入血管或静脉注射速度过快,可致心律失常或血压骤升,甚至诱发脑出血。

【禁忌证】禁用于器质性心脏病、心源性哮喘、高血压、脑动脉硬化、糖尿病和甲状腺功能亢进患者;慎用于老年人和小儿。

多 巴 胺

【药理作用】多巴胺(dopamine)主要激动 α、β 受体和外周的多巴胺受体,产生相应作用。

1. 心脏　兴奋心脏,使心肌收缩力加强,心输出量增加,但较少引起心律失常。

2. 血管　小剂量多巴胺主要激动肾脏、肠系膜血管的多巴胺受体,从而产生血管舒张效应,增加肾血流量和肾小球滤过率,尿量及钠排泄量也随之增加,这一特点对休克少尿的患者有较好的治疗效果;大剂量时则激动 α_1 受体,使血管收缩,肾血流量和尿量反而减少。

【临床应用】

1. 休克　用于各种休克,尤其适用于伴有肾功能不全、心输出量降低、外周血管阻力增高而已补足血容量的患者。治疗时应注意补充血容量及纠正酸中毒。

2. 急性肾衰竭　常与利尿药合用增加疗效。

3. 充血性心力衰竭　对强心苷类治疗无效的难治性充血性心力衰竭有一定治疗效果。

【不良反应】治疗剂量的多巴胺不良反应较少,滴注速度过快可出现呼吸困难、心动过速、心律失常和肾血管收缩引起的肾功能下降等。一旦发生,应减慢滴注速度或停药,该反应可消失。长期大剂量使用或小剂量用于外周血管病患者,可出现手足疼痛或发冷症状,外周血管收缩可能导致局部组织坏死或坏疽。

第二节　α 受体激动药

去甲肾上腺素

【药理作用】去甲肾上腺素(noradrenaline)激动 α 受体作用强大,对 α_1 和 α_2 受体无选择性,对 β_1 受体有较弱作用,对 β_2 受体几乎无作用。

1. 血管　激动血管 α_1 受体,使全身小动脉和小静脉收缩。以皮肤、黏膜血管收缩最明显,其次是肾脏血管,对脑、肝、肠系膜,甚至骨骼肌血管都有收缩作用。但可使冠状动脉舒张(心肌代谢产物腺苷量增加)。

2. 心脏　去甲肾上腺素较弱激动心脏 β_1 受体,使心肌收缩力增强,心率加快,传导加速。但对心脏的兴奋效应比肾上腺素慢。在整体情况下,由于血压升高反射性兴奋迷走神经,反而使心率减慢。当剂量过大、静脉注射过快时,可引起心律失常,但这种现象较肾上腺素少见。

3. 血压　收缩压和舒张压均升高。

【临床应用】

1. 休克和低血压　用于治疗急性心肌梗死、体外循环、嗜铬细胞瘤切除等引起的低血压;对血容量不足所致的休克或低血压,作为急救时补充血容量的辅助治疗;也可用于椎管内阻滞时低血压及心脏骤停复苏后的血压维持。

2. 上消化道出血　用去甲肾上腺素 8 mg 加入冰生理盐水 150 ml,分次口服,使上消化道黏膜血管剧烈收缩产生局部止血作用。

📖 拓展阅读 8-1　上消化道出血的药物治疗

【不良反应】

1. 局部组织缺血坏死　静脉滴注时间过长、浓度过高或药液漏至血管外,可引起局部组织缺血坏死。

2. 急性肾衰竭　剂量过大或滴注时间过长可使肾脏血管剧烈收缩,引起少尿、无尿和肾实质损伤。

【禁忌证】禁用于高血压、动脉硬化症、器质性心脏病、无尿患者以及孕妇。

间 羟 胺

【药理作用和临床应用】间羟胺(metaraminol)又称阿拉明(aramine),与去甲肾上腺素有相同的作用及效果,但作用较弱而持久。对心脏和肾血管的作用弱,较少引起心律失常及少尿。常作为去甲肾上腺素的良好替代品,用于各种休克的早期及防治低血压等。

【不良反应】治疗剂量较少,大剂量可诱发急性肺水肿、抽搐、严重高血压、严重心律失常等。静脉给药时药液外溢,可引起局部组织缺血坏死。长期使用骤然停药可能发生低血压。

去氧肾上腺素

【药理作用和临床应用】去氧肾上腺素(phenylephrine)主要激动 α_1 受体,有明显的血管收缩作用。作用与去甲肾上腺素相似,但较弱而持久。可反射性兴奋迷走神经,使心率减慢,并有短暂的扩瞳作用。临床用于休克、阵发性室上性心动过速及麻醉时维持血压等,眼科用于扩瞳检查。

【不良反应】少见胸部不适、眩晕、易激怒、震颤等;持续头痛、异常心率缓慢、呕吐、头胀或手足麻刺痛感(提示用药过量);静脉注射给药治疗阵发性室上性心动过速时常见心率加快或不规则(提示过量)。高血压、冠状动脉硬化、甲状腺功能亢进、糖尿病、心肌梗死患者,妊娠晚期或分娩期禁用。

第三节　β 受体激动药

异丙肾上腺素

【药理作用】异丙肾上腺素(isoprenaline)激动 β 受体,对 β_1、β_2 受体的选择性很低,对 α 受体几乎无作用。

1. 心脏　可兴奋心脏。与肾上腺素比较,异丙肾上腺素加快心率和加速传导的作用较强,对心脏正常起搏点有显著兴奋作用,也会引起心律失常,但较少发生心室颤动。

2. 血管和血压　激动 β_2 受体使骨骼肌血管和冠状血管明显舒张,对肾血管和肠系膜血管的舒张作用较弱。由于心脏兴奋和血管舒张,故收缩压升高而舒张压略下降,脉压增大。

3. 支气管平滑肌　激动 β_2 受体,松弛支气管平滑肌,作用比肾上腺素强,但反复长期应用容易产生耐受性。

4. 其他　增加耗氧量,升高血游离脂肪酸浓度,但升高血糖浓度作用较弱。

【临床应用】

1. 支气管哮喘　气雾吸入或舌下给药能迅速控制哮喘急性发作,疗效快而强。

2. 房室传导阻滞　舌下含化或静脉滴注给药,治疗Ⅱ、Ⅲ度房室传导阻滞。

3. 心脏骤停　心脏本身疾病(高度房室传导阻滞、窦房结功能衰竭)引起者可首选,也可用于溺水、麻醉意外等引起的心脏骤停。

4. 休克　可治疗感染性休克及伴有房室传导阻滞或心率减慢的心源性休克,但要注意补液及心脏毒性。

【不良反应】常见不良反应有心悸、头痛、皮肤潮红等,过量仍可致心律失常甚至室颤。

【禁忌证】禁用于心绞痛、心肌梗死、甲状腺功能亢进及嗜铬细胞瘤患者。

多巴酚丁胺

【药理作用和临床应用】多巴酚丁胺(dobutamine)与多巴胺的化学结构相似,但对肾多巴胺受体无激动作用,主要激动 β_1 受体,对 β_2 和 α 受体作用相对较小。具有较好的正性肌力作用,能增强心肌收缩力和心输出量,并降低外周血管阻力和左心室充盈压。用于心力衰竭与心脏手术后心输出量低的休克的治疗。

【不良反应】较常见心动过速和收缩压升高,但减量后常可控制。偶见恶心、头痛、胸痛、心悸、心绞痛等。

第四节　用药护理及常用制剂和用法

一、用药护理

1. 肾上腺素受体激动药为临床常用急救药品,在抢救车上应定位存放,专人管理,定期检查药品的有效期。本类药物遇光和热均可氧化变色而失效,故应避光保存和使用。抢救结束后,及时清点,补齐药品,以备后用。

2. 本类药物遇到碱性溶液会被破坏,故口服无效。肾上腺素的给药方式可采用皮下注射、肌内注射、静脉注射和静脉滴注。皮下或肌内注射时避免注入血管,防止血压骤升;当用肾上腺素心内或静脉注射抢救心脏骤停时,必须以 0.25~0.5 mg 的肾上腺素用 0.9%氯化钠注射液稀释至 10 ml 后缓慢静脉注射,严禁不经稀释直接注射。去甲肾上腺素只能采取静脉滴注的方式给药。间羟胺可以肌内注射、皮下注射、静脉注射、静脉滴注。异丙肾上腺素可静脉滴注、舌下含化和气雾吸入。

3. 本类药物与多种药物之间存在配伍禁忌,故应单独使用。注射时应选择较粗大的静脉血管,用输液泵控制滴速或者同时开放两条静脉通道轮换滴注本类药物。

4. 对多次、长期或逾量使用本类药物者,应注意检查血糖,防止血糖升高。用药期间应注意监护,主要观察患者的血压、脉搏、尿量、面色及情绪。如末梢循环出现苍白等异样情况,需及时更换注射部位,并进行局部热敷;严重者须用酚妥拉明对抗。插持续导尿管,记录每小时尿量。如每小时尿量<30 ml,应报告医师;如每小时尿量<25 ml持续 2 小时以上,则应停药,并补充血容量、利尿。严密监测血压,控制药物的滴速及浓度,停药时应逐渐减量进行,避免再度出现低血压。

5. 去氧肾上腺素滴眼后应压迫内眦 2～3 min,以免经鼻泪管吸收。药液如经鼻泪管流入,不可咽下,应及时吐出,并用清水漱口。用药后可有瞳孔散大、视物模糊和对光敏感等反应,要注意防护。

6. 异丙肾上腺素舌下给药时,应告知患者急需时要将药片嚼碎含于舌下后任其自行融化吸收,但不可咽下。喷雾给药时,应嘱患者喷吸时深吸气,喷毕屏气 8 s,之后徐缓呼气;喷吸间隔不得少于 2 小时,次数不能过多,不得擅自加大剂量,吸入后涎液及痰液可呈粉红色,不必疑惧,达到疗效后应立即漱口。对长期用药者,应注意观察和随访有无腮腺肿大,一旦发现,应立即停药。

二、常用制剂和用法

1. 盐酸肾上腺素　注射剂:1 mg/ml。常用剂量:皮下注射,每次 0.25～1 mg;极量:皮下注射,每次 1 mg。抢救过敏性休克:皮下注射或肌内注射 0.5～1 mg,也可用 0.1～0.5 mg 缓慢静脉注射(以 0.9%氯化钠注射液稀释至 10 ml),如疗效不佳,可改用 4～8 mg 静脉滴注(溶于 5% 葡萄糖液 500～1 000 ml)。抢救心脏骤停:0.25～0.5 mg 以 10 ml 生理盐水稀释后静脉注射(或心内注射)。治疗支气管哮喘:皮下注射 0.25～0.5 mg,3～5 min 见效,但仅能维持 1 小时,必要时每 4 小时可重复注射 1 次。与局部麻醉药合用:加少量(1:200 000～500 000)于局部麻醉药中(如普鲁卡因),在混合药液中本品浓度为 2～5 μg/ml,总量不超过 0.3 mg。制止鼻黏膜和齿龈出血:将浸有 1:20 000～1:1 000 溶液的纱布填塞出血处。治疗荨麻疹、花粉症、血清反应等:皮下注射 1:1 000 溶液 0.2～0.5 ml,必要时再以上述剂量注射 1 次。

2. 盐酸多巴胺　注射剂:20 mg/2 ml。静脉注射,开始时按 1～5 μg/(kg·min),10 min 内以 1～4 μg/(kg·min)递增,以达到最大疗效。慢性顽固性心力衰竭,静脉滴注开始时,按 0.5～2 μg/(kg·min)逐渐递增。闭塞性血管病变患者,静脉滴注开始时按 1 μg/(kg·min),逐增至 5～10 μg/(kg·min),直到 20 μg/(kg·min),以达到最满意效应。如危重病例,先按 5 μg/(kg·min)滴注,然后以 5～10 μg/(kg·min)递增至 20～50 μg/(kg·min),以达到满意效应;或本品 20 mg 加入 5% 的葡萄糖注射液 200～300 ml 中静脉滴注,开始时按 75～100 μg/min 滴入,以后根据血压情况可加快速度和加大浓度,极量为 500 μg/min。

3. 重酒石酸去甲肾上腺素　注射剂:2 mg/ml。用 5% 葡萄糖注射液或葡萄糖氯化钠注射液稀释后静脉滴注。成人开始以 8～12 μg/min 速度滴注,调整滴速以达到血压升到理想水平,维持剂量为 2～4 μg/min。小儿开始以 0.02～0.1 μg/(kg·min)速度滴注,按需要调节滴速。

4. 重酒石酸间羟胺　注射剂:10 mg/ml。成人用量肌内或皮下注射每次 2～10 mg(以间羟胺计),由于最大效应不是立即显现,在重复用药前对起始剂量效应至少应观察 10 min;静脉注射起始剂量为 0.5～5 mg,继而静脉滴注,用于重症休克;静脉滴注,将间羟胺 15～100 mg 加入 5% 葡萄糖注射液或氯化钠注射液 500 ml 中滴注,调节滴速以维持合适的血压。成人极量:每次 100 mg(0.3～0.4 mg/min)。小儿肌内或皮下注射 0.1 mg/kg,用于严重休克;静脉滴注 0.4 mg/kg 或按体表面积 12 mg/m²,用氯化钠注射液稀释至每 25 ml 中含间羟胺 1 mg 的溶液,调节滴速以维持合适的血压。

5. 盐酸去氧肾上腺素　注射剂:10 mg/ml。成人轻或中度低血压,肌内注射每次 2～5 mg,再次给药应间隔 1～2 小时;静脉注射每次 0.2 mg,按需要再次给药间隔应为 10～15 min。阵发性室上性心动过速:初次静脉注射 0.5 mg,20～30 s 内注入,以后用量递增,每次增量不超过 0.1～0.2 mg,每次极量为 1 mg。严重低血压和休克:以 5% 葡萄糖注射液或 0.9% 氯化钠注射液每 500 ml 中加本品 10 mg 静脉滴注,开始时滴速为 0.1～0.18 mg/min,血压稳定后递减至 0.04～0.06 mg/min,滴速根据反应调节。儿童预防蛛网膜下隙阻滞期间低血压,肌内注射 40～80 μg/kg;轻到中度低血压:肌内注射 0.1 mg/kg,必要时 1～2 小时后重复 1 次。

6. 盐酸异丙肾上腺素　气雾剂:35 mg。成人每次吸入 1～2 揿,每日 2～4 次,喷吸间隔时间不得少于 2 小时;儿童常喷雾吸入,极量为每次 0.4 mg,每日 2.4 mg。注射剂:1 mg/2 ml。救治心脏骤停,心腔内注射 0.5～1 mg;Ⅲ度房室传导阻滞患者心率< 40 次/min 时,本品 0.5～1 mg 加入 5% 葡萄糖注射液 200～300 ml 中缓慢静脉滴注。片剂:10 mg,舌下含服。成人常用剂量:每次 10～15 mg,每日 3 次;极量:每次 20 mg,每日 60 mg。5 岁以上儿童常用剂量:每次 2.5～10 mg,每日 2～3 次。

7. 盐酸多巴酚丁胺　注射剂:20 mg/2 ml。成人常用剂量:将多巴酚丁胺加入 5% 葡萄糖液或 0.9% 氯化钠注射液中稀释后,以 2.5～10 μg/(kg·min)滴速给予。

(马香芹)

数字课程学习

○教学PPT　○导入案例解析　○复习与自测　○更多内容……

第九章 肾上腺素受体阻断药

章前引言

肾上腺素受体阻断药是一类能与肾上腺素受体结合并阻断受体,从而发挥抗肾上腺素作用的药物,又称抗肾上腺素药。肾上腺素受体阻断药主要抑制心血管活动,包括 α 受体阻断药、β 受体阻断药及 α、β 受体阻断药三大类。各类药物的作用特点、临床应用、不良反应各有区别。α 受体阻断药主要用于外周血管痉挛性疾病和休克的治疗,可致直立性低血压;β 受体阻断药可用于治疗心律失常、高血压、心绞痛、充血性心力衰竭、甲状腺功能亢进等,可导致心动过缓、低血压、低血糖等;α、β 受体阻断药主要用于治疗高血压。护理人员应掌握不同肾上腺素受体阻断药的作用、应用及不良反应,正确指导患者安全合理用药,能够监测用药后的疗效及不良反应,并及时开展用药护理,发挥药物的最佳治疗效果。

·学习目标·

1. 阐述 β 受体阻断药的作用、应用、不良反应及用药护理注意事项。

2. 理解 α 受体阻断药的作用、应用及不良反应。

3. 知道 α、β 受体阻断药的特点。

4. 具备观察药物的疗效、不良反应及做出正确处理的能力,能够熟练进行用药护理。

5. 充分利用所学的知识进行健康教育,正确指导患者合理用药、安全用药。

思维导图

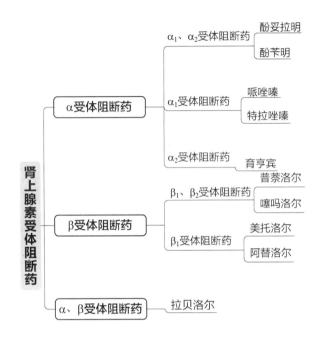

案例导入

患者,男性,43岁。近三个月来偶感心慌、气短。今天由于见了老同学情绪激动,又喝了大量浓茶,心慌、气短症状加重,即来医院检查,诊断为窦性心动过速。

问题:

1. 该患者首选什么治疗药物最为适宜?请说明选药依据。

2. 该药常见的不良反应有哪些?用药过程中该如何注意?

第一节 α 受体阻断药

α受体阻断药可阻断与缩血管有关的 $α_1$ 受体,而对与扩血管有关的 $β_2$ 受体无影响,因而使肾上腺素的升压作用翻转为降压作用,称之为肾上腺素升压作用的翻转。

一、$α_1$、$α_2$ 受体阻断药

酚妥拉明

酚妥拉明(phentolamine)是 α 受体阻断药。

【药理作用】

1. 血管 阻断 α_1 受体,使血管舒张、血压下降。

2. 心脏 由于血管舒张、血压下降而反射性兴奋心脏,加上本药可阻断去甲肾上腺素能神经末梢突触前膜 α_2 受体,促进去甲肾上腺素释放,致使心肌收缩力增强、心率加快及心输出量增加,故有强心作用,偶可致心律失常。

3. 其他 有拟胆碱及拟组胺作用,使胃肠平滑肌兴奋、胃酸分泌增多、皮肤潮红等。

【临床应用】

📖 在线案例 9-1 血栓闭塞性脉管炎的用药和护理

1. 外周血管痉挛性疾病 如肢端动脉痉挛性疾病等。

2. 去甲肾上腺素静脉滴注外漏 可用酚妥拉明 5～10 mg 溶于 10 ml 氯化钠注射液中,作皮下浸润注射。

3. 抗休克 适用于感染性、心源性和神经源性休克,改善休克状态时的内脏血液灌注,解除微循环障碍。

4. 急性心肌梗死和顽固性充血性心力衰竭的辅助治疗 舒张血管、降低外周阻力,使心脏前、后负荷明显降低,心输出量增加。

5. 肾上腺嗜铬细胞瘤 用于肾上腺嗜铬细胞瘤的鉴别诊断,及其骤发高血压危象和手术前的准备。

【不良反应】常见低血压、腹痛、腹泻、呕吐和诱发溃疡病;注射给药可产生心动过速、心律失常和心绞痛。

【禁忌证】冠心病、胃炎、胃和十二指肠溃疡患者慎用。

📖 拓展阅读 9-1 雷诺氏病

酚 苄 明

酚苄明(phenoxybenzamine)为长效 α 受体阻断药,具有起效慢、作用强和作用持久的特点;可阻断 α_1 和 α_2 受体,舒张血管,降低外周血管阻力,明显降低血压,尚有较弱的抗 5-羟色胺和抗组胺作用。临床主要用于治疗外周血管痉挛性疾病,亦可用于嗜铬细胞瘤、休克和前列腺增生的治疗。主要不良反应是直立性低血压,常见心动过速、鼻塞、口干、恶心、呕吐等。

二、α_1 受体阻断药

哌 唑 嗪

【药理作用】哌唑嗪(prazosin)选择性阻断血管平滑肌上的 α_1 受体,使血管扩张、血压下降;对阻力血管扩张强于容量血管,所以舒张压下降明显。其降压作用特点:中等偏强,不伴有反射性心率加快;不增加肾素分泌;不减少肾血流量;对前列腺肥大患者,能改善排尿困难症状;能降低血浆总胆固醇、低密度脂蛋白胆固醇、极低密度脂蛋白胆固醇和三酰甘油水平,升高血中高密度脂蛋白水平,改善脂质代谢。

【临床应用】适用于轻、中度特别是伴有高脂血症或前列腺肥大的高血压患者,与β受体阻断药及利尿药合用可增强其降压作用;也可用于难治性心力衰竭。

【不良反应】常见头痛、乏力和鼻塞等。部分患者出现"首剂现象",表现为恶心、眩晕、心悸、直立性低血压,严重者可致晕厥,偶有视物模糊、便秘、口干、抑郁等症状。

特拉唑嗪

特拉唑嗪(terazosin)作用与哌唑嗪相似,但稍弱。特点是半衰期较长,每日给药1次即可。不良反应较哌唑嗪少。

三、α₂ 受体阻断药

α_2 受体阻断药

育 亨 宾

育亨宾(yohimbine)选择性阻断突触前的 α_2 受体,促进去甲肾上腺神经末梢释放去甲肾上腺素,导致血压升高、心率加快。目前主要作为实验研究中的工具药,也可用于治疗男性性功能障碍和糖尿病患者的神经病变。

第二节　β 受体阻断药

β受体阻断药能选择性与β受体结合,竞争性拮抗去甲肾上腺素能神经递质或拟肾上腺素药与β受体结合,从而发挥抗肾上腺素作用。按其对受体选择性不同,可分为非选择性β受体阻断药和 β_1 受体阻断药两类。常用药物较多,见表9-1。

表9-1　β受体阻断药的分类及特点

药名	内在拟交感活性	膜稳定作用	生物利用度(%)	血浆半衰期(h)
非选择性 β 受体阻断药				
普萘洛尔(propranolol)	−	+ +	25	3～5
噻吗洛尔(timolol)	−	−	50	3～5
吲哚洛尔(indlol)	+ +	±	75	3～4
纳多洛尔(nadolol)	−	−	35	10～20
β₁ 受体阻断药				
美托洛尔(metoprolol)	−	±	40	3～4
阿替洛尔(atenolol)	−	−	50	5～8
醋丁洛尔(acebutolol)	+	+	40	2～4

注:"−"表示"弱","+"表示"较强","+ +"表示"强"

【药理作用】

1. β受体阻断作用

(1)心血管系统:通过阻断心脏 β_1 受体,使心肌收缩力减弱、心率减慢、心输出量减少、心肌耗氧量降低、血压下降；并阻断肾脏 β_1 受体，抑制肾素的分泌而降低血压；阻断中枢 β 受体，使外周交感神经功能下降；阻断去甲肾上腺素能神经突触前膜 β_2 受体，使去甲肾上腺素释放减少。

（2）支气管平滑肌：阻断支气管平滑肌上 β_2 受体，导致支气管平滑肌收缩，气道阻力增加，对哮喘患者易诱发或加重哮喘发作。

（3）对代谢的影响：非选择性 β 受体阻断药可抑制交感神经兴奋引起的脂肪分解；可以延缓糖尿病患者用胰岛素治疗后血糖水平的恢复，也会掩盖低血糖反应的症状（如心悸等）；抑制甲状腺素（T_4）转变为三碘甲状腺原氨酸（T_3）的过程。

2. 膜稳定作用　普萘洛尔在高浓度时能降低细胞膜对钠、钾离子的通透性，故称为膜稳定作用。产生此作用的血药浓度比临床有效血药浓度要高出 $50\sim100$ 倍，所以临床应用意义不大。

3. 内在拟交感活性　有些 β 受体阻断药与 β 受体结合后除能阻断受体外还对 β 受体具有部分激动作用，也称为内在拟交感活性，如吲哚洛尔、醋丁洛尔等。此类药物的 β 受体阻断作用表现较弱。

4. 其他　抑制血小板聚集作用；降低眼内压。

【临床应用】

1. 心律失常　用于治疗多种原因所致的快速型心律失常，尤其适用于运动或情绪紧张、激动所致的心律失常，对心肌缺血、强心苷中毒引起的心律失常疗效也较好。

2. 高血压　是治疗高血压的基础用药，降压作用中等、缓慢而持久。

3. 心绞痛和心肌梗死　对心绞痛治疗效果良好；对心肌梗死，早期应用可降低患者的复发率和猝死率。

4. 充血性心力衰竭　对扩张型心肌病的心力衰竭治疗效果明显，在早期应用可缓解某些心力衰竭的症状，改善预后。

5. 辅助治疗甲状腺功能亢进　可控制与 β 受体兴奋有关的多种症状。

6. 其他　噻吗洛尔可减少房水形成、降低眼内压，用于治疗原发性开角型青光眼。另外，β 受体阻断药还可用于偏头痛、减轻肌肉震颤和酒精中毒等。

拓展阅读9-2　不同 β 受体阻断药的特点及临床用途

【不良反应】

1. 一般反应　常见有头晕、乏力、恶心、呕吐、腹痛、腹泻等，停药后可自行消失。

2. 抑制心脏　可使心率减慢、房室传导阻滞，诱发心力衰竭。

3. 诱发或加重支气管哮喘　因阻断 β_2 受体，使支气管平滑肌收缩，增加呼吸道阻力。

4. 反跳现象　本品久用后突然停药会使原来的病情加重。这是由于长期应用 β 受体阻断药后，使 β 受体数目增多，对递质敏感性增高所致。

【禁忌证】窦性心动过缓、支气管哮喘、严重房室传导阻滞、低血压者禁用。

● 处方分析 9-1 心动过速处方

第三节 α、β 受体阻断药

拉贝洛尔

拉贝洛尔(labetalol)同时阻断 α 和 β 受体,具有双重降压作用;且降压作用强、起效快,伴有心率减慢、心输出量减少。临床上多用于中度和重度的高血压,对常规治疗无效的高血压也有效。静脉注射可用于高血压危象。因立位降压作用强于卧位,因而较易发生直立性低血压。少数患者可引起眩晕、乏力、恶心等症状。

第四节 用药护理及常用制剂和用法

一、用药护理

1. 酚妥拉明静脉滴注应控制滴速,用于嗜铬细胞瘤手术时为 0.5~1 mg/min,用于心力衰竭治疗时为 0.17~0.4 mg/min。

2. 酚妥拉明用药期间可出现头晕、乏力、直立性低血压等,应告知患者服药期间避免驾驶或高空作业。

3. α 受体阻断药可致直立性低血压,患者宜卧位给药,用药后缓慢坐起。如发生明显低血压,应立即给患者去枕平卧,并静脉滴注去甲肾上腺素对抗。

4. 告诫患者应按照医嘱服用 β 受体阻断药,不能随意停药或换药,否则可致反跳现象。

5. 服用 β 受体阻断药期间,若发现患者安静心率<50 次/min,应立即报告医生予以处理。若患者伴有糖尿病而又服用 β 受体阻断药时,应注意血糖的变化,以免出现低血糖反应。

6. 给药期间应注意监测心率及血压变化。

7. 美托洛尔缓释片剂每日 1 次,最好在早晨服用,可掰开服用,但不能咀嚼或压碎,服用时应该用至少半杯液体送服。同时摄入食物不影响其生物利用度。

8. β 受体阻断药的耐受量个体差异大,用量必须个体化。首次使用本品时需从小剂量开始,逐渐增加剂量并密切观察反应,以免发生意外。

9. 本类药物要避光保存。

二、常用制剂和用法

1. 甲磺酸酚妥拉明 片剂:40 mg,口服。用于勃起功能障碍的治疗,每次 40 mg,

在性生活前 30 min 服用,每日最多服用 1 次,根据需要及耐受程度剂量可调整至 60 mg,最大推荐剂量 80 mg。注射剂:10 mg/ml。用于嗜铬细胞瘤手术,手术中如血压升高按以下方式处理。①成人:静脉注射 2～5 mg 或静脉滴注 0.5～1 mg/min,以防肿瘤手术时出现高血压危象;②儿童:术中血压升高时可静脉注射 1 mg,也可按体重每次 0.1 mg/kg,必要时可重复或持续静脉滴注。用于心力衰竭时为减轻心脏负荷,静脉滴注 0.17～0.4 mg/min。用于抗休克时,静脉滴注 0.3 mg/min。用于防止皮肤坏死,在每 1000 ml 含去甲肾上腺素溶液中加入本品 10 mg 静脉滴注;已经发生去甲肾上腺素外溢,用本品 5～10 mg 加 10 ml 氯化钠注射液作局部浸润,此法在外溢后 12 小时内有效。

2. 盐酸酚苄明　片剂:10 mg,口服。成人初始剂量每次 10 mg,每日 2 次,隔日增加 10 mg;维持剂量每次 20～40 mg,每日 2 次;儿童按体重初始剂量 0.2 mg/kg,每日 2 次;以后每隔 4 天增量 1 次,直至取得疗效;维持剂量每日 0.4～1.4 mg/kg,分 3～4 次口服。注射剂:10 mg/ml。静脉注射,每日 0.5～1 mg/kg;用于心力衰竭和休克时,本品 0.5～1 mg/kg 加入 5% 葡萄糖注射液 200～500 ml 中稀释后静脉滴注,2 小时滴完,每日总剂量不宜超过 2 mg/kg。

3. 盐酸哌唑嗪　片剂:1 mg,口服。每次 0.5～1 mg,每日 2～3 次(首剂为 0.5 mg,睡前服);逐渐按疗效调整为每日 6～15 mg,分 2～3 次服,每日剂量超过 20 mg 后疗效不再进一步增强。

4. 盐酸特拉唑嗪　片剂:2 mg,口服。高血压患者为每日 1 次,首次睡前服用。起始剂量 1 mg,剂量逐渐增加至满意疗效。常用剂量为每日 1～10 mg,极量为每日 20 mg;停药后需重新开始治疗者,亦必须从 1 mg 开始渐增剂量。良性前列腺增生患者每日 1 次,每次 2 mg,每晚睡前服用。

5. 盐酸普萘洛尔　片剂:10 mg,口服。高血压患者起始剂量为每次 10 mg,每日 3～4 次,可单独使用或与利尿剂合用,剂量应逐渐增加至每日 200 mg。心绞痛患者初始剂量为每次 5～10 mg,每日 3～4 次,每 3 日可增加 10～20 mg,可渐增至每日 200 mg,分次服。心律失常患者常用剂量为 10～30 mg,每日 3～4 次,饭前、睡前服用。心肌梗死患者常用剂量为 30～240 mg,每日 2～3 次。肥厚型心肌病患者常用剂量为每次 10～20 mg,每日 3～4 次。

6. 美托洛尔　片剂:25 mg,口服。高血压患者常用剂量为每次 100～200 mg,每日 2 次。缓释片剂:47.5 mg,口服。高血压患者常用剂量为每次 47.5～95 mg,每日 1 次;心绞痛患者常用剂量为每次 95～190 mg,每日 1 次。

7. 盐酸拉贝洛尔　片剂:50 mg,口服。常用剂量为每次 100～200 mg,每日 2～3 次,饭后服用。严重高血压时剂量可增至每次 400 mg,每日 3～4 次,每日剂量不超过 2 400 mg。

(马香芹)

数字课程学习

○教学PPT　○导入案例解析　○复习与自测　○更多内容……

第十章 麻醉药

章前引言

麻醉是指机体或机体一部分暂时丧失对外界刺激反应性的一种状态,造成麻醉状态的药物称为麻醉药物,包括引起部分反应性丧失的局部麻醉药物和整体反应性丧失的全身麻醉药物。

● 学习目标 ●

1. 阐述麻醉药物的作用机制,常用麻醉药物的作用特点、临床应用、不良反应及用药护理。
2. 理解局部麻醉方法及其临床用途。
3. 知道吸入麻醉、静脉麻醉及复合麻醉的临床特点。
4. 学会观察药物的麻醉效果与不良反应,并熟练进行药物麻醉护理。

思维导图

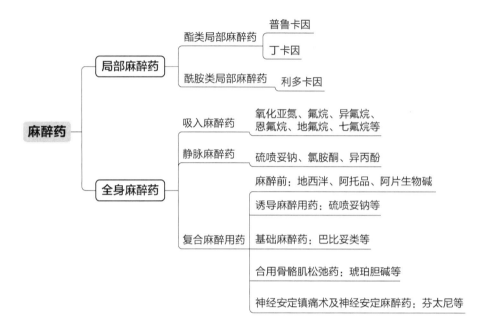

　　患者,男,20岁,因智齿经常发炎来院就诊。医师采用局部麻醉方式拔除智齿,用1%利多卡因10 ml分2次在智齿局部牙龈部位注射。注射完毕后,患者出现心慌、面色苍白、呼吸急促症状,紧接着意识模糊,呼之不应。

　　问题:

　　1. 患者心慌、面色苍白、呼吸急促、意识模糊的原因是什么?

　　2. 麻醉药物分哪几类? 本案例中使用的利多卡因是哪种麻醉药物? 使用哪种局部麻醉方式?

　　3. 如何进行合理及时的麻醉用药护理?

第一节　局部麻醉药

　　局部麻醉药是一类能局部应用于神经末梢或神经干周围,暂时性阻断感觉神经冲动的产生和传导,使患者在意识清醒状态下暂时丧失局部痛觉的药物。临床常用的局部麻醉药根据结构不同可分为酯类局部麻醉药(包括可卡因、普鲁卡因和丁卡因)及酰胺类局部麻醉药(包括如利多卡因、布比卡因)。

一、概述

【药理作用】局部麻醉药一般通过局部注射给药后发挥作用,注射剂量、局部血流量、pH 值、药物与组织结合等均能影响局部麻醉药的疗效。局部麻醉药具有亲脂性,能穿透神经细胞膜,进入神经细胞后阻滞神经细胞膜上的 Na^+ 通道,干扰神经动作电位的形成和神经冲动的传导,从而产生局部麻醉作用。无髓鞘的神经和直径较细的神经最先受到阻滞,传导痛觉的神经冲动的纤维细而无髓鞘。因此,作用于混合神经时痛觉先消失,其次是冷觉、温觉、触觉及压觉消失,运动功能最后消失,神经冲动传导恢复按相反顺序进行。

【临床应用】

1. 表面麻醉 将局部麻醉药滴、喷或涂于黏膜表面,直接麻醉黏膜下神经末梢。适用于浅表手术或检查。

2. 浸润麻醉 将局部麻醉药注射在手术切口深部组织,使局部神经末梢被麻醉。适用于浅表的小手术。

3. 传导麻醉 将局部麻醉药注射到神经干附近,阻滞该神经支配区域痛觉。常用于四肢、面部、口腔等手术。

4. 蛛网膜下隙麻醉 将局部麻醉药注入蛛网膜下隙,麻醉相应部位的脊神经根、背根神经节及脊髓表面。适用于下腹部及下肢手术。

5. 硬脊膜外麻醉 将药液注入硬脊膜外腔,直接麻醉穿出椎间孔的神经根。硬脊膜外麻醉范围广,常用于上腹部手术。

【不良反应】局部麻醉药剂量和浓度过高,或将药物注入血管时,血中药物达到一定浓度,可对神经系统、心血管系统、肌肉等产生不良反应。

1. 中枢神经系统 局部麻醉药引起中枢神经系统先兴奋后抑制,初期表现为烦躁不安、肌震颤、惊厥等。随后抑制中枢兴奋性神经元,出现昏迷、呼吸衰竭,甚至死亡。如发生惊厥时可静脉注射地西泮,出现呼吸抑制时需立即进行人工呼吸和给氧。

2. 心血管系统 局部麻醉药可降低心肌兴奋性,使心肌收缩力减弱、传导减慢,心电图表现为 QRS 波加宽,出现心动过缓、心律失常,甚至心脏骤停。多数局部麻醉药剂量过大可抑制交感神经,引起小动脉扩张、血压下降,甚至休克。术前肌内注射麻黄碱或术后去枕平卧 6~12 小时可有效预防低血压。

3. 变态反应 较少见,多由酯类局部麻药引起。轻者出现荨麻疹、皮炎和哮喘发作,重者出现急性过敏性休克,以普鲁卡因最常见,使用前应做皮试,对酯类局部麻醉药过敏者可改用酰胺类。

【药物相互作用】局部麻药不得与碱性药液混合使用,以免麻醉效力降低和麻醉起效时间延迟;酯类药不宜与磺胺类药合用,以免降低磺胺药的抗菌活性;普鲁卡因注射液中加入 0.1% 的肾上腺素可延长局部麻醉时间,减少吸收中毒的可能性。但指、趾、鼻尖和阴茎环行浸润麻醉时勿加肾上腺素,以免组织坏死。

二、常用局部麻醉药

普鲁卡因

普鲁卡因(procaine)属酯类局部麻醉药,亲脂性低、不易穿透黏膜,常注射用于浸润麻醉、传导麻醉、蛛网膜下隙麻醉及硬膜外麻醉,一般不做表面麻醉。浸润麻醉用0.5%～1%等渗溶液。传导麻醉、蛛网膜下隙麻醉及硬膜外麻醉均可用2%溶液。蛛网膜下隙麻醉每次不宜超过200 mg。普鲁卡因用量过大可引起中枢先兴奋后抑制,表现为先烦躁不安、惊厥,后昏迷、呼吸抑制、血压下降,严重时呼吸和心跳停止。少数人对普鲁卡因过敏,表现为皮疹、荨麻疹、哮喘,甚至过敏性休克,首次使用时应做皮肤过敏试验。一旦有过敏症状,立即停药,及时给予肾上腺素、抗过敏药、吸氧等。

丁 卡 因

丁卡因(tetracaine)也属酯类局部麻醉药,对普鲁卡因过敏者不宜使用丁卡因。丁卡因作用较持久,亲脂性高,穿透力强,局部麻醉作用及毒性均比普鲁卡因强10倍,常用作表面麻醉、蛛网膜下隙麻醉及硬脊膜外腔麻醉。丁卡因易吸收且毒性较大,一般不用于浸润麻醉。中毒反应多因药液在局部浓度过高所致,用药前应核对药名和浓度,注射给药时应试抽回血,以免误入血管导致中毒反应。如出现中毒症状,应采取维持呼吸与循环功能的措施进行抢救。

利多卡因

利多卡因(lidocaine)属于酰胺类局部麻醉药。利多卡因起效快,作用强而持久,穿透力强,安全范围大,临床可用于各种局部麻醉,有全能局部麻醉药之称,是目前应用最多的局部麻醉药。由于扩散力强,麻醉范围不易控制,蛛网膜下隙麻醉时应慎重。另外,利多卡因有抗心律失常作用,静脉给药常用于治疗室性心律失常。

布比卡因

布比卡因(bupivacaine)为长效酰胺类局部麻醉药,作用持续时间5～10小时。其作用强度较利多卡因强4～5倍,安全范围大,无明显扩血管作用,是较安全的长效局部麻醉药。本品主要用于浸润麻醉、传导麻醉和硬膜外麻醉。因其对黏膜穿透力及扩散力较弱,不适用于表面麻醉。

第二节　全身麻醉药

全身麻醉药简称全麻药,是指能可逆性地抑制中枢神经系统的功能,使患者产生意识、感觉(尤其是痛觉)和自主反射等反应消失的药物,常辅助用于外科手术。全身麻醉药通常分为吸入性麻醉药和静脉麻醉药两类。

一、吸入性麻醉药

吸入性麻醉药是通过呼吸道吸收进入体内而达到麻醉效果的药物,包括气体和液体吸入性麻醉药两类。前者中常用的有氧化亚氮,后者临床常用的包括氟烷、异氟烷、恩氟烷、地氟烷和七氟烷等。

氧化亚氮

氧化亚氮(nitrous oxide)又名笑气,其化学性质稳定,体内不被代谢,镇痛作用较强。临床用于诱导麻醉或与其他吸入性麻醉剂合用。

氟 烷

氟烷(halothane)化学性质稳定,不燃烧、不爆炸。本品麻醉作用强,麻醉诱导期短,患者苏醒快。氟烷可升高颅内压、诱发心律失常,偶见肝坏死。

异 氟 烷

异氟烷(isoflurance)与氟烷相似,麻醉效价强度稍低,麻醉诱导期平稳迅速,抑制心血管系统作用弱,为临床常用的吸入性麻醉药。

地 氟 烷

地氟烷(desflurance)结构与异氟烷相似,但麻醉作用较弱,麻醉诱导期极短,患者苏醒快。临床主要用于成人及儿童的维持麻醉。

七 氟 烷

七氟烷(sevoflurance)麻醉诱导期短、患者苏醒快,麻醉强度高,麻醉深度易控制。临床用于儿童及成人诱导麻醉和维持麻醉。

拓展阅读 10-1 吸入性麻醉分期

二、静脉麻醉药

静脉麻醉药通过静脉注射入血,作用于中枢神经系统,产生全身麻醉效果;静脉麻醉药诱导快,无呼吸道刺激,主要包括硫喷妥钠、氯胺酮、异丙酚等。

硫 喷 妥 钠

硫喷妥钠(thiopental sodium)是超短效巴比妥类药物,脂溶性高、作用时间短、麻醉作用起效快,临床用于诱导麻醉、基础麻醉及短时小手术等。硫喷妥钠抑制呼吸、诱发喉头和支气管痉挛作用明显,禁用于新生儿、婴幼儿及支气管哮喘患者。

氯 胺 酮

氯胺酮(ketamine,ketalar)能特异性阻断中枢兴奋性递质谷氨酸的受体,阻断痛觉神经冲动传导。本品在镇痛同时患者的意识未完全消失,产生梦幻现象,肌张力增加,血压上升,这种状态称为分离麻醉。氯胺酮对心血管系统有兴奋作用,对呼吸影响小,临床主要用于诱导麻醉或与地西泮联合用于短时小手术。

三、复合麻醉

复合麻醉是指联合应用麻醉药物,以增加安全性,减少不良反应,获得满意的麻醉效果。常用的复合麻醉如下。

1. 麻醉前给药　麻醉前用药弥补麻醉药的缺点。如术前应用地西泮可消除患者的紧张情绪;应用阿托品能减少呼吸道分泌物,预防吸入性肺炎;应用阿片生物碱类等中枢镇痛药可增强麻醉效果等。

2. 诱导麻醉　麻醉初期先应用起效快的全身麻醉药,使患者快速进入外科麻醉期,缩短麻醉诱导期,常用硫喷妥钠等诱导麻醉。

3. 基础麻醉　手术前给予大剂量催眠药,如苯二氮䓬类和巴比妥类药物,使患者处于深睡眠可减少麻醉药的用量,使麻醉平稳。

4. 合用骨骼肌松弛药　麻醉时合用琥珀胆碱等骨骼肌松弛药,以获得满意的肌松程度,有利于手术操作。

5. 神经安定镇痛术及神经安定麻醉　将抗精神病药氟哌利多与镇痛药芬太尼按50：1的比例用作静脉注射,可使患者的意识模糊、痛觉消失及自主活动停止,利于外科小手术的进行。如同时加用氧化亚氮和骨骼肌松弛药,可获得满意的外科麻醉状态,即为神经安定麻醉。

第三节　用药护理及常用制剂和用法

一、用药护理

1. 详细询问患者有无麻醉史、麻药过敏史及用药史;向患者介绍麻醉的方法、实施过程、注意事项、可能出现的问题及麻醉后的恢复过程等,使患者减轻焦虑和恐惧,以最佳心态接受并配合麻醉;告诉患者按要求禁饮禁食、接受麻醉前用药。

2. 全身麻醉药在用药和苏醒期间要密切监测患者的体温、脉搏、呼吸、血压等,发现问题要及时有效地处理。

3. 酯类局部麻醉药易出现过敏反应,用药前应询问药物过敏史,并进行皮试。一旦发生过敏反应,应立即停药、给氧、补液,适当应用肾上腺皮质激素、肾上腺素及抗组胺药进行抢救。

4. 指(趾)端、阴茎等部位局部麻醉时禁止加入肾上腺素,以防局部组织缺血坏死。

5. 硫喷妥钠呈强碱性,不宜与酸性药物配伍,普鲁卡因不宜与碱性药物配伍。普鲁卡因不宜与葡萄糖液、强心苷、胆碱酯酶抑制药及磺胺类药物合用。

6. 蛛网膜下隙麻醉和硬膜外麻醉时,术前肌内注射麻黄碱等可预防血压下降。术后 6 小时内去枕平卧、多饮水可减轻头痛等症状。

二、常用制剂和用法

1. 盐酸普鲁卡因 注射剂:25 mg/10 ml、50 mg/10 ml、40 mg/2 ml、150 mg/支。浸润麻醉用 0.25%～0.5%溶液,传导麻醉用 1%～2%溶液,硬膜外麻醉用 2%溶液。每次极量 1 000 mg。

2. 盐酸丁卡因 注射剂:50 mg/5 ml,常用于表面麻醉,0.25%～1%溶液,每次限量 40 mg。

3. 盐酸利多卡因 注射剂:200 mg/10 ml、400 mg/20 ml。表面麻醉用 2%～4%溶液,浸润麻醉用 0.25%～0.5%溶液,硬膜外麻醉均用 1%～2%溶液,每次极量 500 mg。

4. 氟烷 每瓶 20 ml,用量按需而定。

5. 异氟烷 每瓶 100 ml,用量按需而定。

6. 氧化亚氮 钢瓶装,液化气体。

7. 硫喷妥钠 每瓶 500 mg,用时配 2.5%溶液缓慢静脉注射,每次极量 1 g。

8. 神经安定镇痛合剂 注射剂:每瓶 2 ml 或 5 ml,含氟哌利多 2.5 mg/ml,芬太尼 0.05 mg。每次极量为 0.1 ml/kg,静脉注射或肌内注射。

9. 盐酸氯胺酮 注射剂:10、50 mg/ml。静脉诱导麻醉,常用剂量 1～2 mg/kg,维持剂量 0.5 mg/kg。

(袁海虹)

数字课程学习

○教学 PPT ○导入案例解析 ○复习与自测 ○更多内容……

第十一章　镇静催眠药

章前引言

　　镇静催眠药是一类抑制中枢神经系统，能缓和激动、消除躁动、引起镇静，并促进和维持近似生理性睡眠的药物。镇静催眠药对中枢的抑制作用具有剂量依赖性，小剂量产生抗焦虑镇静作用，较大剂量能产生催眠作用，超大剂量具有抗癫痫、抗惊厥作用。常用的镇静催眠药可分为苯二氮䓬类、巴比妥类和其他类。

学习目标

　　1. 阐述地西泮的作用、临床应用、不良反应及应用注意事项。

　　2. 理解巴比妥类药的作用、临床应用、不良反应及急性中毒的解救。

　　3. 知道其他类镇静催眠药物的作用、临床应用及不良反应。

　　4. 学会观察药物的疗效与不良反应，能够熟练进行用药护理，并能正确指导患者合理、安全用药。

思维导图

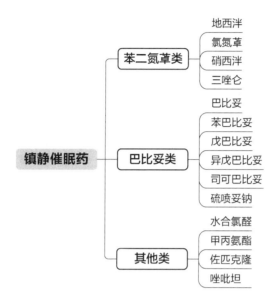

镇静催眠药
- 苯二氮䓬类
  - 地西泮
  - 氯氮䓬
  - 硝西泮
  - 三唑仑
- 巴比妥类
  - 巴比妥
  - 苯巴比妥
  - 戊巴比妥
  - 异戊巴比妥
  - 司可巴比妥
  - 硫喷妥钠
- 其他类
  - 水合氯醛
  - 甲丙氨酯
  - 佐匹克隆
  - 唑吡坦

案例导入

患者,女,50岁。近2个月来经常表现出忧虑、失眠多梦、潮热汗出、心慌心悸。此时,请执行医嘱:地西泮片2.5mg×2片,用法为5mg口服,睡前服用。

问题:

1. 使用该药时,要注意观察什么?
2. 该药可能会出现什么不良反应? 有哪些表现?
3. 简述其治疗和护理措施。

第一节　苯二氮䓬类镇静催眠药

苯二氮䓬类(benzodiazepines)多为1,4-苯并二氮䓬的衍生物,具有抗焦虑、镇静、催眠作用,根据其消除半衰期的不同分为长效类,包括地西泮、氟西泮,中效类包括氯氮䓬、硝西泮等,短效类包括三唑仑、奥沙西泮等。

　拓展阅读11-1　生理性睡眠分期及特点

地 西 泮

地西泮(diazepam)又称为安定(valium),为苯二氮䓬类的代表药物,也是目前临床上最常用的镇静催眠药及抗焦虑药。口服吸收迅速而完全,约 1 小时血药浓度达高峰,肌内注射吸收慢而不规则,临床多采用口服或静脉注射给药。其脂溶性高,易透过血脑屏障和胎盘屏障,可通过胎盘和乳汁排出,因此妊娠及哺乳期妇女应禁用。

【药理作用和临床应用】

1. 抗焦虑作用　小剂量地西泮即具有良好的抗焦虑作用,可消除焦虑患者的恐惧、紧张、忧虑、不安以及由焦虑而引起的心悸、出汗和震颤等症状。临床用于治疗各种原因引起的焦虑症,间断性焦虑症应选用中、短效类药物,持续性焦虑症应选用长效类药物。

2. 镇静催眠作用　随着剂量增大,地西泮可明显缩短入睡时间、延长睡眠持续时间、减少觉醒次数,具有镇静催眠作用。近年来,苯二氮䓬类已替代巴比妥类药物,成为临床最常用的镇静催眠药。地西泮具有以下优点:①治疗指数高,安全范围较大,对呼吸影响小;②快动眼睡眠时相影响小,停药后出现反跳现象轻,缩短非快动眼睡眠时相,减少夜惊和夜游;③对肝药酶无诱导作用,不影响其他药物的代谢;④依赖性和停药后的戒断症状较轻;⑤嗜睡、运动失调等不良反应较轻。临床上,地西泮用于各种情绪紧张引起的失眠,以及麻醉和内窥镜检查前用药,可减轻患者对手术的恐惧情绪,并减少麻醉药用量,增强麻醉药的安全性。

3. 抗惊厥和抗癫痫作用　地西泮抗惊厥作用较强,临床用于破伤风、子痫、小儿高热惊厥以及药物中毒性惊厥。地西泮具有抑制癫痫病灶异常放电扩散的作用,癫痫持续状态时首选地西泮静脉给药。

4. 中枢性肌肉松弛作用　地西泮具有较强的中枢性肌肉松弛作用,临床用于治疗脑血管意外、脊髓损伤等引起的中枢性肌肉强直,还能缓解肌肉、关节等局部病变引起的肌肉痉挛。

【不良反应】

1. 中枢神经系统　治疗剂量连续应用可出现嗜睡、头晕、乏力和记忆力下降,大剂量可致共济失调、口齿不清等,避免从事驾驶、高空工作等人员使用。

2. 急性中毒　静脉注射速度过快或剂量过大可引起呼吸和循环功能的抑制,甚至可致呼吸及心跳停止,故静脉注射速度宜慢。同时应用其他中枢抑制药和乙醇时可显著增强毒性,一旦出现地西泮中毒,应减少药物吸收、加快药物排出、及时对症治疗,同时使用苯二氮䓬受体阻断药氟马西尼解救。

3. 依赖性　长期应用可产生耐受性、依赖性和成瘾性,停药时可出现快反跳现象和戒断症状,如失眠、焦虑、兴奋、心动过速及震颤,甚至惊厥等。故宜短期或间断性用药,停药时应逐渐减少剂量,以免出现戒断症状。

4. 其他　地西泮不宜用于肝、肾和呼吸功能不全患者,老年患者慎用。长期用药可致畸胎,本品可通过乳汁排泄,孕妇和哺乳期妇女忌用。

氯 氮 䓬

氯氮䓬(chlordiazepoxide)属长效苯二氮䓬类镇静催眠药。药物作用及不良反应与地西泮相似。口服后吸收完全,但起效缓慢。临床主要用于抗焦虑、催眠和酒精戒断症状等。

硝 西 泮

硝西泮(nitrazepam)属中效苯二氮䓬类镇静催眠药,具有镇静催眠、抗惊厥和抗癫痫等作用。可引起近似生理性睡眠,醒后无后遗作用;能减轻或消除高热惊厥患者的抽搐发作;与其他抗惊厥药合用,可治疗混合型癫痫,对婴儿阵发性肌痉挛疗效较好。口服易吸收,能通过血脑屏障和胎盘屏障,亦可从乳汁分泌。在肝脏代谢,经肾脏排泄。不良反应可有嗜睡、倦怠、宿醉和共济失调等,长期应用会产生依赖性,服药期间应禁酒。

三 唑 仑

三唑仑(triazolam)属短效苯二氮䓬类镇静催眠药,诱导入睡迅速,催眠作用强,无宿醉现象,是临床最为常用的催眠药之一。不良反应常见嗜睡、头晕和头痛,较大剂量时可造成对记忆和行为活动的影响,长期用药可产生依赖性。

第二节 巴比妥类镇静催眠药

巴比妥类(barbiturates)是传统镇静催眠药,根据作用时间不同分为长效、中效、短效、超短效药物(见表11-1)。

表 11-1 巴比妥类药物分类及其特点比较

分类	药物	显效时间(h)	作用持续时间(h)	主要用途
长效	巴比妥	0.5~1	8~12	镇静催眠
	苯巴比妥	0.5~1	6~8	抗惊厥
中效	戊巴比妥	0.25~0.5	3~6	抗惊厥
	异戊巴比妥	0.25~0.5	3~6	镇静催眠
效短	司可巴比妥	0.25	2~3	镇静催眠、抗惊厥
超短效	硫喷妥钠	静脉给药立即显效	0.25	静脉麻醉

【体内过程】口服或肌内注射均易吸收,迅速分布于全身组织和体液,易透过胎盘屏障。药物进入脑组织的速度与药物的脂溶性成正比,如硫喷妥的脂溶性极高,最易通过血脑屏障,静脉注射后立即显效,作用仅维持约 15 min。脂溶性较高的药物司可巴比妥主要在肝脏中代谢而失效,故作用持续时间短。脂溶性较小的药物苯巴比妥主要以原形药物自肾脏排泄,故作用持续时间长,且尿液 pH 值对其排泄的影响较大。碱化尿液使苯巴比妥的解离增多,经肾小管的重吸收减少,排泄增加;反之,酸化尿液则排泄减少。故苯巴比妥中毒时,应采用碳酸氢钠碱化尿液以促进药物的排泄。

【药理作用】

1. 中枢抑制作用 巴比妥类对中枢神经系统具有普遍性抑制作用,随着给药剂量的增加,依次产生镇静、催眠、抗惊厥和抗癫痫及麻醉等作用。剂量过大可明显抑制呼吸和心血管系统的功能,导致死亡。

2. 诱导肝药酶　巴比妥类可诱导肝药酶,加快自身及其他经肝药酶代谢药物的代谢速度,长期联合用药应调整剂量。

【临床应用】

1. 镇静催眠　小剂量巴比妥类药物具有镇静作用,中等剂量具有催眠作用。但巴比妥类药物可缩短快动眼睡眠时相,长期应用停药后可出现反跳性的延长,使得做梦增多,导致睡眠障碍,迫使患者继续用药,产生依赖性和成瘾性。因此,目前临床上巴比妥类已经被苯二氮䓬类催眠药取代。

2. 抗惊厥抗癫痫　大于催眠剂量的巴比妥类具有抗惊厥作用,临床用于治疗小儿高热、破伤风、子痫、脑膜炎、脑炎及中枢兴奋药引起的惊厥。巴比妥类也可用于癫痫大发作和癫痫持续状态的治疗,一般选用苯巴比妥或异戊巴比妥。

3. 麻醉及麻醉前给药　麻醉前静脉注射硫喷妥钠能产生短暂的麻醉作用,具有诱导麻醉作用;长效及中效巴比妥类麻醉前给药,可消除患者手术前的恐惧情绪,但疗效不及地西泮。

【不良反应】

1. 后遗效应　服用催眠剂量的巴比妥类后,次日早晨可出现头晕、困倦、嗜睡、精神不振等宿醉现象,这是药物的后遗效应。

2. 耐受性　短期内反复应用巴比妥类可表现为药效逐渐降低,即产生耐受性。

3. 依赖性　长期连续服用巴比妥类可使患者产生依赖性和成瘾性。一旦突然停药,可出现戒断症状,如兴奋、失眠、焦虑、震颤、肌肉痉挛和惊厥发作等。

4. 呼吸抑制　催眠剂量的巴比妥类即可对呼吸功能不全者产生显著影响,大剂量则可明显抑制呼吸中枢,是巴比妥类药物中毒致死的主要原因。

5. 急性中毒　巴比妥类药物急性中毒时出现深度昏迷、呼吸抑制、血压下降、体温降低、休克以及肾衰竭等。解救措施:①减少药物吸收,如洗胃、灌肠等;②维持呼吸与循环功能的稳定,保持呼吸道通畅和给氧,必要时行人工呼吸;③加速药物排泄,可碱化尿液,严重中毒患者应采用透析疗法。

第三节　其他镇静催眠药

水合氯醛

水合氯醛(chloral hydrate)口服吸收快,催眠作用显效快,不缩短快动眼睡眠时相,无宿醉的后遗效应,可用于治疗顽固性失眠、子痫、破伤风以及小儿高热等惊厥的治疗。水合氯醛具有强烈的黏膜刺激性,极易引起恶心、呕吐等胃肠道反应。临床多以直肠给药,可减少刺激性。久用可产生耐受性和成瘾性。

甲丙氨酯

甲丙氨酯(meprobamate)又名眠尔通,临床主要用于失眠及神经症的治疗,尤其适用于老年患者。有依赖性,偶见过敏反应,癫痫患者禁用。

佐匹克隆

佐匹克隆(zopiclone)又名忆梦返,是新一代非苯二氮䓬类催眠药物。起效快、维持时间长,能减少梦境,提高睡眠质量,无明显的耐受性和依赖性。

唑 吡 坦

唑吡坦(zolpidem)是新型非苯二氮䓬类催眠药。催眠的特点与佐匹克隆相似,但镇静催眠作用更强,不易产生依赖性。对认知、记忆的影响较苯二氮䓬类小。

📖 拓展阅读 11-2 褪黑素

第四节 用药护理及常用制剂和用法

一、用药护理

1. 用药剂量应个体化。一般用小剂量短期给药和间断用药,用药期间注意监测呼吸、血压、心跳等变化。长期用药应逐渐减量后停药。

2. 避免长期使用镇静催眠药。建议患者增加体力活动,调整心理状态,有规律地作息,尽量用非药物方法缓解焦虑和失眠问题。

3. 地西泮静脉注射不宜超过 5 mg/min,肌内注射宜深部肌内注射。口服给药应视患者将药服用后离开,以防患者将药囤积而发生意外。

4. 地西泮过量会出现运动失调、头晕等症状,护理人员应注意搀扶患者,避免摔倒。患者用药期间不宜从事高空作业、驾驶汽车和操作机器等作业,以免发生事故。

5. 地西泮不宜与其他注射液混合注射,以免因溶媒的改变而导致药物结晶和沉淀。

二、常用制剂和用法

1. 地西泮 片剂:2.5、5 mg,口服。抗焦虑、镇静:每次 2.5～5 mg,每日 3 次;催眠:每次 5～10 mg。注射剂:10 mg/2 ml。癫痫持续状态:每次 5～10 mg,缓慢静脉注射,再发作时可反复应用。

2. 氯氮䓬 片剂:5 mg,口服。抗焦虑、镇静:每次 5～10 mg,每日 3 次;催眠:每次 10～20 mg,睡前口服。

3. 硝西泮 片剂:5 mg,口服。催眠:每次 5～10 mg,睡前服;抗惊厥:每日 5～20 mg,抗癫痫:每次 5～30 mg。

4. 苯巴比妥　片剂：15、30 mg，口服。镇静及抗癫痫：每次 15～30 mg，每日 2～3 次；催眠，每次 60～100 mg，睡前服。每次极量 250 mg，每日 500 mg。

5. 苯巴比妥钠　粉针剂：100 mg。抗惊厥：每次 100～200 mg，肌内注射；癫痫持续状态：每次 100～200 mg，缓慢静脉注射。

6. 异戊巴比妥　片剂 100 mg，口服。催眠：每次 100～200 mg，睡前服。每次极量 200 mg，每日 600 mg。

7. 司可巴比妥　胶囊剂：100 mg，口服。催眠：每次 100 mg，睡前服；麻醉前给药：200～300 mg。

（袁海虹）

数字课程学习

○教学PPT　○导入案例解析　○复习与自测　○更多内容……

第十二章 抗癫痫药和抗惊厥药

章前引言

癫痫是脑局部病灶神经元阵发性异常高频放电,并向周围脑组织扩散所引起的大脑功能失调综合征,临床表现为突然发作的短暂运动、感觉功能或精神异常。癫痫发病机制不明,目前以对症治疗、减少或预防发作为主。惊厥是中枢神经系统过度兴奋,导致全身骨骼肌强直性收缩,多见于小儿高热、子痫、破伤风及某些药物中毒等。本章节介绍治疗癫痫和惊厥的药物。

学习目标

1. 阐述苯妥英钠抗癫痫作用、临床应用、不良反应和用药护理。

2. 理解卡马西平、丙戊酸钠、乙琥胺、苯巴比妥、硫酸镁的临床应用、不良反应和用药护理。

3. 知道癫痫的分型、临床特征及药物治疗原则。

4. 学会观察苯妥英钠的疗效与不良反应,能够熟练进行用药护理,并能正确指导患者合理、安全用药。

思维导图

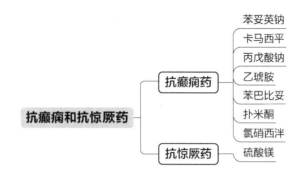

案例导入

　　患者，男，12岁，患癫痫病5年。发作前自觉腹部疼痛，几秒钟后一声大叫，突然倒地，意识丧失，全身抽搐，头向后仰，咬舌，口吐白沫，双眼上翻。每次发作2～3 min，后进入昏睡状态，清醒后无发病记忆。诊断为癫痫大发作，给予苯妥英钠治疗，用药2个月后患者出现牙龈增生现象。

　　问题：

　　1. 患者使用苯妥英钠治疗是否合理？为什么？

　　2. 苯妥英钠治疗2个月后为什么出现牙龈增生？如何防治？

　　3. 苯妥英钠使用还有哪些不良反应？如何做好用药护理？

第一节　抗癫痫药

　　癫痫是一种反复发作的慢性神经系统疾病，根据癫痫发作时的临床症状，可做如下分型（见表12-1）。癫痫治疗以药物为主，通过减少病灶神经元的异常放电或阻止其异常放电的扩散，从而控制癫痫的发作。

　　📖 拓展阅读12-1　癫痫及抗癫痫药的作用机制

表12-1　癫痫的分型及临床特征

发作类型	临床特征	临床常用药物
局限性发作		
单纯局限性发作	局部肢体运动或感觉异常，可持续20～60 s	苯妥英钠、卡马西平、苯巴比妥等

（续表）

发作类型	临床特征	临床常用药物
复合性局限性发作（神经运动性发作）	以精神症状为主，常伴有无意识的活动，如唇抽动、摇头等。每次发作持续 0.5～2 min	卡马西平、苯妥英钠、丙戊酸钠、扑米酮等
全身性发作		
失神性发作（小发作）	多见于儿童，短暂的意识突然丧失和动作中断，每次发作约持续 30 s	乙琥胺、氯硝西泮、丙戊酸钠、拉莫三嗪等
肌阵挛性发作	可发生于婴儿、儿童和青春期，肢体肌群可发生短暂的休克样抽动。	糖皮质激素、丙戊酸钠、氯硝西泮等
强直-阵挛性发作（大发作）	意识突然丧失，倒地，全身强直-阵挛性抽搐，口吐白沫，数分钟后进入中枢神经抑制状态	苯妥英钠、卡马西平、苯巴比妥、丙戊酸钠等
癫痫持续状态	指大发作持续状态，反复抽搐，持续昏迷，不及时抢救可危及生命	地西泮、劳拉西泮、苯妥英钠、苯巴比妥等

苯妥英钠

苯妥英钠（phenytoin sodium）口服吸收慢且不规则，连续服用 6～10 天才能达到有效血药浓度。主要经肝药酶代谢，经肾脏排泄。消除速度与血药浓度密切相关，临床应注意剂量个体化。苯妥英钠呈强碱性，刺激性大，不宜肌内注射，癫痫持续状态可采用缓慢静脉注射。

【药理作用】治疗剂量的苯妥英钠阻止异常放电向周围脑组织的扩散，不能抑制癫痫病灶异常放电。其作用机制是稳定细胞膜，可降低细胞膜对 Na^+ 和 Ca^{2+} 的通透性，从而抑制 Na^+ 和 Ca^{2+} 的内流，导致细胞膜的兴奋性降低。

【临床应用】

1. 抗癫痫　苯妥英钠是治疗癫痫大发作和部分局限性发作的首选药。亦可用于精神运动性发作，但对小发作（失神发作）无效。

2. 治疗中枢疼痛综合征　苯妥英钠可用于三叉神经痛、舌咽神经痛等的治疗，可减轻疼痛，减少发作次数。

3. 抗心律失常　是强心苷中毒所致室性心律失常的首选药。

【不良反应】

1. 局部刺激性　苯妥英钠对胃肠道有直接刺激作用，口服引起食欲减退、恶心、呕吐和腹痛等胃肠道症状。

2. 急性毒性反应　苯妥英钠过量引起的急性中毒可表现为眼球震颤、复视及共济失调等，甚至出现语言障碍、精神错乱以及昏迷等。

3. 牙龈增生　长期应用能引起齿龈增生，多发生于儿童及青少年，注意口腔卫生、经常按摩牙龈能防治或减轻，一般停药 3～6 个月可恢复。

4. 巨幼红细胞性贫血　长期用药可导致叶酸缺乏，引起巨幼红细胞性贫血，可用甲酰四氢叶酸治疗。

5. 过敏反应　少数患者可发生皮疹、粒细胞缺乏、血小板减少、再生障碍性贫血及肝坏死。长期用药应勤查血常规和肝功能。

6. 骨骼系统反应　苯妥英钠诱导肝药酶，加速维生素 D 代谢，长期用药可引起低钙血症、佝偻病样、骨软化症，应用维生素 D 预防。

7. 其他反应　可致畸胎，孕妇慎用。偶见女性多毛症、男性乳房增大和淋巴结肿大等。静脉给药过快会导致心律失常、血压下降等心血管功能的抑制。

【药物相互作用】苯妥英钠经肝药酶代谢可受肝药酶诱导剂及抑制剂的影响，且其本身即为肝药酶诱导剂，又可加速其他多种药物的代谢。

卡马西平

卡马西平（carbamazepine）对各种类型的癫痫均有效，为广谱抗癫痫药物，对失神性小发作效果较差。卡马西平对三叉神经痛和舌咽神经痛疗效优于苯妥英钠，亦可用于锂盐治疗无效的躁狂症和抑郁症患者。常见的不良反应有眩晕、视物模糊、恶心、呕吐等，少数患者可出现共济失调、皮疹以及粒细胞和血小板减少等，偶见再生障碍性贫血。

丙戊酸钠

丙戊酸钠（sodium valproate）为广谱抗癫痫药，对各种类型的癫痫均有一定疗效。临床上对大发作的疗效不及苯妥英钠和苯巴比妥，对小发作的疗效优于乙琥胺，但因其具有肝毒性，一般不作首选药应用。常见不良反有恶心、呕吐、食欲减退、嗜睡、乏力、共济失调等，严重不良反应是肝功能损害。

乙 琥 胺

乙琥胺（ethosuximide）是治疗失神性小发作的首选药，对其他类型癫痫无效。常见不良反应有胃肠道反应、中枢神经系统症状，偶见骨髓抑制反应。

苯巴比妥

苯巴比妥（phenobarbital）用于防治癫痫大发作及治疗癫痫持续状态。对单纯性局限发作及精神运动性发作亦有效，但对小发作、婴儿痉挛效果差。

扑 米 酮

扑米酮（primidone）化学结构类似苯巴比妥，口服后吸收迅速而完全。对大发作及局限性发作疗效较好，与苯妥英钠和卡马西平合用具有协同作用。临床仅用于其他药物不能控制的癫痫发作。

氯硝西泮

氯硝西泮（clonazepam）又称氯硝安定，为苯二氮䓬类药物。临床用于治疗癫痫小发作，静脉注射也可治疗癫痫持续状态，对肌阵挛性发作和婴儿痉挛也有效。不良反应较轻，可见嗜睡、头晕、厌食、恶心、呕吐及支气管和唾液腺分泌增加等。久服骤停可增加癫痫发作，甚至诱发癫痫持续状态，故癫痫小发作首选乙琥胺。

第二节　抗惊厥药

临床常用抗惊厥药物有苯巴比妥、地西泮或水合氯醛,亦可注射硫酸镁。此处仅介绍硫酸镁。

硫　酸　镁

硫酸镁(magnesium sulfate)口服给药很少吸收,具有泻下和利胆作用;注射给药后,血中 mg^{2+} 浓度升高,竞争性抑制 Ca^{2+},引起骨骼肌和血管平滑肌松弛,血管扩张和血压下降。临床上主要用于缓解子痫、破伤风引起的惊厥,亦可用于高血压危象。硫酸镁过量导致血镁过高时可引起呼吸抑制、血压急剧下降甚至死亡。腱反射消失是呼吸抑制的先兆,故用药期间应经常检查腱反射。药物过量中毒时应立即实施人工呼吸,并缓慢静脉注射氯化钙或葡萄糖酸钙进行抢救,以拮抗 mg^{2+} 的作用。

第三节　用药护理及常用制剂和用法

一、用药护理

1. 苯妥英钠碱性强,宜饭后口服,静脉注射应选择较粗大的静脉,并稀释后缓注,避免静脉滴注或肌内注射。

2. 苯妥英钠可引起齿龈增生,一般不影响继续用药,注意口腔卫生以及经常按摩齿龈可适当减轻,多于停药 3～6 个月后自行消退。

3. 苯妥英钠在用药期间应监测血药浓度,以防发生毒性反应。

4. 丙戊酸钠用药期间应定期检查肝功能。

5. 乙琥胺和扑米酮用药期间应定期检查血常规。

6. 硫酸镁需深部肌内注射。静脉注射有一定危险,故注射时应密切观察患者的呼吸和血压;若有中毒表现,如呼吸抑制、血压急剧下降现象,可静脉注射 10% 葡萄糖酸钙 10 ml 或 10% 氯化钙 10 ml 进行解救。用药期间需注意观察尿量,如果 4 小时尿量少于 100 ml 时,应缓慢或停止输药。

二、常用制剂和用法

1. 苯妥英钠　片剂:50、100 mg,口服。注射剂:每瓶 100、250 mg。抗癫痫:每次 50～100 mg,每日 2～3 次,饭后服。每次极量 300 mg,每日 600 mg。应从小剂量开始,逐渐增加。癫痫持续状态:每次 250～500 mg,加 5% 葡萄糖注射液 20～40 ml,6～10 min 缓慢静脉注射。

2. 卡马西平　片剂：100、200 mg，口服。抗癫痫：起始剂量每次 100 mg，每日 2 次，以后逐渐增加至每日 3 次。

3. 丙戊酸钠　片剂：100、200 mg，口服。成人常用剂量：每次 200～400 mg，每日 2～3 次。儿童常用剂量：每日 20～40 mg/kg，分次给药，从低剂量开始。

4. 乙琥胺　片剂：250、500 mg，口服。儿童每日常用剂量为 15～35 mg/kg，成人每日常用剂量为 600～1 800 mg，分 3 次服。

5. 扑米酮　片剂：250 mg，口服。起始剂量 50 mg，每日 3 次；维持剂量 250 mg，每日 3 次。

6. 硝西泮　片剂：5 mg，口服。抗癫痫：每日 5～30 mg，分 3 次服用；每日极量 200 mg。

7. 氯硝西泮　片剂：0.5、2 mg，口服。注射剂：1 mg/ml。成人起始剂量每日 1.5 mg，每日极量 20 mg；儿童起始剂量每日 0.01～0.03 mg/kg，以后每 3 日增加 0.25～0.5 mg，维持剂量为每日 0.1～0.2 mg/kg。

（袁海虹）

数字课程学习

○教学 PPT　○导入案例解析　○复习与自测　○更多内容……

第十三章　治疗中枢神经系统退行性疾病药

章前引言

中枢神经系统退行性疾病是指一组由慢性进行性的中枢神经组织退行性变性而产生的疾病的总称。主要包括帕金森病（Parkinson disease，PD）、阿尔茨海默病（Alzheimer disease，AD）、廷顿病（Huntington disease，HD）等。帕金森病和阿尔茨海默病好发于中老年人，本章重点介绍治疗帕金森病和阿尔茨海默病的药物。

学习目标

1. 阐述抗帕金森病药物分类及左旋多巴的作用、临床应用及不良反应。
2. 理解左旋多巴增效药和苯海索的作用和临床应用。
3. 知道帕金森病的发病机制及治疗阿尔茨海默病药物的分类及特点。
4. 学会观察药物的疗效与不良反应，能够熟练进行用药护理。

思维导图

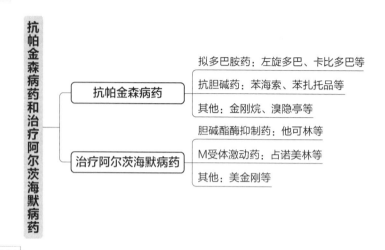

抗帕金森病药和治疗阿尔茨海默病药

- 抗帕金森病药
  - 拟多巴胺药：左旋多巴、卡比多巴等
  - 抗胆碱药：苯海索、苯扎托品等
  - 其他：金刚烷、溴隐亭等
- 治疗阿尔茨海默病药
  - 胆碱酯酶抑制药：他可林等
  - M受体激动药：占诺美林等
  - 其他：美金刚等

【案例导入】

　　患者，男，78岁。2年前出现行走困难，步伐变小、变慢，转身及翻身困难，左手静止性震颤，穿衣、夹菜动作迟缓，呈进行性加重，伴有头昏。经体格检查和磁共振成像（MRI）检查后，诊断为帕金森病。

　　问题：

　　本病例采用拟多巴胺药物治疗是否合适，为什么？如果不恰当，应该使用何种药物治疗？

第一节　抗帕金森药

　　帕金森病又称震颤麻痹，临床主要症状为进行性运动迟缓、肌强直及静止震颤、共济失调等。帕金森病患者黑质中多巴胺神经元变性、数量减少，造成黑质-纹状体通路多巴胺能神经功能减弱，而胆碱能神经功能相对占优势，因而产生肌力增高的一系列帕金森病临床症状。因此，抗帕金森药可分为中枢拟多巴胺药和中枢抗胆碱药两类。

　　📖 拓展阅读 13-1　帕金森病的发病机制

一、中枢拟多巴胺药

左旋多巴

　　【体内过程】左旋多巴（levodopa，*L*-dopa）口服后经小肠吸收入血，95%以上被外周的多巴脱羧酶脱羧生成多巴胺，外周的多巴胺不能透过血脑屏障，只能在外周组织中产生不良反应；仅 1% 的原形药物能进入脑循环，在脑内转变为多巴胺发挥治疗作用。外周脱羧酶的抑制剂能明显促进左旋多巴通过血脑屏障进入脑内，提高疗效，减轻外周不良反应。

【药理作用和临床应用】左旋多巴进入脑内后在多巴脱羧酶的作用下转变成多巴胺，多巴胺可迅速被纹状体等组织摄取和贮存，增强多巴胺能神经功能改善帕金森病症状。左旋多巴显效慢，一般用药 2～3 周才开始起效，1～6 个月以上才能获得最大疗效，随着用药时间延长疗效会增强，疗程 1 年以上，疗效达 75%。左旋多巴对轻症及年轻患者疗效较好，对肌肉僵直及运动迟缓的疗效好，对震颤的缓解作用弱，需用药一定时间后才能见效，不易改善痴呆症状。左旋多巴对氯丙嗪等吩噻嗪类抗精神病药所致的帕金森综合征无效，因吩噻嗪类药物能阻断中枢神经系统的多巴胺受体。

【不良反应】

1. 胃肠道反应　治疗早期多巴胺刺激延髓催吐化学感受区，多数患者出现厌食、恶心、呕吐及上腹部不适等症状，多潘立酮能改善以上症状，偶见消化性溃疡出血或穿孔。

2. 心血管系统反应　少数患者早期出现轻度直立性低血压，严格控制药量可以避免。还可引起心动过速等心律失常，冠心病患者慎用。

3. 不自主的运动　约有半数患者在长期用药后出现张口、伸舌及头颈部扭动等不自主运动。长期用药还可出现"开-关"现象（on-off phenomena），多发生于白天，患者突然多动不安（开），随后出现肌强直性运动不能（关），严重妨碍患者的正常生活，适当减量可减轻症状。

4. 精神障碍　可出现焦虑、幻觉、妄想、躁狂、失眠及抑郁等。

卡比多巴

卡比多巴（carbidopa）具有较强的 L-芳香氨基酸脱羧酶抑制作用，可减少左旋多巴在外周组织中脱羧形成的多巴胺，使较多的左旋多巴进入脑内黑质-纹状体通路而发挥治疗作用。单独应用无效，与左旋多巴合用，可减少左旋多巴用量，提高疗效，减少其不良反应。临床将卡比多巴与左旋多巴按 1：10 比例制成复方制剂称心宁美（sinemet）。

司来吉兰

司来吉兰（selegiline）是选择性极高的中枢神经系统单胺氧化酶 B（MAO-B）抑制剂，可选择性抑制脑内多巴胺的降解，使纹状体内多巴胺增多。可辅助治疗帕金森病。

二、中枢抗胆碱药

苯海索

苯海索（trihexyphenidyl）又称作安坦，能阻断中枢神经系统的胆碱受体，减弱黑质-纹状体通路中的胆碱能神经功能，降低肌张力，对改善帕金森病震颤症状的效果好，对于肌肉强直、运动困难效果差。临床用于不能耐受或禁用左旋多巴的患者。苯海索口服易吸收,不良反应与阿托品相似,但较弱。青光眼、前列腺肥大患者慎用。

苯扎托品

苯扎托品(benzatropine)又称苄托品,具有抗胆碱、抗组胺和局部麻醉作用,能抑制大脑皮层。临床用于治疗帕金森病和药物引起的帕金森综合征。

三、其他

金刚烷胺

金刚烷胺(amantadine)口服起效快、维持时间短;而左旋多巴起效慢、维持时间长,两者合用有协同作用。金刚烷促进黑质-纹状体内残存的多巴胺能神经末梢释放多巴胺,对帕金森病的肌肉强直、震颤和运动障碍疗效好。不良反应较轻,偶见失眠、眩晕和昏睡,长期用药下肢可出现网状青斑。

溴隐亭

溴隐亭(bromocriptine)口服吸收快,个体差异大,个体化用药。该药小剂量激动结节-漏斗通路的多巴胺受体,抑制催乳素和生长激素,用于产后回乳、溢乳和肢端肥大症。大剂量激动黑质-纹状体多巴胺受体治疗帕金森病,与左旋多巴合用增强疗效。不良反应较多,可见恶心、呕吐、食欲减退、直立性低血压、心律失常等,长期用药可出现无痛性手指血管痉挛。

第二节　治疗阿尔茨海默病药

阿尔茨海默病是一种与年龄高度相关的、以进行性认知障碍和记忆力损害为主的中枢神经系统退行性疾病。表现为记忆力、判断力、抽象思维等一般智力的丧失,但视力、运动能力等不受影响。阿尔茨海默病迄今尚无有效的治疗方法,因患者脑内多个区域胆碱能神经明显减少,乙酰胆碱下降程度与阿尔茨海默病严重程度有关,故目前治疗阿尔茨海默病的策略是增强中枢胆碱能神经功能,主要有胆碱酯酶抑制药和 M 受体激动药。

一、胆碱酯酶抑制药

他克林

他克林(tracrine)属第一代可逆性胆碱酯酶(AChE)抑制药,除了抑制血浆中 AChE 而增加 ACh 含量,还能直接激动 M、N 受体及促进 ACh 释放,治疗阿尔茨海默病。不良反应为肝毒性,现已少用。

多奈哌齐

多奈哌齐(donepzil)为第二代可逆性 AChE 抑制药。与他可林比较,具有对中枢 AChE 选择性高、使用剂量小、毒性低、患者耐受性好等优点。临床用于轻度阿尔茨海默病患者,常见的不良反应有胸痛、牙痛,血压变化、房颤、大小便失禁、胃肠道出血、腹痛等,亦可出现谵妄、震颤和感觉异常等。

加兰他敏

加兰他敏(galantamine)属于第二代可逆性 AChE 抑制药。疗效与他克林相当,肝毒性小。本药可能成为治疗阿尔茨海默病的首选药。主要不良反应为用药早期有恶心、呕吐及腹泻等胃肠道反应。

利凡斯的明

利凡斯的明(rivastigmine)又名卡巴拉汀,是第二代可逆性 AChE 抑制药。能选择性抑制中枢 AChE,改善阿尔茨海默病患者的记忆和认知功能,减轻精神症状。适用于轻、中度阿尔茨海默病患者,对于伴有心、肝、肾疾病的阿尔茨海默病患者具有独特的疗效。不良反应轻,常有恶心、呕吐、眩晕等。

石杉碱甲

石杉碱甲(huperzine A)是我国学者从植物千层塔中分离得到的一种强效、可逆性 AChE 抑制药。本品易透过血脑屏障,有强拟胆碱活性,能改善阿尔茨海默病患者的记忆和认知功能。临床用于治疗阿尔茨海默病和老年性痴呆。不良反应有胃肠道反应和头晕、多汗等。

二、M 受体激动药

占诺美林

占诺美林(xanomeline)是 M_1 受体高度选择性激动药。口服易吸收,大剂量可明显改善阿尔茨海默病患者的认知功能和行为能力,但易引起胃肠道和心血管方面的不良反应。新研制的透皮吸收贴剂可避免胃肠道不良反应。

三、其他治疗阿尔茨海默病药

美金刚

美金刚(memantine)能显著改善轻、中度阿尔茨海默病患者的认知能力,能改善中、重度阿尔茨海默病患者的动作能力、认知障碍和社会行为。临床上与 AChE 抑制药合用,治疗中、重度阿尔茨海默病疗效更好。不良反应有眩晕、不安、口干等。

第三节　用药护理及常用制剂和用法

一、用药护理

(一)抗帕金森病药的用药护理

1. 抗帕金森病药只能改善症状不能阻止病情发展,须告知患者和家属尽早治疗、长期治疗乃至终身治疗。宜从小剂量开始,缓慢增加剂量,直至疗效显著而不良反应不明显。并根据病情变化调整用药,调整药物应逐渐过渡,不可随意停药。

2. 告知患者用药后短期内可能出现恶心、呕吐、厌食、腹泻、头晕、直立性低血压和精神活动障碍等,可通过调整剂量、调整饮食和药物减轻不良反应。长期用药需定期进行肝功能、肾功能、血液生化等检查。

3. 告知患者及家属左旋多巴不宜与维生素 B_6、非选择性单胺氧化酶抑制剂、利血平类和抗精神病药等同期应用。司来吉兰应避免晚间用药,以免中枢兴奋、失眠。

4. 注重对患者的饮食护理和生活帮助,提倡"有限制的高糖、高脂饮食"。单纯帕金森病患者早餐及午餐宜高碳水化合物、高脂肪饮食,而晚餐宜高蛋白质饮食。患有糖尿病、高血压、高脂血症的帕金森病患者则需针对性地选择限制糖或脂肪的饮食。指导患者尽量参与各种形式的活动,坚持四肢关节功能锻炼。

(二) 阿尔兹海默病药的用药护理

1. 告知患者及家属阿尔茨海默病的治疗是长期的、联合用药的过程,要注意药物的相互作用和药物对机体的影响。

2. 提示患者远离可能的危险,避免人身伤害,尤其防止走失,如佩戴身份标识牌或手环等。

3. 对于阿尔茨海默病患者常见的行为和心理症状,配合医生、家属进行心理治疗和行为康复治疗等非药物干预,保持始终如一的宽容、关心和体贴,维持患者的适应水平。

4. 避免精神刺激,给予营养丰富易消化的食物,保证足够的维生素和蛋白质,对吞咽困难者应缓慢进食,以防噎食及呛咳;对少数食欲亢进、暴饮暴食者,要适当限制食量,防止消化吸收不良而出现呕吐、腹泻。

二、常用制剂和用法

1. 左旋多巴　片剂:50、100、250 mg,口服。抗帕金森病:起始剂量每次 250 mg,每日 3 次。以后每隔 3～7 日增加 100～750 mg;维持剂量每日 3～5 g,分 3～4 次饭后服用。

2. 卡比多巴　与左旋多巴混合制剂心宁美,含卡比多巴 10 mg 及左旋多巴 100 mg。从小剂量开始给药,每日 3 次,以后每隔 2～3 日增加 1/2～1 片,左旋多巴每日剂量不超过 750 mg。

3. 司来吉兰　片剂:5 mg,口服。开始时每日清晨 5 mg 口服,需要时增至每日 2 次,上午及中午各 5 mg。

4. 金刚烷胺　胶囊(片)剂:100 mg,口服。每次 100 mg,早晚各服 1 次,极量为每日 400 mg。

5. 溴隐亭　片剂:2.5 mg,口服。起始剂量 0.625 mg,每日 2 次,2 周内逐渐增加剂量,每日剂量 10～25 mg 为宜。

6. 培高利特　片剂:0.05、0.25、1 mg,口服。起始剂量 0.05 mg,每隔 2 日增加

0.1～0.15 mg,直至获得理想疗效为止,平均可达每日 2.4 mg。

7. 苯海索 片剂:2 mg;胶囊剂:5 mg,口服。每日起始剂量 1～2 mg,以后递增,每日极量 20 mg。

8. 他克林 片剂:10 mg,口服。每次 10 mg,每日 3 次,每日极量 160 mg,宜每周检查肝功能。

9. 多奈哌齐 片剂:5 mg,口服。每次 10 mg 或每日 30 mg,3～6 个月为 1 个疗程。

10. 利凡斯的明 胶囊剂:1.5、3、4.5 mg,口服。起始剂量每次 1.5 mg,每日 2 次;2 周后增加剂量,每日极量 12 mg。

11. 美金刚 片剂:10 mg,口服。第 1 周每日 5 mg,第 2 周每日 10 mg,第 3 周每日 15 mg,第 4 周以后每日 20 mg。

（袁海虹）

数字课程学习

○教学 PPT ○导入案例解析 ○复习与自测 ○更多内容……

第十四章 抗精神失常药

章前引言

精神失常是由多种原因引起的以精神活动障碍为主要表现的一类疾病,包括精神分裂症、抑郁症、躁狂症、双相型心境障碍(躁狂与抑郁双相交替发作)、焦虑症。

抗精神失常药包括抗精神病药、抗抑郁药、抗躁狂药、抗焦虑药。抗精神失常药的使用可控制患者的异常精神活动,提高患者的生活质量,在精神失常的治疗中具有重要地位。各类抗精神失常药的药理作用与临床应用特点各不相同,用药期间可能导致患者出现药物不良反应。作为护理人员应掌握抗精神失常药的药理作用与临床用药特点,正确指导患者合理用药,及时针对药物使用后出现的不良反应进行用药护理,提高患者的用药依从性,发挥药物治疗的最佳效果。

学习目标

1. 阐述氯丙嗪的药理作用、临床应用、不良反应及用药护理。
2. 理解抗抑郁药、抗躁狂药、抗焦虑药的药理作用、临床应用及不良反应。
3. 知道硫杂蒽类、丁酰苯类及其他抗精神病药的临床应用特点及不良反应。
4. 具备有效利用所学知识对患者进行合理用药指导与健康教育,提高患者用药依从性的能力。
5. 判断患者使用抗精神失常药导致的不良反应,及时进行处理。

思维导图

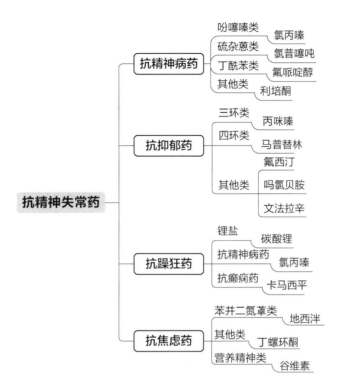

余某,女,35 岁。因情感受创出现攻击他人行为,入院诊断为偏执型精神分裂症,无既往病史。医生处方如下:氯丙嗪,每日 400 mg,分 3 次服药。

问题:

1. 氯丙嗪的临床用途有哪些?

2. 使用氯丙嗪期间应如何进行用药护理?

第一节　抗精神病药

精神分裂症是一类以情感、思维、行为之间不协调,精神活动与现实生活分离为主要症状的精神类疾病。根据临床症状,可将精神分裂症分为两型,即Ⅰ型精神分裂症和Ⅱ型精神分裂症。Ⅰ型精神分裂症以阳性症状为主,表现为躁动、幻觉、妄想,部分患者可出现攻击性行为。Ⅱ型精神分裂症以阴性症状为主,表现为封闭在自我的世界里,不与外界交流,情感淡漠,易出现抑郁及自杀倾向。精神分裂症的治疗主要以药物治疗为主，抗精神病药主要用于治疗精神分裂症（表14-1）。

表14-1　抗精神病药物分类、代表药物及作用特点

分类	药物	作用特点	典型用途
吩噻嗪类	氯丙嗪	缓解阳性症状，具有镇静、镇吐作用、影响体温调节	Ⅰ型精神分裂症、呕吐、人工冬眠
	奋乃静	对慢性精神分裂症效果好	慢性Ⅰ型精神分裂症
	硫利达嗪	锥体外系反应少	老年精神分裂症患者
硫杂蒽类	氯普噻吨	兼有抗抑郁和抗焦虑作用	伴有抑郁或焦虑的精神分裂症、焦虑性神经症
丁酰苯类	氟哌啶醇	抗躁狂、幻觉、妄想作用好、锥体外系反应发生率高	以精神运动性兴奋为主的精神分裂症、躁狂症
	氟哌利多	作用快而强	与芬太尼合用，用于神经安定镇痛术
其他类长效	五氟利多	作用时间长、无镇静作用	慢性精神分裂症的维持与巩固
	舒必利	镇吐强、椎体外系反应少	他药无效的难治性精神分裂症、强效镇吐药
苯二氮䓬类	氯氮平	阳性症状和阴性症状均有效、几乎无椎体外系反应、可引起粒细胞减少	其他抗精神病药无效或椎体外系不良反应严重的精神病患者
苯并异噁唑衍生物	利培酮	起效快、不良反应轻、对阳性症状和阴性症状都有效	首发急性患者，精神分裂症治疗的一线药物

　　⊡ 拓展阅读14-1　精神分裂症发病机制与诱导因素

一、吩噻嗪类

氯 丙 嗪

　　氯丙嗪（chlorpromazine）又称冬眠灵，是吩噻嗪类抗精神病药，为第一代抗精神病药代表，可明显控制Ⅰ型精神分裂症患者的阳性症状。精神分裂症患者使用氯丙嗪后，异常精神活动明显得到控制，生活质量提高。

　　【作用机制】多巴胺是中枢神经系统的重要神经递质，通过激活多巴胺受体，参与脑内多条神经通路的构成。多巴胺参与中脑边缘系统通路、中脑皮层系统通路构成，调节人体的精神情绪、思维、行为活动。多巴胺参与结节-漏斗部通路构成，调节垂体激素的分泌。多巴胺参与黑质-纹状体通路构成，调节人体锥体外系运动功能。多巴胺参与下丘脑体温调节过程，维持体温恒定。延髓催吐化学感受区的多巴胺受体激活与恶心呕吐有关。

　　氯丙嗪在中枢可非选择性地阻断多巴胺受体。氯丙嗪也可阻断外周的 α 肾上腺素受体和 M 胆碱受体。

　　【药理作用】氯丙嗪通过阻断多巴胺受体，对中枢神经系统和内分泌系统有较强的作用。氯丙嗪阻断 α 肾上腺素受体和 M 胆碱受体，对自主神经系统有影响。本药的药理作用广泛，不良反应较多。

1. 中枢神经系统作用

（1）镇静、安定、抗精神病：氯丙嗪通过阻断中脑边缘系统通路、中脑皮层系统通路的多巴胺受体，抑制中枢神经系统。氯丙嗪应用于实验动物后，动物自发活动减少，诱导动物入睡，对刺激可出现觉醒反应，大剂量无麻醉效果。正常人口服治疗剂量的氯丙嗪可出现中枢抑制作用，表现为活动减少、情感淡漠、注意力下降，在安静环境中易于入睡但也易于唤醒，唤醒后神志清楚。Ⅰ型精神分裂症患者使用氯丙嗪后，可迅速控制阳性症状（如兴奋、躁动等），连续用药（1～6个月）可明显改善幻觉、妄想等异常精神活动，使患者情绪稳定、理智恢复，能正常生活。氯丙嗪对抑郁、情感淡漠等Ⅱ型精神分裂症患者的阴性症状无效，甚至会加剧病情，禁止使用。

（2）镇吐：小剂量氯丙嗪可直接阻断延髓催吐化学感受区的多巴胺受体，大剂量时可强效抑制呕吐中枢，具有强大的镇吐效果。应用氯丙嗪可缓解放疗、化疗、恶性肿瘤、药物等原因引起的严重呕吐，也可缓解顽固性呃逆症状。氯丙嗪对前庭系统引起的呕吐无效。

（3）影响体温调节中枢：氯丙嗪通过抑制下丘脑体温调节中枢，使体温调节失效。使用氯丙嗪后，体温随环境温度的升降而升降。在高温环境下可使体温升高，在低温环境下对发热患者和正常体温患者均有降温作用，可使体温降至正常以下。

（4）增强中枢抑制药的抑制作用：氯丙嗪具有中枢抑制作用，可增加其他中枢抑制药（如镇静催眠药、镇痛药、麻醉药等）的作用，合用上述药物时，应减少剂量，避免出现中枢神经系统的过度抑制。

2. 自主神经系统作用

（1）α肾上腺素受体抑制作用：氯丙嗪可阻断α肾上腺素受体，引起血管扩张、血压下降，部分患者可能会出现直立性低血压。该降压作用连续应用可出现耐受性，不能用于高血压病的治疗。

（2）M胆碱受体抑制作用：氯丙嗪可阻断M胆碱受体，导致患者出现唾液分泌量减少、视物模糊、胃肠蠕动减慢等不良反应，无临床应用价值。

3. 内分泌系统作用　氯丙嗪通过阻断结节-漏斗部通路的多巴胺受体，影响人体激素分泌；抑制下丘脑催乳素释放抑制因子，使催乳素分泌增多，导致患者出现乳房肿大、泌乳，乳腺增生患者用药后可导致病情加重；抑制促性腺激素释放激素，使卵泡刺激素和黄体生成素的分泌减少，可导致育龄期女性出现排卵延迟、经期延长，甚至出现闭经；抑制促肾上腺皮质激素释放激素的释放，使促皮质激素分泌减少，患者可出现皮质激素减少症状；还可抑制生长激素释放因子的释放，使生长激素分泌减少，儿童使用可导致生长发育受到影响。

【临床应用】

1. 精神病　氯丙嗪可明显缓解Ⅰ型精神分裂症患者的阳性症状，用药后可迅速控制幻觉、妄想等异常精神症状，但无根治作用，患者需长期用药。本药对急性患者效果较好，慢性患者效果差，不能用于Ⅱ型精神分裂症患者。氯丙嗪也可用于改善躁狂症及伴有兴奋、躁动、幻觉等症状的其他精神病患者的症状。

2. 镇吐和顽固性呃逆 氯丙嗪可用于恶性肿瘤、尿毒症、放射性治疗、化学治疗、药物(如阿扑吗啡)等原因引起的恶心呕吐,可缓解顽固性呃逆症状。本品对晕动病性呕吐无效。

3. 人工冬眠和低温麻醉 在配合物理降温条件下,临床将氯丙嗪与哌替啶、异丙嗪等药物联合应用,组成人工冬眠合剂。人工冬眠合剂可使患者体温降到正常体温以下,人体进入深度睡眠(人工冬眠)状态,降低基础代谢率,使机体对缺 O_2 的耐受力增加,降低机体对伤害性刺激的反应,使重要器官得到保护,有利于机体度过危险的缺氧、缺能阶段。人工冬眠疗法主要用于感染性休克、严重创伤、中枢性高热和高热惊厥、高血压危象、甲状腺危象等疾病的辅助治疗。利用氯丙嗪使体温调节失效的作用也可在物理降温条件下使用,对患者进行低温麻醉,以利于重要脏器手术的进行。

🔳 云视频 14-1 氯丙嗪的作用与应用

【不良反应】

1. 一般不良反应

(1)中枢抑制症状:患者可出现情感淡漠、嗜睡、乏力等症状。与其他中枢抑制药合用时应注意剂量调整。

(2)M胆碱受体阻断症状:可导致患者出现口干、视物模糊、便秘等 M 受体拮抗症状。在进行用药护理时应指导患者多饮水、食用利于排便的粗纤维食物。

(3)α肾上腺素受体阻断症状:少数患者可出现直立性低血压、心动过速等不良反应。在用药护理时指导患者注射给药后应卧床休息 $1\sim2$ h,缓慢坐起。对于氯丙嗪引起的严重低血压,禁用肾上腺素解救,可静脉滴注去甲肾上腺素缓解。

(4)内分泌系统症状:患者可出现乳汁分泌增多、经期延长、闭经、排卵延迟、儿童生长发育迟缓等症状。乳腺增生、乳腺癌患者禁用。

(5)局部刺激反应:静脉注射可引起血栓性静脉炎,肌内注射吸收迅速但刺激性较强。临床常用给药方法为口服与稀释后缓慢深部肌内注射。

2. 锥体外系不良反应 氯丙嗪阻断多巴胺受体可引起锥体外系运动功能异常,一般在长期大剂量使用后易出现。

(1)帕金森综合征:老年人、女性较多见,表现为肌张力增高、静止性肌肉震颤、面容呆板、表情减少、动作迟缓、流涎等。

(2)急性肌张力障碍:用药早期男性、青少年容易出现,患者因舌、面、颈、背部肌肉痉挛,出现强迫性张口、伸舌、斜颈、吞咽异常及呼吸运动障碍。

(3)静坐不能:患者通常在用药 $1\sim2$ 周后易出现坐立不安、反复徘徊等症状,较帕金森综合征出现早。

以上三种锥体外系不良反应主要是由于氯丙嗪阻断多巴胺受体引起,停药或减药后上述症状一般可缓解或消失,必要时可使用中枢抗胆碱药苯海索对抗。

（4）迟发性运动障碍：长期使用氯丙嗪的患者，可能出现口、舌、面部不自主的刻板运动（如吸吮、舔舌、咀嚼等口-舌-颊三联征）或广泛性舞蹈样手足徐动症。若早期发现，及时停药，部分患者可以恢复。但部分患者停药后该症状仍长期不消失甚至进一步发展。出现上述症状的原因可能与氯丙嗪长期阻断多巴胺受体，使该受体的数目增加有关。如使用中枢胆碱受体阻断药后症状进一步加重，可使用硫必利治疗。

3. 精神异常　抗精神病药氯丙嗪可导致患者出现兴奋、躁动、幻觉或情感淡漠、抑郁等异常精神症状，一旦出现上述症状应及时与原精神疾病症状进行鉴别诊断，必要时减药或停药。有惊厥或癫痫病史患者用药后可能出现惊厥发作，上述患者禁用。

4. 变态反应　常见变态反应为皮疹、接触性皮炎。少数患者用药后光照可导致光敏性皮炎，发生率较低。部分患者使用氯丙嗪可出现肝功能损害（微胆管阻塞性黄疸）、血液系统损害（粒细胞减少、溶血性贫血等），用药期间指导患者定期监测肝功能与血常规，一旦出现上述症状应立即停药。严重肝功能损害患者禁用。

5. 急性中毒　单次大剂量服用氯丙嗪（1～2 g）可导致患者出现急性中毒，表现为昏睡、血压骤降、心律失常等，应立即停药并进行对症治疗。

其他吩噻嗪类抗精神病药

奋乃静（perphenazine）对慢性精神分裂症效果较氯丙嗪好，氟奋乃静（fluphenazine）、三氟拉嗪（trifluoperazine）对行为退缩、情感淡漠等症状效果好。上述三种药物的共同缺点为锥体外系不良反应明显。硫利达嗪镇静作用较氯丙嗪强，抗精神病作用不如氯丙嗪，锥体外系不良反应少，老人易耐受。

◎ 处方分析 14-1　精神分裂症处方

二、硫杂蒽类

氯普噻吨

氯普噻吨（chlorprothixene）为硫杂蒽类抗精神病药代表，抗精神分裂症、抗幻觉、抗妄想作用较氯丙嗪弱，镇静作用较氯丙嗪强，阻断 α 受体和 M 受体的作用弱。优点为兼有抗抑郁和抗焦虑作用、锥体外系反应较轻，适于伴有抑郁或焦虑症状的精神分裂症患者，也可用于更年期抑郁症及焦虑性神经症的治疗。

氟哌噻吨

氟哌噻吨（flupenthixol）有特殊的激动效应，躁狂症患者禁用，低剂量可发挥抗抑郁抗焦虑作用，可用于伴有焦虑的抑郁症患者。

三、丁酰苯类

氟哌啶醇

氟哌啶醇（haloperidol）为丁酰苯类抗精神病药代表，抗精神病作用较氯丙嗪强，抗躁狂、幻觉、妄想作用好，尤其适合治疗以精神运动性兴奋为主的精神分裂症、躁狂症。

对慢性精神分裂症效果好。镇吐作用强,可用于多种原因引起的呕吐和顽固性呃逆。典型缺点为锥体外系不良反应发生率高。曾有致畸的报道,孕妇禁用。

氟哌利多

氟哌利多(droperidol)与氟哌啶醇相似,但作用维持时间短,作用强。临床常与强效中枢性镇痛药芬太尼配合,称为神经安定镇痛术。患者可产生一种特殊的麻醉状态,表现为痛觉消失、精神恍惚、对环境反应淡漠,便于外科小手术操作,也可用于麻醉前给药、控制精神分裂症患者的攻击行为等。

四、其他抗精神病药

五氟利多

五氟利多(penfluridol)属二苯基丁酰哌啶类抗精神病药,优点为作用时间长,单次口服用药作用可维持1周。疗效与氟哌啶醇相似,对幻觉、妄想、退缩等症状治疗效果好,可用于急、慢性精神分裂症,尤其适合慢性精神分裂症患者的维持与巩固治疗。锥体外系不良反应较常见。

舒必利

舒必利(sulpiride)为苯甲酰胺类抗精神病药,可选择性阻断中脑-边缘系统通路、中脑-皮质系统通路的多巴胺受体,有较强的抗精神病作用和镇吐作用,有一定的抗抑郁作用,无镇静作用及自主神经系统作用,锥体外系不良反应少。舒必利可用于急、慢性精神病,尤其是其他药无效的难治性精神分裂症患者的治疗;也可作为强效镇吐药使用。

氯氮平

氯氮平(clozapine)属苯二氮䓬类衍生物,属非典型抗精神病药物,可阻断脑内5-羟色胺受体和多巴胺受体,对精神分裂症阳性症状、阴性症状都有效。本药起效快、作用强,几乎没有锥体外系不良反应,主要用于其他抗精神病药无效或锥体外系不良反应严重的精神病患者。典型缺点为可引起粒细胞缺乏,用药护理应指导患者注意定期监测白细胞。

利培酮

利培酮(risperidone)是第二代非典型抗精神病药,对5-羟色胺受体和多巴胺受体都有阻断作用,对精神分裂症阳性症状和阴性症状均有效,可减轻与精神分裂症有关的认知障碍和情感症状(如抑郁、负罪感、焦虑等),锥体外系反应、抗胆碱作用及镇静作用轻,尤其适合于首发急性患者与伴有抑郁症状的精神分裂症患者,是精神分裂症治疗的一线药物。

第二节　抗抑郁药

抑郁症属心境障碍性疾病,患者主要表现为情绪低落、对日常活动兴趣减少、过度悲观、经常否定自我,部分患者有自杀倾向。目前比较认可的抑郁症发病机制是脑内神经递质(5-羟色胺、去甲肾上腺素)功能减弱学说。抗抑郁药通过减少相应递质的再摄取、减少神经递质的分解等方式增强脑内神经递质的功能,改善患者抑郁症状。临床抗抑郁药根据药物结构与作用类型可分为三环类抗抑郁药、四环类抗抑郁药及其他抗抑郁药等。

📖 拓展阅读 14-2 抑郁症的治疗

一、三环类抗抑郁药

三环类抗抑郁药(TCAs)的核心结构为两边的苯环与中间的含氮七元杂环构成的三环结构。常用药物包括丙米嗪、阿米替林、地昔帕明、氯米帕明、多塞平等。

(一) 丙米嗪

丙 米 嗪

丙米嗪(imipramine)也称米帕明,是最早发现的具有抗抑郁作用的化合物,也是三环类药物的代表。

【药理作用】

1. 抗抑郁作用 丙米嗪可抑制中枢神经系统突触前膜对5-羟色胺与去甲肾上腺素的再摄取,使5-羟色胺与去甲肾上腺素的功能增强。非抑郁症患者使用后可出现中枢抑制作用(如嗜睡、乏力、头晕等),抑郁症患者用药后可明显振奋精神、提高情绪、发挥抗抑郁作用。本药起效慢,需连用2周以上才能发挥效果。不能作为急性期治疗药物。

2. M胆碱受体阻断作用 治疗剂量的丙米嗪可阻断M胆碱受体,导致患者出现唾液分泌减少、内脏平滑肌蠕动减慢、视物模糊等不良反应。

3. 心血管系统作用 治疗剂量的丙米嗪可阻断 α_1 肾上腺素受体,部分患者可出现直立性低血压。抑制心肌细胞去甲肾上腺素的再摄取可能导致心动过速与心电图改变。丙米嗪对心肌细胞有奎尼丁样抑制作用。

【临床应用】

1. 抑郁症 可用于各种原因引起的抑郁症,尤其是内源性抑郁症、更年期抑郁症,也适合伴有焦虑症状的抑郁症患者。

2. 小儿遗尿症 睡前服用丙米嗪对小儿遗尿症疗效肯定,连用不超3个月。

【不良反应】

1. 中枢神经系统反应 常见头痛、乏力、震颤等中枢神经系统反应。双相型心境障碍患者使用丙米嗪可导致躁狂状态,禁用。大剂量使用可导致中枢神经过度兴奋引起躁狂、惊厥等,既往有惊厥史患者禁用。

2. 胆碱受体拮抗反应 本药可阻断M受体,导致患者出现口干、皮肤干燥、排便排尿困难、视物模糊等症状。在进行用药护理时应指导患者多饮水、食用粗纤维食物。青光眼、前列腺肥大患者禁用;便秘患者使用可导致症状加重。

3. 心血管系统反应 部分患者可出现直立性低血压、心律失常等症状,提醒患者定期进行心电图检查,用药后不要立即更换体位。心血管疾病患者慎用。

4. 变态反应 部分患者可出现皮肤过敏症状(如皮疹)、血液系统反应(粒细胞减少)、肝功能异常(黄疸),用药期间定期监测血常规与肝功能。

【药物相互作用】

1. 单胺氧化酶抑制药与丙米嗪合用可导致严重的不良反应,患者须停止使用单胺氧化酶抑制药 10 天以上才可使用本品。

2. 丙米嗪与拟肾上腺素药、抗精神病药、抗帕金森病药合用皆可增强相应药物的作用,应谨慎使用。

(二) 其他三环类抗抑郁药

阿米替林

阿米替林(amitriptyline)为临床最常用的三环类抗抑药,作用维持时间较丙米嗪长,对 5 -羟色胺的再摄取抑制作用强于对去甲肾上腺素的再摄取抑制作用,缺点为不良反应尤其是胆碱受体拮抗症状较重。

氯米帕明

氯米帕明(clomipramine)也可阻断 5 -羟色胺和去甲肾上腺素的再摄取,其中对 5 -羟色胺的再摄取抑制作用更强,不良反应与阿米替林相似。适用于抑郁症以及伴有抑郁症状的精神分裂症、强迫症、恐怖症患者。

多 塞 平

多塞平(doxepin)的典型特点为抗抑郁作用起效较快,维持时间与丙米嗪相似,兼有抗抑郁、抗焦虑与镇静作用,可用于伴有焦虑症状的抑郁症患者。

　在线案例 14 - 1 　轻度抑郁症的药物治疗

二、四环类抗抑郁药

四环类抗抑郁药(TeCAs)为第二代抗抑郁药,相较三环类抗抑郁药起效快,常用药物包括马普替林、米安色林、米塔扎平等。

马普替林

马普替林(maprotiline)选择性抑制去甲肾上腺素的再摄取,对 5 -羟色胺再摄取没有影响,兼有抗抑郁、镇静作用。本药起效快,可快速控制患者的抑郁症状。

米安色林

米安色林(mianserin)通过阻断突触前膜 α_2 受体的负反馈调节发挥抗抑郁作用。本药具有较强的镇静、抗焦虑作用,可用于各种抑郁症、焦虑症或伴有抑郁的焦虑症患者。

三、其他抗抑郁药

氟 西 汀

以氟西汀(fluoxetine)为代表的选择性 5 -羟色胺再摄取抑制药(SSRIs)是目前临床

常用的抗抑郁药。本药可选择性抑制 5-羟色胺的再摄取,发挥抗抑郁效果,特点为起效慢,耐受性与安全性优于三环类抗抑郁药。本药可用于焦虑症、强迫症、神经性厌食症。禁止与单胺氧化酶抑制药合用,以免出现 5-羟色胺综合征。

抗抑郁药的分类、代表药物及其作用如表 14-2 所示。

表 14-2　抗抑郁药分类、代表药物及作用

类　　型	代表药物	作用机制	作用特点	临床用途
三环类(TCAs)	丙米嗪	抑制中枢神经系统突触前膜对 5-羟色胺与去甲肾上腺素的再摄取	起效慢,有 M 受体和 α₁ 受体拮抗作用	抑郁症、小儿遗尿症
四环类(TeCAs)	马普替林	选择性抑制去甲肾上腺素的再摄取	起效快、不良反应轻	抑郁症、伴有抑郁的焦虑症患者
选择性 5-羟色胺再摄取抑制药(SSRIs)	氟西汀	选择性抑制 5-羟色胺的再摄取	起效慢,安全性优于 TCAs	焦虑症、强迫症、神经性厌食症
单胺氧化酶抑制药(MAOI)	吗氯贝胺	可逆性抑制单胺氧化酶,提高脑内 5-羟色胺与去甲肾上腺素水平	耐受性优于 TCAs,与其他抗抑郁药合用需间隔 2 周以上	内源性、反应性抑郁症、轻度慢性抑郁症
5-羟色胺和去甲肾上腺素再摄取抑制药(SNRIs)	文拉法辛	新型 5-羟色胺和去甲肾上腺素再摄取抑制药,对多巴胺的再摄取抑制也有较弱作用	疗效确切,不良反应较少,安全性高	抑郁症、强迫症、焦虑症
5-羟色胺受体拮抗/再摄取抑制药(SARIs)	曲唑酮	对 5-羟色胺受体有拮抗作用,可选择性抑制 5-羟色胺再摄取	兼有镇静、肌肉松弛作用,可改善睡眠	抑郁症、伴抑郁症状的焦虑症、药物依赖者戒断后的情绪障碍
去甲肾上腺素和多巴胺再摄取抑制药(NDRIs)	安非他酮	对去甲肾上腺素、5-羟色胺、多巴胺的再摄取有抑制作用	长期大剂量服用可产生 β-肾上腺素受体的向下调节	使用其他抗抑郁药疗效不明显或不能耐受的抑郁症患者
5-羟色胺再摄取促进药	噻奈普汀	增加突触前膜内 5-羟色胺的再摄取	对心境紊乱、躯体不适症状具有显著作用	抑郁症伴有焦虑症状、抑郁症伴有心境紊乱导致胃肠不适的患者

第三节　抗躁狂药

躁狂症属心境障碍性疾病,患者主要表现为情绪过度高涨、精神兴奋、烦躁不安等。目前对躁狂症的治疗主要通过药物抑制脑内去甲肾上腺素能神经、5-羟色胺能神经、多巴胺能神经的功能减轻患者症状。

抗躁狂药包括锂盐(如碳酸锂)、抗精神病药(如氯丙嗪、氟哌啶醇、氯氮平等)、抗癫痫药(如卡马西平、丙戊酸钠等)。本节主要介绍锂盐。

碳 酸 锂

碳酸锂(lithium carbonate)的抗躁狂作用目前认为主要通过锂离子影响脑内单胺类神经递质(去甲肾上腺素、多巴胺)的功能(抑制递质释放、促进递质再摄取与灭活等)来实现。

【药理作用和临床应用】碳酸锂口服吸收后,治疗剂量可用于控制躁狂症的急性发作,对缓解期的治疗、躁狂伴抑郁症、难治性抑郁症、精神分裂症的躁狂症状也有较好效果。本药起效较慢,对急性躁狂症患者可在治疗初期合用苯二氮䓬类药物。

1. 躁狂症　首选用于躁狂症。

2. 躁狂抑郁症　可用于躁狂、抑郁双相型循环发生的患者,控制躁狂发作,预防抑郁复发。

3. 难治性抑郁症　合用抗抑郁药可治疗难治性抑郁症。

4. 精神分裂症　可控制精神分裂症的兴奋、躁动等症状。

【不良反应】

1. 一般不良反应　碳酸锂使用初始阶段,患者可出现恶心、呕吐、腹痛、腹泻等胃肠道反应,部分患者可出现肢体震颤、口渴、多尿等症状,随着用药时间的延长,上述不良反应可逐渐耐受甚至消失。

2. 甲状腺功能减退　碳酸锂在用药期间可导致可逆性甲状腺功能减退或甲状腺肿大,停药后该症状即可消除。用药期间可指导患者预防性使用小剂量甲状腺素片。

3. 急性中毒　本药安全性较低,血药浓度超过 1.5 mmol/L 即可出现中毒症状,患者表现为精神异常、肌张力增高、共济失调、震颤及癫痫发作等中枢神经系统症状。严重中毒患者可因意识障碍甚至昏迷而死亡。用药期间应监测药物水平。碳酸锂主要经肾排泄,可与钠离子竞争性经近曲小管重吸收。低钠饮食可导致锂离子重吸收增多出现蓄积。碳酸锂中毒时需立即停药,可静脉滴注生理盐水、甘露醇利尿、碱化尿液等加速锂盐的排泄。

▶ 处方分析 14-2　躁狂症处方

第四节　抗焦虑药

焦虑症又名焦虑性神经症,患者表现为无明确原因的紧张、惊恐、担忧,部分患者可出现出汗、手脚抖动、心慌等自主神经功能症状。根据临床表现可将焦虑症分为急性焦虑(惊恐发作)和慢性焦虑(广泛性焦虑)。焦虑症的治疗方法主要包括药物治疗和心理治疗。抗焦虑药可缓解患者的焦虑症状,常用的有苯二氮䓬类药物、丁螺环酮等。抗抑郁药可缓解患者因焦虑导致的神经递质分泌异常,部分营养神经的药物可改善患者的精神症状。

　在线案例 14-2　焦虑症的药物治疗

一、苯二氮䓬类

地 西 泮

地西泮(diazepam)为长效苯二氮䓬类药物,小剂量即可明显控制患者的紧张、惊恐、焦虑不安等症状,可用于各种原因引起的焦虑状态与焦虑症。一般从小剂量开始使用,用药 1 周以上即可出现治疗效果。本药为第二类精神药品,连续应用可导致患者出现嗜睡、乏力等中枢神经系统症状,长期应用可产生耐受性与药物依赖性,宜短期、间断性用药,长期用药后不可突然停药。

氯硝西泮、劳拉西泮、阿普唑仑、艾司唑仑等中效苯二氮䓬类药物也广泛应用于焦虑症的治疗,不良反应与地西泮相似。

二、丁螺环酮

丁螺环酮

丁螺环酮(buspirone)可部分激动 5-羟色胺受体发挥抗焦虑作用。短期应用效果明显且不影响认知功能,临床主要用于广泛性焦虑症患者。本药不良反应较苯二氮䓬类轻,部分患者可出现恶心、头晕、耳鸣等症状。大剂量使用可导致患者出现烦躁不安等中枢症状。本药与氟西汀合用可使焦虑症症状加重,禁止合用。

三、营养神经药物

谷 维 素

谷维素(oryzanol)为营养神经药物,可调节患者的自主神经功能和改善神经失调症状,用于焦虑症患者的症状缓解。少数患者可在用药后出现胃肠道反应、脱发、乳房肿胀等,停药后上述症状可缓解。

第五节　用药护理及常用制剂和用法

一、用药护理

(一)抗精神病药的用药护理

1. 根据患者的症状特点选择合适的药物进行治疗。以阳性症状为主的精神分裂症患者可首选如氯丙嗪、氟哌啶醇等;以阴性症状为主的精神分裂症患者可选用氟奋乃静、氯氮平等；以精神运动性兴奋为主的精神分裂症、躁狂症可选用氟哌啶醇、氟哌利多；伴有抑郁症状的精神分裂症患者可使用利培酮。

2. 抗精神病药的使用主张单一药物、个体化给药原则。用药剂量从小剂量开始逐渐增加，以控制症状发作为主，病情缓解后可逐渐减量维持。用药期间提醒患者不可突然停药或换用另一种药物，以免出现异常情况；换药过程应逐渐将原药减少、新药增加进行替代。

3. 精神分裂症的药物治疗在不同时期的用药目的不同。急性治疗期以控制症状发作，减少患者的攻击性行为、自杀行为等为目的。此阶段用药剂量较大，患者可能会出现部分不良反应，应对患者及家属进行解释与沟通。巩固治疗期目的在于巩固前期药物治疗效果，防止症状复发，此期间一般应使用急性期的药物剂量，应指导患者继续用药。维持期的主要目的是防止精神分裂症复发，保证正常生活。此期间药物剂量较前期明显减少，但不应随便停药。应指导患者按照给药方案维持治疗，以免突然停药导致病情反复。

4. 抗精神病药可导致不同程度的锥体外系不良反应、中枢抑制反应、内分泌异常、自主神经系统反应等。用药期间应指导患者家属密切关注不良反应的发生，一旦出现锥体外系不良反应及时减药或换药。引导患者适当进行户外运动以减轻中枢抑制症状。用药期间如患者出现视物模糊、排便排尿困难、直立性低血压等症状，应对患者进行耐心解释，指导患者多食用利于排便的食物，避免用药后突然更换体位。一旦患者因过量使用抗精神病药出现中毒，及时协助医生采用洗胃、利尿、升压等措施进行对症处理。

（二）抑郁症和躁狂症的用药护理

1. 根据抑郁症患者的临床症状以及药物的作用特点选择药物。目前抑郁症的治疗可首选使用 TCAs、TeCAs、SSRIs 抗抑郁药。推荐单一用药，小剂量开始逐渐增加药物剂量。减药也应按照减药方案逐渐减量，以免出现症状复发。

2. 对于躁狂症的治疗目前以锂盐为首选药物，部分抗癫痫药（卡马西平、丙戊酸钠）也可使用。伴有精神病症状的躁狂症患者可在治疗早期合用抗精神病药以控制症状。

3. 抗抑郁药中三环类抗抑郁药不良反应较多，用药期间应指导患者多饮水，注意粗纤维饮食。密切监测心电图及血常规、肝功能指标，一旦出现急性中毒应及时对症处理。SSRIs 类抗抑郁药不良反应少，但应注意禁止与 MAOIs 合用，如两种药物使用间隔时间较短可能导致 5-羟色胺综合征。患者可出现恶心、呕吐、高热、惊厥、昏迷，甚至死亡。一旦出现 5-羟色胺综合征应立即停药，使用赛庚啶、氯丙嗪、肌松药等进行对症缓解。

4. 锂盐的安全范围较窄，用药期间应提醒患者避免低盐饮食导致的锂盐蓄积。用药期间定期监测血药浓度。如患者出现急性锂中毒可静脉滴注生理盐水，以碱化尿液加速药物排泄。利尿可用甘露醇，禁用排钠利尿药。

（三）焦虑症的用药护理

1. 根据焦虑症患者的症状进行个体化给药方案设计。慢性焦虑症以抗焦虑治疗为主，急性焦虑症侧重缓解抑郁症状。给药剂量一般从小剂量开始，以控制症状的最小剂量为主，尽量减少用药不良反应以提高用药依从性。

2. 苯二氮䓬类药物是临床最常使用的抗焦虑药，效果好，安全性高。可根据患者的实际情况选择不同作用时间的药物。惊恐症状可使用中效的阿普唑仑、劳拉西泮等缓解，焦虑症状优先考虑氯硝西泮、艾司唑仑等。苯二氮䓬类药物用药期间可出现嗜睡、犯困、乏力等中枢神经系统症状，应耐心向患者解释坚持用药的重要性，帮助患者克服困难完成药物治疗，提高药物的治疗效果。本类药物长期应用可导致患者出现耐受性与药物依赖性，应与其他抗焦虑药交替使用。

3. 丁螺环酮在发挥抗焦虑作用的同时也可缓解抑郁症状。本药无耐受性、无药物依赖性、无停药后的戒断症状，尤其适合伴抑郁症状的焦虑症患者。由于丁螺环酮起效慢，用药早期可合用苯二氮䓬类药物。

二、常用制剂和用法

1. 氯丙嗪　片剂：25 mg，口服。起始剂量每次 25～50 mg，每日 3 次；每日常用剂量逐渐增加至 200～600 mg。

2. 氟奋乃静　片剂：2 mg，口服。起始剂量每次 2 mg，每日 2～3 次；每日常用剂量逐渐增加至 10～20 mg。

3. 氯普塞吨　片剂：25 mg，口服。起始剂量每次 25～50 mg，每日 2～3 次；每日常用剂量逐渐增加至 50～600 mg。

4. 氟哌啶醇　片剂：2 mg，口服。起始剂量每次 2～4 mg，每日 2～3 次；每日常用剂量逐渐增加至 6～40 mg。

5. 舒必利　片剂：100 mg，口服。起始剂量每次 100 mg，每日 2～3 次；每日常用剂量逐渐增加至 200～800 mg。

6. 丙米嗪　片剂：25 mg，口服。起始剂量每次 25 mg，每日 2 次；每日常用剂量逐渐增加至 50～250 mg。

7. 马普替林　片剂：25 mg，口服。起始剂量每次 25 mg，每日 2 次；每日常用剂量逐渐增加至 50～200 mg，分 3 次服用。

8. 氟西汀　胶囊剂：20 mg，口服。每日推荐剂量 20 mg，每日 1 次；每日最大推荐剂量 60 mg。

9. 吗氯贝胺　片剂：100 mg，口服。起始剂量每次 50 mg，每日 2～3 次；每日常用剂量逐渐增加至 100～600 mg，分 2～3 次饭后服用。

10. 文拉法辛　胶囊剂：25 mg，口服。起始剂量每次 25 mg，每日 2～3 次；每日常用剂量逐渐增加至 75～225 mg，分 2～3 次饭时服用。

11. 曲唑酮　片剂：100 mg，口服。起始剂量每日 50～100 mg，分次服用；每日常用剂量逐渐增加至 200～400 mg,分次服用。

12. 安非他酮　片剂:75 mg,口服。起始剂量每次 75 mg,每日 2 次;每日常用剂量逐渐增加至 225～400 mg,分 2～3 次饭后服用。

13. 噻奈普汀　片剂:12.5 mg,口服。起始剂量每次 12.5 mg,每日 3 次,饭前服用;每日常用剂量逐渐增加至 50～100 mg,分 2～3 次饭后服用。

14. 碳酸锂　片剂:250 mg,口服。躁狂急性发作时,每日剂量为 600～2 000 mg,分 2～3 次饭后服用;每日维持剂量 500～1 000 mg。

15. 地西泮　片剂:2.5 mg,口服。每日常用剂量为 5～10 mg,分 2～3 次服用。

16. 丁螺环酮　片剂:5 mg,口服。起始剂量每次 5 mg,每日 2～3 次;每日常用剂量逐渐增加至 15～30 mg,分 3 次服用。

(宋立群)

数字课程学习

○教学 PPT　　○导入案例解析　　○复习与自测　　○更多内容……

第十五章 镇痛药

章前引言

疼痛是人体对伤害性刺激做出的防御性反应,可帮助人体规避伤害。某些特殊部位的疼痛类型与疼痛特点是疾病诊断的要点。但剧烈疼痛会导致患者出现严重不适,甚至会引起神经源性休克,应酌情使用药物缓解患者的疼痛症状。

临床常用的镇痛药包括阿片生物碱类镇痛药、人工合成镇痛药和其他镇痛药。部分镇痛药长期应用可导致患者出现药物依赖性,停药后可出现戒断症状,属特殊管理药品中的麻醉药品,应严格使用。

各类镇痛药的镇痛特点各不相同。作为护理人员,应结合实际情况正确指导患者合理使用镇痛药改善症状,及时针对药物使用后出现的不良反应进行用药护理,避免长期用药导致出现药物依赖性,发挥镇痛药的最佳治疗效果。

学习目标

1. 阐述吗啡、哌替啶的作用、临床应用、不良反应与禁忌证。

2. 理解可待因、芬太尼、喷他佐辛的镇痛特点与临床用途。

3. 知道其他镇痛药的作用特点、临床应用。

4. 具备结合患者实际情况指导患者合理使用不同镇痛药的能力,能够熟练进行镇痛药使用的用药护理。

5. 充分利用所学的知识进行合理用药指导,鉴别患者用药后出现的不良反应并进行处置。

思维导图

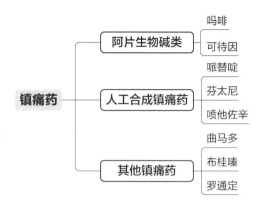

案例导入

　　患者,男,51岁,因做饭时热油烫伤入院就诊。诊断:二度烫伤。医生进行常规创面消毒、抗感染治疗后,患者反映烫伤部位疼痛剧烈难忍。医生加用 5 mg 吗啡皮下注射后,患者疼痛明显缓解。

　　问题:

　　1. 吗啡镇痛的机制是什么?

　　2. 使用本药可能出现哪些不良反应? 如何进行用药护理?

第一节　阿片生物碱类镇痛药

　　阿片是罂粟科植物罂粟未成熟果实的浆汁干燥物,内含包括吗啡、可待因、罂粟碱等多种生物碱。

　　📖 拓展阅读 15 - 1　阿片受体

吗　啡

　　吗啡(morphine)的口服生物利用度较低,注射给药后仅有少量通过血脑屏障激动中枢阿片受体,发挥镇痛作用。

　　【药理作用】

　　1. 中枢神经系统作用

　　(1) 镇痛作用:阈上刺激可导致痛觉感受器产生神经冲动传入中枢,引起疼痛感。内阿片肽激活阿片受体,减弱致痛信号的传递过程,发挥内源性镇痛作用。吗啡为外源性阿片受体激动剂,可激动阿片受体发挥强效镇痛效果。本药在发挥镇痛作用的同时可使患者产生欣快满足感,提高患者用药后的舒适感。吗啡对各种原因引起的疼痛均有效果,对慢性钝痛的作用更强,但由于存在药物依赖性,临床主要用于急性锐痛。

(2)镇静作用:治疗剂量的吗啡可发挥明显镇静效果,缓解患者因疼痛导致的紧张、焦虑情绪,增强镇痛效果,安静状态下患者易于入睡。

(3)镇咳作用:吗啡可直接抑制咳嗽中枢,发挥镇咳作用,但由于长期应用可导致药物依赖性,故临床上不作为镇咳药使用。

(4)抑制呼吸:治疗剂量的吗啡可降低呼吸中枢对 CO_2 的敏感性,使呼吸频率减慢、通气量减少。大剂量吗啡可过度抑制呼吸中枢,使呼吸频率极度减慢甚至导致患者死亡。

(5)兴奋延髓催吐化学感受区:吗啡可兴奋延髓催吐化学感受区(CTZ),导致患者出现恶心、呕吐等不良反应。

(6)其他作用:大剂量吗啡可导致瞳孔极度缩小呈针尖样,是吗啡中毒的典型标志。吗啡还影响卵泡刺激素、黄体生成素、促肾上腺皮质激素的分泌。

2. 心血管系统作用

(1)降低血压:吗啡可扩张血管降低外周血压,用药后突然更换体位可导致直立性低血压。

(2)升高颅内压:吗啡抑制呼吸导致二氧化碳浓度升高,间接扩张脑血管,升高颅内压。

3. 内脏平滑肌系统作用

(1)抑制胃肠蠕动:吗啡可提高胃肠平滑肌的张力,抑制胃肠蠕动,部分患者用药后可出现便秘症状。对功能性腹泻患者吗啡有止泻作用,但因成瘾性较强,一般使用复方阿片酊或地芬诺酯等。

(2)抑制排尿过程:吗啡可提高膀胱括约肌张力,部分患者可出现排尿困难、尿潴留等不良反应,前列腺肥大患者使用吗啡可加重症状。

(3)升高胆囊内压:吗啡可兴奋收缩胆管奥迪括约肌,使胆汁排出困难,升高胆囊内压。部分患者使用后可出现上腹部不适,对胆绞痛患者可诱发或加重病情。

(4)收缩支气管平滑肌:大剂量吗啡可诱导支气管平滑肌收缩,引起哮喘发作,支气管哮喘患者禁用。

(5)延长产程:吗啡可减弱缩宫素收缩子宫平滑肌作用,延长产程,分娩止痛禁止使用。

4. 免疫系统作用 吗啡对多种免疫过程均有抑制作用。长期吸毒患者容易发生人类免疫缺陷病毒(HIV)感染与此有一定关系。

【临床应用】

1. 急性锐痛 吗啡有强大的镇痛作用,可用于烧伤、战伤、烫伤、手术、外伤等各种原因导致的急性锐痛。心肌梗死引起的剧烈疼痛使用吗啡可缓解,减轻患者的惊恐情绪。

2. 心源性哮喘 由于左心衰竭导致急性肺水肿引起的呼吸困难症状。发生心源性哮喘时使用吗啡可减慢呼吸频率、缓解惊恐情绪、扩张血管及降低心脏负荷,可与强心、利尿、扩张气道等药物配伍使用。

云视频 15 - 1 吗啡的作用与用途

【不良反应】

1. 副反应 治疗剂量的吗啡可导致患者出现嗜睡犯困、恶心呕吐、排便排尿困难、呼吸频率减慢等反应。呼吸功能不全患者、支气管哮喘患者、前列腺肥大患者、新生儿、婴儿禁用。

2. 心血管系统反应 吗啡可导致部分患者出现直立性低血压、颅内压增高等心血管系统反应。脑水肿、严重低血压、颅内高压患者禁用。

3. 急性中毒 大剂量吗啡可导致患者出现针尖样瞳孔、呼吸频率极度减慢(3～4 次/min)、血压下降,甚至死亡。患者死亡的主要原因常为呼吸抑制,因此可使用呼吸中枢兴奋药(尼可刹米)或阿片受体拮抗药(纳洛酮)进行抢救。

4. 耐受性与药物依赖性 吗啡连续用药 1 周即可导致患者出现药物依赖性,连续用药 2 周以上镇痛效果明显减弱,如突然停药可能导致患者出现戒断症状(烦躁、失眠、疼痛、震颤等),应短期、间断性使用。

【药物相互作用】吗啡具有中枢抑制作用,如与其他中枢抑制药(如镇静催眠药、麻醉药、抗精神病药、抗抑郁药等)合用可导致中枢抑制作用增强,应慎用。

处方分析 15 - 1 心绞痛伴心肌梗死处方

可 待 因

可待因(codeine)可激动中枢阿片受体发挥镇痛、镇咳作用。可待因的镇痛作用较吗啡弱,可用于中等疼痛与刺激性干咳。本药长期使用可导致患者出现药物依赖性,但不良反应与停药后的戒断症状较吗啡轻。

第二节 人工合成镇痛药

阿片生物碱类镇痛药需经阿片提取,不良反应多,长期应用后药物依赖性发生率高。人工合成镇痛药也可激活阿片受体发挥镇痛效果。该类药物选择性较多,制备容易,是目前应用较广的镇痛药。

哌 替 啶

哌替啶(pethidine)又称杜冷丁。

【药理作用和临床应用】

1. 中枢神经系统作用

(1)镇痛作用:哌替啶可激动阿片受体发挥镇痛作用。本药的镇痛强度是吗啡的十分之一,但药物依赖性比吗啡弱,临床用于急性锐痛较吗啡常用。本药可经乳汁分泌，妊娠期妇女禁用。

（2）镇静作用：哌替啶可发挥镇静作用，用于术前给药缓解患者的惊恐情绪，构成人工冬眠合剂诱导患者进入冬眠状态。

（3）抑制呼吸：哌替啶抑制呼吸的作用与吗啡相似，大剂量使用哌替啶也可抑制患者的呼吸功能，必要时可用呼吸中枢兴奋药解救。可用哌替啶缓解心源性哮喘症状。

（4）催吐作用：哌替啶可兴奋延髓催吐化学感受区（CTZ），导致患者出现恶心、呕吐症状。

　　在线案例 15-1　输尿管结石伴肾绞痛的药物治疗

2. 心血管系统作用　治疗剂量的哌替啶可导致部分患者出现血压下降与颅内压升高。颅内高压患者、颅脑损伤患者禁用。

3. 内脏平滑肌系统作用　哌替啶对内脏平滑肌的作用与吗啡相似但较弱，治疗剂量不会导致便秘、排尿困难。哌替啶可升高胆囊内压但作用较吗啡弱，胆肾绞痛时可用哌替啶加阿托品。大剂量哌替啶可导致支气管平滑肌收缩，诱导哮喘发作，支气管哮喘患者禁用。哌替啶不对抗缩宫素作用，不延长产程，可用于分娩止痛；但临产前 2～4 小时使用可能导致新生儿呼吸抑制，因此产前禁止使用。

　　拓展阅读 15-2　分娩镇痛

【不良反应】哌替啶治疗剂量的不良反应与吗啡相似，患者也可出现恶心、呕吐、嗜睡、犯困、直立性低血压等症状。连续用药耐受性和依赖性较吗啡弱。大剂量哌替啶急性中毒时，患者可出现呼吸抑制、肌肉震颤、瞳孔散大、惊厥等症状，可使用纳洛酮对抗。使用哌替啶发生惊厥时可使用抗惊厥药缓解症状。

芬太尼、舒芬太尼和阿芬太尼

芬太尼（fentanyl）的镇痛强度较吗啡强 100 倍，但作用维持时间短，临床可用于急性锐痛、复合麻醉、麻醉辅助等。芬太尼可与氟哌利多合用，作为神经安定镇痛术用于外科小手术。芬太尼可导致药物依赖性，但较吗啡轻；治疗剂量可引起患者出现恶心、呕吐、胆囊内压升高等症状；大剂量可引起眩晕、肌肉僵直，可使用阿片受体拮抗药纳洛酮对抗。

舒芬太尼（sufentanil）的镇痛强度是吗啡的 1 000 倍，阿芬太尼（alfentanil）的镇痛强度弱于芬太尼但强于吗啡。两药的作用时间短，但作用强，对心血管系统作用弱，为心血管手术常用的短效镇痛药。

美沙酮

美沙酮（methadone）的镇痛强度与吗啡相似，优点为镇痛持续时间长、口服吸收效果好、耐受性与药物依赖性发生慢，除用于各种急性锐痛外，广泛用于海洛因等毒品依赖患者的脱毒治疗。

喷他佐辛

喷他佐辛（pentazocine）是阿片受体部分激动剂，具有镇痛、镇静、呼吸抑制等作用。

本药镇痛强度为吗啡的二分之一,超剂量使用的呼吸抑制反应较吗啡轻,对胃肠平滑肌的作用较吗啡弱,依赖性小,临床可用于各种慢性钝痛,属非麻醉药品;缺点为大剂量使用可升高血压、加快心率,禁用于心肌梗死性疼痛。

第三节　其他镇痛药

除阿片生物碱类镇痛药与人工合成镇痛药外,曲马多、布桂嗪、罗通定等药物也可发挥镇痛效果。

曲 马 多

曲马多(tramadol)为非阿片类中枢性镇痛药,镇痛强度是吗啡的十分之一,镇咳作用是可待因的二分之一,可用于中、重度疼痛患者,长期应用也可导致耐受性和药物依赖性出现,常见不良反应包括恶心、呕吐、口干、多汗等。本药的典型优点为治疗剂量对呼吸功能影响较小。

布 桂 嗪

布桂嗪(bucinnazine)口服易吸收,起效迅速,镇痛强度是吗啡的三分之一,可用于各种神经痛、外伤痛、关节痛等慢性钝痛,可作为癌痛三阶梯疗法的第二阶梯镇痛药使用。本药长期应用可导致耐受性和药物依赖性,属麻醉药品管理范畴。

罗 通 定

罗通定(rotudine)是从中药千金藤中提取的生物碱左旋四氢帕马丁,也可人工合成。本药具有镇静、镇痛作用,镇痛强度较哌替啶弱,但优点为可缓解患者因疼痛导致的失眠症状,无耐受性与药物依赖性,可用于持续慢性钝痛、胃肠疾病与肝胆疾病引起的内脏疼痛。大剂量使用可导致患者出现呼吸抑制,呼吸功能障碍患者慎用。

　　拓展阅读15-3　癌痛三阶梯疗法

　　处方分析15-2　非小细胞肺癌处方

第四节　用药护理及常用制剂和用法

一、用药护理

1. 疼痛是机体对伤害性刺激做出的防御性反应,部分疼痛部位与特殊疼痛类型是某些疾病诊断的要点。镇痛药的使用应在诊断明确的前提下正确使用,以减轻患者的痛苦。用药前护理人员应与患者及家属进行有效沟通,强调明确诊断后再使用镇痛药的重要意义。

2. 本类药物中部分药物长期应用可出现耐受性与药物依赖性,属特殊管理药品。患者及家属为缓解疼痛可能会主动要求延长镇痛药的使用时间,增加镇痛药的使用剂量。护理人员应耐心向患者及家属解释本类药物的管理制度,减少因滥用镇痛药导致的药物依赖性出现。

3. 治疗剂量的吗啡、哌替啶等药物可能导致部分患者出现恶心呕吐、胃肠蠕动减慢、排尿困难、眩晕等不良反应,用药期间护理人员应及时对患者进行用药指导,告知患者多食用利于排便的食物,用药后短期内避免突然起立,以减轻不良反应症状。

4. 大剂量使用吗啡、哌替啶等药物可抑制患者的呼吸,使呼吸频率减慢,甚至导致患者死亡。用药期间应注意控制使用剂量,一旦发现患者出现急性中毒症状,护理人员应配合医生立即进行抢救,可使用呼吸中枢兴奋药尼可刹米或阿片受体拮抗药纳洛酮对抗呼吸抑制症状。

二、常用制剂和用法

1. 吗啡　盐酸吗啡注射剂:5 mg/0.5 ml、10 mg/ml。皮下注射:常用剂量为每次5～15 mg,每日 15～40 mg;极量为每次 20 mg,每日 60 mg。静脉注射:每次 5～10 mg。盐酸吗啡缓释片:10 mg。常用剂量为每次 5～15 mg,每日 15～60 mg;极量为每次30 mg,每日 100 mg。

2. 可待因　片剂:15 mg。口服,每次 15～30 mg,每日 3 次。

3. 哌替啶　盐酸哌替啶注射剂:50 mg/ml、100 mg/2 ml。皮下或肌内注射:常用剂量为每次 25～100 mg,每日 100～400 mg;极量为每次 150 mg,每日 600 mg。

4. 芬太尼　注射剂:0.1 mg/2 ml。肌内注射,每次 0.05～0.1 mg。

5. 美沙酮　片剂:5 mg。口服,每日 10～15 mg,极量为 20 mg,每日 3 次。注射液:5 mg/ml。皮下或肌内注射,每日 10～15 mg。

6. 喷他佐辛　注射剂:30 mg/ml。静脉、肌内或皮下注射,每次 30 mg。

7. 曲马多　片剂:50 mg。口服,每次 10～15 mg,极量为每日 400 mg。

8. 布桂嗪　注射剂:50 mg/2 ml、100 mg/2 ml。肌内或皮下注射:每次 50～100 mg,每日 1～2 次。

9. 罗通定　片剂:30 mg。口服,每次 30～60 mg,每日 3 次。

(宋立群)

数字课程学习

○教学PPT　○导入案例解析　○复习与自测　○更多内容……

第十六章　解热镇痛抗炎药

章前引言

　　炎症是机体对致炎因子产生的防御性应答。炎症可导致患者体温升高,加快血液循环速度,诱导白细胞趋化作用,为炎症修复创造条件。在炎症早期患者可能出现红、肿、热、痛,在炎症后期可出现组织的不完全修复,上述炎症过程对患者有不同程度的损伤。临床常用抗炎药包括解热镇痛抗炎药和甾体抗炎药两类。

　　解热镇痛抗炎药是指能够降低发热、缓解疼痛的一类药物的总称,部分药物还具有抗炎、抗风湿作用。本类药物的化学结构不尽相同,但都不具备甾体抗炎药特有的甾核结构,因此又称非甾体抗炎药(nonsteroidal anti-inflammatory drugs, NSAIDs)。解热镇痛抗炎药是临床常用药物之一,掌握本类药物的作用特点和不良反应,并对患者进行合理的用药指导,是护理人员必须掌握的技能之一。

·学习目标·

　　1. 阐述解热镇痛抗炎药的作用机制与作用特点。

　　2. 阐述阿司匹林的作用、临床应用、不良反应及用药护理。

　　3. 理解其他解热镇痛药的作用特点与临床用途。

　　4. 知道临床常用解热镇痛药的复方构成,了解抗痛风药的相关知识。

　　5. 具备观察解热镇痛药的治疗效果的能力,区分解热镇痛药的不良反应并及时正确处理,对患者进行用药护理与指导。

　　6. 充分利用所学的知识进行健康教育,正确指导患者合理、安全地使用解热镇痛药。

思维导图

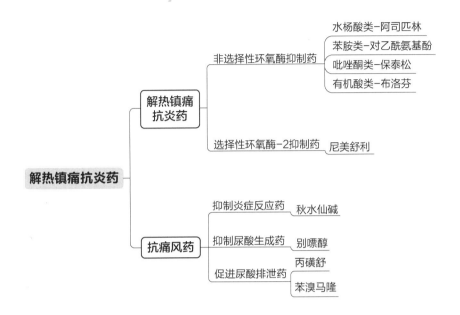

解热镇痛抗炎药
- 解热镇痛抗炎药
  - 非选择性环氧酶抑制药
    - 水杨酸类-阿司匹林
    - 苯胺类-对乙酰氨基酚
    - 吡唑酮类-保泰松
    - 有机酸类-布洛芬
  - 选择性环氧酶-2抑制药
    - 尼美舒利
- 抗痛风药
  - 抑制炎症反应药
    - 秋水仙碱
  - 抑制尿酸生成药
    - 别嘌醇
  - 促进尿酸排泄药
    - 丙磺舒
    - 苯溴马隆

案例导入

患者,女,52岁。患类风湿性关节炎10余年,长期应用阿司匹林进行治疗。近日出现恶心、呕吐、上腹部不适等症状,入院治疗。

问题:

1. 患者出现上述症状的原因是什么?

2. 如何进行用药指导和用药护理缓解上述症状?

第一节 概 述

解热镇痛抗炎药具有解热、镇痛作用,其中大部分药物还具有抗炎、抗风湿作用,上述作用的发挥主要与本类药物抑制前列腺素(PG)的合成有关。

血小板磷脂经磷脂酶 A_2(PLA$_2$)催化生成花生四烯酸,再经脂氧酶(LOX)和环氧合酶(COX)催化可形成不同产物。脂氧酶催化产物为白三烯,参与机体变态反应过程,诱导白细胞趋化,参与炎症反应,引起支气管收缩。环氧合酶催化产物包括前列腺素(PG)与血栓素 A_2(TXA$_2$)。前列腺素是人体自身代谢产生的一类生物活性物质,广泛分布于身体各组织和体液中。前列腺素合成的限速酶环氧酶有两种同工酶。COX-1促进生理性前列腺素的合成,具有参与血管收缩与舒张、胃黏膜保护、影响血小板聚集、调节肾脏功能等生理功能。COX－2 促进生成的前列腺素与发热、致痛、炎症等病理过程有关。解热镇痛抗炎药可通过抑制环氧合酶减少前列腺素的生成，发挥解热、镇痛、抗炎作用。

一、解热作用

1. 解热机制　人体体温恒定主要通过下丘脑体温调节中枢调节产热和散热过程来实现。人体正常体温调定点一般为 37 ℃左右。致病微生物或组织损伤可刺激中性粒细胞产生并释放内生致热原，如白介素－1、白介素－6、肿瘤坏死因子（TNF）等，诱导下丘脑体温调节中枢前列腺素合成、释放增多，引起调定点上移，导致患者发热。解热镇痛抗炎药可通过减少前列腺素的生成，使调定点恢复正常水平，降低发热患者体温。

2. 解热特点　解热镇痛抗炎药可使发热患者体温下降至正常水平，对非发热患者体温无影响，只能对症缓解发热，应结合发热病因进行对因治疗。

3. 解热用途　解热镇痛抗炎药可用于上呼吸道感染、受凉导致的体温升高，对体温调节中枢失灵性发热（如热射病）无效。

二、镇痛作用

1. 镇痛机制　机体组织损伤或感染导致炎症出现时，会诱导致痛物质生成并刺激痛觉感受器产生神经冲动传入中枢，引起患者疼痛。常见致痛物质包括组胺、缓激肽、前列腺素等，其中前列腺素具有致痛与放大其他致痛物质效应的双重作用。解热镇痛抗炎药可抑制前列腺素的生成，缓解由前列腺素诱导及放大的疼痛效果，发挥镇痛作用。

2. 镇痛特点　解热镇痛抗炎药主要抑制外周前列腺素的生成，具有中等镇痛效果，长期应用无耐受性与药物依赖性，大剂量使用不影响患者的呼吸功能。

3. 镇痛用途　解热镇痛抗炎药主要用于各种慢性钝痛（如关节痛、神经痛、肌肉痛、牙痛、头痛、痛经等），对内脏绞痛及急性锐痛效果差。

三、抗炎作用

1. 抗炎机制　组织损伤或致病微生物感染可导致炎症反应出现。前列腺素在炎症反应过程中可导致血管扩张、组织充血水肿，与其他致炎物质共同引起红、肿、热、痛等症状。解热镇痛抗炎药可抑制前列腺素合成，缓解炎症。

2. 抗炎特点　解热镇痛抗炎药可缓解炎症早期红、肿、热、痛等症状，减轻炎症反应，但对致炎病因无治疗效果，不能阻止炎症病程及并发症的出现。患者应结合实际情况进行对因治疗。

3. 抗炎用途　解热镇痛抗炎药可用于风湿性关节炎、类风湿性关节炎、骨关节炎等，可明显缓解患者的关节红肿、疼痛等症状。

第二节　常用解热镇痛抗炎药

常用解热镇痛抗炎药可根据药物对环氧合酶的选择性分为非选择性环氧合酶抑制药和选择性环氧合酶-2(COX-2)抑制药。

一、非选择性环氧合酶抑制药

(一) 水杨酸类

阿司匹林

📖 拓展阅读 16-1　阿司匹林的历史

阿司匹林(aspirin)又称乙酰水杨酸。

【药理作用】

1. 解热镇痛作用　中等剂量的阿司匹林有较强解热镇痛作用,可明显缓解患者慢性钝痛症状,降低发热患者体温。

2. 抗炎抗风湿作用　大剂量阿司匹林可发挥较强的抗炎、抗风湿作用,迅速控制急性风湿热患者症状,可减轻风湿性关节炎与类风湿性关节炎患者的关节红肿、疼痛等症状。

3. 预防血栓形成作用　小剂量阿司匹林可抑制血栓素 A_2(TXA_2)生成。TXA_2 可诱导血小板聚集与血管收缩。小剂量阿司匹林通过抑制环氧酶活性,使 TXA_2 生成减少,发挥预防血栓形成作用。

【临床应用】

1. 用于感冒发热和炎症发热。

2. 用于慢性钝痛,如关节痛、神经痛、肌肉痛、牙痛、头痛、痛经等。

3. 大剂量阿司匹林可缓解风湿性关节炎、类风湿性关节炎、急性风湿热等症状。

4. 小剂量阿司匹林用于预防缺血性心脏病(如冠心病、心绞痛、心肌梗死)和脑缺血性疾病患者血栓形成。

📹 云视频 16-1　阿司匹林的作用与用途

【不良反应】

1. 胃肠道反应　阿司匹林可刺激胃肠道,导致患者出现恶心、呕吐、上腹部不适等胃肠道反应。对既往有溃疡病史的患者可导致溃疡加重甚至胃出血。产生上述不良反应的机制可能与前列腺素参与胃黏膜保护过程有关。为减少胃肠道刺激,建议患者使用阿司匹林肠溶制剂、餐后服用、同服抗酸药等。可选择米索前列醇治疗由阿司匹林导致的消化性溃疡。

2. 凝血功能异常　中等剂量阿司匹林可抑制凝血功能,导致凝血时间延长。长期、大剂量使用阿司匹林可影响凝血酶原形成,引起凝血功能障碍。低凝血酶原血症、血友病、维生素 K 缺乏等凝血功能异常患者禁用。妊娠期妇女、哺乳期妇女、新近胃肠吻合术患者、近期手术患者等禁止使用。可预防性补充维生素 K 增强患者凝血功能。

3. 变态反应 少数患者使用阿司匹林可出现皮疹、血管神经性水肿,甚至过敏性休克,过敏性体质患者慎用。部分患者使用后可导致阿司匹林哮喘,患者出现呼吸困难、气道痉挛水肿等症状;一旦出现上述症状应立即停药,使用糖皮质激素缓解过敏症状。支气管哮喘患者禁用。

4. 水杨酸反应 大剂量使用阿司匹林可导致血中游离水杨酸浓度急剧升高,引起急性中毒,患者表现为恶心、呕吐、耳鸣、听力减退、精神错乱、酸碱失衡,甚至昏迷、死亡。一旦出现上述中毒症状,应立即停药,对症治疗,可碱化尿液加速药物排泄。

5. 瑞氏综合征 儿童病毒感染导致发热时,使用阿司匹林可能导致患者出现急性肝脂肪变性,诱导肝衰竭,引起脑损伤。儿童发热禁止使用阿司匹林,WHO 推荐 2 月龄以上婴儿和儿童高热时首选退热药为对乙酰氨基酚。

【药物相互作用】阿司匹林与抗凝药合用可增加出血风险;阿司匹林与糖皮质激素类药物合用可增加溃疡发生率;阿司匹林与其他弱酸性药物合用时,可竞争性抑制肾小管的主动分泌导致血药浓度增加,使药物作用时间延长。

▶ 处方分析 16 - 1 短暂性脑缺血发作处方

(二) 苯胺类

对乙酰氨基酚

对乙酰氨基酚(acetaminophen)又称扑热息痛,解热镇痛作用较强,几乎无抗炎、抗风湿作用。临床主要用于感冒发热和慢性钝痛。本药的典型优点为治疗剂量不良反应少而轻微,是儿童发热常用退烧药。大剂量对乙酰氨基酚可导致肝肾功能损害,成人每日剂量不得超过 2 g。

(三) 吡唑酮类

保 泰 松

保泰松(phenylbutazone)的抗炎、抗风湿作用强,可用于风湿、类风湿性关节炎,因不良反应较多临床应用率低。

(四) 有机酸类

布 洛 芬

布洛芬(ibuprofen)口服吸收后可迅速发挥解热镇痛抗炎作用,主要用于风湿和类风湿性关节炎、慢性钝痛及感冒发热。本药治疗剂量不良反应轻,偶见眩晕与视力异常,长期用药应注意监测视力。

吲哚美辛

吲哚美辛(indomethacin)为强效解热镇痛药,不良反应发生率高,主要用于其他药物不能耐受或效果较差的风湿和类风湿性关节炎、骨关节炎,强直性脊柱炎等。常见不良反应包括胃肠道反应、中枢神经系统反应、过敏性皮疹等。癫痫患者、精神失常患者、支气管哮喘患者、既往出现阿司匹林哮喘患者禁用。

双氯芬酸钠

双氯芬酸钠(diclofenac)的解热、镇痛、抗炎作用强于吲哚美辛,不良反应发生率较吲哚美辛低,临床主要用于关节炎症(如风湿性关节炎、类风湿性关节炎、骨关节炎)及术后疼痛等。用药期间应监测肝功能与白细胞水平。

吡罗昔康

吡罗昔康(piroxicam)作用强度与吲哚美辛相似,但作用维持时间长。作为长效解热镇痛抗炎药用于风湿性和类风湿性关节炎。用药期间可能导致可逆性中性粒细胞减少,长期大剂量应用可诱导溃疡发生。

二、选择性环氧合酶-2 抑制药

选择性环氧合酶-2 抑制药相对不良反应少而轻,但近年有研究证实心血管事件发生率较传统解热镇痛药明显增加,用药时应注意。

尼美舒利

尼美舒利(nimesulide)是新型选择性环氧合酶-2 抑制药,具有强效抗炎、镇痛作用,胃肠道反应轻微,常用于骨关节炎的治疗与慢性钝痛。12 岁以下儿童禁用。

第三节　解热镇痛药的复方制剂

急性上呼吸道卡他性炎症(感冒)是鼻、咽、喉部急性炎症的总称,患者可因病毒或细菌感染出现发热、打喷嚏、流鼻涕、咽部疼痛、咳嗽等症状。临床常使用含有解热镇痛药的复方制剂可缓解患者的症状。复方制剂的组成不同,可发挥不同的治疗效果(表 16-1)。

表 16-1　临床常用解热镇痛药复方制剂

药物名称	成分构成	作用特点
复方氨酚烷胺片	对乙酰氨基酚、盐酸金刚烷胺、咖啡因、马来酸氯苯那敏、人工牛黄	抗甲型流感病毒
氨酚黄那敏颗粒	对乙酰氨基酚、马来酸氯苯那敏、人工牛黄	不含咖啡因,适合儿童
氨酚伪麻美芬片	对乙酰氨基酚、盐酸伪麻黄碱、氢溴酸右美沙芬	缓解鼻塞、咳嗽症状
复方酚麻美敏片	对乙酰氨基酚、盐酸伪麻黄碱、氢溴酸右美沙芬、马来酸氯苯那敏	缓解鼻塞、咳嗽症状,镇痛作用强
复方锌布颗粒	布洛芬、葡萄糖酸锌、马来酸氯苯那敏	布洛芬解热镇痛,锌离子增强细胞吞噬能力
复方氨酚葡锌片	对乙酰氨基酚、葡萄糖酸锌、盐酸二氧丙嗪、板蓝根浸膏粉	中西结合复方制剂,具有解热、镇痛、抗病毒和平喘作用

▶ 处方分析16-2　普通型感冒处方

第四节　抗痛风药

嘌呤类物质代谢产物为尿酸。部分患者嘌呤代谢异常,血中尿酸含量异常增高,尿酸盐沉积在关节、肾脏、皮下等部位,导致患者出现急性关节炎、间质性肾炎、尿路结石等,称为痛风。

对痛风的治疗主要以控制体内尿酸含量、缓解痛风症状为主。临床常用抗痛风药包括控制炎症症状药(秋水仙碱、解热镇痛药、甾体抗炎药)、抑制尿酸生成药(别嘌醇)、促进尿酸排泄药(丙磺舒、苯溴马隆)等。

一、控制炎症症状药

秋水仙碱

秋水仙碱(colchicine)是经百合科植物秋水仙种子、球茎中萃取的生物碱,在痛风发作急性期可抑制炎细胞浸润,发挥抗炎作用,控制患者的关节红肿、疼痛等症状,主要用于急性痛风性关节炎。不良反应以胃肠道反应多见,长期应用可能导致骨髓抑制、肝肾功能损害,用药期间应定期监测血常规与肝肾功能。

二、抑制尿酸生成药

别 嘌 醇

别嘌醇(allopurinol)及其活性代谢物别黄嘌呤可抑制黄嘌呤氧化酶,使尿酸生成减少,用于慢性痛风患者。用药早期宜合用小剂量秋水仙碱,预防因血液中尿酸转移增多引起的急性痛风症状。不良反应轻微,少数患者可出现皮疹、转氨酶水平升高等。

三、促进尿酸排泄药

丙 磺 舒

丙磺舒(probenecid)与尿酸竞争肾小管重吸收,使尿酸重吸收减少、排泄增多,主要用于慢性痛风患者。用药期间可加用碱化尿液、多饮水等方式促进尿酸排泄,防止痛风发作与尿结石形成。部分患者用药后可出现胃肠道反应和过敏反应。

苯溴马隆

苯溴马隆(benzbromarone)与丙磺舒作用相似,通过抑制肾小管对尿酸的重吸收发挥排泄尿酸作用,可用于高尿酸血症、痛风性关节炎。用药期间应定期监测患者的肝功能,避免与其他肝毒性药物合用。

📖 拓展阅读16-2　饮食与痛风

第五节　用药护理及常用制剂和用法

◻ 在线案例 16-1　阿司匹林治疗类风湿性关节炎

一、用药护理

1. 大部分解热镇痛抗炎药存在一定的胃肠道反应。应告知患者优先使用肠溶制剂,饭后服用药品。一旦患者出现明显胃肠道损害或溃疡症状,应及时就诊。既往有消化性溃疡病史患者禁止使用。

2. 阿司匹林长期应用可影响凝血功能,低凝血酶原血症、血友病、维生素 K 缺乏、妊娠期妇女、哺乳期妇女、新近胃肠吻合术患者、近期手术等患者禁止使用阿司匹林。护理人员可指导患者定期监测凝血功能,预防性补充维生素 K。吲哚美辛可能导致造血系统异常,用药期间定期检查血常规。

3. 部分患者使用阿司匹林后可出现严重的阿司匹林哮喘,一旦出现上述症状应及时使用糖皮质激素抢救。过敏性体质、支气管哮喘、慢性荨麻疹患者禁用。

4. 大剂量使用阿司匹林出现急性中毒(水杨酸反应)时,应及时静脉滴注碳酸氢钠加速药物排泄,并对症抢救。对风湿性关节炎、类风湿性关节炎等需要长期大剂量使用阿司匹林的患者应普及安全用药知识,降低中毒发生率。

5. 儿童病毒感染伴高热时禁止使用阿司匹林,可优先考虑对乙酰氨基酚降温。但应告知患者家属大剂量使用对乙酰氨基酚可导致肝肾功能损害,应指导患者严格按照给药方案使用。

6. 市售常用复方解热镇痛药的成分略有不同,应对感冒发热患者及时进行用药护理,避免患者因重复使用相同成分的解热镇痛药出现不良反应。

7. 应指导痛风患者根据病症时期选择不同的药物治疗。告知患者在日常生活中减少高嘌呤类物质(如海鲜、豆制品、肉汤、动物内脏)及啤酒的食用,多喝水促进尿酸排泄。

二、常用制剂和用法

1. 阿司匹林　肠溶胶囊:100 mg,口服。抑制血栓形成:每次 100 mg,每日 1 次。解热镇痛:每次 300~600 mg,每日 3 次。抗炎抗风湿:每次 600~1 000 mg,每日 3 次。

2. 对乙酰氨基酚　片剂:500 mg。口服,每次 500 mg,间隔 4~6 h 可重复使用 1 次,每日最多不得超过 4 次。

3. 布洛芬　缓释胶囊剂:300 mg。口服,每次 300 mg,每日 2 次。

4. 双氯芬酸钠　片剂:25 mg,口服。控制关节炎症状:每日剂量 75~150 mg,分 3

次服,疗效满意后可逐渐减量。急性疼痛控制症状:首次剂量 50 mg,以后每次 25~50 mg,每 6~8 小时可用药 1 次。

5. 吡罗昔康　片剂:20 mg,口服。每次 20 mg,每日 1 次;也可每次 10 mg,每日 2 次。

6. 尼美舒利　胶囊剂:100 mg,口服。每次 100 mg,每日 2 次。

7. 秋水仙碱　片剂:0.5 mg,口服。急性期控制症状为每 2 小时 0.5~1 mg,达到治疗剂量一般为 3~5 mg,24 小时推荐剂量不超过 6 mg,停服 72 小时后每日剂量为 0.5~1.5 mg,分次服用,连续 7 日。

8. 别嘌醇　片剂:100 mg,口服。起始剂量为每次 50 mg,每日 1~2 次。以后酌情逐渐加量至每日 200~300 mg,分 2~3 次服用,每日极量 600 mg。

9. 丙磺舒　片剂:250 mg,口服。起始剂量为每次 25 mg,每日 2 次。以后酌情逐渐加量至每次 50 mg,每日 2 次。

10. 苯溴马隆　片剂:50 mg,口服。每次 50 mg,早餐时服药 1 次;也可在治疗初期以每日 100 mg 控制症状,后期以每次 50 mg 维持治疗。

(宋立群)

数字课程学习

○教学 PPT　　○导入案例解析　　○复习与自测　　○更多内容……

第十七章 中枢兴奋药与促大脑功能恢复药

章前引言

中枢兴奋药（central nervous system stimulants）是一类能选择性兴奋中枢神经系统，提高其功能活动的药物。此类药物主要作用于大脑皮层、延髓和脊髓，具有一定程度的选择性。对中枢神经系统的作用强度和范围，随剂量的增加而增大，过量可引起中枢神经系统广泛兴奋，甚至导致惊厥。根据其作用部位和功能不同分为两类：①兴奋大脑皮层药；②兴奋延髓呼吸中枢药。

● 学习目标 ●

1. 理解咖啡因、尼可刹米的药理作用、临床应用及不良反应。
2. 知道其他中枢兴奋药和促大脑功能恢复药的药理作用和临床应用。
3. 具备观察药物的疗效、不良反应及做出正确处理的能力，能够熟练进行用药护理。
4. 充分利用所学的知识进行健康教育，正确指导患者合理用药、安全用药。

思维导图

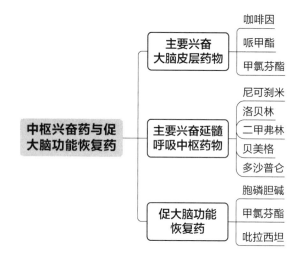

主要兴奋大脑皮层药物 —— 咖啡因、哌甲酯、甲氯芬酯

中枢兴奋药与促大脑功能恢复药 —— 主要兴奋延髓呼吸中枢药物 —— 尼可刹米、洛贝林、二甲弗林、贝美格、多沙普仑

促大脑功能恢复药 —— 胞磷胆碱、甲氯芬酯、吡拉西坦

案例导入

患者,女,31 岁。发作性左颞侧部头痛 5 年余;呈搏动性胀痛;有时发作前有眼前闪光、视物模糊,持续十几分钟后好转;继之出现左颞侧部头痛。每年发作 3～5 次。多于春季发作,严重时伴有恶心、呕吐;服止痛药不能减轻疼痛。既往体健,无其他疾病史。诊断为偏头痛。遵医嘱给予麦角胺咖啡因 12 片,每次 1～2 片,发作前每日 1～2 次。

问题:

1. 该处方是否合理?

2. 给予该患者麦角胺咖啡因的目的是什么?

第一节　主要兴奋大脑皮层药物

咖 啡 因

在线案例 17-1　偏头痛的药物治疗

咖啡因(caffeine)是从茶叶或咖啡豆中提取的一种生物碱,现已可人工合成。

【药理作用和临床应用】

1. 兴奋中枢神经　咖啡因对中枢神经系统有较弱的兴奋作用:①小剂量(50～200 mg)可兴奋大脑皮质,使人精神振奋,疲劳减轻,睡意消失,提高工作效率;②较大剂量（250～500 mg）可直接兴奋延髓呼吸中枢和血管运动中枢，使呼吸加深、加快，血压升高，在呼吸中枢受抑制时作用更显著，临床用于解救急性感染性中毒及中枢抑制药，如催眠药、麻醉药等过量所致的呼吸抑制和循环衰竭；③过量（>800 mg）中毒时，兴奋脊髓，引起中枢神经广泛兴奋，甚至惊厥。

2. 收缩脑血管　咖啡因对脑血管有收缩作用，减少脑血管搏动的幅度，缓解因脑血管扩张所致的搏动性头痛。常与阿司匹林或对乙酰氨基酚制成复方制剂，用于治疗一般性头痛；与麦角胺合用，治疗偏头痛。

3. 其他　可增加肾小球的血流量，减少肾小管的重吸收，有较弱的利尿作用；具有舒张胆管和支气管平滑肌、促进胃液分泌等作用。

【不良反应】治疗剂量时不良反应较少。较大剂量可引起激动、不安、失眠、头痛、心悸。偶有过量服用，可致恶心、头痛或失眠；长期过多服用，可出现头痛、紧张、激动和焦虑。过量中毒可致惊厥，婴幼儿高热时应避免使用含咖啡因的复方制剂退热。消化性溃疡患者禁用。

【药物相互作用】口服避孕药可使咖啡因的清除率减慢；异烟肼、甲丙氨脂可提高咖啡因的组织浓度，从而增强疗效。

哌甲酯

【药理作用和临床应用】哌甲酯（methylphenidate）又名利他林，为苯丙胺类药物。治疗剂量中枢兴奋作用较温和，能改善精神活动，解除轻度中枢神经抑制，消除疲乏感。较大剂量能兴奋呼吸中枢，过量可致惊厥。临床用于巴比妥类及其他中枢抑制药过量中毒、轻度抑郁症、小儿遗尿症、注意缺陷多动障碍（又称儿童多动症或轻度脑功能失调）、发作性睡病。

【不良反应】治疗剂量不良反应少，大剂量可引起血压升高、眩晕、头痛甚至惊厥。久用可致耐受性和依赖性，影响儿童的生长发育。癫痫患者、高血压患者、孕妇及哺乳期妇女禁用，6 岁以下儿童慎用。

第二节　主要兴奋延髓呼吸中枢药物

尼可刹米

【药理作用和临床应用】尼可刹米（nikethamide）又名可拉明，治疗剂量可直接兴奋延髓呼吸中枢，使呼吸加深加快；也可刺激颈动脉体和主动脉体化学感受器，反射性地兴奋呼吸中枢，提高呼吸中枢对二氧化碳的敏感性，使呼吸加深加快。本药作用温和，维持时间短（每次静脉注射仅维持 5～10 min），可能与药物在体内的迅速分布有关。临床用于各种原因所致的中枢性呼吸抑制，其中对吗啡中毒引起的呼吸抑制效果较好，对吸入麻醉药中毒次之，对巴比妥类中毒引起的呼吸抑制效果较差，对呼吸肌麻痹者无效。

【不良反应】治疗剂量不良反应少，安全范围较大。大剂量可引起血压升高、心悸、出汗、呕吐、肌肉震颤及肌僵直等。中毒时出现惊厥，应及时静脉注射地西泮或小剂量硫喷妥钠。

洛 贝 林

洛贝林（lobeline）又名山梗菜碱，是从山梗菜中提取的一种生物碱，现已可人工合成。可刺激颈动脉体和主动脉体的化学感受器，反射性地兴奋呼吸中枢。作用快、弱、短暂，仅维持数分钟，但安全范围大，不易引起惊厥。临床常用于新生儿窒息、小儿感染性疾病所致的呼吸衰竭、一氧化碳中毒引起的窒息及吸入麻醉药和其他中枢抑制药（如阿片、巴比妥类等）中毒引起的呼吸衰竭。

大剂量可兴奋迷走神经中枢引起心动过缓、传导阻滞。中毒量可兴奋交感神经节及肾上腺髓质导致心动过速，甚至惊厥。

二甲弗林

二甲弗林（dimefline）又名回苏灵，可直接兴奋延髓呼吸中枢，对呼吸中枢的兴奋作用比尼可刹米强 100 倍，起效快，维持时间短。能显著改善呼吸，使呼吸加深、加快，增加肺换气量，提高动脉氧分压（PO_2），降低二氧化碳分压（PCO_2）。临床用于治疗各种原因（如麻醉药、催眠药中毒等）引起的中枢性呼吸抑制，对肺性脑病有较好的促苏醒作用。

安全范围小，过量时可引起抽搐、惊厥，儿童尤易发生。惊厥时可用短效巴比妥类药（如异戊巴比妥）治疗，静脉滴注 10% 葡萄糖注射液，促进排泄，对症治疗。静脉给药需用葡萄糖稀释后缓慢注射。有惊厥病史者，肝肾功能不全者，孕妇及哺乳期妇女禁用。

贝 美 格

贝美格（bemegride）可直接兴奋延髓呼吸中枢，作用迅速、维持时间短（10～20 min）。临床主要用于解救巴比妥类药物及其他催眠药（如格鲁米特、水合氯醛）等的中毒，也可用于降低硫喷妥钠的麻醉深度，使其恢复加速。安全范围小，用量过大、注射速度过快，可引起惊厥。注射时需准备短效巴比妥类药，用于惊厥时解救。吗啡中毒者禁用。

多沙普仑

多沙普仑（doxapram）作用与维持时间同尼可刹米相似，大剂量直接兴奋延髓呼吸中枢，小剂量通过刺激颈动脉体和主动脉体化学感受器，反射性地兴奋呼吸中枢。作用比尼可刹米强，起效快、维持时间短（5～12 min），安全范围大。

临床用于治疗麻醉药或中枢抑制药引起的呼吸抑制。不良反应表现为头痛、呼吸困难、腹泻、尿潴留、高血压等；过量表现为惊厥、不自主震颤和反射亢进。

第三节　促大脑功能恢复药

胞磷胆碱

胞磷胆碱（citicoline）在体内能促进卵磷脂的合成，可以改善脑细胞代谢，促进脑功能恢复;通过改变脑血管阻力,增加脑组织血流量,可以促进脑物质代谢,改善脑循环,从而促进脑功能的恢复和促进苏醒。动物实验显示,口服给药与静脉给药相比两者作用无统计学差异,而且口服给药能避免有害刺激,增加低氧条件下动物的存活率。临床主要用于急性脑外伤和脑手术所引起的意识障碍。偶有失眠、头痛、恶心、兴奋等症状,停药后即可消失。对人及动物均无明显毒性。

吡拉西坦

吡拉西坦(piracetam)又名脑复康,能直接作用于大脑皮质,具有激活、保护、修复脑细胞的作用。可抵抗物理因素和化学因素所致的脑功能损害;改善由缺氧所造成的逆行性遗忘,提高记忆力,保护缺氧脑组织。临床用于脑动脉硬化、阿尔茨海默病、脑外伤后遗症、药物及 CO 中毒所致的思维障碍及儿童智力低下等。不良反应少,常见中枢广泛性兴奋症状(如焦虑、头痛、紧张、易激惹和失眠等)、口干、食欲减退、呕吐等。孕妇、哺乳期妇女、新生儿禁用。

甲氯芬酯

甲氯芬酯(meclofenoxate)又名氯酯醒,主要兴奋大脑皮质,能促进脑细胞的氧化还原代谢,增加对糖类的利用。对中枢抑制状态的患者有兴奋作用,但起效缓慢,需反复用药。临床用于颅脑外伤性昏迷、新生儿缺氧症、儿童遗尿症、酒精中毒和脑动脉硬化引起的意识障碍、阿尔茨海默病等。

第四节 用药护理及常用制剂和用法

一、用药护理

1. 严格遵医嘱给药,咖啡因为国家第二类精神药品管理药品,使用时应严格遵守《处方管理办法》和《麻醉药品和精神药品管理条例》的管理规定,防止滥用。按照规定要求,第二类精神药品处方一般不得超过 7 日用量,精神药品处方至少保存 2 年。

2. 密切观察患者的用药反应,一旦出现惊厥先兆,立即停药。用药前备好短效巴比妥类药物或地西泮,用于抢救。

3. 告知特殊人群用药注意事项。儿童应在监护人的帮助下严格按医嘱给药;育龄期妇女在服药期间避免怀孕。

4. 告知患者中枢过度兴奋引起的不良反应表现,避免在临睡前 6 小时给药,以免引起失眠。

5. 婴幼儿高热时应避免使用含咖啡因的复方制剂退热。

拓展阅读 17-1 处方管理方法
拓展阅读 17-2 麻醉药品和精神药品管理条例

二、常用制剂和用法

1. 安纳咖(苯甲酸钠咖啡因)　注射剂:1 ml:0.25 mg(无水咖啡因 0.12 g 与苯甲酸钠 0.13 g)、2 ml:500 mg(无水咖啡因 0.24 g 与苯甲酸钠 0.26 g)。成人:常用剂量为每次 1~2 ml,2~4 小时可重复注射;每次极量 3 ml,每日极量 12 ml。儿童:常用剂量按体重每次 0.024~0.048 ml/kg。

2. 盐酸哌甲酯　片剂:5、10、20 mg,口服。缓释片:每片 20 mg,口服。控释片:每片 18、36 mg,口服。成人常用剂量 10 mg,每日 2~3 次,餐前 30~45 min 服用;儿童常用剂量 5 mg,每日 2 次,早、中饭前服用,然后按需递增 5~10 mg,每日不宜超过 40 mg。老年人应小剂量起,并酌情增减药物剂量。注射剂:20 mg/ml。皮下、肌内注射或静脉注射 10 mg,每日 1~3 次。

3. 尼可刹米　注射剂:l ml:250 mg、1.5 ml:0.375 g、2 ml:500 mg。皮下注射、肌内注射或静脉注射。成人常用剂量为每次 0.25~500 mg,必要时每 1~2 小时重复用药;每次极量 1.25 g。小儿常用剂量:6 月龄以下,每次 75 mg;1 岁,每次 0.125 g;4~7 岁,每次 0.175 g。

4. 盐酸二甲弗林　片剂:8 mg,口服。每次 8~16 mg,每日 2~3 次。注射剂:2 ml:8 mg。肌内注射:每次 8 mg;静脉注射:每次 8~16 mg,临用前加 5%葡萄糖注射液稀释后缓慢注射;静脉滴注:用于重症患者,每次 16~32 mg,临用前加氯化钠注射液或 5%葡萄糖注射液稀释后静脉滴注。

5. 盐酸洛贝林　注射剂:1 ml:3 mg。静脉注射:成人每次 3 mg,极量 6 mg,每日 20 mg。小儿每次 0.3~3 mg,必要时每隔 30 min 可重复使用。新生儿窒息可注入脐静脉 3 mg。皮下或肌内注射:成人每次 10 mg,极量 20 mg,每日 50 mg;小儿每次 1~3 mg。

6. 甲氯芬酯　胶囊剂:100 mg,口服。成人每次 100~300 mg,每日 3 次;小儿常用剂量为每次 100 mg,每日 3 次。分散片:100 mg,可加水分散后口服。成人每次 100~200 mg,每日 3 次;儿童每次 100 mg,每日 3 次,至少服用 1 周。注射剂:60、100、250 mg。静脉注射或静脉滴注:成人每次 100~250 mg,每日 3 次,临用前用注射用水或 5%葡萄糖注射液稀释成 5%~10%溶液使用;儿童每次 60~100 mg,每日 2 次,可注入脐静脉。肌内注射:成人昏迷状态时每次 250 mg,每 2 小时 1 次;新生儿缺氧症时每次 60 mg,每 2 小时 1 次。

7. 胞磷胆碱钠　片剂:100 mg,口服。每次 200 mg,每日 3 次,温开水送服。胶囊:100 mg,口服。每日 3 次,每次 0.1~200 mg,温开水送服。注射剂:2 ml:250 mg、2 ml:500 mg、5 ml:1 g。静脉滴注:每次 200~300 mg;肌内注射:每次 250 mg,每日 1~2 次。

8. 吡拉西坦　口服溶液:10 ml:0.8 g。每次 0.8~1.6 g,每日 3 次,3~6 周为 1 个疗程,老人及儿童用量减半。片剂:400 mg。胶囊剂:200 mg。每次 0.8~1.6 g,儿童减半,每日 3 次。注射剂:5 ml:1 g、20 ml:4 g、20 ml:8 g。肌内注射:每次 1 g,每日 2~

3 次；静脉注射：每次 4 g，每日 1 次；静脉滴注：每日 4～8 g，每日 1 次，用 5% 葡萄糖溶液或 0.9% 氯化钠溶液稀释至 250 ml。老年人及儿童减半。

（王　燕）

数字课程学习

○教学PPT　○导入案例解析　○复习与自测　○更多内容……

第十八章　利尿药与脱水药

章前引言

　　利尿药是一类直接作用于肾脏,促进体内电解质和水的排出而增加尿量的药物;可通过增加肾血流量和肾小球滤过率,抑制肾小管重吸收和分泌而促进尿的生成,通过抑制肾小管的重吸收而实现。临床上主要用于治疗各种原因引起的水肿(如心力衰竭、肾衰竭等),也用于其他非水肿性疾病(如高血压、尿崩症、肾结石、高钙血症、青光眼等)。在某些经肾代谢的药物或毒性药物中毒时,可促进其排泄。

·学习目标·

　　1. 理解呋塞米、氢氯噻嗪和螺内酯的作用、临床应用、不良反应及注意事项。

　　2. 知道甘露醇的作用和临床应用;利尿药的分类、常用药物以及各类药物的作用部位。

　　3. 具备观察药物的疗效、不良反应及做出正确处理的能力,能够熟练进行用药护理。

　　4. 充分利用所学的知识进行健康教育,正确指导患者合理用药、安全用药。

思维导图

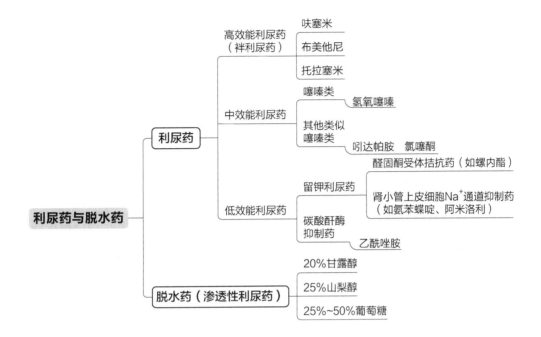

案例导入

　　患者,男,67岁。因慢性肾衰竭、四肢水肿入院治疗。既往有磺胺类药物过敏史,遵医嘱给予呋塞米治疗,治疗第二天出现过敏反应。

问题:

1. 患者为何会出现过敏反应?

2. 呋塞米的主要不良反应有哪些?如何做好防护?

第一节　利　尿　药

一、利尿药作用基础

　　尿液的生成是通过肾小球滤过、肾小管和集合管的重吸收及分泌而实现的,利尿药通过作用于肾单位的不同部位而产生利尿作用。

(一)肾小球滤过

　　肾小球滤过是指血液流经肾小球毛细血管时,除蛋白质和血细胞外,血浆中的其余成分(如葡萄糖、氯化物、无机磷酸盐、尿素、尿酸和肌酐等)均能被滤过进入肾小囊腔内生成超滤液(ulrafilrate)即原尿,是尿生成的第一步。正常人每日原尿量可达 180 L,但排出的终尿仅为 1~2 L,表明约 99% 的原尿在肾小管被重吸收,所以利尿药对肾小球滤过的影响较弱。

(二)肾小管重吸收与分泌

肾小管的重吸收作用对 Na^+、Cl^- 的运转和潴留极为重要。

1. 近曲小管　原尿中约 85% 的 $NaHCO_3$、40% 的 NaCl、葡萄糖、氨基酸和其他所有可滤过的有机溶质通过近曲小管特定的转运系统被重吸收,60% 的水被动重吸收以维持近曲小管液体渗透压的稳定。与利尿药作用关系最密切的是 $NaHCO_3$ 和 NaCl 的重吸收。在目前应用的利尿药中,只有碳酸酐酶抑制药主要在近曲小管中起作用。

近曲小管能主动分泌有机酸和碱,维持体内酸碱平衡。大多数利尿药为有机酸化合物,必须经此分泌至管腔随小管液到达其作用部位。此外,血中还有一些内源性和外源性有机化合物不能从肾小球滤过,也必须经近曲小管分泌排泄,所以当尿酸、肌苷、去甲肾上腺素、组胺、吗啡、普鲁卡因胺、吲哚美辛等与利尿药同时存在于血液中时,它们会相互竞争肾小管的共同分泌通道,干扰利尿药到达其作用部位和影响利尿药在肾脏的排泄,从而影响药物疗效和延长其在体内贮留的时间,增加利尿药的不良反应。

2. 髓袢降支细段　降支细段只吸收水。由于此段髓质高渗,水被渗透压驱动而重吸收。

3. 髓袢升支粗段髓质和皮质部　原尿中约 35% 的 Na^+ 在此段被重吸收,NaCl 的主动重吸收依赖于管腔膜上的 $Na^+-K^+-2Cl^-$ 同向转运体。此段几乎不伴有水的重吸收,因而其在尿液的稀释和浓缩机制中具有重要意义。此段不仅稀释了管腔液,而且重吸收的 Na^+ 维持髓质的高渗。当尿液流经集合管时,在抗利尿激素(antidiuretic hormone, ADH)的调节下,大量的水被再吸收,使尿液浓缩。袢利尿药(如呋塞米等)抑制髓袢升支粗段 NaCl 的重吸收,一方面降低肾的稀释功能;另一方面由于髓质高渗无法维持而降低肾的浓缩功能,产生强大的利尿作用。

4. 远曲小管　原尿中约 10% 的 NaCl 在此段被重吸收,此段 NaCl 重吸收依赖于 Na^+-Cl^- 同向转运体。与升支粗段一样,远曲小管对水的通透性差,NaCl 的重吸收进一步稀释了小管液。噻嗪类等利尿药选择性抑制 Na^+-Cl^- 同向转运体,减少 NaCl 的重吸收,使原尿中 NaCl 浓度升高,影响尿的稀释功能。

5. 集合管　原尿中 2%~5% 的 NaCl 在此段被重吸收,此段 NaCl 重吸收方式为 Na^+-K^+ 交换与 Na^+-H^+ 交换,Na^+-H^+ 交换受碳酸酐酶活性的影响,Na^+-K^+ 交换受醛固酮调节。螺内酯、氨苯蝶啶等利尿药通过拮抗醛固酮或阻滞 Na^+ 通道,产生留钾排钠的利尿作用。

二、常用利尿药

云视频 18-1 常用利尿药分类

表 18-1 常用利尿药分类及作用部位

分类	药物	主要作用部位
高效能利尿药	呋塞米、托拉塞米、布美他尼	肾小管髓袢升支粗段
中效能利尿药	氢氯噻嗪、氯噻酮	远曲小管近端
低效能利尿药	螺内酯、氨苯蝶啶、阿米洛利	远曲小管远端和集合管

(一) 高效能利尿药(袢利尿药)

袢利尿药主要作用于髓袢升支粗段,选择性地抑制 NaCl 的重吸收,利尿作用迅速、强大,是目前最强效的利尿药。

呋 塞 米

呋塞米(furosemide)又称速尿。

【药理作用】

1. 利尿作用 作用于髓袢升支粗段的皮质部和髓质部,与管腔膜上 $Na^+ - K^+ - 2Cl^-$ 同向转运体结合并抑制其功能,减少 NaCl 重吸收,降低肾脏对尿液的稀释和浓缩功能,排出大量近似于等渗的尿液。尿中 Na^+、K^+、Cl^-、mg^{2+}、Ca^{2+} 和水的排出增加。

2. 扩张血管 静脉注射呋塞米可以扩张肾血管,降低肾血管阻力,增加肾血流量,改善肾皮质的血液供应。

【临床应用】

1. 急性肺水肿和脑水肿 静脉注射呋塞米是治疗急性肺水肿的迅速有效的治疗手段之一。静脉注射呋塞米能迅速扩张容量血管,减少回心血量,降低左室充盈压,减轻肺淤血,在利尿作用发生之前即可缓解急性肺水肿。同时由于强大的利尿作用,使血液浓缩,血浆渗透压增高,也有利于消除脑水肿,降低颅内压,对脑水肿合并心力衰竭者尤为适用,常与脱水药合用。

2. 治疗严重水肿 可治疗各类心、肝、肾性水肿等,主要用于其他利尿药治疗无效的严重水肿患者。

3. 防治急、慢性肾衰竭 在急性肾衰竭早期,静脉注射呋塞米有较好的防治作用,通过增加尿量和 K^+ 的排出,冲洗肾小管,减少肾小管的萎缩坏死,但不延缓肾衰竭的进程。大剂量呋塞米也用于其他药物治疗无效的慢性肾衰竭,可使尿量增加,水肿减轻。此外,通过扩张肾血管、增加肾血流量和肾小球滤过率,改善肾衰竭。

4. 加速某些毒物的排泄　急性药物中毒的患者,应用呋塞米结合静脉输液,可使尿量增加,从而加速药物随尿排出。主要用于某些经肾排泄的药物中毒的抢救,如长效巴比妥类、水杨酸类、碘化物等。

5. 其他　口服或静脉注射均可降低血压,但一般不用作降压药,仅用于伴有肺水肿或肾衰竭的高血压及高血压危象时的辅助治疗;也可用于高钾血症和高钙血症等的治疗。

▶ 处方分析 18-1　心功能不全处方

【不良反应】

1. 水与电解质紊乱　常因过度利尿所致。表现为低血容量、低血钾、低血钠、低氯血症。其中低钾血症最多见,应注意及时补充钾盐或与留钾利尿药合用。长期应用还可引起低镁血症,当低血钾和低血镁同时存在时,须同时纠正。

2. 耳毒性　大剂量快速静脉给药,可引起眩晕、耳鸣、听力减退或暂时性耳聋,肾功能不全者尤易发生。耳毒性的发生可能与药物引起内耳淋巴液电解质成分改变有关。故静脉注射宜缓慢,并避免与其他损害听神经的药物(如氨基苷类抗生素)合用。

3. 高尿酸血症　可导致高尿酸血症,与尿酸的重吸收增加和呋塞米与尿酸竞争有机酸分泌途径有关。长期用药时多数患者可出现高尿酸血症,但临床痛风的发生率较低。

4. 胃肠道反应　主要与电解质紊乱有关。常见恶心、呕吐、腹痛、腹泻,甚至胃肠道出血、溃疡等,宜餐后服用。

5. 其他反应　少数患者可引起粒细胞减少、血小板减少;也可发生过敏反应,表现为皮疹、嗜酸性粒细胞增多、间质性肾炎等;久用尚可引起高血糖、高血脂等。糖尿病、高脂血症、痛风、严重肝功能不全者及孕妇慎用。呋塞米、布美他尼和托拉塞米为磺胺衍生物,对磺胺类过敏者使用该类药物时可发生交叉过敏反应,故对磺胺类过敏者禁用。

【药物相互作用】应避免与氨基糖苷类、头孢菌素类、两性霉素 B 等合用,以免增加耳毒性和肾毒性。与强心苷、糖皮质激素合用时应注意补钾。呋塞米能增强降压药作用,合用抗高血压药时应适当减少给药剂量。

▣ 在线案例 18-1　药物配伍禁忌紧急处理方法

(二)中效能利尿药

噻嗪类是临床广泛应用的一类口服利尿药和降压药,主要作用于远曲小管近端。本类药物主要通过促进 NaCl 的排泄产生利尿作用。

氢氯噻嗪

氢氯噻嗪(hydrochlorothiazide)又称双氢克尿塞或双氢氯噻嗪。

【药理作用】

1. 利尿作用　通过抑制肾远曲小管近端 Na^+-Cl^- 同向转运体,抑制 NaCl 的重吸收。由于 Na^+ 在管腔液中浓度的不断增高,导致远曲小管的 $Na^+ - K^+$ 交换增多,故 K^+ 的排出也增多。

2. 抗利尿作用 能明显减少尿崩症患者的尿量和口渴症状,主要因排 Na^+ 使血浆渗透压降低而减轻口渴感。其抗利尿作用机制尚不清楚。

3. 降压作用 用药早期通过利尿、减少血容量而降压,长期用药则通过扩张外周血管而产生降压作用。

【临床应用】

1. 各型水肿 可用于各种原因引起的水肿。对轻、中度心源性水肿疗效较好,是慢性心功能不全的主要治疗药物之一。对肾性水肿的疗效与肾功能损害程度有关,受损较轻者效果较好;肝性水肿在应用时要注意防止低血钾诱发肝性昏迷。

2. 高血压 有温和的降压作用,是治疗高血压的基础药之一;常与其他药物联合应用,可减少后者的剂量,减少不良反应。

3. 尿崩症 可用于肾性尿崩症及升压素无效的垂体性尿崩症。

4. 肾结石 主要抑制高尿钙引起的肾结石的形成。

【不良反应】

1. 水和电解质紊乱 如低血钾、低血钠、低血镁、低氯血症、代谢性碱血症等,其中低钾血症最多见,应注意及时补充钾盐或与留钾利尿药合用。

2. 高尿酸血症、痛风者慎用。

3. 代谢变化 可导致高血糖、高脂血症。糖尿病、高脂血症者慎用。

4. 过敏反应 本类药物具有磺胺类似结构,对磺胺类过敏者禁用。

拓展阅读 18-1 氢氯噻嗪与兴奋剂

(三)低效能利尿药

低效能利尿药按作用方式不同分为两类:①留钾利尿药,主要作用于远曲小管远端和集合管,包括醛固酮受体拮抗药(如螺内酯)和肾小管上皮细胞 Na^+ 通道抑制药(如氨苯蝶啶、阿米洛利);②碳酸酐酶抑制药,主要作用于近曲小管,抑制碳酸酐酶活性,利尿作用弱,代表药为乙酰唑胺。

螺 内 酯

螺内酯(spironolactone)又称安体舒通,是醛固酮的竞争性拮抗药,利尿作用弱、缓慢、持久。螺内酯及其代谢产物的结构与醛固酮相似,可与醛固酮在远曲小管和集合管部位竞争醛固酮受体,干扰醛固酮的保钠排钾作用,呈现排钠保钾作用。其利尿作用与体内醛固酮的浓度有关,仅在体内有醛固酮存在时才发挥作用。对切除肾上腺的动物则无利尿作用。

单用效果较差,常与噻嗪类排钾利尿药合用,主要用于治疗与醛固酮升高有关的顽固性水肿。对肝硬化和肾病综合征水肿者较为有效。此外,螺内酯可用于心力衰竭的治疗,不仅可以利尿消除水肿,而且可以改善心力衰竭的状况。

不良反应较轻,少数患者可引起头痛、困倦与精神紊乱等。长期应用可导致高血钾,尤其在肾功能不全时,故肾功能不全者禁用。此外,还有性激素样不良反应,可引起男性乳房女性化和性功能障碍、妇女多毛症等,停药后可消失。

氨苯蝶啶

氨苯蝶啶(triamterene)通过抑制肾小管上皮细胞 Na^+ 通道而减少 Na^+ 的重吸收,产生排钠利尿和留钾作用,且利尿作用不受体内醛固酮水平的影响。

单用时利尿作用较弱,常与中效能或高效能利尿药合用,治疗各类顽固性水肿或腹水。

不良反应少,可见头昏、嗜睡、皮疹及轻度胃肠道反应。大剂量长期服用可致高钾血症,故肾功能不全或有高钾血症倾向者禁用。

乙酰唑胺

乙酰唑胺(acetazolamide)为碳酸酐酶抑制药。主要通过抑制肾小管近曲小管内的碳酸酐酶,使 H^+ 产生减少, Na^+-H^+ 交换减慢, Na^+ 重吸收减少, Na^+ 、 H_2O 、 HCO_3^- 等排出增加,产生弱的利尿作用;还可抑制睫状体上皮细胞内碳酸酐酶的活性,减少房水的产生,使眼压降低;抑制脉络丛向脑脊液分泌 HCO_3^- ,减少脑脊液的生成和降低脑脊液及脑组织的 pH 值。主要用于治疗青光眼、急性高山病、碱化尿液促排泄等。

严重不良反应少见。常见的不良反应有四肢及面部麻木感、嗜睡,长期应用可引起代谢性酸中毒、尿结石;具有磺胺类似结构,对磺胺类过敏者禁用。

除上述三类利尿药外,尚有不属于利尿药但有利尿作用的药物,即黄嘌呤类(如氨茶碱)、成酸性盐类(如氯化铵)以及渗透性利尿药(如甘露醇)。

关于利尿药的选择:肾功能正常者常以噻嗪类为主,并酌情补充钾盐,必要时加用留钾利尿剂;肾功能减退者宜选择袢利尿剂,如呋塞米(忌用依他尼酸);对顽固性水肿的患者,可联合使用袢利尿剂、噻嗪类利尿剂和留钾利尿剂,可同时阻断髓袢升支粗段和远曲小管对钠的重吸收,产生明显的利尿效果,但应避免过度利尿和长期用药,防止发生不良反应。

第二节　脱　水　药

脱水药(dehydrant agents)又称渗透性利尿药(osmotic diuretics),是一种非电解质类物质。静脉注射给药后,可以提高血浆渗透压,产生组织脱水作用;可提高肾小管腔液渗透压,产生渗透性利尿作用。

本类药一般具备如下特点:①静脉注射后不易通过毛细血管进入组织;②易经肾小球滤过;③不易被肾小管再吸收;④在体内不被代谢或代谢较慢,无药理活性。本类药物包括甘露醇、山梨醇、异山梨醇、尿素、高渗葡萄糖、甘油果糖等。目前临床常用甘露醇。

甘　露　醇

甘露醇(mannitol)口服不吸收,临床常用 20% 的高渗溶液静脉注射或静脉滴注。

【药理作用和临床应用】

1. 脱水作用 静脉给药后,不易从毛细血管渗入组织,迅速提高血浆渗透压,使组织间液及细胞内的水分向血浆转移,产生组织脱水作用。可迅速降低颅内压、眼内压,是治疗脑水肿降低颅内压的首选药物;也可用于青光眼急性发作和患者术前应用以降低眼压。口服用药则导致渗透性腹泻,可用于从胃肠道消除毒性物质。

2. 利尿作用 作用机制可能是:①静脉给药后,因增加血容量使肾小球滤过率增加,经肾小球滤过后几乎不被肾小管重吸收,使肾小管液中的渗透压增高,减少肾小管和集合管对水的重吸收;②扩张肾血管,增加肾髓质血流量,从而产生渗透性利尿作用。可用于预防急性肾衰竭。在少尿时,若及时应用甘露醇,通过脱水作用可减轻肾间质水肿。同时由于渗透性利尿效应,可维持足够的尿量稀释肾小管内有害物质,保护肾小管免于坏死。另外,还能改善急性肾衰竭早期的血流动力学变化,对肾衰竭伴有低血压者效果较好。

📖 拓展阅读 18-2 渗透性利尿

【不良反应】 静脉滴注速度过快,可致恶心、呕吐、头痛、眩晕、视力模糊、寒战、发热、心动过速、胸痛、尿潴留、脱水等。常见水和电解质紊乱症状。由于快速大量静脉滴注,血容量大量迅速增多,使循环血量增加而加重心脏负荷,导致心力衰竭,故充血性心力衰竭者禁用。此外,活动性颅内出血者禁用。

山 梨 醇

山梨醇(sorbitol)的作用和临床应用与甘露醇相似,临床常用25%的高渗溶液。由于进入体内后,部分被转化为果糖而失去渗透性脱水作用,故作用较弱。

高渗葡萄糖

50%的高渗葡萄糖(hypertonicglucose)有脱水及渗透性利尿作用,临床上主要用于脑水肿和急性肺水肿。因葡萄糖可从血管内弥散到组织中,且易被代谢,故作用较弱而不持久。单独用于脑水肿治疗时,停药后可出现颅内压回升而引起反跳,故一般与甘露醇合用。

第三节 用药护理及常用制剂和用法

一、用药护理

(一)利尿药的用药护理

1. 用药期间应防止和避免电解质紊乱,长期应用引起低血钾,患者出现恶心、呕吐、腹胀、肌无力及心律失常等表现,应及时报告医生。如需静脉补钾,应注意药液的稀释比例和静脉滴注速度。指导患者合理饮食,根据所选利尿药,告知患者有些利尿药可能会存在钾盐丢失的情况,应多吃含钾丰富食物(如橙汁、葡萄干、香蕉等),亦可服用一些钾盐替代品。相反,有些利尿药可能造成高血钾,应避免高钾饮食。

2. 呋塞米注射液的 pH 值约为 9,不能用葡萄糖等酸性溶液稀释,否则容易析出沉淀。

3. 警惕耳毒性,大剂量快速静脉滴注时,患者可出现耳鸣、听力减退或暂时性耳聋,一旦发生应立即停药。肾功能不全或同时使用其他耳毒性药物(如氨基糖苷类抗生素)时较易发生,应避免与此类药物合用。

4. 利尿药在治疗初期应使用小剂量,通过监测每日体重和尿量变化调整剂量。静脉用药应持续监测尿量、心率和心律,特别是老年人,以便早期发现水、电解质紊乱。告知患者尽量日间用药,以免夜间排尿次数增多而影响睡眠。

5. 螺内酯用药前应了解患者的血钾浓度。

6. 饮酒及合用含酒精制剂或引起血压下降的药物,能增强呋塞米的利尿和降压作用。

7. 氨苯蝶啶服药后多数患者出现淡蓝色荧光尿,应提前告知患者避免造成恐慌。

(二) 脱水药的用药护理

1. 甘露醇在气温较低时,常析出结晶,可用热水(80 ℃)加温并振摇,待溶解后使用。当甘露醇浓度高于 15% 时,应使用有过滤器的输液器;用于治疗水杨酸盐和巴比妥类药物中毒时,应合用碳酸氢钠以碱化尿液。

2. 甘露醇宜快速静脉滴注,静脉注射部位可有轻度疼痛,也可能出现血栓性静脉炎。如药物外渗可致组织水肿,渗出较多时可引起组织坏死,可用 0.5% 普鲁卡因局部封闭注射,并热敷处理。

3. 根据病情选择合适的给药浓度,避免不必要的高浓度和大剂量。在静脉输液的晶体溶液中,高渗溶液用于利尿脱水,常用 20% 甘露醇、25% 山梨醇和 25%~50% 葡萄糖注射液。

二、常用制剂和用法

1. 呋塞米　片剂:20 mg,口服。每次 20 mg,每日 2 次。为避免发生电解质紊乱,应从小量开始,间歇给药,服药 1~3 日,停药 2~4 日。注射剂:20 mg/2 ml。每次 20 mg,肌内注射或稀释后缓慢静脉注射,每日或隔日 1 次。

2. 布美他尼　片剂:1、5 mg,口服。每日 1~5 mg。

3. 依他尼酸　片剂:25 mg,口服。每次 25 mg,每日 1~3 次。

4. 氢氯噻嗪　片剂:25 mg,口服。每次 25~50 mg,每日 2 次。针对不同的疾病,用药次数可以有所变动。

5. 氯噻酮　片剂:50、100 mg,口服。每次 100 mg,每日 1 次或隔日 1 次。

6. 螺内酯　胶囊:20 mg,口服。每次 20 mg,每日 3~4 次。

7. 氨苯蝶啶　片剂:50 mg,口服。每次 25~50 mg,每日 2~3 次。

8. 甘露醇 注射剂：20 g/100 ml、50 mg/250 ml。按体重 1～2 g/kg，静脉注射，必要时每 4～6 小时重复使用 1 次。

9. 葡萄糖 注射剂：50%溶液，每支 20 ml。静脉注射，每次 40～60 ml。

（王 燕）

数字课程学习

○教学PPT ○导入案例解析 ○复习与自测 ○更多内容……

第十九章 抗高血压药

章前引言

高血压是以体循环动脉血压持续升高为主要临床表现,可导致心、脑、肾和血管改变的常见的心血管综合征,分为原发性高血压和继发性高血压。原发性高血压,又称高血压病,是心脑血管疾病最重要的危险因素,常与其他心血管危险因素共存,可损伤重要脏器,最终导致这些器官功能衰竭。目前认为高血压病是一种遗传因素和环境因素相互作用所致的疾病,其机制尚不完全清楚。高血压定义为在未使用降压药物的情况下,诊室收缩压(SBP)≥140 mmHg 和(或)舒张压(DBP)≥90 mmHg。根据血压升高水平,将高血压分为Ⅰ~Ⅲ级。

抗高血压药是一类能降低血压,用于治疗高血压的药物。可通过有效降低血压,防止或减少重要器官的损伤,从而改善高血压患者的生活质量,延长生命。

·学习目标·

1. 知道常用抗高血药分类及用药原则。

2. 理解常用抗高血药的作用、临床应用、不良反应。

3. 具备观察药物的疗效、不良反应及做出正确处理的能力,能够熟练进行用药护理。

4. 充分利用所学的知识进行防治高血压健康教育,正确指导患者合理用药、安全用药。

思维导图

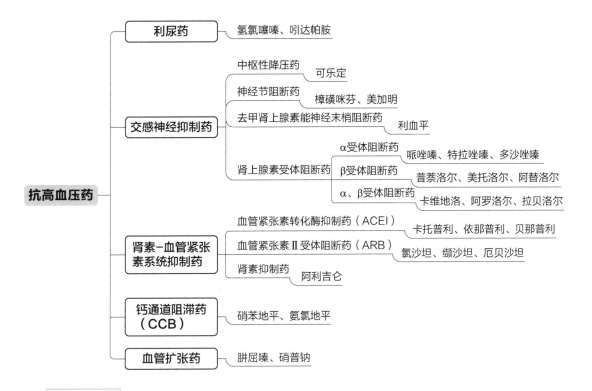

拓展阅读 19-1　中国高血压防治指南

抗高血压药
- 利尿药 —— 氢氯噻嗪、吲达帕胺
- 交感神经抑制药
  - 中枢性降压药 —— 可乐定
  - 神经节阻断药 —— 樟磺咪芬、美加明
  - 去甲肾上腺素能神经末梢阻断药 —— 利血平
  - 肾上腺素受体阻断药
    - α受体阻断药 —— 哌唑嗪、特拉唑嗪、多沙唑嗪
    - β受体阻断药 —— 普萘洛尔、美托洛尔、阿替洛尔
    - α、β受体阻断药 —— 卡维地洛、阿罗洛尔、拉贝洛尔
- 肾素-血管紧张素系统抑制药
  - 血管紧张素转化酶抑制药（ACEI） —— 卡托普利、依那普利、贝那普利
  - 血管紧张素Ⅱ受体阻断药（ARB） —— 氯沙坦、缬沙坦、厄贝沙坦
  - 肾素抑制药 —— 阿利吉仑
- 钙通道阻滞药（CCB） —— 硝苯地平、氨氯地平
- 血管扩张药 —— 肼屈嗪、硝普钠

案例导入

　　患者，女，65岁，诊断为高血压1年。遵医嘱服用卡托普利片25 mg，每日3次；阿司匹林肠溶片100 mg，每日1次；辛伐他汀片20 mg，每日1次。近期因"干咳、气短"来院就诊。

　　问题：

　　1. 患者为何会出现干咳？

　　2. 针对患者目前存在的问题应如何处理？

第一节　抗高血压药的分类

拓展阅读 19-1　中国高血压防治指南

　　血压（blood pressure）是指血管内流动的血液对血管侧壁的压力，一般指体循环的动脉血压。血压形成主要与心输出量（主要受心脏功能、回心血量和血容量的影响）和外周阻力(主要受小动脉紧张度的影响)有关。大多数抗高血压药主要通过影响交感神经系统和肾素-血管紧张素系统(renin-angiotensin system，RAS)，减少心输出量和(或)降低外周阻力，降低血压。根据各种药物的作用和作用部位，其分类见表 19‑1。

表 19‑1　抗高血压药分类

药物分类	常用药物
1. 利尿药(diuretics)*	氢氯噻嗪、吲达帕胺
2. 交感神经抑制药	
(1) 中枢性降压药	可乐定
(2) 神经节阻断药	樟磺咪芬、美加明
(3) 去甲肾上腺素能神经末梢阻断药	利血平
(4) 肾上腺素受体阻断药	
α受体阻断药	哌唑嗪、特拉唑嗪、多沙唑嗪
β受体阻断药*	普萘洛尔、美托洛尔、阿替洛尔
α、β受体阻断药	卡维地洛、阿罗洛尔、拉贝洛尔
3. 肾素-血管紧张素系统抑制药	
(1) 血管紧张素转化酶抑制药(angiotensin converting enzyme inhibitor，ACEI)*	卡托普利、依那普利、贝那普利
(2) 血管紧张素Ⅱ受体阻断药(angiotensin Ⅱ receptor blocker，ARB)*	氯沙坦、缬沙坦、厄贝沙坦
(3) 肾素抑制药(renin inhibitor)	阿利吉仑
4. 钙通道阻滞药(calcium channel blocker，CCB)*	硝苯地平、氨氯地平
5. 血管扩张药	肼屈嗪、硝普钠

注：标记"＊"者，为目前国际公认的一线抗高血压药，即 ACEI、ARB、β受体阻断药、CCB 和利尿剂

第二节　常用抗高血压药

一、利尿药

限制钠盐的摄入是早期治疗高血压的手段之一。随着 20 世纪 50 年代噻嗪类利尿药的问世，以药物改变体内 Na^+ 平衡成为治疗高血压的主要方法之一。各类利尿药单用即有降压作用，并可增强其他降压药的作用。利尿药降低血压的确切机制尚不十分明确。用药初期，利尿药可通过排钠利尿、减少血容量而降低血压，长期使用可降低血管阻力。这可能是因为持续排钠，使血管平滑肌细胞内的 Na^+ 减少；$Na^+ - Ca^{2+}$ 交换减少，使细胞内的 Ca^{2+} 含量降低，导致血管平滑肌对缩血管物质的反应性减弱，血管扩张而降压。

噻嗪类利尿药是利尿降压药中最常用的一类。大规模临床试验表明，噻嗪类利尿药可降低高血压并发症(如脑卒中和心力衰竭)的发病率和患者的病死率。

氢氯噻嗪

氢氯噻嗪(hydrochlorothiazide)又名双氢克尿噻(hydrochlorothiazide)，为噻嗪类利尿药，属于中效能利尿药。

【药理作用和临床应用】氢氯噻嗪通过排钠利尿，产生温和而持久的降压作用。单独使用可治疗Ⅰ级高血压，尤其适用于老年人、单纯收缩期高血压及合并心力衰竭的患者。也可与β受体阻断药、血管紧张素转化酶抑制药(ACEI)、钙通道阻滞药(CCB)、血管扩张药等抗高血压药合用治疗Ⅱ、Ⅲ级高血压，并能缓解其他药物引起的水钠潴留。

【不良反应】长期大量使用可引起电解质紊乱，低钾血症最为常见；且随着用药剂量增加，低钾血症发生率也相应增加，因此建议小剂量使用。单用噻嗪类治疗高血压时，尤其是需要长期使用时，应合用留钾利尿药或 ACEI 或血管紧张素Ⅱ受体阻断药(ARB)类药物以减少 K^+ 的排出，抵消或减轻其低血钾的不良反应。此外，氢氯噻嗪还影响脂质代谢、糖代谢，导致血浆胆固醇、血糖、尿酸等升高，故高脂血症、糖尿病及痛风患者慎用。严重心力衰竭或慢性肾功能不全时，可能需要应用高效能利尿药(如呋塞米)，同时需补钾。

吲达帕胺

吲达帕胺(indapamide)为新型强效、长效降压药。

【药理作用】吲达帕胺具有利尿作用和钙拮抗作用。利尿作用比氢氯噻嗪强。对血管平滑肌选择性高，通过阻滞钙离子内流，松弛血管平滑肌，使扩张血管，降低外周血管阻力，产生降压作用。

【不良反应】较氢氯噻嗪轻，可有口干、恶心、眩晕、头痛、失眠等。对合并有氮质血症或尿毒症的高血压患者、高血压危象患者可选用吲达帕胺。本药对血糖、血脂代谢无明显影响，故伴有糖尿病、高脂血症的患者可选用。

二、β受体阻断药

▶ 处方分析 19-1　糖尿病伴高血压处方

β受体阻断药主要通过抑制过度激活的交感神经活性、抑制心肌收缩力、减慢心率而发挥降压作用。长期应用一般不引起水钠潴留，亦无明显的耐受性。

本类药物可减慢心率，尤其适用于心率过快的患者，用于合并心肌梗死或心力衰竭的患者，可改善预后；用于冠心病、稳定型心绞痛患者，可减轻心绞痛症状。心肌梗死或心力衰竭急性期不建议首用β受体阻断药。以阻断β受体为主的α和β受体阻断药，如卡维地洛、阿罗洛尔、拉贝洛尔等，也适用于上述人群。

严重心动过缓患者禁用，如心率<55 次/min、病态窦房综合征、二度或三度房室传导阻滞患者；哮喘患者也禁用。大剂量应用时对糖脂代谢可能有影响，高心脏选择性β受体阻断药对糖脂代谢影响不大。

普萘洛尔

【药理作用和临床应用】普萘洛尔(propranolol)又称心得安，为非选择性β受体阻断药,对 β_1 和 β_2 受体具有相同的亲和力,无内在拟交感活性。通过阻断 β_1、β_2 受体,减少心输出量、抑制肾素释放、抑制交感神经系统活性等多种机制产生降压作用。其降压作用缓慢、温和、持久,不易产生耐受性。

普萘洛尔临床用于各种程度的原发性高血压,可作为抗高血压的首选药单独应用,也可与其他抗高血压药合用。对心输出量及肾素活性偏高者疗效较好,高血压伴有稳定型心绞痛、偏头痛、焦虑症等宜选用 β 受体阻断药。

【不良反应】长期用药引起脂质代谢异常。用药存在明显个体差异,应从小剂量开始,逐渐增至治疗剂量。长期用药时突然停药,可引起原有病情加重,因此在病情控制后应逐渐减量直至停药。严重左室心功能不全、窦性心动过缓、重度房室传导阻滞和支气管哮喘者禁用。心肌梗死患者及肝功能不全者应慎用。

卡维地洛

卡维地洛(carvedil)为 α、β 受体阻断药,阻断 β 受体的同时具有舒张血管作用。不良反应与普萘洛尔相似,但不影响血脂代谢。用于治疗Ⅰ、Ⅱ级高血压或伴有肾功能不全、糖尿病的高血压患者。

三、血管紧张素转化酶抑制药

云视频 19-1　肾素-血管紧张素系统抑制药作用机制

血管紧张素转化酶抑制药(ACEI)能抑制血管紧张素转换酶(ACE)活性,使血管紧张素Ⅱ(AngⅡ)的生成和缓激肽的降解减少,扩张血管,降低血压。ACEI 不仅具有良好的降压效果,而且能防止和逆转心肌肥大和血管增生,保护重要靶器官,对高血压患者的并发症及一些伴发疾病有良好的治疗效果。

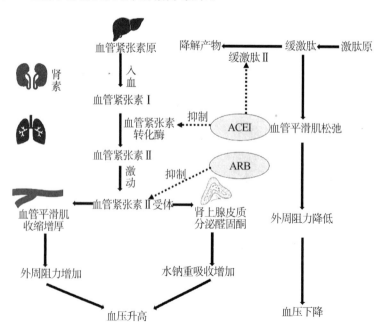

图 19-1　肾素-血管紧张素系统抑制药作用机制图

卡托普利

　　▣　在线案例 19-1　高血压伴肾功能不全

　　【药理作用】卡托普利（captopril）又名甲巯丙脯酸、巯甲丙脯酸，具有轻、中等强度的降压作用，可降低外周阻力，增加肾血流量，增加糖尿病与高血压患者对胰岛素的敏感性，且不伴反射性心率加快。

　　【临床应用】主要用于各型高血压。单用 ACEI 可有效控制Ⅰ、Ⅱ级高血压患者的血压。与利尿药、β受体阻断药等合用治疗Ⅱ、Ⅲ级高血压，加用利尿药增效，比加大给药剂量更有效。尤其适用于合并有糖尿病及胰岛素抵抗、左心室肥厚、心力衰竭、急性心肌梗死、肾病的高血压患者。

　　【不良反应】

　　1. 首剂低血压　较常见。应从小剂量开始给药。

　　2. 咳嗽　刺激性干咳是较常见的不良反应，是患者不能耐受而被迫停药的主要原因。偶有支气管痉挛性呼吸困难，可不伴有咳嗽；吸入色甘酸钠可以缓解。咳嗽与支气管痉挛的原因可能与卡托普利使缓激肽和（或）前列腺素、P 物质在肺内蓄积有关。

　　3. 高血钾　由于能抑制 AngⅡ生成，使依赖 AngⅡ的醛固酮分泌减少，因此血钾升高，多见于高血压伴有肾功能障碍者、同时服用留钾利尿药的患者，故高血钾者禁用。避免与留钾利尿药合用。

　　4. 血管神经性水肿　是较严重的不良反应，可发生于嘴唇、舌头、口腔、鼻部与面部其他部位。偶可发生于喉头，威胁生命。血管神经性水肿发生的机制与缓激肽或其代谢产物有关。多发于用药的第一个月，一旦发生应立即停药。

　　5. 肾功能损伤　卡托普利抑制 AngⅡ的生成，使出球小动脉舒张，肾灌注压降低，导致肾滤过率与肾功能降低，停药后常可恢复。故双侧肾动脉狭窄、严重肾功能不全者禁用。

　　6. 低血糖　由于卡托普利能增强机体对胰岛素的敏感性，因此常伴有降低血糖的作用。

　　7. 其他　因含有巯基（-SH 基团），可产生味觉障碍、皮疹与白细胞缺乏等，减量或停药后可消失。此外，孕妇禁用。

依那普利

　　依那普利（enalapril）不含巯基（-SH 基团），降压作用与卡托普利相似；但抑制 ACE 的作用比卡托普利强，降压作用强而持久。不良反应少，干咳等发生率低。目前临床主要用于治疗高血压和充血性心力衰竭。

四、血管紧张素Ⅱ受体阻断药——氯沙坦

　　▣　在线案例 19-2　高血压合并心脏病和肾功能不全

　　血管紧张素Ⅱ受体包括血管紧张素 1 型受体（AT_1 受体）和 2 型受体（AT_2 受体）。

目前应用于临床的血管紧张素受体阻断药为 AT_1 受体阻断药,具有良好的降压作用和器官保护作用。AT_1 受体被阻断后,可抑制 AngⅡ 收缩血管与刺激肾上腺皮质释放醛固酮,导致血压降低。AT_1 受体阻断药可通过抑制 AngⅡ 所介导的心血管细胞增殖肥大作用,有效防治心血管的重构。

血管紧张素Ⅱ受体阻断药(ARB)在受体水平阻断 RAS。与 ACEI 相比,AT_1 受体阻断药增强 AT_2 受体的器官保护作用,阻断几乎所有 AngⅡ 的有害作用;不影响缓激肽等物质的生化代谢,几乎不出现干咳、血管神经性水肿等不良反应。

氯 沙 坦

【药理作用和临床应用】氯沙坦(losartan)为选择性 AT_1 受体阻断药。可阻断 AT_1 受体,使血管扩张,血压下降,心脏负荷减轻,阻止或逆转心血管重构作用,改善心功能;还可增加肾血流量和肾小球滤过率,使尿量、尿钠、尿酸排泄增加,具有保护肾脏的作用。临床用于治疗原发性高血压及高血压合并肾病或糖尿病性肾病。

【不良反应】较少,较少发生干咳和血管神经性水肿,对血脂及血糖无影响,也不引起直立性低血压。

五、钙通道阻滞药

钙通道阻滞药(CCB)又称钙拮抗药(calcium antagonists),是一类选择性阻滞钙通道,抑制细胞外 Ca^{2+} 内流,降低细胞内 Ca^{2+} 浓度的药物。因血管平滑肌肌质网的发育较差,血管收缩时所需要的 Ca^{2+} 主要来自细胞外,故血管平滑肌对 CCB 的作用很敏感,所以 CCB 可显著松弛血管平滑肌,明显降低血压。本类药物从化学结构上可将其分为两类。①二氢吡啶类:最为常用,对血管平滑肌具有选择性,扩血管作用较强,且较少影响心脏,如硝苯地平、尼群地平、氨氯地平等。②非二氢吡啶类:对心脏和血管均有作用,如维拉帕米等,降压作用温和,可同时降低收缩压和舒张压,还可逆转高血压所致左心室肥厚。长期服用较少产生耐受性,对脂质、糖、尿酸及电解质代谢无明显影响。

硝苯地平

【药理作用和临床应用】硝苯地平(nifedipine)又名硝苯吡啶或心痛定,为二氢吡啶类钙通道阻滞药。通过阻断钙通道,降低细胞内钙离子浓度,扩张小动脉,导致外周血管阻力下降而降低血压。临床用于Ⅰ~Ⅲ级高血压,与利尿药、β受体阻断药、ACEI 等合用可增强疗效。亦用于老年单纯收缩期高血压、伴有心绞痛或肾脏疾病、糖尿病、哮喘、高脂血症及恶性高血压患者。

【不良反应】常见的不良反应有头痛、心悸、踝部水肿(由毛细血管扩张而不是水钠潴留导致)等,主要与过度扩张血管有关。降压时可反射性加快心率,增高血浆肾素活性,可合用β受体阻断药,产生协同作用。长期应用硝苯地平短效、速效制剂不良反应增多。推荐使用硝苯地平缓释片,既可以减轻因迅速降压而造成的反射性交感神经张力增加,又可以减少血压波动性,保护重要靶器官。

六、α受体阻断药

哌 唑 嗪

【药理作用】哌唑嗪(prazosin)为选择性 α_1 受体阻断药,对小动脉和小静脉均有舒张作用,通过降低外周血管阻力,产生降压作用。长期应用可降低血脂。不会引起反射性心率加快和肾素分泌增加,对心率、心输出量、肾血流量等无明显影响。此外,哌唑嗪可通过阻断膀胱颈、前列腺包膜和腺体、尿道处的 α_1 受体,缓解前列腺增生患者排尿困难症状。

【临床应用】主要用于Ⅰ、Ⅱ级高血压患者,特别是伴有高脂血症或前列腺肥大的高血压患者,与利尿药或β受体阻断药合用可增强疗效。

【不良反应】主要为首剂现象,即首次用药时出现严重的直立性低血压、恶心、眩晕、心悸等表现。这可能是由于阻滞内脏交感神经的收缩血管作用,使静脉舒张,回心血量减少所致。若首剂减为 0.5 mg,并于睡前服用可防止或减轻该反应。

第三节　其他抗高血压药

一、中枢性降压药

可 乐 定

【药理作用】可乐定(clonidine)又称氯压定或可乐宁,可通过兴奋延髓背侧孤束核突触后膜的 α_2 受体和延髓腹外侧核吻侧端的咪唑啉 I_1 受体,使外周交感神经功能降低,而产生中等偏强的降压作用。此外,有镇静、抑制胃肠运动及分泌等作用。

【临床应用】主要用于治疗Ⅱ级高血压患者,特别是伴有溃疡病的高血压患者。与利尿药合用可治疗Ⅲ级高血压患者,主要用于其他降压药疗效不佳时。口服可预防偏头痛,也可作为治疗吗啡类镇痛药成瘾者的戒毒药,还可用于戒烟。其溶液剂滴眼,用于治疗开角型青光眼。

【不良反应】久用可见水钠潴留,长期使用需同时合用利尿药。长期应用突然停药可出现交感神经功能亢进现象,如心悸、出汗、情绪激动、血压升高等,可用α受体阻断药酚妥拉明对抗,停药时应缓慢减量。

本类药物还有甲基多巴(methyldopa)、莫索尼定(moxonidine)等。

二、血管扩张药

⊙ 处方分析 19-2　高血压伴高血压脑病处方

血管平滑肌扩张药通过直接扩张血管而产生降压作用。由于直接扩张血管平滑肌的药物不良反应较多，一般不单独用于治疗高血压，仅在其他降压药无效时才加用该类药物。

硝 普 钠

【药理作用】硝普钠（sodium nitroprusside）为快速、强效、短效的血管扩张药，能直接松弛小动脉和小静脉，降低心脏前、后负荷，迅速降低血压。遇光易被破坏，静脉滴注时应避光，溶液应现配现用。硝普钠在血管平滑肌内可释放出一氧化氮（NO），NO 激活血管平滑肌细胞内的鸟苷酸环化酶，生成环磷酸鸟苷（cGMP），导致血管平滑肌松弛，从而产生明显的降压作用。

【临床应用】适用于高血压急症的治疗和手术麻醉时的控制性低血压；也可用于高血压合并心力衰竭或嗜铬细胞瘤发作引起的血压升高。

【不良反应】静脉滴注时患者可出现头痛、恶心、出汗、心悸等症状，停药或减慢滴速后症状消失。大剂量或连续使用可引起氰化物或硫氰化物蓄积中毒而致甲状腺功能减退，可用硫代硫酸钠防治，同时须严密监测血浆氰化物浓度。

三、去甲肾上腺素能神经末梢阻断药

去甲肾上腺素能神经末梢阻断药主要通过影响儿茶酚胺的贮存及释放产生降压作用，如利血平（reserpine）及胍乙啶（guanethidine）。利血平兼有降压和安定的作用，由于降压作用较弱、不良反应多，目前已不单独应用，常与利尿药合用治疗Ⅰ、Ⅱ级高血压。胍乙啶较易引起肾、脑血流量减少及水钠潴留，主要用于重症高血压。

第四节　用药护理及常用制剂和用法

拓展阅读 19-2　高血压患者膳食指导

一、用药护理

1. 鼓励患者改变不良的生活方式，如限盐、减重、多运动、戒烟、限酒、维持良好的心态。

2. 使用抗高血压药期间，应密切监测患者的血压、心率、心电图、体液、电解质（如血钾水平）等的变化，便于及早发现严重不良反应。

3. 使用抗高血压药时，采用个体化治疗原则，应从小剂量开始，逐渐增至治疗剂量。长期用药时不可突然停药，以免引起原有病情加重。因此，在病情控制后应逐渐减量直至停药。

4. 告知患者合理联合用药可提高疗效，减少不良反应。

5. 做好直立性低血压的防治，告知患者正确判断直立性低血压的表现，做好防护

措施。给药后告知患者静卧 30 min,一旦发生直立性低血压,应取平卧位,必要时给予去甲肾上腺素升压。哌唑嗪存在首剂现象,建议首剂减为 0.5 mg,并于睡前服用可防止或减轻该反应。

6. 告知患者服用 β 受体阻断药治疗期间注意监测血糖。因其容易掩盖低血糖症状而延误诊断,特别是高血压伴有糖尿病的患者。

7. 告知患者服用硝苯地平缓释片时不可掰开服用而需整片吞服,服药时间不受就餐时间的限制。用药时,避免食用柚子等增强降压效果的食物。

8. 硝普钠遇光易被破坏,静脉滴注时应避光,现配现用。

二、常用制剂和用法

1. 氢氯噻嗪　片剂:25 mg。口服,每次 12.5～25 mg,每日 1～2 次。

2. 硝苯地平　片剂:10 mg。遮光密闭保存。从小剂量开始服用,一般起始剂量 10 mg,每日 3 次;常用的维持剂量为 10～20 mg,每日 3 次。部分有明显冠状动脉痉挛者,可用至 20～30 mg,每日 3～4 次。每日极量不宜超过 120 mg。如果病情紧急,可嚼碎服或舌下含服每次 10 mg,根据患者对药物的反应,决定再次给药。缓释片:10、20 mg。每次 30 mg 或 60 mg,每日 1 次。通常整片药片用少量液体吞服,服药时间不受就餐时间限制。

3. 尼群地平　片剂:10、20 mg。口服,每次 10～20 mg,每日 1～2 次,每日维持剂量 10～20 mg。

4. 氨氯地平　片剂:5 mg。口服,5～10 mg,每日 1 次。

5. 盐酸普萘洛尔　片剂:10 mg。口服,每次 10～20 mg,每日 3～4 次,以后每周增加剂量 10～20 mg,直至达到满意疗效,一般每日剂量以不超过 300 mg 为宜。遮光密闭保存。

6. 阿替洛尔　片剂:25、50、100 mg。口服,50～100 mg,每日 1 次。

7. 美托洛尔　片剂:50、100 mg。口服,每日 50～100 mg,分 2～3 次服,可逐渐加量;必要时可增至每日 200 mg,维持剂量为每日 50～200 mg。

8. 拉贝洛尔　片剂:100、200 mg。口服,开始时每次 100 mg,每日 2～3 次;如疗效不佳,可增至每次 200 mg,每日 3～4 次。

9. 卡托普利　片剂:25、50、100 mg。口服,开始时每次 25 mg,每日 3 次,饭前服,逐增至每次 50 mg,每日 3 次;每日极量 450 mg。

10. 马来酸依那普利　片剂:5、10 mg。口服,开始时每日 2.5～5 mg,治疗剂量为每日 2.5～40 mg,可 1 次或分 2 次服用。

11. 氯沙坦　片剂:25、50 mg。口服,每次 25 mg,每日 2 次。

12. 盐酸可乐定　片剂:0.075 mg。口服,常用剂量为每次 0.075～0.15 mg,每日 1～3 次,根据病情可逐渐增加剂量,每次极量 0.4～0.6 mg。注射剂:0.15 mg/ml。肌内注射或静脉注射,每次 0.15～0.3 mg,必要时每 6 小时重复 1 次。遮光密闭保存。滴眼用 0.25% 溶液 1～2 滴，每日 2～3 次。

13. 盐酸哌唑嗪　胶囊剂：1、2、5 mg；片剂：0.5、1、2 mg。口服，首次 0.5 mg，然后每次 1 mg，每日 3 次。一般每隔 2～3 日增加 1 mg。

14. 盐酸肼屈嗪　片剂：10、25、50 mg。口服，起始剂量 10～25 mg，每日 3 次，以后按需要增至每次 50 mg，每日 3 次。每日极量不能超过 200 mg。应遮光密闭、干燥处保存。

15. 硝普钠　粉针剂：50 mg。静脉滴注：50 mg 以 5% 葡萄糖溶液 2～3 ml 溶解，然后根据所需浓度再稀释于 250、500 或 1 000 ml 的 5% 葡萄糖溶液中，缓慢静脉滴注（容器避光），根据临床症状与血压调整药量，滴速不超过 3 μg/(kg·min)。配制时间超过 4 小时的溶液不宜使用。本品为鲜红色透明结晶性粉末，遮光（并加黑纸包裹）、密闭保存。

16. 硫酸胍乙啶　片剂：10、25 mg。口服，开始每次 5～10 mg，每日 1～2 次，以后每周递增每日 10 mg，血压控制后改为维持剂量，一般每日 20～80 mg。

（王　燕）

数字课程学习

○教学 PPT　○导入案例解析　○复习与自测　○更多内容……

第二十章 抗心律失常药

章前引言

心律失常(arrhythmia)是指心脏自律性异常或传导障碍引起的心动过速、心动过缓或心跳不规律等异常表现,使心脏泵血功能发生障碍,影响全身组织和器官供血。心律失常治疗方法有药物治疗和非药物治疗(如射频消融、起搏器、电击复律、手术等)。临床上将心律失常分为缓慢型和快速型两种类型。缓慢型心律失常(如窦性心动过缓、房室传导阻滞等)可应用异丙肾上腺素及阿托品治疗;快速型心律失常的形成机制比较复杂,本章主要介绍快速型心律失常及其治疗药物。

学习目标

1. 理解常用抗心律失常药的主要作用、临床应用和不良反应。
2. 知道快速型心律失常的异常电生理学机制及抗心律失常药的分类。
3. 具备观察药物的疗效、不良反应及做出正确处理的能力,能够熟练进行用药护理。
4. 充分利用所学的知识进行健康教育,正确指导患者合理用药、安全用药。

思维导图

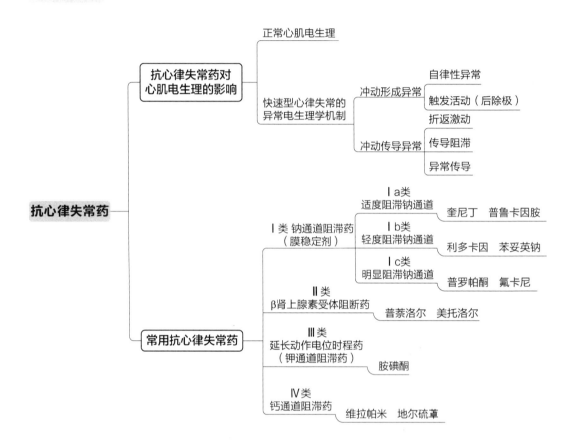

案例导入

患者,女,38 岁,高职院校辅导员。因颈部肿大、消瘦、心悸、双下肢胫前水肿数月来院就诊。既往无高血压、冠心病、糖尿病病史。体检:体温 36.2 ℃,呼吸频率 12 次/min,脉搏 112 次/min,血压 135/90 mmHg,血清 T_3、T_4 水平明显升高。心电图提示窦性心动过速。临床诊断为甲状腺功能亢进伴窦性心动过速。

问题:

1. 该患者可选用哪类药物进行治疗? 并做出解释。

2. 作为护士,在患者用药期间应如何做好用药指导?

第一节 抗心律失常药对心肌电生理的影响与药物分类

一、正常心肌电生理

正常的心脏冲动起自窦房结,依次经过心房、房室结、房室束及浦肯野纤维,最后传达至心室肌,引起心脏的节律性收缩。心脏活动依赖于心肌正常电活动,而心肌细胞动作电位(action potential,AP)的整体协调平衡是心脏电活动正常的基础。单个心肌细胞动作电位特性,又取决于各种跨膜电流的平衡状态。不同部位的心肌细胞动作电位不完全一样(图20-1)。按动作电位特征可将心肌细胞分为快反应细胞和慢反应细胞两大类。快反应细胞包括心房肌、心室肌和浦肯野细胞,其动作电位的特点是去极化速度和幅度大,兴奋传导速度快,复极过程缓慢并且可分成几个时期,因而动作电位时程(action potential duration,APD)很长。慢反应细胞包括窦房结和房室结细胞,其动作电位特点是去极化速度和幅度小,兴奋传导速度慢,复极过程缓慢而没有明确的时期区分。快反应细胞和慢反应细胞在某些实验条件或病理情况下,可发生转变。

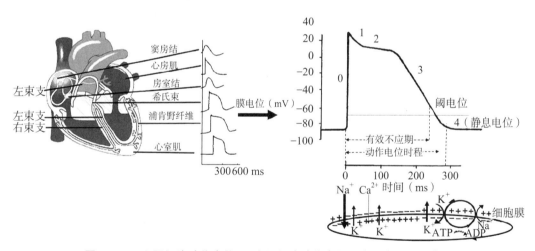

图 20-1 心肌细胞动作电位、心室肌细胞动作电位及主要离子流示意图

以心室肌细胞为例,心室肌细胞动作电位由去极化和复极化两个过程5个时期组成。0期为快速去极化期,复极化过程包括4个时期,1期(快速复极化初期)、2期(平台期)、3期(快速复极化末期)以及4期(静息期)。从0期去极化开始到3期复极化完毕,称为动作电位时程(APD),主要反映膜的复极化速度。在动作电位复极过程中,当膜电位恢复到 $-60 \sim -50$ mV 时,细胞对刺激才可发生可扩布的动作电位。从除极开始到这以前的一段时间即为有效不应期(effective refractory period,ERP),反映膜的去极化能力。

心肌细胞以心肌细胞膜的生物电活动为基础,具有兴奋性、传导性、自律性和收缩性的生理特性。根据组织学和电生理学特点,可将心肌细胞分成工作细胞和自律细胞,前者包括心房肌和心室肌,它们有稳定的静息电位,主要执行收缩功能。后者主要包括窦房结细胞和浦肯野细胞,它们组成心内特殊传导系统,大多没有稳定的静息电位,并可自动产生节律性兴奋。

二、快速型心律失常的异常电生理学机制

心律失常可由冲动形成异常和(或)冲动传导异常所引起。心肌组织内形成折返、心肌细胞自律性增高和出现后除极是心律失常发生的主要机制。此外,遗传性长 Q-T 间期综合征也是临床常见的心律失常类型。

(一) 冲动形成异常

冲动形成异常包括自律性异常和触发活动。

1. 自律性异常增高 自律性异常包括正常节律点的自律性异常(即具有自律性的心肌细胞发放不适当的冲动)和异常节律点形成(即无自律性的心肌细胞在病理状态下出现异常自律性,如心肌缺血等),可形成各种快速型心律失常,如期前收缩。

2. 触发活动 又称为后除极,指心房、心室与希氏束浦肯野组织在动作电位后产生的除极活动。后除极包括早期后除极(发生于动作电位 2 期或 3 期,主要与 Ca^{2+} 内流增多有关)和延迟后除极(发生于动作电位 4 期,主要与细胞内释放过多 Ca^{2+} 诱发 Na^+ 短暂内流有关)。若后除极的振幅增高并达到阈值,便可引起一次激动,持续的反复激动即形成快速型心律失常,如洋地黄中毒引起的心律失常。

(二) 冲动传导异常

冲动传导异常包括折返激动、传导阻滞和异常传导等。

折返是快速型心律失常最常见的发生机制,指一次冲动下传后,又沿另一环形通路折回,再次兴奋已兴奋过的心肌。折返形成与维持的三个必备条件是折返环路、单向传导阻滞和缓慢传导。

云视频 20-1 抗心律失常药分类

抗心律失常药(antiarrhythmics)主要通过阻滞钠通道、拮抗心脏的交感效应、阻滞钾通道、阻滞钙通道达到降低心肌组织的异常自律性、减少后除极、调节传导性或 ERP 以消除折返的目的。根据药物的主要作用通道和电生理特点,将抗快速型心律失常药物分为四大类:Ⅰ类为钠通道阻滞药;Ⅱ类为 β 肾上腺素受体阻断药;Ⅲ类为延长动作电位时程药(钾通道阻滞药);Ⅳ类为钙通道阻滞药(表 20-1)。

表 20‑1　抗心律失常药分类及主要用途

	分类	代表药物	主要用途
Ⅰ类	钠通道阻滞药（膜稳定剂）		
Ⅰa类	适度阻滞钠通道	奎尼丁、普鲁卡因胺	房性及室性心律失常
Ⅰb类	轻度阻滞钠通道	利多卡因、苯妥英钠	室性心律失常
Ⅰc类	明显阻滞钠通道	普罗帕酮、氟卡尼	房性及室性心律失常
Ⅱ类	β肾上腺素受体阻断药	普萘洛尔	窦性心律失常
Ⅲ类	延长动作电位时程药（钾通道阻滞药）	胺碘酮	房性及室性心律失常
Ⅳ类	钙通道阻滞药	维拉帕米、地尔硫䓬	室上性心动过速

第二节　常用抗心律失常药

拓展阅读 20‑1　2020 室性心律失常中国专家共识

一、Ⅰ类——钠通道阻滞药

钠通道阻滞药又称为膜稳定剂。

（一）Ⅰa类——适度阻滞钠通道

奎 尼 丁

奎尼丁（quinidine）为金鸡纳树皮中所含的一种生物碱，是在抗疟治疗中发现的具有抗心律失常作用的药物。

【药理作用和临床应用】奎尼丁主要抑制 Na^+ 内流，降低自律性、减慢传导、延长不应期。为广谱抗心律失常药，主要用于心房颤动或心房扑动经电转复后的维持治疗。对房性早搏、阵发性室上性心动过速、预激综合征伴室上性心律失常、室性早搏、室性心动过速有效，并有转复心房颤动或心房扑动的作用，但由于不良反应较多，目前已少用。

【不良反应】用药早期患者较常见恶心、呕吐、腹痛、腹泻等症状。长期用药患者会出现头痛、头晕、恶心、腹泻、耳鸣、视力模糊、呼吸抑制等症状，称为金鸡纳反应，与剂量和疗程有关。患者偶有突然意识丧失、四肢抽搐、呼吸停止等症状，即奎尼丁晕厥，须密切观察，随时做好抢救准备。血小板减少性紫癜、严重房室传导阻滞、病态窦房结综合征、强心苷中毒、肝肾功能不全者等禁用。

（二）Ⅰb类——轻度阻滞钠通道

利 多 卡 因

利多卡因（lidocaine）为局部麻醉药及抗心律失常药，可用于浸润麻醉、硬膜外麻醉、表面麻醉及神经传导阻滞，作为常用抗心律失常药主要用于治疗各种原因引起的室性心律失常。口服存在明显的首过消除,故常采用静脉给药。

【药理作用和临床应用】利多卡因主要作用于浦肯野纤维细胞和心室肌,抑制 Na^+ 内流,促进 K^+ 外流;减小动作电位 4 期自动去极化斜率,降低自律性;明显缩短 APD,相对延长 ERP 及相对不应期;降低心肌兴奋性;减慢传导速度等。利多卡因对缺血或强心苷中毒所致的心律失常疗效好,对房性心律失常疗效不佳。对正常心肌组织的电生理特性影响小。临床主要用于治疗室性心律失常,如心脏手术、心导管术、急性心肌梗死或强心苷中毒所致的室性心动过速或心室纤颤。可作为治疗急性心肌梗死所致室性心律失常的首选药物。

【不良反应】常表现为头晕、嗜睡、欣快、恶心、呕吐、吞咽困难、烦躁不安等症状。剂量过大时,可引起惊厥及心搏骤停。严重心脏传导阻滞及严重窦房结功能障碍者禁用。

本类药物还有苯妥英钠(phenytoin sodium,又称大仑丁)、美西律(mexiletine,又称慢心律),作用与利多卡因相似。苯妥英钠既有抗癫痫作用,又可以抗心律失常,主要用于治疗室性心律失常,特别对强心苷中毒所致室性心律失常疗效较好。美西律可用于治疗各种室性心律失常,尤其是对强心苷中毒、急性心肌梗死引起的快速型室性心律失常疗效较好,对利多卡因治疗无效的患者往往有效。

(三) Ⅰc类——明显阻滞钠通道

普罗帕酮

【药理作用和临床应用】普罗帕酮(propafenone)又称心律平,其化学结构与普萘洛尔相似,具有弱的 β 肾上腺素受体拮抗作用。普罗帕酮明显阻滞钠通道开放态和失活态,能减慢心房、心室和浦肯野纤维的传导,轻度延长心肌细胞 APD 和 ERP,并具有局部麻醉作用。临床主要用于室性或室上性期前收缩。

【不良反应】较少,主要表现为口干、舌唇麻木,可能与其局部麻醉作用有关。此外,还有头痛、头晕、消化道不良反应(如恶心、呕吐、味觉改变)等症状。本药不宜与其他抗心律失常药合用,以免出现心脏抑制。

本类药物还有氟卡尼(flecainide)、氯卡尼(lorcainide)、恩卡尼(encainide)等。

二、Ⅱ类——β肾上腺素受体阻断药

本类药物治疗心律失常的基本机制是拮抗 $β_1$ 肾上腺素受体,减少 4 期去极化,抑制心肌的自律性、延长房室传导、减慢心率、减弱心肌收缩力。

普萘洛尔

普萘洛尔(propranolol)又称心得安,为肾上腺素 β 受体阻断药,可降低窦房结、房室结、浦肯野纤维的自律性,减慢房室结传导,延长房室交界细胞的 ERP。在患者运动及情绪激动时作用明显。

【临床应用】主要用于室上性心律失常,尤其适用于交感神经兴奋性过高、甲状腺功能亢进及嗜铬细胞瘤等引起的窦性心动过速,可作为首选。合用强心苷或地尔硫䓬,控制心房扑动、心房颤动及阵发性室上性心动过速时的心室率过快的效果较好。可减少心肌梗死患者心律失常发生,缩小其心肌梗死范围并降低病死率;还可治疗运动或情绪变动所致室性心律失常,减少肥厚型心肌病所致心律失常的发生。

本类药物还有美托洛尔(metoprolol)、阿替洛尔(atenolol)、比索洛尔(bisoprolol)等。

三、Ⅲ类——延长动作电位时程的药物

在线案例 20-1 心悸、胸痛 4 h 伴发作性胸痛

本类药物又称钾通道阻滞药,可减少 K^+ 外流,能选择性地延长 APD,可使心房肌、房室结、浦肯野纤维及心室肌的 ERP 延长,有利于消除折返,发挥抗心律失常作用。

胺 碘 酮

胺碘酮(amiodarone)又称乙胺碘呋酮,是广谱抗心律失常药。本药源于阿米芹提取物 khelin,原为抗心绞痛药,从 20 世纪 70 年代开始用于心律失常的治疗。口服给药时,吸收缓慢且不完全,半衰期为 14~28 天。

【药理作用和临床应用】胺碘酮抑制心脏多种离子通道,能阻滞 K^+、Na^+、Ca^{2+} 通道,能降低窦房结、浦肯野纤维的自律性和传导性,明显延长心肌细胞的 APD 和 ERP,并减慢传导。还有轻度 α、β 受体阻断作用,能扩张冠状动脉,增加冠状动脉流量,降低外周阻力,降低血压,有轻度负性肌力作用,可减少心肌耗氧。对心房扑动、心房颤动、室上性心动过速和室性心动过速有效。

【不良反应】常见的有胃肠道反应(如恶心、呕吐、便秘等)、光过敏、窦性心动过缓、房室传导阻滞及 Q-T 间期延长、肝损害等。静脉给药常见低血压,窦房结和房室结病变患者会出现明显的心动过缓和传导阻滞。长期应用可见角膜褐色微粒沉着,不影响视力,停药后可逐渐消失。严重者引起肺间质或肺泡纤维性肺炎,形成肺纤维化。胺碘酮含碘,分子结构与甲状腺素类似,可干扰甲状腺素的合成及释放。长期应用必须定期监测肺功能和血清 T_3、T_4 水平。由于胺碘酮对肺部等的毒性作用,使其临床应用受限。

房室传导阻滞、Q-T 间期延长、窦性心动过缓、碘过敏、甲状腺功能异常、病态窦房结综合征等患者禁用。

处方分析 20-1 室性期前收缩处方

四、Ⅳ类——钙通道阻滞药

钙通道阻滞药可减少 Ca^{2+} 内流,降低细胞内 Ca^{2+} 浓度,影响细胞功能,特别是对心血管系统有作用,故在临床上广泛应用于心血管疾病治疗,如心律失常、高血压、冠心病、心绞痛等。由于本类药物中不同药物对不同组织和器官的选择性作用不同而被用于不同疾病的治疗,下面重点介绍用于抗心律失常的钙通道阻滞药。

维 拉 帕 米

【药理作用和临床应用】维拉帕米(verapamil)又称异搏定,阻滞心肌细胞膜钙通道,

抑制 Ca^{2+} 内流,表现为:①降低窦房结自律性,降低缺血时心房、心室和浦肯野纤维的异常自律性,减少或消除后除极所致触发活动;②减慢房室结传导,可终止房室结折返,减慢心房扑动、心房颤动时加快的心室率;③延长窦房结、房室结的 ERP。临床用于治疗室上性和房室结折返性心律失常效果好,是阵发性室上性心动过速的首选药。

【不良反应】口服较安全,可出现便秘、腹胀、腹泻、头痛、瘙痒等不良反应。静脉给药可引起血压下降、暂时窦性停搏。二度和三度房室传导阻滞、心功能不全、心源性休克者禁用,老年人、肾功能低下者慎用。

第三节　用药护理及常用制剂和用法

一、用药护理

1. 告知患者进食时服用奎尼丁,可缓解用药早期较常见的胃肠道不适现象,饮食中应限制某些食物(如橙汁、牛奶、蔬菜)的摄入,避免使用碱化尿液的非处方药物(如抗酸药),避免出现奎尼丁过量的反应。

2. 指导患者学会自测脉搏,每日测量脉搏并记录,有助于发现脉搏是否规律。

3. 长期用药需监测肝肾功能,若出现严重电解质紊乱或肝肾功能损害时,需立即停药。注意补钾、补镁。

4. 教会患者正确处理较常见的不良反应,如疲乏、无力时,合理安排运动,保证充足休息,保存能量,减轻心脏负担;恶心、呕吐、食欲不振时不要恐慌,告知患者该症状可随时间逐步消失,可进食时服药,少量多餐。

5. 密切观察患者的病情变化,若出现胸痛、呼吸困难、耳鸣、下肢水肿、脉搏异常缓慢(<35 次/min)或者异常快速(较平日脉搏>15 次/min)、脉搏突然不规整、发热、皮疹等情况,应立即报告医生。

6. 利多卡因使用时,用药前先核对药品包装,正确选用"抗心律失常利多卡因注射液",而不能选用"供局部麻醉用利多卡因注射液",后者含防腐剂和肾上腺素,可诱发心律失常。

7. 严格掌握静脉给药剂量和速度,避免速度过快或剂量过大。静脉滴注过程中须严密观察血压、心律和心率变化,随时调整滴速,并准备好急救药品。

8. 普罗帕酮口服后可出现口干、舌唇麻木,告知患者宜在饭后与食物或饮料同时吞服,不得嚼碎。

9. 告知患者β受体阻断药,长期用药不宜突然停药,防止出现反跳现象。

10. 胺碘酮常见光过敏反应。在胺碘酮治疗期间,建议患者避免暴露于阳光(以及紫外光)下。

11. 胺碘酮注射液除可用葡萄糖注射液或 0.9%氯化钠注射液稀释外,不可与其他药物配伍。

二、常用制剂和用法

1. 硫酸奎尼丁　片剂：200 mg，口服。成人应先试服 200 mg，观察有无过敏及特异质反应。成人常用剂量：每次 0.2～0.3 g，每日 3～4 次。用于转复心房颤动或心房扑动，第 1 日 200 mg，每 2 小时 1 次，连续 5 次；如无不良反应，第 2 日增至每次 300 mg；第 3 日每次 400 mg，每 2 小时 1 次，连续 5 次。每日总量不宜超过 2.4 g。恢复窦性心律后改为维持剂量，每次 200～300 mg，每日 3～4 次。成人处方极量：每日 3 g（不宜超过 2.4 g），应分次给予。

2. 盐酸普鲁卡因胺　片剂：250 mg，口服。成人常用剂量：心律失常患者每次 250～500 mg，每 4 小时 1 次；肌强直患者每次 250 mg，每日 2 次。注射剂：1 ml：100 mg；2 ml：200 mg；5 ml：500 mg；10 ml：1 g。成人常用剂量：每次 100 mg，静脉注射 5 min，必要时每隔 5～10 min 重复每次，总量按体重不得超过 10～15 mg/kg；或者 10～15 mg/kg 静脉滴注 1 小时，然后以每小时 1.5～2 mg/kg 维持。

3. 盐酸利多卡因　注射剂：2 ml：20 mg、2 ml：40 mg、3.5 ml：35 mg、5 ml：50 mg、5 ml：100 mg、10 ml：200 mg、20 ml：0.4 g。静脉注射：按体重 1～1.5 mg/kg（一般用 50～100 mg）作第 1 次负荷量静脉注射 2～3 min，必要时每隔 5 min 重复静脉注射 1～2 次，但 1 小时内的总量不得超过 300 mg。静脉滴注：一般以 5% 葡萄糖注射液配成 1～4 mg/ml 药液滴注或用输液泵给药。在用负荷量后可继续以 1～4 mg/min 速度静脉滴注维持，或以每千克体重 0.015～0.03 mg/min 静脉滴注。老年、心力衰竭、心源性休克、肝血流量减少、肝或肾功能障碍患者应减少用量，以 0.5～1 mg/min 静脉滴注。即可用本品 0.1% 溶液静脉滴注，每小时不超过 100 mg。静脉注射极量：1 小时内最大负荷量 4.5 mg/kg 体重（或 300 mg），最大维持剂量为 4 mg/min。

4. 苯妥英钠　片剂：50、100 mg，口服。抗心律失常：成人常用 100～300 mg，1 次或分 2～3 次服用，或第 1 日 10～15 mg/kg，第 2～4 日 7.5～10 mg/kg，维持剂量 2～6 mg/kg；小儿常用剂量开始按体重 5 mg/kg，分 2～3 次服用，根据病情调整每日剂量不超过 300 mg，维持剂量 4～8 mg/kg，或按体表面积 250 mg/m²，分 2～3 次服用。

5. 盐酸美西律　片剂：50、100 mg，口服。首次 200～300 mg，必要时 2 小时后再服 100～200 mg。一般维持剂量每日 400～800 mg，分 2～3 次服。成人极量为每日 1 200 mg，分次口服。注射剂：2 ml：100 mg。起始剂量 100 mg，加入 20 ml 5% 葡萄糖液中，缓慢静脉注射 3～5 min；如无效，5～10 min 后再每次给 50～100 mg。然后以 1.5～2 mg/min 的速度静脉滴注 3～4 小时后，滴速减至 0.75～1 mg/min，并维持 24～48 小时。

6. 盐酸普罗帕酮　片剂：50、100、150 mg。口服，常用剂量为每次 100～200 mg，每日 3～4 次，饭后服，不得咬碎。维持剂量每次 150 mg，每日 3 次。注射剂：10 ml：35 mg；5 ml：17.5 mg。每次 70 mg，每 8 小时 1 次，缓慢静脉注射或静脉滴注，每日总量不超过 350 mg。

7. 盐酸普萘洛尔　片剂：10 mg。口服，每次 10～30 mg，每日 3～4 次，饭前、睡前服用。注射剂：5 mg/5 ml。每次 3～5 mg，以 5% 葡萄糖注射液 100 ml 稀释后静脉滴注。严重心律失常患者应急时可静脉注射 1～3 mg，以 ≤1 mg/min 的速度静脉注射，必要时 2 min 可重复 1 次，以后每隔 4 小时 1 次。小儿按体重 0.01～0.1 mg/kg，缓慢注入，每次量不宜超过 1 mg。

8. 胺碘酮　片剂：200 mg。口服，负荷量通常为每日 600 mg，可以连续应用 8～10 日；维持剂量宜应用最小有效剂量。根据个体反应，可给予每日 100～400 mg。由于胺碘酮的延长治疗作用，可给予隔日 200 mg 或每日 100 mg。已有推荐每周停药 2 日的间歇性治疗方法。注射剂：3 ml：0.15 g。对快速型心律失常并需要立即复律者可静脉注射，也可 600～1 000 mg 溶于葡萄糖溶液中静脉滴注。

9. 盐酸维拉帕米　片剂：40 mg。口服，每次 40～80 mg，每日 3 次，根据需要可增至每日 240～320 mg。缓释剂 240 mg，每日 1～2 次。静脉注射每次 5～10 mg，缓慢注射。

10. 盐酸地尔硫䓬　片剂：30、60、90 mg。口服，每次 30～60 mg，每日 3～4 次，餐前或睡前服药，如需增加剂量，每日剂量不超过 360 mg，但需在医生指导下服用。注射剂：10、50 mg。用 5 ml 以上的生理盐水或葡萄糖注射液溶解，静脉注射每次 5～10 mg，稀释后缓慢注射。

（王　燕）

数字课程学习

○教学 PPT　○导入案例解析　○复习与自测　○更多内容……

第二十一章 抗慢性心功能不全药

章前引言

    慢性心功能不全是由多种病因所致的心脏泵血功能降低,以致在安静或一般轻微活动的情况下,不能有效地将静脉回流的血液充分排出,导致动脉系统缺血和静脉系统淤血的临床综合征。因常伴有显著的静脉系统充血状态,又叫充血性心力衰竭(congestive heart failure,CHF)。

    抗慢性心功能不全药有强心苷类、肾素-血管紧张素系统(RAS)抑制药、利尿药、β受体阻断药、非苷类正性肌力药、扩血管药、钙通道阻滞药等。各类药物的作用机制不同,其作用特点、临床应用、不良反应各有区别。因此,护理人员应掌握不同抗慢性心功能不全药的药理作用及临床适应证,正确指导患者安全合理用药,能够监测用药后的疗效及不良反应,并能及时开展用药护理,发挥药物的最佳治疗效果。

• 学习目标 •

1. 阐述强心苷类药的作用、临床应用、不良反应及用药护理。

2. 理解 RAS 抑制药的作用、临床应用及不良反应。

3. 知道利尿药、β受体阻断药、扩血管药、钙通道阻滞药的作用特点、临床应用及不良反应。

4. 具备观察药物的疗效、不良反应及做出正确处理的能力,能够熟练进行用药护理。

5. 充分利用所学的知识进行健康教育,正确指导患者合理安全用药。

思维导图

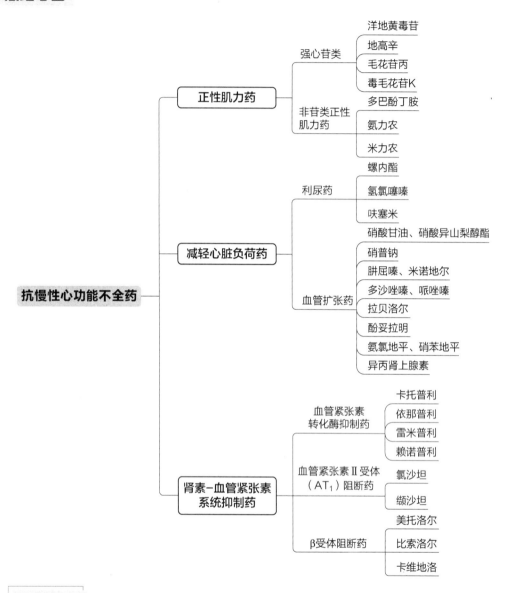

抗慢性心功能不全药

- 正性肌力药
  - 强心苷类
    - 洋地黄毒苷
    - 地高辛
    - 毛花苷丙
    - 毒毛花苷K
  - 非苷类正性肌力药
    - 多巴酚丁胺
    - 氨力农
    - 米力农
- 减轻心脏负荷药
  - 利尿药
    - 螺内酯
    - 氢氯噻嗪
    - 呋塞米
  - 血管扩张药
    - 硝酸甘油、硝酸异山梨醇酯
    - 硝普钠
    - 肼屈嗪、米诺地尔
    - 多沙唑嗪、哌唑嗪
    - 拉贝洛尔
    - 酚妥拉明
    - 氨氯地平、硝苯地平
    - 异丙肾上腺素
- 肾素-血管紧张素系统抑制药
  - 血管紧张素转化酶抑制药
    - 卡托普利
    - 依那普利
    - 雷米普利
    - 赖诺普利
  - 血管紧张素Ⅱ受体（AT₁）阻断药
    - 氯沙坦
    - 缬沙坦
  - β受体阻断药
    - 美托洛尔
    - 比索洛尔
    - 卡维地洛

案例导入

　　患者，男，70岁，患慢性心功能不全5余年，应用地高辛0.5 mg，口服，每日1次，维持疗效。某日突然视物一片黄色，患者很紧张，立即去医院就诊。

　　问题：

　　1. 患者为何会出现黄视？

　　2. 地高辛的主要不良反应是什么？强心苷中毒致死的主要原因有哪些？如何防护？

第一节 正性肌力作用药

一、强心苷类

拓展阅读 21 - 1 慢性心功能不全

强心苷(cardiac glycoside)是一类由苷元和糖结合而成的,具有强心作用的苷类药物。临床上常用的强心苷类药物有洋地黄毒苷(digitoxin)、地高辛(digoxin)、毛花苷丙(cedilanide)、毒毛花苷 K(strophanthin K)等,根据其作用起效的快慢可分为慢效、中效和速效类的强心苷(表 21 - 1)。

表 21 - 1 常用强心苷类药物分类及特点

分类	药物名称	口服吸收(%)	给药途径	蛋白结合率(%)	显效时间	高峰时间	主要消除方式	半衰期
慢效	洋地黄毒苷	90~100	口服	97	2 h	8~12 h	肝代谢	5~7 d
中效	地高辛	60~85	口服	25	1~2 h	4~8 h	肾排泄	36 h
速效	毛花苷丙	20~30	静脉注射	<20	10~30 min	1~2 h	肾排泄	23 h
	毒毛花苷 K	2~5	静脉注射	5	5~10 min	0.5~2 h	肾排泄	12~19 h

【药理作用】

1. 正性肌力作用 是指强心苷选择性加强心脏收缩力的作用。治疗剂量的强心苷能选择性作用于心脏,增强心脏的收缩力,对心功能不全的心肌作用更为显著。强心苷加强心脏收缩性能与其他正性肌力药物的作用有所不同,其特点如下。

(1)增强衰竭心脏的收缩力:加快心肌收缩速度,使心肌的收缩更加敏捷,舒张期相对延长。这有利于静脉系统血液回流,减轻组织器官淤血;舒张期相对延长,有利于心脏本身获得较长时间的休息;同时有利于冠状动脉的血液灌流,从而改善心脏功能状态。

(2)减少衰竭心脏的耗氧量:心肌耗氧取决于心室壁张力、心率和心肌收缩力,其中心室壁张力最为重要。心力衰竭时,由于心肌收缩无力,使心脏每搏输出量减少,心室内残留血量增多,心室代偿性增大,心室壁张力增高,心肌耗氧增加。用强心苷后,强心苷增强心肌收缩力,心室排血充分,心室内残留血量减少,心室壁张力随之下降;加之心率减慢作用、外周血管阻力下降作用,耗氧量明显降低,可抵消甚至超过因心肌收缩力增强而导致的耗氧增多,故总耗氧量减少。

(3)增加衰竭心脏的输出量:强心苷因增强心肌收缩力使心输出量增加,对主动脉弓和颈动脉窦压力感受器刺激加强,反射性地使交感神经功能下降、迷走神经功能增强、外周血管扩张、心排血阻力降低、输出量增加。

2. 负性频率作用　即强心苷减慢心率的作用。治疗剂量的强心苷可显著减慢心率,心功能不全时由于反射性交感神经活性增强,使心率加快。应用强心苷后,心输出量增加,反射性地兴奋迷走神经,继而抑制窦房结引起心率减慢。

3. 负性传导作用　即强心苷减慢房室传导作用。应用强心苷后,使心输出量增加,反射性兴奋迷走神经,促进 K^+ 外流,降低窦房结自律性、减少房室结 Ca^{2+} 内流而减慢房室传导。在心房,促进 K^+ 外流可使心房肌细胞静息电位加大、提高 0 相除极速率而使心房的传导速度加快。中毒量的强心苷可直接抑制 $Na^+ - K^+ - ATP$ 酶,使细胞失钾,最大舒张电位减小(负值减小),而接近阈电位,使自律性提高, K^+ 外流减少而使 ERP 缩短,出现室性心动过速或心室纤颤。

4. 其他作用　慢性心力衰竭患者用强心苷后,由于强心苷的正性肌力作用,心功能得以改善,还会产生如下作用。①增加肾血流量和肾小球的滤过功能,对心功能不全患者有明显的利尿作用。另外,强心苷也可直接抑制肾小管 $Na^+ - K^+ - ATP$ 酶,减少肾小管对 Na^+ 的重吸收,促进钠和水排出,发挥利尿作用;②降低慢性心力衰竭患者血浆肾素活性,抑制肾素-血管紧张素-醛固酮系统(RAAS);③降低交感神经活性,使血管阻力下降、心排血量及组织灌注量增加,动脉压不变或略升。

【作用机制】强心苷可抑制心肌细胞膜上的 $Na^+ - K^+ - ATP$ 酶(强心苷受体),使细胞内 Na^+ 增加,影响 $Na^+ - Ca^{2+}$ 双向交换机制,使 Ca^{2+} 内流增加、外流减少,细胞内 Ca^{2+} 增加,从而加强心肌收缩力。当强心苷中毒时,可表现为心肌细胞内钙超载和明显的低钾。

　云视频 21-1　强心苷的作用机制

【临床应用】

1. 治疗慢性心力衰竭　强心苷对多种原因所致的心力衰竭都有一定的疗效,但因病情的不同其疗效也存在一定的差异。①对伴有心房颤动或心室率快的心力衰竭疗效最佳;②对瓣膜病、风湿性心脏病(高度二尖瓣狭窄的病例除外)、冠状动脉粥样硬化性心脏病和高血压性心脏病所导致的心力衰竭疗效较好;③对有机械性阻塞和有能量代谢障碍的心力衰竭疗效差;④对肺源性心脏病、活动性心肌炎(如风湿活动期)或严重心肌损伤疗效也较差,且容易发生中毒。

2. 治疗某些心律失常

(1) 心房颤动:是心房内的异位起搏点极快而不规则地发出冲动,达 350～600 次/min。过快的心房率可下传到心室,引起心室率过快,导致严重心律失常和循环障碍。强心苷通过抑制房室传导减慢心室率,从而缓解心房颤动的症状,改善循环障碍。强心苷是治疗心房颤动的首选药物。

(2) 心房扑动:发生时心房率虽然只有 250～300 次/min,但是更易传入心室,使心室率过快而难以控制。强心苷可缩短心房的有效不应期,使心房扑动变为心房颤动,再发挥治疗心房颤动的作用。甚至有部分病例在转变为心房颤动后停用强心苷,使心房的有效不应期延长,可恢复窦性节律。

(3) 阵发性室上性心动过速:强心苷增强迷走神经功能,降低心房的兴奋性,用于阵发性室上性心动过速。

【不良反应】强心苷安全范围小(治疗剂量已接近中毒剂量的60%),个体差异较大,影响药代动力学的因素多,容易发生不同程度的毒性反应。

1. 强心苷的毒性反应

(1) 胃肠道反应:是最常见的早期中毒症状,出现厌食、恶心、呕吐、腹痛、腹泻等症状,提示强心苷中毒,但是不能作为中毒指标,因为慢性心力衰竭由于胃肠淤血也可引起类似症状。应注意区别强心苷中毒引起的胃肠道症状,以及强心苷用量不足导致慢性心力衰竭没有控制好引起的胃肠道症状。

(2) 中枢神经系统反应:可见头晕、头痛、谵妄、梦境异常,视物模糊不清及黄视、绿视的视觉障碍症状。黄视、绿视是强心苷中毒特有表现,如出现可确诊强心苷中毒,但是罕见。

(3) 心脏反应:可引起各种类型的心律失常,是强心苷最严重、最危险的毒性反应,也是强心苷中毒致死的主要原因。①快速型心律失常:室性早搏是强心苷中毒引起的心律失常中最多见、最早见的一种,约占心脏毒性反应的33%。也可引起室性期前收缩二联律、三联律、室性心动过速,甚至发生心室颤动。②房室传导阻滞:引起各种程度的房室传导阻滞。③窦性心动过缓:因降低窦房结的自律性使心率降至60次/min以下。

2. 中毒的防治　由于强心苷易中毒,在用药过程中,要根据强心苷类药物中毒的诱发因素和毒性反应的特点,加强用药监护。

　　📖 在线案例 21-1　慢性心功能不全

(1) 中毒预防:①用药期间,必须密切监测脉搏、心率和心电图等。②注意观察中毒的早期症状,如恶心、呕吐、视物模糊或黄、绿视、室性早搏,心电图 P-R 间期延长和 Q-T 间期缩短等。③尽量避免诱发中毒的因素,如低钾、低镁、高钙血症等。④有条件的可测定强心苷血药浓度,更有助于及早、及时发现强心苷中毒。⑤注意多种药物联合应用会加强强心苷类药物毒性反应的发生率,如普罗帕酮、奎尼丁、胺碘酮、维拉帕米能降低地高辛肾清除率;红霉素、四环素、奥美拉唑能增加地高辛的吸收,提高地高辛的血药浓度;排钾利尿药可致低血钾;拟肾上腺素药可提高心肌自律性,使心肌对强心苷的敏感度增高等,均易导致或加重强心苷中毒。

(2) 中毒治疗:一旦发现强心苷中毒,应及时停药,并合理选用治疗药物。①补钾:强心苷引起的快速型心律失常与抑制 Na^+-K^+-ATP 酶有关。因此,补充氯化钾是治疗强心苷中毒所致的快速性心律失常的有效药物。但是对并发传导阻滞的强心苷中毒不能补钾盐,否则可致心脏停搏。②合理选用抗心律失常药:引起室性心动过速首选苯妥英钠,次选利多卡因治疗。出现心动过缓和房室传导阻滞等缓慢型心律失常,选用 M 受体阻断药阿托品治疗。③应用地高辛抗体:对严重的地高辛中毒者可静脉注射地高辛抗体 Fab 片段。

▶ 处方分析 21 - 1　慢性心功能不全处方

二、非强心苷类正性肌力药

非苷类正性肌力药包括选择性 β 肾上腺素受体激动药和磷酸二酯酶抑制药等。

多巴酚丁胺

多巴酚丁胺(dobutamine)为选择性 β 受体激动药,兴奋心脏 β₁ 受体,增强心肌收缩力,增加心输出量。由于心力衰竭患者心肌细胞对 β 肾上腺素受体激动剂的敏感性下降,药物应用后常常疗效不佳,易引起药物不良反应。故主要用于强心苷疗效不佳、有禁忌证、伴有心率减慢或传导阻滞的患者。

氨力农和米力农

氨力农(amrinong)和米力农(milrinone)为磷酸二酯酶抑制药(PDEI),通过抑制 cAMP 降解酶磷酸二酯酶Ⅲ,增加细胞内 cAMP 的含量,发挥正性肌力作用和扩张动静脉血管作用,使心输出量增加,心脏负荷下降,缓解心力衰竭症状。

第二节　减轻心脏负荷药

一、利尿药

常用药物有螺内酯(spirolactone)、氢氯噻嗪(hydrochlorothiazide)和呋塞米(furthimide)。

利尿药能促进水和电解质的排泄,减少血容量,降低心脏负荷,消除或缓解静脉淤血及其所引发的肺水肿和外周水肿,在心力衰竭的治疗中起着重要的作用。

对轻度、中度慢性心力衰竭,可选用弱效类保钾利尿药如螺内酯,或中效噻嗪类利尿药;对重度心力衰竭、慢性心力衰竭急性发作、急性肺水肿,则选用强效类利尿药,如呋塞米进行对症治疗。

螺内酯通过拮抗醛固酮受体产生弱效利尿作用,与 ACEI 合用可同时降低 AngⅡ 及醛固酮水平,防止左室肥厚时心肌间质纤维化,改善血流动力学和临床症状,明显降低慢性心力衰竭患者的病死率和室性心律失常发生率,是临床比较安全的常用药物。

二、扩张血管药

扩张血管药通过扩张容量血管(小静脉),使回心血量减少,降低心脏前负荷;扩张阻力血管(小动脉),降低外周阻力,降低心脏后负荷,从而提高心脏功能,改善慢性心力衰竭的临床症状。扩血管药主要用于对其他药物无效的顽固性心力衰竭的治疗。

常用扩张血管药:①硝酸盐类,如硝酸甘油(nitroglycerin)、硝酸异山梨醇酯(isosorbide dinitrate);②NO供体,如硝普钠(sodium nitroprusside);③直接扩张血管药,如肼屈嗪(hydrazide)、米诺地尔(minoxidil);④α_1肾上腺素受体阻断药,如多沙唑嗪(doxazosin)、哌唑嗪(prazosin);⑤非选择性 α 肾上腺素受体阻断药,如酚妥拉明(phentolamine);⑥α、β 肾上腺素受体阻断药,如拉贝洛尔(labetalol);⑦Ca^{2+}通道阻断药,如氨氯地平(amlodipine)、硝苯地平(nifedipine)、非洛地平(felodipine);⑧β肾上腺素受体激动药,如异丙肾上腺素(isoprenaline)等。

第三节　肾素—血管紧张素系统抑制药

一、血管紧张素转换酶抑制药

常用的血管紧张素转换酶抑制药(ACEI)有卡托普利(captopril)、依那普利(enalapril)、雷米普利(remipril)和赖诺普利(lisinopril)。

【药理作用】

1. 抑制血管紧张素转化酶　ACEI抑制体循环及局部组织中Ang Ⅱ生成,还能抑制缓激肽的降解,发挥扩血管作用,降低全身血管阻力,使心输出量增加,从而缓解慢性心力衰竭患者的症状;也可降低室壁肌张力,改善心脏的舒张功能等。

2. 抑制心肌及血管重构　Ang Ⅱ可直接刺激心肌导致心肌肥大、心肌及血管胶原含量增加、心肌间质成纤维细胞和血管壁细胞增生,发生心肌及血管的重构。重构的心肌纤维化、心室壁僵硬、顺应性降低,心肌舒张功能严重受损。严重的纤维化及肥厚的心肌缺血缺氧与坏死最终导致心肌收缩功能下降。Ang Ⅱ促进醛固酮释放,亦具有显著的促进心肌纤维化的作用。用小剂量的 ACEI 可减少 Ang Ⅱ 及醛固酮的形成,防止和逆转心肌与血管重构,改善心功能。

【临床应用】ACEI 常与利尿药、地高辛合用,是目前治疗慢性心力衰竭的基础药物。

【不良反应】主要不良反应见第十九章"抗高血压药"。

二、血管紧张素Ⅱ受体阻断药

常用的血管紧张素Ⅱ受体(AT_1)阻断药有氯沙坦(losartan)和缬沙坦(valsartan)。

AT_1阻断药可直接阻断 Ang Ⅱ 受体,发挥拮抗 Ang Ⅱ 的作用,故能预防及逆转心血管的肥厚和重构。其抗慢性心力衰竭的应用与 ACEI 相似,但不良反应较少,具体见第十九章"抗高血压药"。

三、β受体阻断药

常用的β受体阻断药有美托洛尔(metoprolol)、比索洛尔(bisoprolol)和卡维地洛尔(carvedilol)。

β受体阻断药拮抗儿茶酚胺对心脏的毒性,消除儿茶酚胺对外周血管的损害,抑制心脏和血管的重构。另外,还可上调心脏β受体,减慢心率、减少心肌耗氧量、抗心律失常,减少心源性猝死的危险。需要长期用药,使用时注意禁忌证,不能用于抢救急性左心衰竭。

第四节　用药护理及常用制剂和用法

一、用药护理

1. 对心功能V级的患者,应叮嘱其绝对卧床休息,生活需要他人照顾。

2. 对慢性心功能不全患者,应给予高蛋白、高维生素的易消化、清淡饮食,注意补充营养,改善患者的营养状况。防止各种毒性反应,避免诱发中毒因素,如低血钾、低血镁及高血钙等。

3. 洋地黄类药是目前治疗慢性心功能不全的主要药物,其治疗剂量与中毒量很接近,不可随意加服或少服。两次用药间隔太近,也易产生蓄积中毒。用药剂量要个体化,用药期间注意监测心率、心律、脉搏及心电图等,密切观察中毒早期症状,在用药前应测脉搏,若发现成人脉搏<60 次/min 或>120 次/min,小儿脉搏<70 次/min,尿量减少,体重增加等异常,且伴有胃肠道反应及视觉变化等症状时,要立即停药并通知医生。

4. 治疗慢性心功能不全时,洋地黄不能与奎尼丁、普罗帕酮(心律平)、维拉帕米(异搏定)、钙剂、胺碘酮等药物合用,以免增加药物毒性。

5. 治疗慢性心功能不全过程中出现洋地黄类药物毒性反应时,应快速纠正心律失常,如果血钾不低可使用利多卡因或苯妥英钠;对缓慢心律失常,禁忌补钾,可使用阿托品 0.5~1 mg 治疗或安置临时起搏器。

6. 对慢性心功能不全患者若使用利尿剂,首选噻嗪类药物。注意密切观察患者的尿量,每日测体重。每日排尿量>2 000 ml 者,要注意有无四肢乏力、恶心、呕吐、腹胀等低血钾表现。

7. 若应用 ACEI 治疗慢性心功能不全,须预防直立性低血压、皮炎、蛋白尿、咳嗽、间质性肺炎等不良反应的发生。

8. 轻度慢性心功能不全患者在家持续治疗期间,若使用地高辛或洋地黄毒苷,注意叮嘱患者及其家属密切观察是否出现毒性反应;中途换药不得私自购买;换药要注意批号和生物利用度;因为药物的肝肠循环,要求患者定期做血药浓度监测,防止蓄积中毒。

二、常用制剂和用法

1. 洋地黄毒苷　片剂:0.1 mg。口服,每次 0.05~0.2 mg;极量为每次 0.4 mg,每日 1 mg。

2. 地高辛　片剂:0.25 mg,口服。一般首剂 0.25~0.75 mg,以后 0.25~0.5 mg每 6 小时 1 次,直至洋地黄化,再改用维持剂量(每日 0.25~0.5 mg)。轻型慢性患者每日 0.5 mg。

3. 毛花苷丙　片剂:0.5 mg,口服。注射液:0.4 mg/2 ml。首剂 0.4~0.6 mg,2~4 小时可再加 0.2~0.4 mg,以葡萄糖注射液稀释后缓慢静脉注射;全效时为 1~1.2 mg。

4. 毒毛花苷 K　注射液:0.25 mg/ml。常用剂量为每次 0.25 mg,每日 0.5~1 mg静脉注射。极量为每次 0.5 mg,每日 1 mg,静脉注射。

5. 卡托普利　片剂:5、10 mg。口服,起始剂量 12.5 mg,每日 2~3 次;极量为每日 150 mg。

6. 依那普利　片剂:5、10 mg。口服,2.5~10 mg,每日 2 次,极量为每日 40 mg。

7. 多巴酚丁胺　注射液:20 mg/2 ml、250 mg/5 ml。每日 250 mg,加入 250 ml 或 500 ml 5% 葡萄糖溶液,静脉滴注,2.5~10 μg/(kg·min)。

8. 氨氯地平　片剂:5 mg。口服,起始剂量为 5 mg,每日 1 次;极量为 10 mg,每日 1 次。

9. 米力农　片剂:2.5、10 mg。口服,每日 30 mg,分 4~6 次服。注射剂:10 mg/ml。静脉滴注 12.5~75 μg/(kg·min),每日极量 1.13 mg/kg,静脉注射 25~50 μg/kg。

(姚瑞萍)

数字课程学习

○教学 PPT　○导入案例解析　○复习与自测　○更多内容……

第二十二章　抗心肌缺血药

章前引言

心绞痛是因冠状动脉供血不足引起的心肌急剧的、暂时的缺血与缺氧综合征,其典型临床表现为阵发性的胸骨后压榨性疼痛,并向左上肢放射。心绞痛持续发作得不到及时缓解则可能发展为急性心肌梗死,甚至危及生命,故应积极采取有效的治疗措施缓解心绞痛。

常用的抗心肌缺血药即抗心绞痛药有三类:硝酸酯类、β肾上腺素受体阻断药、钙通道阻滞药。各类药物的作用机制、用途、使用方法、不良反应不同,因此护理人员应掌握不同的抗心绞痛临床适应证,正确指导患者安全、合理用药,能够监测用药后的疗效及不良反应,并能及时开展用药护理,发挥药物的最佳治疗效果。

学习目标

1. 阐述硝酸甘油的作用、临床应用、不良反应及用药护理。

2. 理解其他硝酸酯类、β肾上腺素受体阻断药、钙通道阻滞药的作用特点、临床应用及不良反应。

3. 具备观察药物的疗效、不良反应及做出正确处理的能力,能够熟练进行用药护理。

4. 充分利用所学的知识进行健康教育,正确指导患者合理用药、安全用药。

思维导图

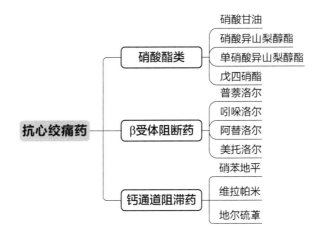

案例导入

患者,男,66 岁。2 年前开始上 4 层楼时出现心前区疼痛,呈闷痛,伴左上肢酸痛,每次持续几十秒至 1 min,休息约 1 min 可以缓解。近日开始在用力、情绪激动时出现心前区闷痛,持续达 10 min,伴冷汗、头昏、乏力,同时有整个左上肢酸痛或不适,经休息或含服硝酸甘油或速效救心丸 3～5 min 方可缓解,每个月发作 2～3 次。

问题:

1. 心绞痛发病诱发因素有哪些?

2. 硝酸甘油的给药途径都有哪些?最主要的给药途径是什么?能口服给药吗?

第一节 常用抗心绞痛药

抗心绞痛药主要是通过增加心肌供氧和(或)降低心肌耗氧,使心肌达到新的供氧和耗氧平衡,从而改善心绞痛症状(图 22-1)。

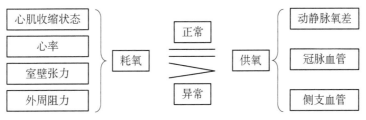

图 22-1 影响心肌供氧、耗氧因素及心绞痛发生病因

一、硝酸酯类

拓展阅读 22-1　硝酸甘油的前世今生

此类药物包括硝酸甘油（nitroglycerin）、硝酸异山梨醇酯（isosorbide dinitrate）、单硝酸异山梨醇酯（isosorbide mononitrate）和戊四硝酯（pentylenetetranitrate nitrate）等，其中以硝酸甘油为代表药物，是防治心绞痛最常用的药物。

硝酸甘油

【体内过程】由于口服给药首关消除90%以上，生物利用度低，临床常采用舌下含服，1～3 min显效，5 min作用达高峰，作用维持10～30 min。用硝酸甘油软膏或贴膜剂涂抹在前臂皮肤或贴在胸部皮肤，经皮肤吸收，可较长时间发挥药物作用。

【药理作用】硝酸甘油通过扩张动脉血管和静脉血管，降低心肌耗氧和增加心肌供氧，使心肌氧的供需达到平衡，产生抗心绞痛的作用。

1. 降低心肌耗氧

（1）扩张静脉血管：硝酸甘油扩张静脉血管的作用比扩张动脉血管更显著。静脉血管扩张而减少回心血量，降低了心脏的前负荷，导致心腔容积缩小，心室内压减小，心室壁张力降低，使射血时间缩短，因而心肌耗氧量减少。

（2）扩张动脉血管：增加硝酸甘油的剂量，可显著地舒张动脉血管，特别是较大的动脉血管。动脉血管的舒张可降低心脏射血时的阻力，降低了左室内压和心室壁张力，因而心肌耗氧量降低。

2. 增加心肌供氧

（1）扩张冠状动脉及侧支血管：硝酸甘油选择性地扩张较大的心外膜血管、输送血管及侧支血管，尤其在冠状动脉痉挛时更为明显，而对于阻力血管的舒张作用不明显。当冠状动脉因粥样硬化或痉挛而发生狭窄时，缺血区的阻力血管已经因为缺氧和代谢产物的堆积，而处于舒张状态；非缺血区阻力就比缺血区大。硝酸甘油扩张侧支血管后，血液将顺压力差，从输送血管经侧支血管流向缺血区，从而增加缺血区的血液供应（图22-2）。

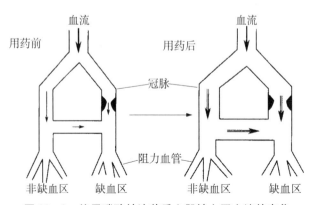

图 22-2　使用硝酸甘油前后心肌缺血区血流的变化

（2）增加心内膜供血：冠状动脉从心外膜呈直角分支，贯穿心室壁，最后呈网状分布于心内膜下。因此，内膜下的血管和血流易受心室壁肌张力及室内压力的影响。当心绞痛发作时，因心肌组织缺血缺氧，心功能降低，使左室舒张末压力增高，降低了心外膜血流与心内膜血流的压力差，向心内膜下区域供血减少、心内膜下缺血更为严重。而硝酸甘油可扩张静脉血管，减少回心血量，降低心室内压；扩张动脉血管，降低心室壁张力，增加了心外膜向心内膜的有效灌注压，有利于血液从心外膜流向缺血的心内膜区。

3. 保护缺血心肌细胞　硝酸甘油能释放 NO，促进内源性的 PGI_2、降钙素基因相关肽等物质生成与释放，这些物质对心肌细胞均具有直接保护作用。

硝酸甘油不仅能保护心肌，减轻缺血心肌损伤，缩小心肌梗死范围，改善左室重构，还能增强缺血心肌的电稳定性，提高心室致颤阈，消除折返，改善房室传导等，减少心肌缺血并发症。

 云视频 22-1　硝酸甘油的作用机制

【临床应用】

1. 防治各型心绞痛　主要用于缓解急性心绞痛症状和预防心绞痛发生。舌下含服硝酸甘油可迅速有效地缓解心绞痛症状，常作为首选药。对严重的不稳定型心绞痛，可静脉给药。缓慢吸收的硝酸甘油制剂（如硝酸甘油膏药），可使血药浓度维持较长时间，主要用于预防心绞痛。

2. 急性心肌梗死　硝酸甘油能减少急性心肌梗死患者的心肌耗氧量；具有抗血小板聚集、黏附作用，使坏死的心肌得以存活，梗死面积缩小。

3. 心功能不全　硝酸甘油可降低心脏前、后负荷，用于治疗重度心力衰竭和难治性心功能不全。

 拓展阅读 22-2　舌下含服
 拓展阅读 22-3　硝酸甘油膏药

【不良反应】

1. 血管扩张反应　用药后，头、面、颈、皮肤等部位因为血管扩张，可引起暂时性面颊部皮肤潮红、搏动性头痛，眼内血管扩张可升高眼内压。大剂量用药可出现直立性低血压及晕厥。剂量过大可使血压过度下降，冠状动脉灌注压过低，反射性引起交感神经兴奋，心率加快、心肌收缩力加强，可使耗氧量增加而加重心绞痛，若与 β 受体阻断药普萘洛尔合用可减轻此现象。

2. 耐受性　连续用药 2～3 周就可出现耐受性，停药 1～2 周后可消失。调整给药次数和剂量，保证每日间歇期在 8～12 小时以上不用药，或补充含巯基（-SH）的药物，可阻止耐受性的发生。

二、β受体阻断药

常用药物有普萘洛尔(propranolol)、吲哚洛尔(indolol)、阿替洛尔(atenolol)、美托洛尔(metoprolol)等。

【药理作用】

1. 降低心肌耗氧

(1)阻断心脏β₁受体,降低心肌耗氧量:普萘洛尔通过阻断心脏上β₁肾上腺素受体,使心肌收缩力减弱、心率减慢,可明显减少心肌耗氧量。而抑制心肌收缩力却增加了心室容积,同时因为心肌收缩力减弱、心室射血时间的延长,导致心肌耗氧量增加,但总效应仍是减少心肌耗氧量。

(2)改善心肌代谢方式:普萘洛尔可减少耗氧量大的游离脂肪酸(free fatty acid, FFA)的代谢,提高缺血区心肌对葡萄糖的摄取,增加耗氧量少的糖代谢,使心肌的耗氧量下降。

2. 增加心肌供氧

(1)改善心肌缺血区供血:应用普萘洛尔降低心肌耗氧后,非缺血区的血管阻力增高,促使血液流向已代偿性扩张的缺血区,从而增加缺血区血液供应。其次,由于减慢心率,舒张期相对延长,冠状动脉的灌流时间也相对延长,有利于心肌休息,也利于血液从心外膜血管流向易缺血的心内膜区,增加心内膜区供氧。

(2)能促进氧合血红蛋白结合氧的解离,增加全身组织的供氧包括心肌供氧,从而改善心肌代谢。

普萘洛尔通过阻断β受体产生抗心绞痛作用,也产生两点不利影响:①阻断冠状动脉β₂受体,冠状动脉呈收缩倾向,使冠状动脉血流可能减少;②心肌收缩力减弱后,引起心室腔残留血液增多,心腔呈扩大倾向,室壁张力增加,心肌耗氧增加。与硝酸甘油合用,可减轻此现象。

【临床应用】普萘洛尔是治疗心绞痛的常用药物,但对不同类型的心绞痛疗效不同。

1. 劳力性稳定型心绞痛　　主要用于对硝酸酯类不敏感或疗效差的稳定型心绞痛患者,疗效肯定。用药后可减少患者心绞痛发作的次数和程度,提高运动耐量,改善生活质量。由于其具有减慢心率和降低血压的作用,特别适用于伴有心率快和高血压的心绞痛患者。

🖳 在线案例 22-1　劳力性心绞痛

2. 不稳定型心绞痛　　大多数患者应用β受体阻断药可减少心肌耗氧量,改善冠状动脉血流量,增加缺血心肌供血,在无禁忌证时效果较好。

3. 变异型心绞痛　　因为是冠状动脉痉挛所引起,普萘洛尔阻断β₂受体后,使α受体作用占优势,易致冠状动脉痉挛,从而加重心肌缺血症状,不宜应用。

目前主张与硝酸酯类合用,通常以普萘洛尔与硝酸异山梨醇酯合用。两药合用具有以下优点：①两药能协同降低心肌耗氧量，增强了抗心绞痛的疗效；②普萘洛尔能对抗硝酸酯类引起的反射性心率加快和心肌收缩力增强的不利影响；硝酸酯类可缩小β受体阻断药所致的心室容积增大和心室射血时间延长的不利影响；③两药合用，更要注意血压的变化。

【不良反应】除一般不良反应外，长期用药可使β受体数量反馈性增加；如突然停药，机体对内源性儿茶酚胺的反应有所增强，引起心绞痛的复发，甚至心肌梗死。

三、钙通道阻滞药

硝苯地平

【药理作用】硝苯地平（nifedipine）通过阻滞 Ca^{2+} 通道，抑制 Ca^{2+} 内流产生以下作用。

1. 降低心肌耗氧　阻滞心肌细胞膜上的 Ca^{2+} 通道，使心肌收缩力减弱，心率减慢，心肌耗氧减少；阻滞血管平滑肌细胞膜上的 Ca^{2+} 通道，使动脉和静脉血管平滑肌松弛，降低心脏前、后负荷。阻滞交感神经末梢 Ca^{2+} 通道，抑制交感神经递质的释放，降低心肌耗氧量。

2. 增加心肌供氧　能扩张冠状血管，特别是扩张冠状动脉中较大的输送血管和阻力血管，增加侧支循环，从而改善缺血区的供血和供氧。同时，促进血管内皮细胞产生和释放内源性 NO，扩张血管。

3. 保护缺血心肌细胞　心肌缺血时，可增加细胞膜对 Ca^{2+} 的通透性，增加外钙内流，使细胞内 Ca^{2+} 积聚，特别是线粒体内 Ca^{2+} 超负荷，而失去氧化磷酸化的能力，使细胞死亡。硝苯地平通过抑制外钙内流，减轻缺血心肌细胞的 Ca^{2+} 超负荷现象，对缺血性心肌细胞有保护作用。

4. 抑制血小板聚集　不稳定型心绞痛与血小板黏附和聚集、冠状动脉血流减少有关，大多数急性心肌梗死也是由动脉粥样硬化斑块破裂，局部形成血栓突然阻塞冠状动脉所致。硝苯地平阻滞 Ca^{2+} 内流，降低血小板内 Ca^{2+} 浓度，抑制血小板聚集。

【临床应用】硝苯地平是临床预防和治疗心绞痛的常用药，特别是对以冠状动脉痉挛为病因的变异型心绞痛疗效最好。硝苯地平可与硝酸酯类合用（前者主要降低后负荷，后者主要降低前负荷），能更好地治疗各种类型的心绞痛。也可与β受体阻断药合用，对降低心肌耗氧量起协同作用，β受体阻断药可消除硝苯地平引起的反射性心动过速，硝苯地平有较强的扩张冠状动脉和外周血管作用，抵消前者收缩冠状血管效应。对心绞痛伴高血压及运动时心率显著加快或冠状动脉痉挛者最适宜。

常用的钙通道阻滞药除了硝苯地平外，还有维拉帕米（verapamil）和地尔硫䓬（diltiazem），三者抗心绞痛的作用比较如表 22-1 所示。

▶ 处方分析 22-1　心绞痛处方

表 22 - 1 常用钙通道阻滞药抗心绞痛作用比较

药名	作用	适应证	不良反应	用法用量
硝苯地平	扩张外周血管和冠状动脉强;降压作用强;对传导无影响;对心脏抑制作用弱	变异型心绞痛最有效,稳定型心绞痛有效	反射性地加快心率	口服片 10～20 mg,每日 1 次;缓释片 30～60 mg,每日 1 次,舌下含服,每次 10 mg;静脉注射,每次 1 mg
维拉帕米	扩张冠状动脉作用强;较少引起低血压;抗心律失常作用明显	伴有心律失常的稳定型心绞痛,亦可用于不稳定型心绞痛	与 β 受体阻断药合用可明显抑制心肌收缩力和传导速度	口服片每次 40～120 mg,每日 3 次;缓释片 240～480 mg,每日 1 次;静脉注射,每次 5～10 mg,于 10 min 内缓慢注
地尔硫䓬	扩张冠状动脉作用强;降压作用小;减慢心率;抑制传导	变异型心绞痛,亦可用于不稳定型心绞痛	抑制心肌收缩力	口服片 30～60 mg,每日 3 次;缓释剂 90～360 mg,每日 1 次

第二节 用药护理及常用制剂和用法

一、用药护理

1. 护理工作者必须指导患者如何避免心绞痛的诱发因素。①调整日常生活和工作量,要有规律地进行适当的活动和锻炼,避免劳累。②注意调整饮食结构,进食要清淡、易消化、低盐、低脂、低胆固醇,要细嚼慢咽,避免粗暴饮食,减少大鱼大肉,饮食可以少食多餐,避免过饱。肥胖者须限制饮食的热量,加强控制饮食量和体重。③禁食烟、酒、浓茶、咖啡及刺激性食物,以防冠状动脉痉挛加重心肌缺血缺氧。④保持大便通畅,避免用力大便。⑤避免寒冷刺激,注意保暖;避免过热中暑。⑥注意保持良好心态,避免过度情绪变化。⑦要注意治疗可能加重心绞痛的疾病,如高血压、高血脂、糖尿病、心力衰竭、贫血、心律失常等。

2. 告知患者心绞痛的症状为胸骨后疼痛,可放射到左上肩、颈、胸,胸痛常为压迫、发闷和紧缩性,有时甚至上腹部也有疼痛,容易误诊为颈椎病、牙痛及胃痛等。注意告知患者,心绞痛发作也有非典型性疼痛。

3. 要提供给患者及其家属用药的书面资料,指导患者正确服药。

4. 使用硝酸甘油需要注意以下几点。①药品随身携带,最好放在外面上衣上方的口袋内,易取;药品包装上要注意标明姓名、电话号码、硝酸甘油的使用量及使用方法。②心绞痛时舌下含服,不能吞服;半小时内禁止喝水。③含硝酸甘油后休息片刻才能站立,避免血压改变产生低血压晕厥。④硝酸甘油要装入棕色瓶内,避光,防止受热受潮。

⑤要注意硝酸甘油的有效期短,须经常更换药物,过期一律不用。

◯ 实训 22-1　抗心绞痛药物护理实训

二、常用制剂和用法

1. 硝酸甘油　片剂:0.3、0.6 mg,每次 0.3～0.6 mg,舌下含服。贴剂:每日 1 次,贴皮肤时间不超过 8 小时。气雾剂:发作时喷于口腔黏膜或舌面 1～2 次。

2. 硝酸异山梨醇酯　片剂:5 mg,每次 5～10 mg,舌下含服。

3. 单硝酸异山梨醇酯　片剂:20 mg,每次 20 mg,舌下含服。

4. 盐酸普萘洛尔　片剂:10 mg,口服每次 10 mg,每日 3 次,可根据病情增减剂量。

5. 硝苯地平　片剂:10 mg,每次 10～20 mg,每日 3 次,口服或舌下含服。缓释片:每次 20 mg,每日 1～2 次。

6. 维拉帕米　片剂:20、80、120 mg,口服。起始剂量每次 20 mg,每次 40～80 mg,每日 3 次;达到有效浓度后改为维持剂量,每次 40 mg,每日 3 次。注射剂:5 mg/2 ml。每次 5～10 mg 静脉注射,于 10 min 内注射完成,继以 5 μg/(kg·min)静脉滴注。

7. 地尔硫䓬　片剂:30、60 mg,口服每次 30 mg,每日 4 次,可逐渐增量至 240 mg。

(姚瑞萍)

数字课程学习

◯教学 PPT　◯导入案例解析　◯复习与自测　◯更多内容……

第二十三章 调血脂药

章前引言

高脂血症是由于体内脂肪代谢或转运异常使血浆中一种或几种脂质浓度高于正常的临床常见慢性疾病。血脂异常是心脑血管疾病最主要的危险因素之一,它参与心脑血管动脉粥样硬化的发生、发展及病变恶化的全过程,引起冠心病、缺血性脑血管病和外周血管性疾病等。调血脂药主要通过降低血液中胆固醇和低密度脂蛋白、三酰甘油和极低密度脂蛋白,纠正异常血脂,防治动脉粥样硬化,从而进一步防治心脑血管疾病。

学习目标

1. 阐述他汀类药的作用、临床应用、不良反应及用药护理。
2. 理解考来烯胺和考来替泊、贝特类、烟酸的作用、临床应用及不良反应。
3. 具备观察药物的疗效、不良反应及做出正确处理的能力,能够熟练进行用药护理。
4. 充分利用所学的知识进行健康教育(降压、减肥、运动、合理饮食)、合理用药、安全用药。

思维导图

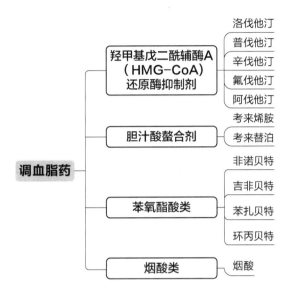

案例导入

患者,男性,48岁,体较胖,无明显症状体征。健康体检时检测血脂指标,结果如下:

指　　标	测 定 值	正常参考值
TG(mmol/L)	14	0.4～1.86
TC(mmol/L)	28.2	3.89～6.48
LDL‑C(mmol/L)	2.8	0～4.14
HDL‑C(mmol/L)	0.87	1.04～1.74

空腹血浆在4℃环境下放置24小时呈奶油样混浊。

诊断:高血脂蛋白血症(Ⅳ型)。

问题:

1. 给患者什么药物降低血脂较好?

2. 药物治疗过程中应给予患者怎样的用药护理?

第一节　羟甲基戊二酰辅酶 A 还原酶抑制药

📖 拓展阅读 23-1　高血脂的危害

高脂血症一般按血中脂类和脂蛋白异常变化的不同分为 5 型(表 23-1)。

表 23-1　高脂血症的分型

分型	疾病名称	脂蛋白变化	脂质变化
Ⅰ 型	家族性高乳糜微粒血症 (临床上较为罕见)	主要是 CM 升高	TG 升高,TC 可正常或轻度升高
Ⅱa	家族性高胆固醇血症 (临床上常见)	LDL 升高	TC 升高,TG 正常
Ⅱb	复合性高脂蛋白血症 (临床上相当常见)	LDL、VLDL 升高	TC、TG 升高
Ⅲ 型	家族性高脂血症 (临床上很少见)	IDL、LDL 升高	TC 和 TG 均明显升高
Ⅳ 型	家族性高甘油三酯血症	VLDL 升高	TG 水平明显升高,TC 正常或偏高。
Ⅴ 型	混合型高甘油三酯血症	CM 和 VLDL 均升高	TC、TG 均明显升高

注:CM 为乳糜微粒(chylomicron);TG 为三酰甘油(triacylglycerol);TC 为总胆固醇(total cholesterol);LDL 为低密度脂蛋白(low density lipoprotein);VLDL 为极低密度脂蛋白(very low density lipoprotein)

羟甲基戊二酰辅酶 A(HMG-CoA)还原酶是肝细胞合成胆固醇过程中的限速酶,通过抑制 HMG-CoA 还原酶可减少内源性胆固醇合成。HMG-CoA 还原酶抑制剂多为他汀类物质,故将 HMG-CoA 还原酶抑制剂也称为他汀类。临床常用药物有洛伐他汀(lovastatin)、普伐他汀(pravastatin)、辛伐他汀(simvastatin)等,洛伐他汀为此类药物中的代表药(表 23-2)。

表 23-2　常用 HMG-CoA 还原酶抑制药调血脂作用特点

药物及剂量	血脂及脂蛋白变化(%)			
	TC	LDL	HDL	TG
洛伐他汀(10 mg/d)	-30.0	-37.9	+3.0	-20.1
氟伐他汀(40 mg/d)	-21.4	-30.1	+11.2	-7.3
普伐他汀(20 mg/d)	-23.7	-31.5	+3.1	-12.0
辛伐他汀(10 mg/d)	-27.4	-35.5	+4.2	-18.3
阿伐他汀(20 mg/d)	-34.5	-44.3	+12.1	-33.2

注:+ 表示升高,- 表示降低

洛伐他汀

☁ 云视频 23－1　他汀类药作用机制

【药理作用和临床应用】HMG－CoA 还原酶是体内胆固醇从头合成的限速酶，洛伐他汀与 HMG－CoA 还原酶具有强大的亲和力，在肝脏内竞争性抑制 HMG－CoA 还原酶活性，使肝脏胆固醇合成明显减少。胆固醇合成的减少能引起肝脏 LDL 受体表达增强，使血浆中 LDL、IDL 清除增加，还能使肝脏合成载脂蛋白 B 减少，从而减少 VLDL 的合成。临床主要用于原发性高胆固醇血症（Ⅱa 和Ⅱb 型），也可用于合并高胆固醇血症和高甘油三酯血症，以高胆固醇血症为主的患者。

【不良反应】常见不良反应有肌肉触痛、胃肠功能紊乱、失眠、头痛及皮疹等。2%～3%的患者服药后会出现横纹肌溶解症，甚至导致急性肾衰竭，危及生命，这也是 HMG－CoA 还原酶抑制剂的严重不良反应。

📖 拓展阅读 23－2　他汀类的历史

▶ 处方分析 23－1　高血脂蛋白血症处方

第二节　胆汁酸结合树脂类药

考来烯胺和考来替泊

【药理作用和临床应用】胆固醇在体内代谢的主要去路是在肝脏转化成胆汁酸从肠道排出，但其中约有 95% 又被重吸收形成肝肠循环。胆汁酸结合树脂类药考来烯胺（cholestyamine）和考来替泊（colestipol）在肠道能以氯离子与胆汁酸进行离子交换，形成胆汁酸螯合物，从而阻碍了胆汁酸肝肠循环和反复利用，促进胆汁酸从肠道排出。从而消耗了大量的胆固醇，使血浆中 TC 和 LDL 水平降低。考来烯胺和考来替泊主要用于以 TC 和 LDL 升高为主的Ⅱa、Ⅱb 型高胆固醇血症。

【不良反应】常见有胃肠道反应，如胃部不适、便秘、腹胀等。长期大剂量应用，可能会出现脂肪痢、骨质疏松和增加出血倾向等。

第三节　苯氧酸类药

临床上最早应用的苯氧酸类药物为氯贝丁酯（clofibrate，又称安妥明），其降低血脂作用虽然明显，但不良反应较多且严重。而新型的苯氧酸类药物降低血脂作用强，毒性低，包括非诺贝特（fenofibrate）、吉非贝特（giffebert）、苯扎贝特（bezafibrate）和环丙贝特（ciprofibrate）等。其中非诺贝特为本类药的代表药物。

非诺贝特

【**药理作用和临床应用**】能够降低血浆中的 TG、VLDL、TC、LDL,同时能够轻度升高 HDL,而产生调血脂作用。对 LDL 作用与患者血浆中 TG 水平有关。而对单纯高 TG 血脂症患者的 LDL 无影响,但对单纯高胆固醇血症患者的 LDL,可下降 15%。另外,能够明显地降低血浆纤维蛋白原和血尿酸水平,使血浆黏稠度降低,从而改善血流动力学。非诺贝特是治疗严重高 TG 血症和Ⅲ型高脂蛋白血症的首选药。对混合型高脂蛋白血症也有较好的疗效。

【**不良反应**】主要为消化道症状,如恶心、腹胀、食欲不振等。少有乏力、头痛、失眠、皮疹等。偶有转氨酶升高、肌病、尿素氮增加,停药后可逐渐恢复。孕妇、儿童、肝胆疾病及肾功不全者禁用。

第四节　其他调血脂类药

烟　酸

【**药理作用和临床应用**】烟酸(nicotinic acid)为脂肪组织细胞内脂肪酶活性的抑制剂,能使脂肪组织中的 TG 不易被分解为游离脂肪酸,减少了 VLDL 的合成和分泌,从而降低了血浆内 IDL 和 LDL 的水平。并通过脂蛋白酯酶的途径,增加 VLDL 的清除率,使 TG 降低。烟酸能够升高 HDL,是由于烟酸使 TG 浓度降低导致 HDL 分解代谢减少所致。烟酸还可减少血液内纤维蛋白原,影响动脉硬化和血栓的形成过程。

烟酸是广谱调血脂药,对Ⅱb 和Ⅳ型效果最好。也可用于混合型高脂蛋白血症、高 TG 血症、低 HDL 血症和高 LP(a)等的治疗。

烟酸可与其他调血脂药合用。如烟酸与胆汁酸结合树脂合用,可增加调脂作用,使 HDL 轻微升高,LDL 明显降低;如烟酸与他汀类配伍使用,可提高疗效。

【**不良反应**】最常见的不良反应为面部潮红、瘙痒等,可用小剂量阿司匹林缓解。治疗剂量就可出现胃肠道反应,可加重或引起消化性溃疡。大剂量应用时可引起肝功能障碍,血糖和血尿酸升高。黄疸、胆囊疾病、肝脏疾病、痛风、糖尿病以及消化性溃疡和对药物过敏者应慎用;活动性消化性溃疡、动脉出血、重症低血压、肝脏疾病者禁用。

第五节　用药护理及常用制剂和用法

一、用药护理

1. 交待患者一定要改变饮食习惯和生活方式:平常要采取控制饮食、加强体育锻炼、戒烟戒酒、规律生活等综合治疗；其中饮食控制是最重要的，以低脂饮食为主，要长期坚持，适当体育活动可使体重减轻，从而降低血脂，若效果不佳，才辅以药物治疗。

2. 长期用药应嘱咐患者定期检查血常规、血脂、血糖及肝功能。

3. 他汀类药物若在晚餐或睡觉前服用疗效更佳。

4. 告知患者，注意观察（高血脂）患者吸烟、喝酒后有无面、颈、耳发红或皮肤瘙痒症状，阿司匹林有助于减轻或缓解；必要时应定期检查血尿酸。

5. 若单用一种调血脂药疗效不太理想时，可以联合用药，但应告知患者，注意联合用药的安全性，例如他汀类＋贝特类联合用药，如舒降脂与吉非贝齐合用时，肌病（骨骼肌毒性和横纹肌溶解症）的发生率可比单用一种药物时增高 10～20 倍。叮嘱患者注意肌肉和骨骼的疼痛等症状，一旦发生，立即报告医生。

二、常用制剂和用法

1. 洛伐他汀　片剂：20 mg。口服，根据病情起始剂量每日 10 mg 或 20 mg，晚餐时 1 次顿服，4 周后根据血脂变化调整剂量，每日极量为 80 mg，1 次或分 2 次服。

2. 辛代他汀　片剂：10、20 mg。口服，每日 1 次，每次 10 mg，晚餐时服，必要时于 4 周内增量至每日 40 mg。

3. 考来烯胺　粉剂：1、2 g。口服，每日 3 次，每次 4～5 g，饭前或饭时加于饮料中混合服。

4. 考来替泊　粉剂：1、2 g。口服，每日 3 次，每次 4～5 g，服法同考来烯胺。

5. 非诺贝特　片剂或胶囊剂：100、200、300 mg。口服，每日 3 次，每次 100 mg。

6. 烟酸　片剂：50、100 mg。口服，由小剂量开始，开始每日 3 次，每次 100 mg，逐渐增至每日 1～2 g，每日 3 次，饭后服用。

（姚瑞萍）

数字课程学习

○教学 PPT　○导入案例解析　○复习与自测　○更多内容……

第二十四章 作用于血液与造血系统药物

章前引言

正常人的血液在血管内循环流动,既不凝血也不出血,取决于凝血系统与抗凝血系统所保持的动态平衡。这个平衡一旦被破坏,则可导致出血性疾病或血栓性疾病。促凝血药是通过促进凝血过程或抑制纤溶过程而产生促进凝血功能的药物,临床主要用于出血性疾病的预防和治疗;而抗凝血药是通过抑制凝血因子活性、促进纤维蛋白溶解、抑制血小板等,产生抗凝血和溶栓的作用,临床用于体外循环、溶栓等疾病的防治。

学习目标

1. 阐述维生素 K、肝素、华法林、硫酸亚铁、叶酸、维生素 B_{12} 的作用、临床应用、不良反应及用药护理。

2. 理解其他止血药、抗凝血药的作用、临床应用及不良反应。

3. 知道促白细胞增生药、血容量扩充药的作用、临床应用及不良反应。

4. 具备观察药物的疗效、不良反应及做出正确处理的能力,能够熟练进行用药护理。

5. 充分利用所学的知识进行健康教育,正确指导患者合理用药、安全用药。

思维导图

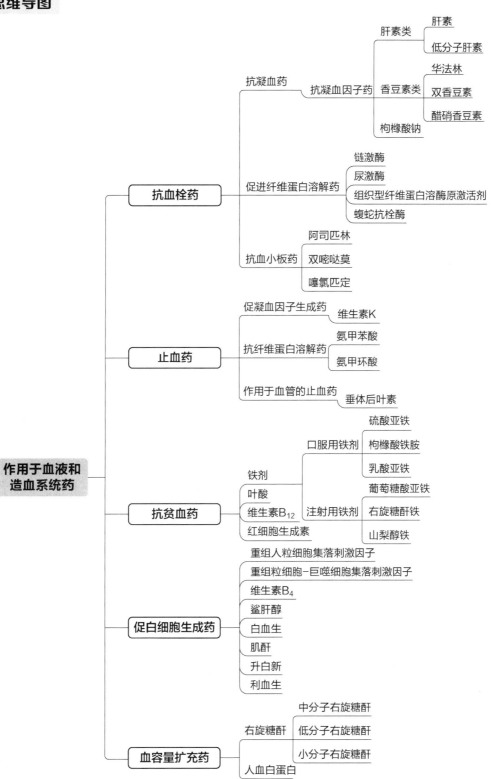

案例导入

患者,男,67 岁。因脑栓塞入院治疗,先用肝素治疗,后用华法林治疗 1 周后出院。回家后用华法林维持,每日 5 mg,10 天后刷牙时发现牙龈出血。

问题:

1. 患者为什么刷牙时会出现牙龈出血?

2. 华法林引起的自发性出血如何预防?出血后怎么处理?

第一节 抗血栓药

抗血栓药是通过抑制凝血过程或者促进纤溶过程而阻止血液凝固的药物,临床主要用于防治血栓形成和阻止血栓扩大。但抗凝血药用量过大易诱发组织器官出血。

一、抗凝血药

肝 素

肝素(heparin)因最初是从肝中提取而得名。药用肝素是从猪小肠、牛肺中提取一种大分子黏多糖硫酸酯,带有大量负电荷,呈强酸性。肝素口服无效,静脉注射可立即生效。

【药理作用】肝素在体内、外均有抗凝血作用,但对已形成的血栓无溶解作用。其作用机制是通过激活抗凝血酶Ⅲ(AT Ⅲ)实现抗凝的。AT Ⅲ是一种生理抗凝物质,能与凝血因子Ⅱa、Ⅸa、Ⅹa、Ⅺa、Ⅻa结合形成复合物并使其失去活性。肝素能与 AT Ⅲ结合,并能使 AT Ⅲ抗凝活性提高数百倍,迅速而显著地促进多种凝血因子失去活性,产生迅速而强大的抗凝作用。此外,肝素还能抑制血小板的功能。

【临床应用】

1. 防治血栓栓塞性疾病 心肌梗死、脑血管栓塞、肺栓塞、外周静脉血栓和心血管手术时栓塞等静脉滴注肝素,可防止血栓的形成和扩大,但对已形成的血栓无溶栓作用。

2. 防治弥散性血管内凝血(disseminated intravascular coagulation,DIC) 在 DIC 早期,及早应用小剂量肝素可改善微循环,阻止纤维蛋白原和其他凝血因子的消耗,防止继发性出血。

3. 体外抗凝 用于抽血检查、体外循环、血液透析、心血管手术和心导管检查时的抗凝血。

拓展阅读24-1 静脉留置针

【不良反应】

1. 自发性出血　用药过量可致自发性出血,表现为各种黏膜出血、关节腔积血及伤口等自发性出血。防治:用药期间注意询问和观察;一旦发生停用肝素,并缓慢静脉注射硫酸鱼精蛋白对抗。1 mg 鱼精蛋白可中和 100 单位肝素,每次用量不得超过 50 mg。

2. 过敏反应　如荨麻疹、皮疹、哮喘等。给予冷敷可减轻皮肤瘙痒。

3. 其他反应　短暂性血小板减少症。用药期间应定期检查凝血时间、凝血酶原时间、血小板数量;长期应用的患者可引起骨质疏松和自发性骨折。

【禁忌证】孕妇和先兆流产、肝素过敏、出血性疾病、活动性溃疡、严重高血压、肝肾功能不全者禁用。

低分子肝素

低分子肝素(low molecular weight heparin,LMWH)是由普通肝素解聚制备而成的一类分子量较低的肝素的总称。其药效学及药动学特性与普通肝素不同,由于分子量小,与肝素相比,具有以下特点:

(1)皮下注射吸收比肝素快而规则,生物利用度高,半衰期($t_{1/2}$)长于肝素,约 4 小时。

(2)抗血栓作用强,抗凝作用弱。

(3)血小板减少症发生率低于肝素。

(4)出血发生率低于肝素,肾功能不良患者仍需要监测活化部分凝血激酶时间。

(5)骨质疏松发生率低于肝素。

【药理作用】

体内、体外抗凝血药。与 AT Ⅲ 形成复合物后,与 Ⅹa 结合选择性高,因此选择性抑制 Ⅹa 的活性(一分子 Ⅹa 可催化大约 1 000 分子凝血酶生成),而对 Ⅱa 和其他凝血因子的作用较弱,不影响已形成的凝血酶,使得残存的凝血酶足以保证初级止血功能。所以低分子肝素抗血栓作用强,抗凝作用弱。

【临床应用】临床主要用于深部静脉血栓;外科和整形外科手术后静脉血栓形成的预防和治疗。

【不良反应】不良反应同肝素。药物治疗期间血小板减少,停药后血小板减少可消除。偶见过敏反应。长期应用可致脱发、骨质疏松和自发骨折。

低分子量肝素制剂有依诺肝素(enoxaparin)、替地肝素(tedelpanin)、那曲肝素(nadroparin)、洛吉肝素(logiparin)和洛莫肝素(lomoparin)。

香豆素类

🎬 云视频 24-1　香豆素类的作用机制

香豆素类是一类口服有效的抗凝药,常用药物包括华法林(warfarin)、双香豆素(dicoumarol)和醋硝香豆素(acenocoumarol,又称新抗凝)等(表 24-1)。

表 24 - 1　香豆素类药物作用时间比较

药物	每日剂量(mg)	$t_{1/2}$(h)	达峰时间(h)	持续时间(d)
华法林	5～15	10～60	24～48	3～5
双香豆素	25～150	10～30	36～72	4～7
醋硝香豆素	4～12	8	34～48	2～4

【药理作用】本类药物仅在体内有抗凝作用,在体外无抗凝作用。其化学结构与维生素 K 的结构相似,通过竞争性拮抗肝脏内维生素 K 的作用,导致凝血因子Ⅱ、Ⅶ、Ⅸ、Ⅹ的谷氨酸残基不能 γ-羧化,而产生抗凝作用。对已经合成好的凝血因子无影响,故起效慢(12～24 小时才生效)、维持时间长(达 3～5 日)。

【临床应用】主要用于防治血栓栓塞性疾病,如肺栓塞、脑血管栓塞、静脉血栓、心肌梗死等。

【不良反应】

1. 出血　过量易引起自发性出血,症状与肝素类似,严重者可致脑出血。用药期间注意询问和观察是否有出血症状;一旦出血立即停药,并缓慢静脉注射大剂量维生素 K 对抗;必要时输入新鲜血浆或全血;用药期间应定期测定凝血酶原时间。

2. 影响胎儿发育　华法林影响胎儿骨骼发育、致胎儿出血;口服抗凝药易致胎儿畸形。孕妇禁用。

【禁忌证】同肝素。

枸橼酸钠

枸橼酸钠(sodium citrate)又名柠檬酸钠。

【药理作用和临床应用】仅用于体外抗凝,作为输血时的抗凝剂。枸橼酸钠分子中的枸橼酸根与血浆中的 Ca^{2+} 结合,形成难解离的可溶性络合物,降低血中 Ca^{2+} 浓度,从而使血凝过程受阻,产生抗凝血作用。输血时,每 100 ml 全血中加入 2.5%枸橼酸钠 10 ml,即可使血液不再凝固。

【不良反应】大量输血或输血速度过快可致血钙下降,出现手足抽搐、血压下降、心功能不全等,婴幼儿尤易发生,可立即缓慢静脉注射钙剂解救。

二、抗血小板药

🎬 云视频 24-2　抗血小板药的作用机制

抗血小板药即血小板抑制药,能抑制血小板黏附、聚集和释放功能,防止血栓形成。临床用于防治心脏或脑缺血性疾病、外周血栓栓塞性疾病等。

阿司匹林

小剂量阿司匹林(aspirin)能使 PG 合成酶活性中心的丝氨酸乙酰化失活,不可逆地抑制血小板环氧酶,减少血栓素 A_2(TXA_2)的生成,从而影响血小板的聚集,达到抗凝作用。临床以小剂量(50~100 mg)用于预防手术后血栓形成及心肌梗死等,有较好的疗效。

双嘧达莫

双嘧达莫(dipyridamole)又名潘生丁。通过激活腺苷酸环化酶促进 cAMP 生成;通过抑制磷酸二酯酶减少 cAMP 分解,增加细胞内 cAMP 含量,从而产生抗血小板聚集作用。主要用于血栓栓塞性疾病、人工心脏瓣膜置换后防止血小板聚集血栓形成。

噻氯匹定

噻氯匹定(ticlopidine)能选择性及特异性干扰 ADP 介导的血小板活化,不可逆地抑制血小板聚集和黏附,产生抗血栓形成作用。主要用于预防脑卒中、冠状动脉栓塞性疾病及周围动脉血栓性疾病的复发,疗效优于阿司匹林。

常见胃肠道不良反应,应餐后服用。偶见中性粒细胞、血小板减少;若出现严重粒细胞减少,应立即停药,及时处理。

▶ 处方分析 24-1　抗血栓处方

三、纤维蛋白溶解药

链 激 酶

链激酶(streptokinase)又名溶栓酶,是从 β-溶血性链球菌培养液中提取的蛋白质,有抗原性,是第一代溶栓药。现已可用基因重组方法制备,称为重组链激酶。

【药理作用】能使纤溶酶原激活因子前体物转化为激活因子,后者能促使纤溶酶原转化为具有活性的纤溶酶,促使血栓溶解。对新形成的血栓溶解作用较好,对已老化的血栓则无溶解作用。

【临床应用】主要用于治疗血栓栓塞性疾病,如急性肺栓塞、深部静脉栓塞、导管给药诱发的血栓以及心肌梗死的早期治疗,一般在血栓形成 6 小时内用药为佳。

【不良反应】

1. 出血　严重不良反应为出血,注射局部可出现注射部位血肿。用药期间注意观察是否有出血症状;一旦发生出血立即停药,给予氨甲苯酸、氨甲环酸等药物对抗或输入新鲜全血。

2. 过敏反应　因为药品具有抗原性,可引起发热、头痛、寒战、过敏性休克等过敏反应。先肌内注射异丙嗪或静脉滴注地塞米松,可减少过敏反应的发生。

【禁忌证】出血性疾病、消化性溃疡、严重高血压、糖尿病、分娩后 4 周内、术前 3 日内及术后禁用。

尿 激 酶

尿激酶(urokinase)是从尿中或肾细胞培养液中提取的一种活性蛋白酶,现可用基因重组方法制备。尿激酶能使纤溶酶原激活为纤溶酶,达到溶解血栓效果。用途同链激酶,可用于链激酶过敏或耐受者。无抗原性且不良反应较少,禁忌证同链激酶。

组织型纤维蛋白溶酶原激活剂

组织型纤维蛋白溶酶原激活剂(tissues plasminogen activator，t‑PA)可由人体正常细胞培养产生，而应用 DNA 重组技术生产的称为重组组织型纤维蛋白溶酶原激活剂(rt‑PA)。

【药理作用和临床应用】t‑PA 含有 527 个氨基酸，其赖氨酸残基能与纤维蛋白结合，激活与纤维蛋白结合的纤溶酶原转变为纤溶酶，产生溶栓作用(图 24‑1)。这种作用比激活循环中的游离型纤溶酶快数百倍，因此很少产生出血并发症。主要用于急性心肌梗死和肺栓塞的溶栓治疗。

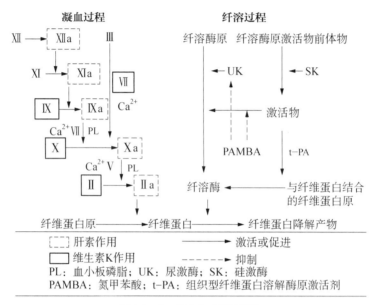

图 24‑1 凝血和纤溶过程

【不良反应和用药监护】较少，有出血倾向的患者慎用。

蝮蛇抗栓酶

蝮蛇抗栓酶(ahylysantinfarctase)能直接激活纤溶酶，迅速裂解新生的纤维蛋白而产生抗凝作用。主要用于脑血栓、急性心肌梗死和脉管炎等血栓栓塞性疾病。

有出血及过敏等不良反应，一旦发生应立即停药或用抗蝮蛇血清治疗。

第二节　止　血　药

一、促进凝血因子生成药

维生素 K

维生素 K(vitamin K)包括维生素 K_1、K_2、K_3、K_4(表 24‑2)。

表 24‐2　维生素 K 分类

分　类		来　源	性　质	特　点
天然品	K_1	植物:苜蓿、菠菜	脂溶性	吸收需要胆汁参与
	K_2	肠道细菌、腐败鱼粉	口服不易吸收	
人工合成品	K_3	合成品	水溶性	吸收不需要胆汁参与
	K_4	合成品	口服易吸收	

【药理作用】

1. 促凝血作用　在肝脏内羧化酶催化凝血因子 II、VII、IX、X 的谷氨酸残基发生 γ‐羧化,使这些因子具有结合 Ca^{2+} 的能力和凝血活性。维生素 K 是羧化酶的辅酶,如维生素 K 缺乏,肝脏只能合成无凝血活性凝血因子 II、VII、IX、X,导致凝血障碍,凝血酶原时间延长而引起出血。

2. 镇痛作用　维生素 K_3 有缓解平滑肌痉挛所致的疼痛作用。

【临床应用】

1. 主要用于防治维生素 K 缺乏引起的出血性疾病。①胆汁缺乏:梗阻性黄疸、胆瘘、慢性腹泻、肠炎等患者,胆汁缺乏使维生素 K 吸收障碍所致出血。②维生素 K 来源缺乏:长期使用广谱抗生药,或早产儿、新生儿,维生素 K 来源不足所致出血。③维生素 K 拮抗剂过量:水杨酸类、香豆素类过量或敌鼠钠中毒所致出血。

2. 缓解胆石症和胆管蛔虫引起的胆绞痛和胃肠绞痛。

【不良反应】

1. 口服有消化道反应。静脉注射过快可引起面部潮红、出汗、血压急剧下降等,甚至危及患者生命。一般应肌内注射;若需静脉注射给药时应用单独的静脉通道,注射速度不宜超过 5 mg/min。

2. 新生儿、早产儿大剂量使用维生素 K_3、K_4,可引起高胆红素血症和溶血。而葡萄糖‐6‐磷酸脱氢酶缺乏者使用维生素 K_3、K_4,可诱发急性溶血性贫血。

酚磺乙胺

酚磺乙胺(etamylate)又名止血敏,通过增加血小板的数量、增强血小板的聚集功能、增强毛细血管的抵抗力,并且降低毛细血管的通透性,产生止血作用,作用迅速。

本药主要用于手术前后减少手术野的渗血;鼻黏膜、消化道、泌尿系统出血等。

本药的毒性较低,偶见过敏反应。

二、抗纤维蛋白溶解药

氨甲苯酸

氨甲苯酸(aminomethylbenzoic acid,PAMBA)又名止血芳酸、抗血纤溶芳酸、对羧基苄胺。口服容易吸收,生物利用度 70%,经肾排泄,$t_{1/2}$ 约 1 小时。

【药理作用】PAMBA 能竞争性抑制纤溶酶原激活物的作用,使纤溶酶原不能激活为纤溶酶,阻止纤维蛋白裂解,发挥止血作用。大剂量时可直接抑制纤溶酶的作用。

【临床应用】

1. 止血作用 主要用于纤溶酶活性亢进所致出血,如产后出血;子宫、肺、肝、脾、胰、前列腺、甲状腺、肾上腺等手术后的异常出血;也可用于肺结核咯血或痰中带血;还可用于前列腺肥大出血、上消化道出血等治疗。

2. 对抗纤溶酶原激活物的作用:能用于链激酶、尿激酶过量引起的出血。

【不良反应】

1. 剂量过大可致血栓形成,甚至诱发心肌梗死。用药期间注意询问和观察患者反应;有血栓形成倾向者或有血管栓塞病史者慎用或禁用。

2. 尿路出血者禁用,因本药具有抑制尿激酶的作用,致血栓形成而阻塞尿路。

氨甲环酸

氨甲环酸(tranexamic acid)又名止血环酸。其作用和用途与氨甲苯酸相似,但是排泄较慢,止血作用较氨甲苯酸强。不良反应同氨甲苯酸,但较多,可出现头痛、恶心、呕吐、食欲不振、嗜睡等。

三、作用于血管的止血药

垂体后叶素

垂体后叶素(pituitrin)是由动物垂体中提取的成分,内含升压素(抗利尿激素)和缩宫素。

【药理作用和临床应用】

1. 收缩血管作用 对内脏小血管作用尤为明显,能使肺及肠系膜的小动脉、毛细血管收缩,用于治疗肺咯血以及门脉高压引起的上消化道出血。

2. 抗利尿作用 通过增加远曲小管和集合管对水的重吸收而产生抗利尿作用,用于治疗尿崩症。

【不良反应】收缩血管引起血压升高、胸闷、面色苍白等;其他如心悸、腹痛、恶心及过敏等。

【禁忌证】高血压、动脉硬化、冠心病、心力衰竭患者禁用。

第三节 抗贫血药

循环血液中红细胞数或血红蛋白量持续低于正常值的病理现象称为贫血。贫血在临床上常见三种类型。①缺铁性贫血:因铁摄入或吸收不足和铁丢失过多引起,患者红细胞呈小细胞、低色素性表现,又称小细胞低色素性贫血。②巨幼红细胞性贫血:由叶酸或维生素 B_{12} 缺乏所致,红细胞呈大细胞、高色素性表现;由内因子缺乏导致维生素 B_{12} 吸收障碍而引起的巨幼红细胞性贫血称为恶性贫血。③再生障碍性贫血:因感染、药物、放疗等因素引起骨髓造血功能障碍,血液中红细胞、粒细胞及血小板等成分均减少。本节主要介绍抗缺铁性贫血药和抗巨幼红细胞性贫血药。

一、铁剂

常用的铁剂有口服用铁剂硫酸亚铁(ferrous sulfate)、枸橼酸铁胺(ferric ammonium citrate、iron ammonium citrate)、富马酸亚铁(ferrous fumarate,又称富血铁)和乳酸亚铁(ferrous lactate);注射用铁剂葡萄糖酸亚铁(ferrous gluconate)、右旋糖酐铁(iron dextran)和山梨醇铁(iron sorbitex)等。

【药理作用】口服高价或有机铁必须还原成 Fe^{2+} 后才能在十二指肠和空肠上段被吸收。胃酸、维生素 C、果糖、半胱氨酸等还原性物质,有助于 Fe^{3+} 还原成 Fe^{2+},从而促进铁的吸收。含鞣酸食物(如浓茶)或药物(如鞣酸蛋白)、抗酸药、胃酸分泌抑制药、胃酸缺乏、食物中的磷酸盐和草酸盐、四环素类药等可妨碍铁吸收。

铁是血红蛋白、肌红蛋白、细胞色素系统、电子传递链主要的复合物,是过氧化物酶和过氧化氢酶的重要组成部分,也是红细胞成熟阶段合成血红素必不可少的物质。铁主要参与形成血红蛋白。

　云视频 24-3　铁剂的作用机制

【临床应用】临床主要用于治疗铁缺乏引起的缺铁性贫血。

1. 长期慢性失血患者　月经过多、痔疮出血、钩虫病、子宫肌瘤等造成的贫血。

2. 铁需要量增加者　在妊娠期、哺乳期、儿童生长发育期等铁的需要量增加,而体内铁不足造成的贫血。

3. 铁吸收障碍患者　慢性胃炎、慢性消化性溃疡、慢性肠炎及腹泻等造成铁的吸收障碍引起的贫血。

4. 红细胞大量破坏患者　疟疾、溶血等引起红细胞大量破坏造成的贫血。

【不良反应】

1. 胃肠道刺激　口服铁剂可致恶心、呕吐、上腹部疼痛及腹泻等反应,饭后服用可减轻。

2. 便秘　肠内的硫化氢与铁结合形成硫化铁,使肠蠕动减弱,引起便秘、褐色大便、黑便。

3. 中毒　长期应用铁剂,过多的铁沉积在组织中可引起皮肤色素沉着、肝硬化、心力衰竭等慢性中毒症状。小儿误服硫酸亚铁 1 g 以上可致急性中毒,表现为坏死性胃肠炎、恶心、呕吐、休克、昏迷、呼吸困难等症状,甚至引起死亡。可用碳酸盐洗胃及特殊解毒剂去铁胺注入胃内以结合剩余铁,并采取抗休克等措施抢救。

　处方分析 24-2　贫血处方

二、叶酸

叶酸(folic acid)广泛存在于动植物性食物中,其中以酵母、肝脏及绿叶植物中含量最多。

【药理作用】叶酸吸收后,在体内经叶酸还原酶和二氢叶酸还原酶还原为有活性的四氢叶酸。四氢叶酸能传递一碳基团($-CH_3$、$-CHO$、$=CH_2$),在维生素 B_{12} 的协助下,参与氨基酸和核酸的合成(图24-2)。当叶酸缺乏时,DNA 合成受阻,红细胞有丝分裂障碍,影响了红细胞的成熟与分裂,引起巨幼红细胞性贫血。同时,生长迅速的组织(如消化道黏膜、毛发等)也因叶酸缺乏而受损,表现为舌炎、胃炎及腹泻等症状。

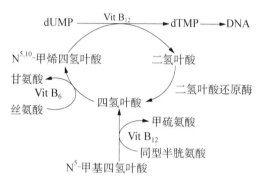

图24-2 叶酸和维生素 B_{12} 的作用

【临床应用】主要用于治疗下列各种原因所致的巨幼红细胞性贫血。

1. 叶酸缺乏 营养不良、婴儿期及妊娠期叶酸需要量增加等原因所致的巨幼红细胞性贫血,治疗时以叶酸为主,辅以维生素 B_{12}、B_6、C 等效果更好。

2. 使用叶酸拮抗剂 对氨甲蝶呤、乙胺嘧啶、甲氧苄啶等二氢叶酸还原酶抑制剂所致的巨幼红细胞性贫血,需用甲酰四氢叶酸钙(calcium leucovorin,又称亚叶酸钙)治疗。

3. 维生素 B_{12} 缺乏 可致恶性贫血,大剂量叶酸可纠正血常规但不能改善神经损害症状,治疗时应以维生素 B_{12} 为主,叶酸为辅。

【不良反应】不良反应少,罕见过敏反应;久服可致厌食、恶心、腹胀等。

拓展阅读24-2 孕妇补充叶酸的目的

三、维生素 B_{12}

维生素 B_{12}(vitamin B_{12})为含钴复合物,广泛存在于动物内脏、牛奶、蛋黄中。维生素 B_{12} 口服后需与胃壁细胞分泌的糖蛋白(内因子)结合形成复合物,才能顺利地运送到小肠上段吸收。恶性贫血者因胃黏膜萎缩,胃壁细胞分泌的内因子减少,使其吸收障碍,应注射给药。

【药理作用】

1. 参与叶酸代谢 维生素 B_{12} 促使同型半胱氨酸变成甲硫氨酸,并使 N^5-甲基四氢叶酸转变为有活性的四氢叶酸,促进四氢叶酸循环再利用。维生素 B_{12} 缺乏时可引起叶酸循环障碍(图24-2),出现与叶酸缺乏相似的巨幼红细胞性贫血,即恶性贫血。

2. 维持有鞘神经纤维功能的完整性　维生素 B_{12} 参与三羧酸循环,有助于维持神经髓鞘脂质合成和有鞘神经纤维功能。维生素 B_{12} 缺乏时,神经髓鞘脂蛋白合成障碍,出现神经损害症状,表现为感觉异常、运动失调等神经症状。

【临床应用】

1. 用于恶性贫血及其他巨幼红细胞性贫血的治疗。本品与叶酸合用在纠正异常血常规方面起协同作用,但不能相互代替,即叶酸不能代替维生素 B_{12} 改善神经系统症状,而维生素 B_{12} 单独使用在纠正异常血常规方面不如叶酸疗效好。恶性贫血口服维生素 B_{12} 无效,必须注射给药。

2. 维生素 B_{12} 还可用于神经炎、神经萎缩、神经痛、白细胞减少症、再生障碍性贫血等的辅助治疗。

【不良反应和用药监护】不良反应较少,极少数患者会出现过敏性休克。

四、红细胞生成素

红细胞生成素(erythropoietin,EPO)是由肾皮质近曲小管管周细胞产生的含有166 个氨基酸的糖蛋白。目前临床应用的 EPO 是用 DNA 重组技术生成的。

【药理作用和临床应用】EPO 与红系干细胞表面上的 EPO 受体结合,促使红系干细胞增殖、分化、成熟,使网织红细胞从骨髓中释放入血,以促进红细胞的生成和提高血红蛋白数量。临床上主要用于治疗各种原因所致的贫血:对慢性肾衰竭所致的贫血疗效最好;对骨髓造血功能低下、结缔组织病(如系统性红斑狼疮)、化疗等所致的贫血均有效。

【不良反应】主要不良反应是血压升高,与红细胞快速增加有关;也可引起头痛、骨痛、寒战、注射部位血栓形成等。怀孕和哺乳期妇女慎用,高血压、过敏、血小板减少性紫癜者禁用。

第四节　促白细胞增生药

一、重组人粒细胞集落刺激因子

人粒细胞集落刺激因子(human granulocyte colony stimulating factor,G‐CSF)是由血管内皮细胞、单核细胞和成纤维细胞合成的糖蛋白。重组人粒细胞集落刺激因子(recombinant human granulocyte colony stimulating factor,rhG‐CSF)又名非格司亭。G‐CSF 与 rhG‐CSF 结构略有差异,但作用相似。

【药理作用】使造血干细胞从静止期进入增殖期,对中性粒细胞的作用更明显,可促进其分化、成熟、释放,使外周血循环中的中性粒细胞明显增加,并增强其趋化及吞噬功能,同时还能刺激单核细胞和巨噬细胞生成。与其他细胞集落刺激因子合用,有协同作用。

【临床应用】用于各种原因所致的中性粒细胞减少症:肿瘤放疗和化疗、艾滋病、骨髓移植、再生障碍性贫血等患者的中性粒细胞减少症。本药需要静脉注射或皮下注射给药。

【不良反应】主要有肌肉疼痛、骨痛、皮疹、发热、恶心、呕吐等,一般较轻;长期静脉滴注可致静脉炎。本药过敏者禁用。

二、重组粒细胞-巨噬细胞集落刺激因子

重组粒细胞-巨噬细胞集落刺激因子(recombinant granulocyte-macrophage colony stimulating factor,rhGM-CSF),又名沙格司亭或生白能。

【药理作用】天然的人粒细胞巨噬细胞集落刺激因子(human granulocyte macrophage colony stimulating factor,GM-CSF)主要由 T-淋巴细胞在抗原的刺激下产生的。GM-CSF 能刺激巨噬细胞、单核细胞和 T 细胞等多种白细胞的分化。药用 rhGM-CSF 对骨髓有广泛的作用,如刺激粒细胞、单核细胞和 T 细胞增殖、分化和成熟,也能间接促进红细胞增生。

【临床应用】主要用于治疗下列原因引起的白细胞减少症,如骨髓造血功能损害、肿瘤放疗与化疗、再生障碍性贫血及药物所引起的白细胞减少症。

【不良反应】常见的不良反应有注射部位红斑以及肌痛、骨疼、发热、皮疹;首次静脉滴注时可致潮红、低血压等;罕见的有心功能不全、支气管痉挛、颅内高压、肺水肿和晕厥,必要时应给予吸氧等相应处理。

孕妇、本药有过敏史者禁用;自身免疫性血小板减少性紫癜的患者禁用。哺乳期妇女使用本药前应该停止哺乳。

三、其他促白细胞增生药

其他促白细胞增生药有维生素 B_4(vitamin B_4)、鲨肝醇(bathlacohole)、白血生(pentoxyl)、肌苷(inosine 或 carnine)、升白新(defeilin glucoside)和利血生(leucosonurn),作用及不良反应等如表 24-3 所示。

表 24-3　其他促白细胞增生药

药　名	作用及用途	不良反应和用药监护
维生素 B_4(腺嘌呤)	是核酸和某些辅酶的成分,参与 RNA 和 DNA 合成,促进白细胞生成,尤其白细胞低下时作用更明显;主要用于放疗、化疗及苯中毒、氯霉素等所致的粒细胞减少	常规治疗剂量时未见明显不良反应
鲨肝醇	对苯中毒所致白细胞减少有一定疗效 用于放疗、化疗及苯中毒所致白细胞减少症	用药期间,应定期检查白细胞数

（续表）

药 名	作用及用途	不良反应和用药监护
白血生（潘托西）	促进骨髓造血功能,刺激抗体产生 用于治疗各种原因所致的白细胞减少	恶性骨髓肿瘤患者、淋巴肉芽肿患者禁用
肌苷（HXR次黄嘌呤核苷）	进入细胞后转变为肌苷酸及磷酸腺苷,参与体内蛋白质的合成,促进肌细胞的能量代谢,提高多种酶尤其是 CoA 活性,促进缺氧状态下细胞代谢;主要用于白细胞减少症、血小板减少症	胃部不适;静脉注射可出现颜面潮红
升白新（地菲林葡萄糖苷）	促进骨髓细胞增生,并且使外周白细胞升高;临床用于放疗、化疗所致的白细胞减少症,其他升白细胞药物无效时本药仍有一定作用	长期大剂量应用可引起肝肾损伤;定期检查肝肾功能
利血生	增强造血功能。 用于防治各种原因引起的白细胞减少、血小板减少和再生障碍性贫血	

第五节　血容量扩充剂

血容量扩充药是一类高分子化合物,静脉给药后能迅速提高血浆胶体渗透压而扩充血容量。临床主要用于大量失血或失血浆引起的血容量降低、休克等的抢救。临床常用药物为不同分子量的右旋糖酐、人血白蛋白等。

右旋糖酐

右旋糖酐（dextran）系葡萄糖的聚合物,按相对分子量大小可以分为 3 种,即中分子右旋糖酐（medium molecular dextran,右旋糖酐 70,相对分子量约 70 000）、低分子右旋糖酐（dextran – 40,右旋糖酐 40,相对分子量约 40 000）、小分子右旋糖酐（small molecular dextran,右旋糖酐 10,相对分子量约 10 000）。

【药理作用】

1. 扩充血容量作用　右旋糖酐分子量较大,静脉滴注后不易渗出血管,提高了血浆的胶体渗透压,吸引组织中的水分大量进入血管内,而产生扩充血容量的作用。分子量越大,扩容作用越强,维持时间也越长。其中右旋糖酐 70 维持约 12 小时,右旋糖酐 10 维持约 3 小时。

2. 阻止红细胞和血小板聚集作用　右旋糖酐抑制红细胞和血小板聚集,同时因为扩容而使血浆稀释,从而产生抗凝血和改善微循环的作用。分子量越小则该作用越强。

3. 渗透性利尿作用　右旋糖酐经肾排泄时,可提高肾小管内的渗透压,使水分重吸收减少,产生渗透性利尿的作用。分子量越小作用越强。

【临床应用】

1. 防治低血容量性休克　用右旋糖酐 70 和右旋糖酐 40,抢救急性失血、创伤和烧伤等引起的低血容量休克。

2. 防治血栓性疾病 右旋糖酐 40 和右旋糖酐 10,用于防治 DIC 和血栓形成性疾病,如脑血栓形成、心肌梗死、血栓闭塞性脉管炎等。

3. 防治急性肾衰竭 右旋糖酐的渗透性利尿作用可用于防治急性肾衰竭。

【不良反应】

1. 过敏反应 少数患者用药后出现过敏反应,严重者可致过敏性休克。首次用药应严密观察 5～10 min,发现症状立即停药,及时抢救。

2. 凝血障碍 连续应用时,制剂中的少量大分子右旋糖酐可致凝血障碍和出血。用药过程中密切观察,检查凝血时间,发现症状后立即停药。

3. 血小板减少症、出血性疾病和充血性心力衰竭患者禁用,肝肾功能不全者慎用。

第六节 用药护理及常用制剂和用法

一、用药护理

1. 应用止血药期间,告知患者定期测定凝血酶时间以调整用量和给药次数。

2. 告知患者一般正常人不会缺乏维生素 K,因为肠道细菌可合成维生素 K,且很多食物中都富含维生素 K,如菠菜、菜花、芦笋等,可以多摄取。教育患者避免长期口服广谱抗菌药和水杨酸类药物。若有胆管疾病,需首先治疗。

3. 长期使用维生素 K 的患者,应定期检查出凝血时间和凝血激酶原时间。有冠心病或心绞痛者应严格控制用药剂量,以免加重病情。如出现过量中毒反应(如血栓)时,立即告知医生,可口服香豆素类药物解救。

4. 维生素 K_1 对光敏感,静脉注射时现配现用。滴注时应避光,控制滴速 $\leqslant$ 1 mg/min,并严密监护患者的心率、脉搏、血压及体温。如有异常,应及时调整滴速,必要时停止输注并报告医生。凝血酶局部止血时采用喷雾或敷于创面,严禁注射给药。

5. 给患者发放药物时应注意药物的相互作用。如抗凝药、水杨酸类药、奎尼丁、硫糖铝等药物均可影响维生素 K 作用。氨甲环酸不宜与口服避孕药、苯唑西林等合用。

6. 必须向患者说明抗凝血药的作用和用药后可能发生的不良反应,指导患者观察出血的症状。如有无牙龈出血及瘀斑、尿液和大便的色泽变化,呕吐物的颜色,骨盆疼痛、眩晕等,一旦有异常现象应及时告知医生。

7. 肝素和低分子量肝素因刺激性较大,皮下注射应选择细而短小的针头,静脉给药时应单独使用静脉通道,经常更换静脉注射部位,注射部位不宜按摩揉搓。若用药期间出现脉搏增快、发热、出血等情况,应及时告知医生进行处理。对于需要长期使用肝素的患者,教育他们不可突然停药,应按医嘱逐渐减量。肝素过量易引起自发性出血,故用药期间应定期检查血常规和出、凝血时间等。一旦发生自发性出血现象,应立即停药并告知医生,给予鱼精蛋白对抗。1 mg 鱼精蛋白可中和 100 U 肝素,每次鱼精蛋白使用剂量不能超过 50 mg。另外,有出血倾向、消化性溃疡、严重高血压、术后与产后以及肝肾功能不全患者禁用肝素。

8. 注意链激酶宜冷藏保存,必须临用前新鲜配制,且不可剧烈振荡,以免降低活力。配制后的溶液在同样温度下保存不得超过 24 小时。

9. 链激酶、尿激酶剂量过大导致的出血,可静脉注射氨甲苯酸等解救。

10. 香豆素类过量会引起自发性出血,教育患者注意观察牙龈出血、瘀斑、大小便颜色的变化。一旦出现自发性出血,立即告知医生,可用维生素 K 对抗;必要时输注新鲜血浆或全血以补充凝血因子。华法林还可通过乳汁影响乳儿,乳母用药期间应停止哺乳。要求患者用药期间避免任何组织创伤,防止意外出血,并定期监测凝血酶原时间。用于治疗血栓性静脉炎时,嘱咐患者不要长时间站立,不穿紧身衣服。

11. 使用抗血小板药时,要遵医嘱定期检查血常规,重点监测血小板的数量。使用促白细胞增生药时,要遵医嘱定期检查血常规,重点监测白细胞的数量。

12. 对贫血患者应进行健康教育,教会患者如何从食物中获取足够的铁剂、叶酸、维生素 B_{12} 等。如多生食绿叶蔬菜、减少过度烹饪绿叶蔬菜、多食动物肝脏等。

13. 嘱咐患者铁剂要放在儿童不易拿到的地方,特别是糖浆剂;不要放置时间过久(被氧化)。口服铁剂有轻度胃肠道反应,应告知患者餐后服用可减轻胃部刺激。服用含铁的糖浆剂,可将药物溶解于橙汁中(富含维生素 C),用吸管服药,吸管放入口中较深部位既可增加药物的吸收,又能防止牙齿变黑。服药后立即漱口、刷牙。服用缓释片时勿嚼碎或掰开服用,以免影响疗效,同时又增加了不良反应(胃肠道刺激)。

14. 口服铁剂时告知患者,勿与浓茶、牛奶、四环素类药及含有鞣酸的饮料和食物同时服用,以免影响吸收。口服铁剂不要合用抗酸药,如丙谷胺、西咪替丁、雷尼替丁等,碱性药物也不要合用,如胃舒平、氨茶碱、氢氧化铝等,否则会影响铁质吸收。另外,口服的避孕药、氯霉素、阿托品、维生素 E 等也不宜与铁剂合用。服药期间应该多食用富含维生素 C 的水果、蔬菜或服用维生素 C 片剂,以促进铁的吸收。忌食花生、核桃、葵花子、浓茶、咖啡等,以免破坏铁剂的有效成分。注意告诉患者,铁制剂可与肠内的硫化氢结合生成黑色的硫化铁沉淀,加重便秘,并致大便变深褐色或黑色,告知患者这是正常现象,不必惊慌,可多食粗纤维食物、多按揉腹部以减轻症状。

15. 注射铁剂宜采取深部肌内注射,双侧交替。静脉输注铁剂一定要注意防止药物渗出导致静脉炎。应用铁剂期间,要求患者定期检查血红蛋白、网织红细胞,以及血清铁蛋白和血清铁,注意观察疗效和不良反应。如发现服用铁剂过量导致急性中毒,应及时报告医生,并且立即催吐、洗胃,并注射特殊解毒药去铁胺,同时采取抗休克等对症治疗。

16. 服用叶酸时可出现黄色尿,不影响治疗。注意维生素 B_{12} 可促进 K^+ 进入细胞内,使血钾降低。低血钾患者以及使用强心苷者,要注意观察是否有低血钾的症状和体征,必要时补钾。

二、常用制剂和用法

1. 维生素 K_1　注射剂：10 mg/ml。肌内或静脉注射，每次 10 mg，每日 1～2 次。

2. 维生素 K_3　注射剂：2、4 mg/ml。每次 4 mg，肌内注射，每日 1～2 次。

3. 维生素 K_4　片剂：2、4 mg。口服，每次 2～4 mg，每日 3 次。

4. 氨甲苯酸　注射剂：50 mg/5 ml、100 mg/10 ml。每次 100～300 mg，用 5% 葡萄糖注射液或 0.9% 氯化钠注射液 10～20 ml 稀释后缓慢静脉注射，每日不超过 600 mg（儿童 100 mg）。片剂：250 mg。口服，每次 250～500 mg，每日 2～3 次，每日不超过 2g。

5. 氨甲环酸　片（胶囊）剂：125、250 mg。口服，每次 250 mg，每日 3～4 次。注射剂：100 mg/2 ml、250 mg/5 ml。每次 250 mg，静脉注射或静脉滴注，每日 1～2 次，静脉注射以 25% 葡萄糖注射液稀释，静脉滴注以 5%～10% 葡萄糖注射液稀释。

6. 垂体后叶素　注射剂：5、10 U/ml。一般使用：每次 5～10 U，皮下注射或肌内注射。肺出血：每次 10 U，用 5% 葡萄糖注射液或 0.9% 氯化钠注射液稀释，静脉注射或静脉滴注。

7. 酚磺乙胺　片剂：250、500 mg。口服，治疗出血每次 0.5～1 g，每日 3 次。注射剂：250 mg/2 ml、500 mg/5 ml。预防手术出血：每次 250～500 mg，肌内注射或静脉注射，每日 500～1 500 mg。

8. 肝素钠　注射剂：1 000、5 000、12 500 U/2 ml。每次 5 000～10 000 U，用 5%～10% 葡萄糖注射液或 0.9% 氯化钠注射液稀释，静脉注射或静脉滴注。每日总剂量为 25 000 U。

9. 华法林　片剂：2.5、5 mg。口服，首日 5～20 mg，次日起 2.5～7.5 mg 维持。同时应根据所测的凝血酶原时间调整剂量。

10. 双香豆素　片剂：50 mg。口服，首日 100～200 mg，次日起用维持剂量，每日 50～100 mg。

11. 醋硝香豆素　片剂：1、4 mg。口服，首日 8～12 mg，次日起 2～8 mg，分次服用，维持剂量为每日 1～6 mg。

12. 枸橼酸钠　注射剂：250 mg/10 ml。粉针剂：250 mg。用 0.9% 氯化钠注射液 10 ml 溶解后加入 100 ml 全血中。

13. 链激酶　粉针剂：10 万、15 万、20 万、30 万 U。初导剂量 50 万 U 溶于 0.9% 氯化钠注射液或 5% 葡萄糖注射液 100 ml 中静脉滴注，30 min 内滴完；维持剂量为 60 万 U 溶于 5% 葡萄糖注射液 250～500 ml 中缓慢静脉滴注，每 6 小时 1 次，24～72 小时 1 个疗程。为防止过敏反应可给予糖皮质激素，用前需做皮试。

14. 尿激酶　注射剂：1 万、5 万、10 万、20 万、25 万、50 万、100 万、150 万 U。急性心肌梗死：每次 50 万～150 万 U，溶于氯化钠注射液或 5% 葡萄糖注射液 50～100 ml 中静脉滴注。

15. 组织型纤维蛋白溶酶原激活剂　粉针剂：50 mg。50 mg 溶于灭菌注射用水中至 1 mg/ml,静脉注射。

16. 蝮蛇抗栓酶 注射用冻干粉针剂:0.25 U。每次 0.25～0.5 U,用 0.9%氯化钠注射液或 5%葡萄糖注射液 250 ml 稀释后静脉滴注,以 40 滴/min 为宜。极量为每次 0.75 U。

17. 阿司匹林 肠溶片:25、40、100 mg。片剂:50、100、200、300 mg。口服,预防血栓形成:每次 40～300 mg,每日 1 次。

18. 双嘧达莫 片剂:25 mg。口服,每次 25～100 mg,每日 3 次。

19. 噻氯匹定 片剂:250 mg。口服,每次 250～500 mg,每日 1 次,饭时服。

20. 硫酸亚铁 片剂:300 mg。口服,每次 300 mg,每日 3 次,饭后服。

21. 枸橼酸铁胺 糖浆剂:10%。每次 5～10 ml,每日 3 次,饭后服。

22. 富马酸亚铁 片(胶囊)剂:200 mg。口服,每次 200～400 mg,每日 3 次。

23. 葡萄糖酸亚铁 片剂:100、300 mg。糖浆剂:300 mg/ml。口服,每次 300～600 mg,每日 3 次。

24. 右旋糖酐铁 注射剂:25 mg/ml。每次 25～50 mg,深部肌内注射,每日 1 次。

25. 叶酸 片剂:5 mg。口服,每次 5～10 mg,每日 3 次。注射剂:15 mg/ml。每次 15～30 mg,肌内注射,每日 1 次。

26. 甲酰四氢叶酸钙 注射剂:3 mg/ml。每次 3～6 mg,肌内注射,每日 1 次。

27. 维生素 B_{12} 注射剂:0.05、0.1、0.5、1 mg/ml。每次 0.05～0.1 mg,肌内注射,每日 1 次。

28. 重组人红细胞生成素(EPO) 注射剂:2 000、4 000、10 000 U/ml。起始剂量 50～100 U/kg,皮下注射或静脉注射,每周 3 次;2 周后视红细胞比容增减剂量。

29. 重组人粒细胞巨噬细胞集落刺激因子(rhGM‐CSF) 冻干粉针剂:50、100、250 μg。每日 1～10 μg/kg,静脉滴注或皮下注射。视病情及白细胞数选择剂量范围。

30. 重组人粒细胞集落刺激因子(G‐CSF) 冻干粉针剂:50、75、100、150、300 μg。2～5 μg/kg 或 50～200 μg/m^2,用 50%葡萄糖注射液稀释,静脉滴注。

31. 维生素 B_4 片剂:10、25 mg。口服,每次 10～20 mg,每日 3 次。

32. 鲨肝醇 片剂:25 mg,口服。预防:每次 25 mg,每日 2 次;治疗:每次 50～100 mg,每日 3 次,4～6 周 1 个疗程。

33. 白血生 片剂:100 mg。口服,每次 200～300 mg,每日 3～4 次。

34. 肌苷 片剂:200 mg。口服,每次 200～600 mg,每日 3 次。注射剂:100 mg/2 ml、200 mg/5 ml。每次 200～600 mg,静脉注射或静脉滴注,每日 1～2 次。

35. 利血生 片剂:10、20 mg。口服,每次 20 mg,每日 3～4 次。

36. 右旋糖酐 70 注射剂:6%溶液 100、250、500 ml(含 5%葡萄糖或含 0.9%氯化钠)。每次 500 ml,静脉滴注,20～40 ml/min,极量为每日 1 000～1 500 ml。

37. 右旋糖酐 40 注射剂:6%溶液 100、250、500 ml(含 5%葡萄糖或含 0.9%氯化钠)。每次 250～500 ml,静脉滴注,极量为每日 1 000 ml。

38. 右旋糖酐 10　注射剂：30 g/500 ml、50 g/50 ml(含 5%葡萄糖或含 0.9%氯化钠)。每次 100～1 000 ml,静脉滴注。

（姚瑞萍）

数字课程学习

⊙ ○教学 PPT　○导入案例解析　○复习与自测　○更多内容……

第二十五章 抗组胺药

章前引言

组胺（histamine）是广泛存在于人体组织的自身活性物质（autacoids）。组织中的组胺主要存在于肥大细胞及嗜碱性粒细胞中。因此，含有较多肥大细胞的皮肤、支气管黏膜和肠黏膜中组胺浓度较高，脑脊液中的浓度也较高。肥大细胞颗粒中的组胺常与蛋白质结合，物理或化学等刺激能使肥大细胞脱颗粒，导致组胺释放。组胺与靶细胞上的特异受体结合，产生生物效应。如小动脉、小静脉和毛细血管舒张，引起血压下降甚至休克；加快心率和增加心肌收缩力，抑制房室传导；兴奋平滑肌，引起支气管痉挛和胃肠绞痛；刺激胃壁细胞引起胃酸分泌。

● 学习目标 ●

1. 阐述组胺 H1 受体阻断药的作用与临床应用，以及不良反应与用药监护。

2. 理解组胺及组胺受体的分布与效应。

3. 知道抗组胺药的分类与临床应用。

4. 具备观察药物的疗效、不良反应及做出正确处理的能力，能够熟练进行用药护理。

5. 充分利用所学的知识进行健康教育，正确指导患者合理用药、安全用药。

思维导图

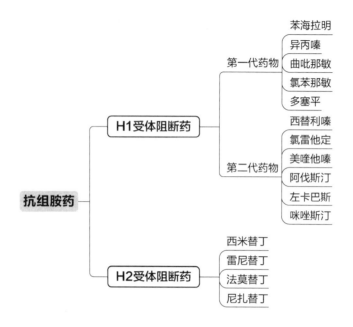

案例导入

患者,小杨,男,28岁,长途汽车驾驶员。在驾驶途中粘到花粉,导致过敏,出现局部皮肤片状突起,瘙痒难忍。小杨到附近医院就诊后,诊断为荨麻疹。医生让其口服1片氯雷他定片,每片10 mg。

问题:

1. 氯雷他定片属于哪类药?

2. 服用该类药物的不良反应是什么? 如何防护?

第一节　H1 受体阻断药

组胺必须首先与细胞上的组胺受体或酶原物质结合,才能发挥作用,组胺受体有H1、H2、H3 三类亚型,其受体功能见表 25 - 1。组胺的临床应用已逐渐减少,但其受体阻断药在临床上却有重大价值。根据药物对组胺受体的选择性不同,临床上分为 H1受体阻断药和 H2 受体阻断药。

表 25-1 组胺受体分布及效应表

受体类型	所在组织	效 应	阻 断 药
H1	支气管、胃肠、		苯海拉明
	子宫等平滑肌	收缩	异丙嗪及氯苯那敏等
	皮肤血管	扩张	
	心房、房室结	收缩增强,传导减慢	
H2	胃壁细胞	分泌增多	西咪替丁
	血管	扩张	雷尼替丁等
	心室、窦房结	收缩加强,心率加快	
H3	中枢与外周	负反馈性调节	硫丙咪胺马来酸
	神经末梢	组胺合成与释放	

H1 受体阻断药分为两代,第一代药物主要有苯海拉明(diphenhydramine,又称苯那君)、异丙嗪(promethazine,又称非那根)、曲吡那敏(tripelennamine,又称扑敏宁)、氯苯那敏(chlorpheniramine maleate,又称扑尔敏)和多塞平(doxepin)等;第二代药物有西替利嗪(cetirizine,又称仙特敏)、氯雷他定(loratadine,又称息斯敏)、美喹他嗪(mequitazine,又称甲喹酚嗪)、阿伐斯汀(acrivastine,又称新敏乐)、左卡巴斯汀(levocabastin,又称立复汀)和咪唑斯汀(mizolastine)等。

【药理作用】

1. 阻断 H1 受体作用 竞争性阻断 H1 受体,对抗组胺引起的支气管、胃肠和子宫平滑肌收缩,对组胺引起的毛细血管通透性增加和局部渗出水肿对抗作用明显,部分对抗组胺引起的血管扩张和血压下降。本类药物不能阻止肥大细胞释放组胺,也不能阻断组胺刺激胃酸分泌。

2. 中枢抑制作用 第一代抗组胺药多数可透过血脑屏障产生不同程度的中枢抑制作用,表现为镇静和嗜睡,以苯海拉明和异丙嗪抑制作用最强;第二代的 H1 受体阻断药不能通过血脑脊髓屏障,几乎无镇静作用。

3. 其他作用 苯海拉明、异丙嗪等具有抗胆碱作用。常用 H1 受体阻断药的作用特点见表 25-2。较大剂量苯海拉明和异丙嗪可产生局部麻醉作用和奎尼丁样作用。

表 25-2 常用 H1 受体阻断药的作用特点比较

药 物	镇静作用	持续时间(h)	防晕止吐	主要应用	抗胆碱作用	抗组胺作用
苯海拉明	+++	4～6	++	皮肤过敏、晕动病	+++	++
异丙嗪	+++	6～12	++	皮肤过敏、晕动病、输液反应	+++	+++
氯苯那敏	+	4～6	-	皮肤黏膜过敏	++	+++
曲吡那敏	++	4～6	-	皮肤黏膜过敏		++
西替利嗪	+-	12～24	-	皮肤黏膜过敏、慢性荨麻疹、异位性皮炎		+++
氯雷他定	-	18～24	-	皮肤黏膜过敏		+++
特非那定	-	12～24	-	皮肤黏膜过敏		+++

注:+++表示"强效",++表示"中效",+表示"弱效",-表示"无效"

【临床应用】

1. 治疗皮肤黏膜变态反应性疾病 H1 受体阻断药对荨麻疹、过敏性鼻炎、花粉症等疗效好，可作为首选药。对昆虫咬伤所致的皮肤瘙痒和水肿有良效，对血清病、药疹、接触性皮炎有一定的疗效，也可用于输血、输液引起的反应。本药对过敏性休克无效。

2. 防治晕动病及呕吐 苯海拉明、异丙嗪对晕动病、妊娠呕吐以及放射病呕吐有镇吐作用。防晕动病应在乘车、乘船前 15～30 min 服用。

3. 治疗失眠 具有明显中枢抑制作用的苯海拉明、异丙嗪适用于治疗因变态反应性疾病引起的失眠。

4. 其他 异丙嗪、氯丙嗪及哌替啶组成冬眠合剂用于人工冬眠，可将体温降至 36～34 ℃（浅低温），也可用于镇咳祛痰药复方制剂中，发挥中枢镇静和抗组胺的作用。

　拓展阅读 25 - 1　人工冬眠疗法

【不良反应】

1. 中枢抑制现象 第一代 H1 受体阻断药常引起困倦、嗜睡、乏力、头晕、反应迟钝等。用药前应告知患者可能出现中枢抑制作用，用药后不能驾车、高空作业、操作机器等，以免发生事故。

2. 消化道反应 可出现食欲下降、口干、厌食、上腹不适、恶心、呕吐、便秘、腹泻等，饭后服药可以减轻症状。

3. 其他反应 偶见粒细胞减少及溶血性贫血，对儿童可致"高度兴奋"。美可洛嗪和布可立嗪可引起动物畸胎，孕妇禁用。

第二节　H2 受体阻断药

H2 受体阻断药能选择性阻断胃黏膜壁细胞 H2 受体，对抗组胺刺激胃壁细胞分泌胃酸，主要用于治疗消化性溃疡。目前临床上应用的有西咪替丁（cimetidine）、雷尼替丁（ranitidine）、法莫替丁（famotidine）和尼扎替丁（nizatidine）。

【药理作用】本类药物竞争性拮抗 H2 受体，能抑制组胺、五肽胃泌素、M 胆碱受体激动剂所引起的胃酸分泌；能明显抑制基础胃酸及食物和其他因素所引起的夜间胃酸分泌；用药后胃液量及氢离子浓度下降。用药 4 周，在内镜检查时可发现十二指肠溃疡愈合率为 77%～92%。晚饭时一次给药疗效与每日多次给药的疗效相仿或更佳。对胃溃疡疗效发挥较慢，用药 8 周后的愈合率为 75%～88%。雷尼替丁和尼扎替丁抑制胃酸分泌作用比西咪替丁强 4～10 倍，法莫丁比西咪替丁强 20～50 倍。

【临床应用】用于十二指肠溃疡和胃溃疡，应用 6～8 周后的愈合率较高，延长用药可减少复发。治疗卓-艾综合征（Zollinger-Ellison syndrome，又称胃泌素瘤）需用较大剂量。其他胃酸分泌过多的疾病如胃肠吻合溃疡、反流性食管炎、消化性溃疡和急性胃炎等引起的出血也可用。

【不良反应】发生较少,尤其是雷尼替丁、法莫替丁和尼扎替丁,长期服用耐受性良好。偶有便秘、腹泻、腹胀及头痛、头晕、皮疹、瘙痒等。静脉滴注速度过快可使心率减慢,心肌收缩力减弱。长期服用西咪替丁的年轻男性可引起阳痿、性欲消失及乳房发育,这可能与西咪替丁可抑制二氢睾丸素与雄性素受体相结合及增加血液雌二醇浓度有关。

📖 拓展阅读 25 - 2　卓-艾综合征

第三节　用药护理及常用制剂和用法

一、用药护理

1. 第一代 H1 受体阻断药常引起困倦、嗜睡、乏力、头晕、反应迟钝等。所以用药前一定要告知患者可能出现中枢抑制作用,用药后不能驾车、高空作业、操作机器等,以免发生事故。

2. 当变态反应紧急阶段有生命危险时,此时组胺已大量释放,应首先用生理性拮抗剂,如肾上腺素。

3. 用于治疗荨麻疹,特别是急性荨麻疹,往往一种抗组胺药即可有效控制病情。原则是用最简单的药物控制疾病,尽量单用。人工荨麻疹多用酮替芬,寒冷性荨麻疹多用赛庚啶,压力性荨麻疹多选择羟嗪,但应注意个体差异。

4. 两种以上抗组胺药联合,最常用的是第一代抗组胺药与第二代抗组胺药联合,如扑尔敏与氯雷他定的联合。一般是早晨服用第二代抗组胺药,患者在白天可继续工作和学习;晚上服用第一代抗组胺药,使患者在夜间能有比较良好的睡眠。

5. 昏迷患者、已服下大量中枢神经系统抑制剂患者、癫痫或肝功能不全患者慎用或禁用本类药物。

6. 勿与酒精或者其他镇静药同用;通过肝药酶代谢的勿与咪唑类抗真菌药、大环内酯类抗生素、西咪替丁同用。

7. 异丙嗪、赛庚啶和苯海拉明具有抗胆碱作用,避免与多虑平同用;青光眼、前列腺肥大患者慎用。

8. 可产生耐药,长期使用最好将不同种抗组胺药进行配伍;同时使用两种或多种抗组胺药可增强治疗效果,所选的几种药物应属于不同类别:白天宜使用无镇静作用的药物,晚饭后或睡觉前应用具有镇静安眠作用的药物。需要长时间用药者,应在见效后逐渐减量维持,或症状完全控制后再服一段时间,可减少疾病复发。

9. 如常规用量无效或效果不明显时,只要无严重不良反应,也可用较大剂量(阿司咪唑和特非那定不应超量使用)。小儿和老人应注意用量。亦可选用其他类抗组胺药中的某个药物,不应选用同一类药物。

10. 因外用易致敏,一般不外用。对某种抗组胺药过敏者,很可能对该类中的其他药物也发生过敏。在皮肤过敏试验前 1～2 天内避免使用,否则影响结果。

11. 抗组胺药与皮质类固醇同时使用可降低后者的治疗效果。

12. 勿同时应用可引起组胺非免疫性释放的药物,如奎宁、维生素 B_1 等。勿食用可引起组胺释放的饮料及食物,如乙醇、水生贝壳类动物及含蛋白水解酶的食物。

二、常用制剂和用法

1. 盐酸苯海拉明　片剂:25 mg。口服,每次 25～50 mg,每日 3 次。注射剂:1 ml:20 mg。肌内注射,每次 20 mg,每日 1～2 次。

2. 盐酸异丙嗪　片剂:25 mg。口服,每次 12.5～25 mg,每日 2～3 次。注射剂:2 ml:50 mg。肌内或静脉注射,每次 25～50 mg。

3. 马来酸氯苯那敏　片剂:4 mg,口服。成人每次 4 mg,每日 3 次;儿童每日 0.35 mg/kg,分 3～4 次。注射剂:1 ml:10 mg、2 ml:20 mg。皮下或肌内注射,每次 5～20 mg。

4. 特非那定　片剂:60 mg。口服,每次 60 mg,每日 2 次。

5. 氯雷他定　片剂:10 mg。口服,每次 10 mg,每日 1 次。

6. 盐酸西替利嗪　片剂:10 mg。口服,每次 10 mg,每日 1 次。

7. 西咪替丁　片剂:200 mg,口服。每次 400 mg,每日 3 次;或每次 800 mg,每日 1 次,晚饭后服。注射剂:2 ml:200 mg。静脉滴注,每次 200 mg,每日 1～2 次。

8. 盐酸雷尼替丁(ranitidine hydrochloride)　片剂:150 mg,口服。每次 150 mg,每日 2 次;或每次 300 mg,每日 1 次,晚饭后服,4～8 周为 1 个疗程。注射剂:2 ml:50 mg。肌内或静脉注射,每次 50 mg,每 6～8 小时注射 1 次。

9. 法莫替丁(famotidine)　片剂:20 mg,口服。每次 20 mg,每日 2 次;或每次 40 mg,每日 1 次,晚饭后服。注射剂:2 ml:20 mg。静脉滴注,每次 20 mg,每日 2 次。

10. 尼扎替丁(nizatidine)　胶囊:150 mg,口服。每次 150 mg,每日 2 次;或每次 300 mg,每日 1 次,晚饭后服,4～8 周为 1 个疗程。

(李怀宇)

数字课程学习

◯教学PPT　◯导入案例解析　◯复习与自测　◯更多内容⋯⋯

第二十六章　作用于消化系统的药物

章前引言

　　消化系统疾病包括食管、胃、肠与肝、胆胰等器官的器质性和功能性疾病,在临床上十分常见。病变既可局限于消化系统,也可累及全身或其他系统。治疗消化系统疾病的药物包括助消化药、抗消化性溃疡药、胃肠运动功能调节药、催吐药与止吐药、泻药与止泻药等,主要通过调节胃肠功能和影响消化液的分泌而发挥疗效。

学习目标

　　1. 阐述抑酸药(西咪替丁、雷尼替丁、奥美拉唑)、止吐药(甲氧氯普胺、多潘立酮)和泻药(硫酸镁)的药理作用、临床应用、不良反应和用药注意事项。

　　2. 理解抗消化性溃疡药、肝胆疾病用药的分类和代表药以及硫糖铝和地芬诺酯的作用和应用。

　　3. 知道临床常用助消化药和止泻药的作用、应用及给药方法。

　　4. 关爱患者,仔细观察消化道疾病患者的病情及用药反应,做好用药指导。

思维导图

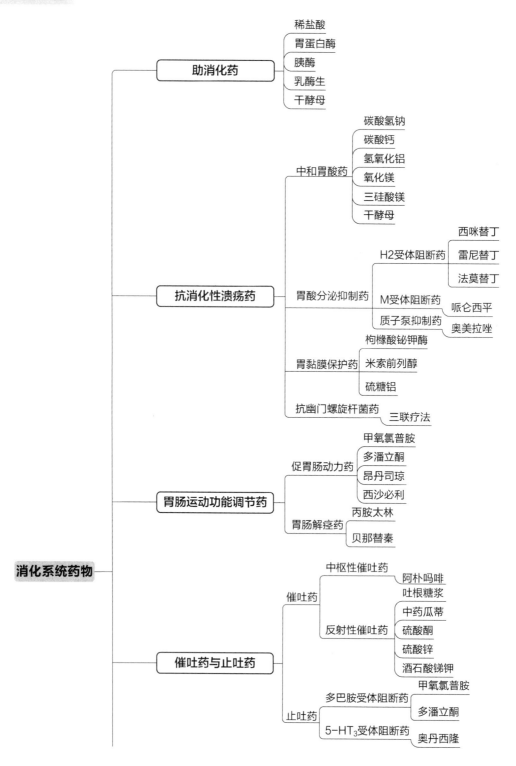

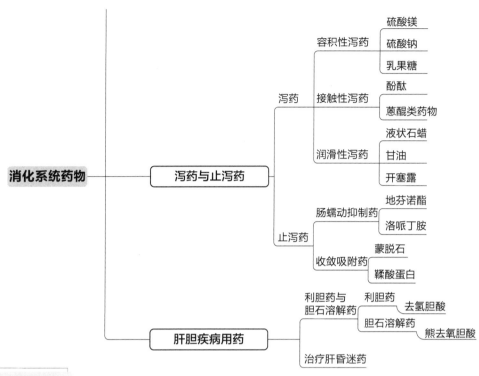

李某,女,60岁。自从三年前丈夫去世后就服用地西泮帮助睡眠,最近因胃溃疡就诊。医生处方用雷尼替丁治疗。

问题:

1. 雷尼替丁属于哪一类药?

2. 雷尼替丁最常见的不良反应有哪些?

第一节　助消化药

助消化药多为消化液的成分或促进消化液分泌的药物,能促进食物的消化,增强胃肠消化功能,达到治疗消化不良的效果。常见助消化药及其特点如表26-1所示。

表 26-1　临床常用助消化药的特点

药　物	药理作用	临床应用	注意事项
稀盐酸	增强胃蛋白酶活性,促进胰液和胆汁分泌	胃酸缺乏症及发酵性消化不良	饭前或水稀释后服用,常与胃蛋白酶合用

（续表）

药　物	药理作用	临床应用	注意事项
胃蛋白酶	分解蛋白质	胃蛋白酶缺乏症或过量饮食引起的消化不良	常与稀盐酸合用,不能与抗酸药配伍
胰酶	消化脂肪、蛋白质和淀粉	胰腺分泌不足引起的消化不良	常用肠溶片,需整片吞服;禁与酸性药物同服
乳酶生	乳酸杆菌能分解糖类产生乳酸,抑制肠内腐败菌繁殖,减少发酵和产气	消化不良、腹胀及小儿消化不良性腹泻	饭前服,禁与抗菌药、碱性药物及吸附剂合用;药物应置于阴凉处保存
干酵母	富含 B 族维生素	食欲不振、消化不良和 B 族维生素缺乏症	宜嚼服,剂量过大可致腹泻

第二节　抗消化性溃疡药

消化性溃疡主要指胃溃疡和十二指肠溃疡,是消化系统常见的慢性病,具有自然缓解和反复发作的特点。直接发病机制与黏膜局部损伤因素(胃酸、胃蛋白酶、幽门螺杆菌感染等)和保护因素(胃黏膜屏障功能)之间平衡失调有关。

抗消化性溃疡药能减轻溃疡症状、促进愈合、防止和减少复发及并发症的产生。常用抗消化性溃疡药包括抗酸药、胃酸分泌抑制药、胃黏膜保护药和抗幽门螺杆菌药。

一、中和胃酸药

中和胃酸药为弱碱性化合物,口服后在胃内中和胃酸,降低胃液酸度,降低胃蛋白酶活性,减弱其分解胃壁蛋白的能力,进而减轻胃酸对溃疡面的刺激及腐蚀作用,迅速缓解疼痛,促进溃疡愈合。有些抗酸药如氢氧化铝、三硅酸镁等在胃液中可形成胶状物,覆盖于溃疡面和黏膜表面,起保护作用。抗酸药主要用于胃、十二指肠溃疡及胃酸分泌过多症的辅助治疗,在餐后 1～3 小时和晚上临睡前服用才能达到较好的效果。常用抗酸药及其作用特点如表 26-2 所示。

表 26-2　常用抗酸药作用特点比较

药　物	作用特点	不良反应
碳酸氢钠(sodium bicarbonate)	口服中和胃酸作用强、显效快、维持时间短,静脉滴注可碱化体液	可产生大量 CO_2,引起腹胀、嗳气,严重溃疡患者有引起胃肠穿孔的危险
碳酸钙(calcium carbonate)	抗酸作用较强,作用快而持久	可产生大量 CO_2,引起腹胀、嗳气;有收敛作用,可引起便秘

（续表）

药 物	作用特点	不良反应
氢氧化铝（aluminium hydroxide）	抗酸作用较强、起效缓慢而持久，中和胃酸产生的氯化铝，具有收敛和止血作用，其凝胶剂对溃疡面有保护作用	可引起便秘
氧化镁	抗酸作用较强，起效缓慢而持久	可引起腹泻
三硅酸镁（magnesium trisilicate）	抗酸作用慢、弱、持久，对溃疡面有保护作用	可引起腹泻
氢氧化镁（magnesium hydroxide）	抗酸作用较强、较快，对溃疡面有保护作用	可引起腹泻

理想的抗酸药应作用迅速、持久，不吸收、不产气、不引起腹泻或便秘，对胃黏膜及溃疡面有保护和收敛作用。单一抗酸药很难满足上述标准，故抗酸药很少单用，常将其制成复方制剂（表 26-3）应用以增强疗效，减少不良反应。

表 26-3　抗酸药的几种复方制剂

复方制剂	主要成分	临床应用
胃舒平	氢氧化铝、三硅酸镁、颠茄流浸膏	消化性溃疡、胃酸过多
复方铝酸铋片（胃必治）	铝酸铋、重质碳酸镁、碳酸氢钠、甘草浸膏粉、弗朗鼠李皮、茴香粉	消化性溃疡、胃酸过多
胃得乐	碱式硝酸铋、碳酸镁、碳酸氢钠、大黄	消化性溃疡、胃炎、胃酸过多
乐得胃	碱式硝酸铋、碳酸镁、碳酸氢钠、弗朗鼠李皮	消化性溃疡
胃仙-U	外层片：甘草酸钠、葡萄糖醛酸、干燥氢氧化铝凝胶、三硅酸镁、牛胆汁、薄荷脑、叶绿素；内层片：维生素单位、淀粉酶	消化性溃疡、胃炎、胃酸过多

二、胃酸分泌抑制药

胃酸增多与溃疡病的发生密切相关，通过抑制胃酸分泌，可促进溃疡愈合。常用的药物包括 H2 受体阻断药、M 受体阻断药和 H^+/K^+-ATP 酶抑制药。

（一）H2 受体阻断药

本类药物是常用的治疗消化性溃疡药，对胃腺壁细胞表面的组胺 H2 受体有竞争性阻断作用，可使胃酸分泌减少。其抑制胃酸分泌作用强而持久，疗程短，溃疡愈合率较高。常用药物有西咪替丁、雷尼替丁、法莫替丁等。

西咪替丁

📖 在线案例 26-1　西咪替丁使用及不良反应

【药理作用和临床应用】西咪替丁（cimetidine，甲氰米胍）通过阻断胃壁细胞上的 H2 受体显著抑制胃酸分泌，不仅能抑制基础胃酸和夜间胃酸分泌，对组胺、胃泌素和食物等多种刺激引起的胃酸分泌也有抑制作用。同时抑制胃蛋白酶分泌，对胃黏膜有保护作用。主要用于消化性溃疡,对十二指肠溃疡疗效较好,对胃溃疡疗效稍差。但停药后易复发,延长用药时间可减少复发。也可用于治疗带状疱疹。

【不良反应】表现为恶心、呕吐、腹胀、腹泻、便秘、头痛、头晕、乏力、口干、口苦、皮疹等。长期应用或用药剂量较大,可引起转氨酶升高、肝损害、偶见肾衰竭。本药有轻度抗雄性激素作用,长期服用可引起性功能减退、阳痿、精子数减少及乳房发育。少数患者可出现精神紊乱、谵妄、幻觉等。孕妇、哺乳期妇女禁用。

📖 拓展阅读 26-1 长期使用西咪替丁对男性生殖系统的影响

雷尼替丁

雷尼替丁(ranitidine)抑制胃酸分泌作用比西咪替丁强 4~10 倍。对胃及十二指肠溃疡疗效高,可缓解溃疡病症状,促进溃疡愈合,减少溃疡复发,具有速效和长效的特点。对西咪替丁无效的患者,使用本品仍然有效。不良反应较少,可有恶心、呕吐、头痛、头晕、乏力等。偶见白细胞减少、血小板减少等不良反应,停药后可恢复。孕妇、哺乳期妇女和 8 岁以下的儿童禁用。

法莫替丁

法莫替丁(famotidine)是第三代 H2 受体阻断剂,其抑制胃酸分泌作用是西咪替丁的 40~50 倍,适用于治疗胃溃疡、十二指肠溃疡、反流性食管炎、应激性溃疡及急性胃黏膜出血等。无抗雄激素作用,不良反应发生率低,常见恶心、呕吐、头痛、头晕、皮疹、白细胞减少等。

(二)M 受体阻断药

哌仑西平

哌仑西平(pirenzepine)对胃壁细胞的 M 受体有选择性阻断作用,小剂量即可抑制胃酸分泌,对其他部位的 M 受体影响较小。主要用于胃、十二指肠溃疡和反流性食管炎,疗效与西咪替丁相似,二者合用可提高疗效。不良反应较轻,可见口干、视力模糊、便秘、头痛、嗜睡等。

(三)胃壁细胞质子泵抑制药

奥美拉唑

奥美拉唑(omeprazole,洛赛克)能选择性抑制胃壁细胞质子泵(H^+/K^+ - ATP 酶)的作用,从而抑制胃酸分泌,作用强大而持久。同时对胃蛋白酶分泌和幽门螺杆菌也有抑制作用。适用于治疗胃溃疡、十二指肠溃疡、应激性溃疡、反流性食管炎和胃泌素瘤,治愈率高于 H2 受体阻断药,且复发率低。

主要不良反应有头痛、头昏、口干、恶心、腹胀、失眠等,偶有皮疹、外周神经炎、转氨酶升高等。

📖 拓展阅读 26-2 质子泵抑制药的临床应用

三、胃黏膜保护药

胃黏膜保护药能增强黏膜保护功能,促进溃疡愈合。临床常用药物有硫糖铝、枸橼酸铋钾等。

硫 糖 铝

硫糖铝(sucralfate)是蔗糖硫酸酯的碱式铝盐,口服不易吸收,在胃中聚合形成胶体,形成保护膜,对胃、十二指肠黏膜及溃疡面具有保护作用,可防止胃酸对胃黏膜的刺激和腐蚀。临床用于胃、十二指肠溃疡、慢性糜烂性胃炎、反流性食管炎等,常见不良反应有便秘、口干、恶心、皮疹、眩晕等,不宜与碱性药物合用。

枸橼酸铋钾

枸橼酸铋钾(bismuth potassiulm citrate,丽珠得乐)为胶体碱式枸橼酸铋,在胃液酸性条件下能形成氧化铋胶体沉着于溃疡表面,形成保护膜隔绝胃酸、胃蛋白酶、酸性食物等对溃疡面的侵蚀,促进溃疡的愈合,又称"溃疡隔绝剂"。本药还可抑制胃蛋白酶活性、增加胃黏液分泌、改善胃黏膜血流和清除幽门螺杆菌的作用。适用于胃及十二指肠溃疡、慢性胃炎、十二指肠炎等的治疗。

不良反应有长期应用可升高血浆铋浓度,使口腔、舌头、粪便变黑,引起轻度便秘。肾功能不全者禁用,以免引起血铋过高。可影响四环素类口服的吸收效果,不宜同服;抗酸药及牛奶也可影响其疗效,不宜同服。

米索前列醇

米索前列醇(misoprostol,喜克溃)为前列腺素 E 的衍生物,能抑制胃酸分泌,具有胃黏膜保护作用。适用于消化性溃疡、应激性溃疡、急性胃黏膜损伤和出血的治疗。由于价格昂贵,仅作为溃疡病治疗的二线药物。不良反应有稀便、腹泻、恶心和胃肠胀气等。孕妇用后有兴奋子宫作用,可致流产,故孕妇禁用。

四、抗幽门螺杆菌药

1983 年,科学家首次从慢性胃病患者的胃黏膜中成功分离出幽门螺杆菌。经多年研究证实,幽门螺杆菌是慢性胃炎、消化性溃疡等疾病的主要病因。常用的抗幽门螺杆菌药有抗生素、铋制剂等,如阿莫西林、庆大霉素、羟氨苄青霉素、红霉素、枸橼酸铋钾、甲硝唑、四环素等,单用一种药物疗效差,常以 2～3 种药物联合应用。临床最常用的"三联疗法"是指奥美拉唑加上述两种抗生素或铋剂加两种抗生素。

第三节 胃肠运动功能调节药

一、促胃肠动力药

甲氧氯普胺

甲氧氯普胺(metoclopramide,胃复安)为第一代胃肠动力药,具有中枢和外周双重作用。口服易吸收,血浆蛋白结合力低,经肝脏代谢后经肾排泄。

【药理作用】

1. 胃肠促动作用　阻断胃肠多巴胺受体,并促进胃肠胆碱能神经释放乙酰胆碱,加强从食管至近端小肠平滑肌运动,促进胃排空。

2. 止吐作用　阻断延髓催吐化学感受区多巴胺受体,产生较强的中枢性止吐作用。

3. 催乳作用　阻断下丘脑多巴胺受体,减少催乳素抑制因子的释放,从而升高血清催乳素的水平,有一定的催乳作用。

【临床应用】用于各种原因引起的呕吐、顽固性呃逆、胃肠功能失调所致的食欲不振、消化不良及胃胀气,也可用于反流性食管炎、胆汁反流性胃炎及产后少乳等。

【不良反应】常见头晕、嗜睡、乏力,偶见便秘、腹泻、溢乳及男性乳房发育等。大剂量或久用可引起锥体外系反应,可用苯海索等中枢抗胆碱药对抗。注射给药可引起直立性低血压。孕妇慎用。不宜与吩噻类、M 受体阻断药合用,以免降低疗效、加重不良反应。

📖 拓展阅读 26 - 3　甲氧氯普胺的临床应用

多潘立酮

多潘立酮(domperidone,吗丁啉)属第二代胃肠动力药,是外周多巴胺受体阻断剂,不易通过血脑屏障,几乎无锥体外系反应。

本药对胃肠选择性高,阻断多巴胺受体,加强胃动力,促进胃蠕动,加速胃排空,防止食物反流,具有胃肠促动和高效止吐作用。对结肠运动和胃肠分泌功能无明显影响。主要用于各种原因引起的轻度胃瘫,对胃食管反流病、功能性消化不良、药物或放射治疗引起的呕吐也有良好的疗效。可见短暂的腹痛、腹泻、口干、头痛、皮疹等不良反应。婴幼儿及孕妇慎用。不宜与抗胆碱药合用,以免降低疗效。

昂丹司琼

昂丹司琼(ondansetron)选择性阻断中枢及迷走神经传入纤维的 5 -羟色胺受体,可产生明显的止吐作用。对肿瘤放疗和化疗引起的呕吐有迅速、强大的抑制作用,但对晕动病引起的呕吐无效。临床用于化疗、放疗引起的恶心、呕吐。不良反应有头痛、疲劳、便秘或腹泻。

格拉司琼和托烷司琼的作用、用途类似于昂丹司琼,但作用更强。

西沙必利

西沙必利(cisapride)为新型全胃肠动力药。对胃和小肠作用类似于甲氧氯普胺,但也能增加结肠运动,引起腹泻。主要用于反流性食管炎、功能性消化不良、轻度胃瘫,以及术后胃肠麻痹、慢性便秘和结肠运动减弱等。有暂时性肠痉挛和腹泻现象,偶见恶心、头痛、头晕、嗜睡及过敏反应。哺乳期妇女、儿童及肝肾功能不全者慎用。

二、胃肠解痉药

溴丙胺太林

溴丙胺太林(propantheline bromide,普鲁本辛)为人工合成的季铵类解痉药,具有

M受体阻断作用,对胃肠道的选择性较高,缓解胃肠痉挛和抑制胃酸分泌作用较强而持久。主要用于胃肠绞痛和胃、十二指肠溃疡的治疗。不良反应有口干、视力模糊、排尿困难、便秘、心悸等。青光眼患者禁用。

贝那替秦

贝那替秦(benactyzine)为人工合成的叔胺类解痉药,具有解痉、中枢镇静和抑制胃酸分泌作用。适用于伴有焦虑症状的消化性溃疡病患者。不良反应有口干、视力模糊等。青光眼患者禁用。

第四节 催吐药与止吐药

一、催吐药

(一)中枢性催吐药

临床应用的仅有阿朴吗啡(apomorphine),它直接刺激延脑催吐化学感受区,进而兴奋呕吐中枢,产生催吐作用。本品作用强,皮下注射起效迅速。用于难以洗胃的服毒者,可迅速排出毒物。严重心脏病、动脉硬化、开放型肺结核、胃和十二指肠溃疡等患者忌用。

(二)反射性催吐药

反射性催吐药是一类能刺激胃黏膜感受器,反射性地作用于呕吐中枢而催吐的药物。应用较多的有吐根糖浆、中药瓜蒂、硫酸酮、硫酸锌、酒石酸锑钾等。但后三药可产生溶血及肾毒性,用量过大还可引起休克和死亡。

二、止吐药

延脑的呕吐中枢可接受来自催吐化学感受区(CTZ)、前庭器官、内脏等传入冲动而引发呕吐。已知CTZ含有丰富的多巴胺、组胺、胆碱受体,前庭器官有胆碱能、组胺能神经纤维与呕吐中枢相连。5-羟色胺的5-HT_3亚型受体通过外周、中枢部位如孤束核也与呕吐有关。M胆碱受体阻断药东莨菪碱、组胺H1受体阻断药苯海拉明等抗晕动病呕吐已在有关章节(第二十五章)中叙述。本节主要介绍某些多巴胺受体阻断药和5-HT_3受体阻断药的止吐作用。

甲氧氯普胺

甲氧氯普胺(metoclopramide)对多巴胺D_2受体有阻断作用,阻断CTZ的D_2受体,发挥止吐作用。阻断胃肠多巴胺受体,可引起从食管至近段小肠平滑肌运动,加速胃的正向排空(多巴胺使胃体平滑肌松弛、幽门肌收缩)和加速肠内容物从十二指肠向回盲部推进,发挥胃肠促动药(prokinetics)的作用。本品的口服生物利用度为75%,易通过血脑屏障和胎盘屏障，$t_{1/2}$为 4～6 小时。常用于包括肿瘤化疗、放疗所引起的各种呕吐，对胃肠的促动作用可治疗慢性功能性消化不良引起的胃肠运动障碍，包括恶心、呕吐等症。大剂量静脉注射或长期应用可引起锥体外系反应，如肌震颤、震颤麻痹（又名帕金森病）、坐立不安等；也可引起高泌乳素血症，引起男子乳房发育、溢乳等。对胎儿的影响尚待深入观察，孕妇慎用。

多潘立酮

多潘立酮（domperidone）通过阻断多巴胺受体而止吐。本品不易通透血脑屏障；外周作用能阻断多巴胺对胃肠肌层神经丛突触后胆碱能神经元的抑制作用，加强胃肠蠕动，促进胃的排空与协调胃肠运动，防止食物反流，发挥胃肠促动药的作用。生物利用度较低，$t_{1/2}$为 7 小时，主要经肝代谢。对偏头痛、颅外伤以及放射治疗引起的恶心、呕吐有效，对胃肠运动障碍性疾病也有效。不良反应较轻，偶有轻度腹部痉挛，注射给药可引发过敏。

胃肠促动药还有西沙必利（cisapride），它能促进食管、胃、小肠直至结肠的运动。无锥体外系、催乳素释放及胃酸分泌等不良反应，能促使肠壁肌层神经丛释放乙酰胆碱。$t_{1/2}$为 10 小时。用于治疗胃肠运动障碍性疾病，对胃食管反流、慢性功能性和非溃疡性消化不良、胃轻瘫及便秘等有良好效果，每日 3 次，每次 10 mg。

昂丹司琼

昂丹司琼（ondansetron）能选择性阻断中枢及迷走神经传入纤维 5-HT$_3$受体，产生强大止吐作用。本品对抗肿瘤药顺铂、环磷酰胺、阿霉素等引起呕吐的止吐作用迅速且强大；对顺铂引起的呕吐完全或满意控制者达 60%～73%，对环磷酰胺引起呕吐控制率达 92%，明显优于甲氧氯普胺；但对晕动病及多巴胺激动剂阿扑吗啡引起的呕吐无效。生物利用度为 60%，$t_{1/2}$为 3～4 小时，代谢产物大多经肾排泄。临床用于化疗、放疗引起的恶心、呕吐。不良反应较轻，可有头痛、疲劳或便秘、腹泻。

同类新药格雷西隆（granisetron）、托比西隆（tropisetron）作用更强，目前正在临床试用中。

第五节　泻药与止泻药

一、泻药

泻药是通过增加肠蠕动、增加肠内水分或使肠内容物软化或润滑肠道利于粪便排出的药物。常用的泻药有三类：容积性、接触性和润滑性泻药。

（一）容积性泻药

容积性泻药口服吸收很少，在肠道内形成高渗，使肠容积增大，刺激肠壁加强蠕动，产生导泻作用。

硫 酸 镁

【药理作用和临床应用】

1. 导泻 口服硫酸镁(magnesium sulfate)后,mg^{2+}和SO_4^{2-}在肠内形成高渗透压而阻止肠内水分的吸收,增加肠腔内容积,反射性地引起肠蠕动而促进排便。导泻作用强而迅速,主要用于急性便秘、排出肠内毒物及服用驱肠虫药后排出虫体。

2. 利胆 口服硫酸镁(33%)可刺激十二指肠黏膜,反射性地引起胆总管括约肌松弛、胆囊收缩,加速胆汁排出,出现利胆作用。用于阻塞性黄疸、慢性胆囊炎和胆石症。

3. 抗惊厥 注射硫酸镁可抑制中枢和松弛骨骼肌,呈现抗惊厥作用。用于各种原因所致的惊厥,尤其对子痫有较好的疗效。

4. 降压作用 注射给药后,较高浓度的mg^{2+}可直接扩张血管平滑肌,抑制心肌,并能引起交感神经节冲动传递障碍,从而使血管扩张、血压下降。主要用于高血压危象和高血压脑病的治疗。

5. 消肿止痛 用50%硫酸镁溶液局部热敷患处,能改善局部血液循环,有消肿止痛效果。

【不良反应】

1. 硫酸镁用于导泻时,因刺激肠壁可引起盆腔充血,导致月经过多或流产,故孕妇、月经期妇女禁用。服用大量高浓度的硫酸镁溶液,可自组织中吸取大量水分而导致脱水。

2. 硫酸镁注射过量或静脉注射速度过快,使血中mg^{2+}浓度过高,可引起急性镁中毒,表现为中枢抑制、腱反射消失、血压急剧下降、呼吸抑制等。一旦出现中毒,应立即进行人工呼吸并静脉注射钙盐抢救。

【注意事项】

1. 导泻常采用口服给药。因导泻作用剧烈,应注意补充体液以免脱水。

2. 因mg^{2+}可抑制中枢,中枢抑制药中毒者禁用硫酸镁导泻,宜选用硫酸钠导泻。硫酸钠导泻作用比硫酸镁弱,但无中枢抑制作用。

3. 肾功能不良或老年患者禁用或慎用;肠道出血、急腹症、脱水患者以及孕妇和月经期妇女禁用。

硫 酸 钠

📖 在线案例 26-2 硫酸钠的使用

硫酸钠(sodium sulfate)口服后产生导泻作用与硫酸镁相似而较弱,但无中枢抑制作用,用于中枢抑制药中毒时加速药物排出。

乳 果 糖

乳果糖(lactulose)为半乳糖和果糖的双糖。它在小肠内不被消化吸收,故能导泻。未被吸收部分进入结肠后被细菌代谢成乳酸等,进一步提高肠内渗透压,发生轻泻作用。

乳果糖还能降低结肠内容物的pH值,降低肠内氨的形成;H^+又可与已生成的氨形成铵离子（NH_4^+）而不被吸收,从而降低血氨。可用于慢性门脉高压及肝性脑病的治疗。应注意因腹泻而造成水、电解质丢失,可使肝性脑病恶化。

食物纤维素包括蔬菜、水果中天然和半合成的多糖及纤维素衍生物（如甲基纤维素、羧甲基纤维素等）不被肠道吸收,增加肠内容积并保持粪便湿软,有良好的通便作用,可防治功能性便秘。

（二）接触性泻药

酚 酞

酚酞（phenolphthalein,果导）口服后在肠道内与碱性肠液相遇形成可溶性钠盐,刺激结肠黏膜,促进其蠕动而产生导泻作用。其作用温和,服药后 6～8 小时排出软便,适用于慢性便秘和习惯性便秘。酚酞经肾脏排泄,遇碱性尿液时,使尿液显红色,应与血尿区别。不良反应较少,偶有皮疹、过敏性肠炎及出血倾向等。

📖 拓展阅读 26 - 4　酚肽为何被禁用

蒽醌类药物

蒽醌类（anthroquinones）药物包括大黄、番泻叶和芦荟等植物,含有蒽醌甙类,口服后被大肠内细菌分解为蒽醌,能增加结肠推进性蠕动。用药后 6～8 小时排便,常用于急、慢性便秘。

📖 拓展阅读 26 - 5　接触性泻药的临床应用

（三）润滑性泻药

液体石蜡

液体石蜡（liquid paraffin）为石油提取物,口服后在肠内不被消化和吸收,产生滑润肠壁和软化粪便的作用,利于粪便排出。本品适用于慢性便秘、高血压或痔疮患者的便秘,长期服用可影响脂溶性维生素及钙、磷的吸收。婴幼儿不宜使用。

甘 油

甘油（glycerol）常用其栓剂或 50% 溶液由肛门给药,通过其高渗透压作用刺激并润滑肠壁,软化大便并引起排便,用药后数分钟即可排便。适用于儿童及老年人。

开 塞 露

开塞露（glycerine enema）为含有甘油或山梨醇的制剂,装入特制塑料容器内,供直肠给药时使用。本品通过滑润和刺激肠壁、软化大便引起排便,适用于儿童及老年人。

二、止泻药

腹泻是多种疾病的临床表现,也可以是生理功能紊乱或神经、精神因素所致。长期慢性腹泻或剧烈腹泻,可影响食物的吸收并引起机体脱水和电解质紊乱。因此,在对因治疗的同时,应适当给予止泻药。临床常用的止泻药有肠蠕动抑制药如地芬诺酯（diphenoxylate）、洛派丁胺（loperamide）,以及收敛吸附药如蒙脱石（smectite）、鞣酸蛋白（tannalbin）（表 26 - 4）。

表 26‐4　临床常用止泻药的作用、应用及不良反应

类别	药物	作用特点及应用	不良反应
肠蠕动抑制药	地芬诺酯（苯乙哌啶）	为哌替啶的衍生物,止泻作用与吗啡相似,无镇痛作用;用于急、慢性功能性腹泻	有成瘾性;肝病患者慎用,青光眼患者禁用
	洛哌丁胺（易蒙停）	与地芬诺酯相似,但止泻更强更持久;用于急、慢性腹泻	不良反应少,婴幼儿禁用
收敛吸附药	蒙脱石（思密达）	具有强大的覆盖、保护肠黏膜作用,主要用于急、慢性腹泻、肠道菌群失调,对儿童急性腹泻效果显著	久用可致便秘;用药时注意纠正脱水,不宜与其药物合用
	鞣酸蛋白	口服在肠道分解释放鞣酸,使肠黏膜表面蛋白凝固、沉淀,减少刺激及炎性渗出,有收敛止泻作用,可用于各种腹泻	不良反应少

第六节　肝胆疾病用药

一、利胆药与胆石溶解药

去氢胆酸

去氢胆酸(dehydrocholic acid)可增加胆汁的分泌,使胆汁变稀;对脂肪的消化吸收也有促进作用。本品临床用于胆囊及胆管功能失调,胆汁淤滞,阻止胆管上行性感染,也可用于排除胆结石。胆管完全梗阻及严重肝肾功能减退者禁用。

熊去氧胆酸

熊去氧胆酸(ursodeoxycholic acid)可减少普通胆酸和胆固醇吸收,抑制胆固醇合成与分泌,从而降低胆汁中胆固醇含量,不仅可阻止胆石形成,长期应用还可促胆石溶解。对胆囊炎、胆管炎也有治疗作用,但对胆色素结石、混合性结石无效。

二、治疗肝昏迷药

肝性昏迷是重型肝炎、晚期肝硬化和门腔静脉分流术后的常见并发症,其发病机制为致昏迷因素(氨、芳香族胺、硫醇类、短链脂肪酸等)和加重(或诱发)昏迷因素(消化道出血、感染、电解质和酸碱平衡失调以及大量利尿等)的综合作用。

在治疗上除了早期防治并发症及纠正氨基酸代谢紊乱外,应降低血氨水平,包括停止摄入蛋白质饮食、清除肠道积血和积粪,保持肠道为酸性环境等。同时还应加强一般支持疗法,包括保持身体必要的热量、注意低血钾症和低蛋白血症的治疗。

对伴明显低蛋白血症者,应多次输入人体白蛋白。这不仅不会引起高血氨症,而且

对促进肝细胞再生和改善肝脏功能等均有良好作用。尤其是低蛋白血症合并脑水肿时，输用人体白蛋白可提高胶体渗透压，纠正脑水肿。

第七节　用药护理及常用制剂和用法

一、用药护理

1. 作用于消化系统的药物种类繁多，合理且有针对性地用药可改善患者的症状。

2. 告知患者抗酸药在餐后 1～3 小时和晚上临睡前服用才能达到较好的效果。

3. 理想的抗酸药应作用迅速、持久、不吸收、不产气、不引起腹泻或便秘，对胃黏膜及溃疡面有保护和收敛作用。单一抗酸药很难满足上述标准，故抗酸药很少单用，常将其制成复方制剂。

4. 西咪替丁长期应用或用药剂量较大，可引起转氨酶升高、肝损害、偶见肾衰竭。本品还有轻度抗雄性激素作用，长期服用可引起性功能减退、阳痿、精子数减少及乳房发育。因此，在使用该药时要注意控制剂量和使用时间。

5. 应用雷尼替丁的不良反应较少，可有恶心、呕吐、头痛、头晕、乏力等，偶见白细胞或血小板数量减少等，停药后可恢复。因此，孕妇、哺乳期妇女和 8 岁以下的儿童禁用。

6. 哌仑西平主要用于胃、十二指肠溃疡和反流性食管炎，疗效与西咪替丁相似，所以二者合用可提高疗效。

7. 糖铝应用的常见不良反应有便秘、口干、恶心、皮疹、眩晕等，不宜与碱性药物合用。

8. 枸橼酸铋钾长期应用可升高血浆铋浓度，使口腔、舌头、粪便变黑，引起轻度便秘。肾功能不全者禁用，以免引起血铋过高。本品还可影响口服四环素类的吸收，不宜同服。同时，抗酸药及牛奶可影响其疗效，不宜同服。

9. 孕妇使用米索前列醇后有兴奋子宫作用，可致流产，故孕妇禁用。

10. 常用的抗幽门螺杆菌药有抗生素、铋制剂等，单用一种药物疗效差，常以 2～3 种药联合应用。临床上最常用的"三联疗法"是指奥美拉唑加上述 2 种抗生素或铋剂加 2 种抗生素。

11. 大剂量或久用甲氧氯普胺可引起锥体外系反应，可用苯海索等中枢抗胆碱药对抗。注射给药可引起直立性低血压。孕妇慎用。该药不宜与吩噻类、M 受体阻断药合用，以免降低疗效，加重不良反应。

12. 婴幼儿及孕妇慎用多潘立酮。该药不宜与抗胆碱药合用，以免降低疗效。

13. 青光眼患者禁用胃肠解痉药丙胺太林、贝那替秦。

14. 硫酸酮、硫酸锌、酒石酸锑钾 3 种催吐药可产生溶血及肾毒性，用量过大还可引起休克和死亡,所以要严格控制用量。

15. 口服硫酸镁用于导泻时,因刺激肠壁可引起盆腔充血,导致月经过多或流产,故孕妇、月经期妇女禁用。服用大量高浓度硫酸镁溶液,可自组织中吸取大量水分而导致脱水。硫酸镁注射过量或静脉注射速度过快,会使血中 mg^{2+} 浓度过高,可引起急性镁中毒;一旦出现中毒,应立即进行人工呼吸并静脉注射钙盐抢救。

16. 地芬诺酯为哌替啶的衍生物,止泻作用与吗啡相似,使用有成瘾性。

二、常用制剂和用法

1. 镁乳 8%氢氧化镁混悬液。口服,每次 5 ml,每日 7 次。

2. 三硅酸镁 氧化镁和二氧化硅的复合物。口服,每次 300～900 mg,每日 7 次。

3. 氢氧化铝凝胶 白色混悬液,含 4%氢氧化铝。口服,每次 4～8 ml,每日 7 次。

4. 碳酸钙 片剂:0.3 g。口服,每次 0.5～2.0 g,每日 7 次。

5. 碳酸氢钠 片剂:0.5 g。口服,每次 0.3～1.0 g,每日 7 次。纠正酸中毒:轻者可口服,较重者可用 4%～5%碳酸氢钠静脉滴注,250 mg/kg。

6. 哌仑西平 片剂:25 mg。口服,每次 50 mg,每日 2 次。早、晚饭前 1.5 小时服,疗程 4～6 周。严重者可每次 50 mg,每日 3 次。

7. 奥美拉唑 片剂:10 mg。口服,每次 20 mg,每日 1 次,疗程 2～4 周。反流性食管炎患者每次 20～60 mg,每日 1 次;卓-艾氏综合征患者每次 60 mg,每日 1 次。

8. 丙谷胺 片剂:200 mg。每次 400 mg,每日 3 次,疗程 4～6 周。注射剂:400 mg:5 ml。静脉注射,每次 400 mg,每 6 小时 1 次,用于急性胃黏膜病变及急性上消化道出血。

9. 米索前列腺 片剂:200 μg。口服,每次 200 μg,每日 1 次。

10. 恩前列醇 片剂:35 μg。口服,每次 35～70 μg,每日 2 次。

11. 硫糖铝 片剂:250 mg。口服,每次 1 g 次,每日 2 次。

12. 胶体碱式枸橼酸铋 片剂:每次 20 mg,每日 4 次,餐前、睡前各 1 次,4～8 周 1 个疗程。

13. 胃蛋白酶 粉剂:口服,每次 0.2～0.6 g,每日 3 次,饭前或饭时服。合剂,每 10 ml 含胃蛋白酶 0.2～0.3 g,稀盐酸 0.1 ml,每次 10 ml,每日 3 次,饭前服。

14. 胰酶 片剂:每次 0.3～500 mg,每日 3 次,饭前服。

15. 乳酶生 片剂:每次 0.3～0.9 g,每日 3 次。

16. 甲氧氯普胺 片剂:每次 5～10 mg,每日 3 次,饭前 0.5 小时服;注射剂每次 10～20 mg,每日不超过 0.5 mg/kg,肌内注射。

17. 多潘立酮 片剂:每次 10 mg,饭前 15～30 min 服。注射剂,每次 8～10 mg,注射或静脉滴注,每日 3 次。

18. 昂丹司琼 片剂:每次 8 mg,每 8 小时 1 次;注射剂,0.15 mg/kg,于化疗前 30 分钟静脉注射,后每 4 小时 1 次,共 2 次,再改口服给药。

19. 硫酸镁　粉剂:每次 5～20 g,同时应用大量温水。利胆时,每次 2～5 g,每日 3 次,饭前服。十二指肠引流时,33% 溶液 30～50 ml,导入十二指肠。

20. 乳果糖　糖浆剂(60%):每次 30～40 ml,每日 2～3 次。

21. 酚酞　片剂:每次 0.05～200 mg,睡前服。

22. 甘油　栓剂:纳入肛门,成人每次 2.67 g,儿童每次 1.33 g。

23. 开塞露　为 50% 甘油或含适量的山梨醇制剂:10 ml 一支,供小儿用;20 ml 一支,供成人用。每次用一支,注入直肠内。

24. 复方地芬诺酯　片剂:每片含盐酸苯乙哌啶 2.5 mg,硫酸阿托品 0.025 mg,口服,每次 1～2 片,每日 3 次。

25. 洛哌丁胺　胶囊:每次 2 mg,每日 3 次,首剂加倍。

26. 鞣酸蛋白　片剂:每次 1～2 g,每日 3 次。

27. 去氢胆酸　片剂:每次 250 mg,每日 3 次。

28. 熊去氧胆酸　片剂:每次 150 mg、每日 3 次,或每次 300 mg、每日 2 次,饭后服用,持续 6 个月。

(李怀宇)

数字课程学习

○教学 PPT　○导入案例解析　○复习与自测　○更多内容……

第二十七章 作用于呼吸系统的药物

章前引言

呼吸道与外界相通,易受病原微生物、生存环境、不良生活习惯等因素影响,引起相关疾病(如炎症、变态反应、肿瘤),出现咳嗽、咳痰、喘息等症状。临床常采用镇咳、祛痰、平喘等对症治疗措施缓解症状,并配合抗微生物等对因治疗,同时开展相关科普教育,将有利于现有呼吸系统疾病相关防治措施的执行与推广。

学习目标

1. 阐述平喘药物分类、各类代表药作用、临床应用、不良反应及注意事项。
2. 理解镇咳药、祛痰药的作用、用途、不良反应及注意事项。
3. 知道咳嗽及其生理和病理的意义。
4. 正确指导患者使用呼吸系统药物。
5. 对患者及家属进行呼吸系统常见疾病的科普教育。

思维导图

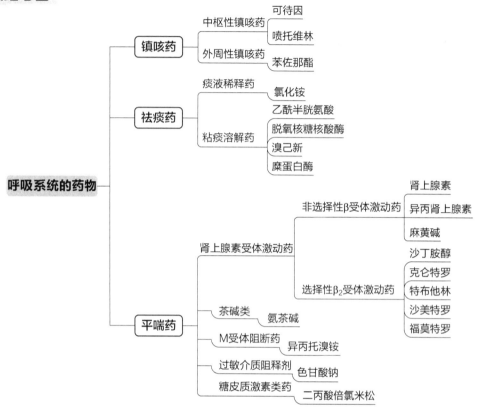

第一节　镇　咳　药

一、中枢性镇咳药

可　待　因

可待因(codeine)选择性抑制延脑咳嗽中枢而镇咳,镇咳作用强而迅速;还有中等程度镇痛作用。适用于各种原因引起的剧烈干咳,尤其适用于胸膜炎干咳伴有胸痛者。不宜用于痰黏稠、痰量多者,以免影响痰液排出。可待因是麻醉药品,长期应用易成瘾,按麻醉药品管理。

⊜ 拓展阅读 27-1　可待因是毒品吗

喷托维林

喷托维林(pentoxyverine)对咳嗽中枢有直接抑制作用,兼有轻度阿托品样作用和局部麻醉作用,吸收后抑制支气管内感受器及传入神经末梢,松弛支气管平滑肌,降低气道阻力。适用于上呼吸道炎症引起的干咳、阵咳,禁用于多痰病例。长期应用无成瘾性。

二、外周性镇咳药

苯佐那酯

苯佐那酯(benzonatate)具有较强的局部麻醉作用,选择性抑制肺牵张感受器及感觉神经末梢,阻断迷走神经反射,抑制咳嗽冲动的传导,产生镇咳作用。主要用于支气管炎、胸膜炎引起的干咳,也可用于支气管镜等检查前预防咳嗽。

第二节　祛 痰 药

祛痰药是能使痰液中水分增加,或使痰液黏度降低,或使支气管黏膜柱状上皮纤毛运动增强而使痰液易于咳出的药物。

一、痰液稀释药

氯 化 铵

氯化铵(ammonium chloride)口服后,刺激胃黏膜,通过迷走神经反射,促使支气管腺体分泌;另外,少量药物分泌至呼吸道管腔内,可提高管腔内渗透压,减少水的重吸收。最终使痰液稀释,易于咳出。临床很少单独使用,常与其他药物制成祛痰合剂,用于急、慢性呼吸道炎症而痰多不易咳出者。溃疡病、肝肾功能不全者慎用。

二、黏痰溶解药

乙酰半胱氨酸

乙酰半胱氨酸(acetylcysteine)因化学结构中的巯基,可裂解痰液中黏蛋白质中的二硫键(对 DNA 中的二硫键是否有作用存在争议),从而降低痰液黏稠度,使痰液容易咳出。临床采用雾化吸入或气管内滴入治疗黏性痰液阻塞引起的呼吸困难,尤其对气管插管引起的痰栓塞效果较好。因用药后痰液急剧增加会诱发或加重呼吸困难,故用药前应配备吸痰装置。

脱氧核糖核酸酶

脱氧核糖核酸酶(deoxyribonuelease)可使脓性痰液中的 DNA 迅速裂解,降低痰液黏稠度,易于咳出。雾化吸入,治疗呼吸道感染所致大量脓性痰。

溴 己 新

溴己新(bromocriptine)可直接作用于支气管腺体,促黏液分泌细胞释放溶酶体;裂解黏液中的黏多糖,降低黏性痰的黏稠度,易于咳出;还能促进呼吸道黏膜的纤毛运动。临床可口服、肌内注射或雾化吸入给药,用于慢性支气管炎、肺气肿、尘肺、支气管扩张等有白色黏痰不易咳出者。

糜蛋白酶

糜蛋白酶(chymotrypsin)是一种蛋白水解酶,能迅速分解变性蛋白,使黏痰稀化,便于咳出。临床以喷雾吸入给药,用于上呼吸道浓痰稀化。严重肝病、凝血功能障碍及正在使用抗生素者禁用。

第三节　平喘药

⊞ 拓展阅读27-2　雾化治疗

⊞ 拓展阅读27-3　对乙酰氨基酸中毒的治疗

支气管哮喘是气道的一种慢性过敏反应炎症性疾病。主要表现为反复发作性喘息、胸闷和咳嗽症状。凡是能缓解喘息症状的药物统称为平喘药,主要适应证是喘息性支气管炎、支气管哮喘。哮喘的治疗目的是尽快缓解症状,解除气流受限和改善低氧血症,防治支气管慢性炎症,最终消除哮喘症状。临床药物治疗策略主要有:①应用抗炎药防治支气管慢性炎症;②应用舒张支气管平滑肌药缓解支气管平滑肌痉挛,控制喘息症状。

一、肾上腺素受体激动药

本类药平喘作用在于:①激动支气管平滑肌上的 β_2 受体,激活腺苷酸环化酶,促使支气管平滑肌细胞内 cAMP 合成增加,进而激活 cAMP 依赖的蛋白激酶,引起支气管平滑肌松弛,使支气管口径增大,缓解气流受限症状;②抑制肥大细胞释放炎症介质,降低毛细血管通透性,促进黏液-纤毛清除功能。肾上腺受体激动药可分为非选择性 β 受体激动药和选择性 β_2 受体激动药两类。

(一)非选择性β受体激动药

非选择性 β 受体激动药如肾上腺素、异丙肾上腺素、麻黄碱等,对 β 肾上腺素受体无选择性,舒张支气管平滑肌的同时易引起严重心血管不良反应。

（二）选择性 β₂ 受体激动药

选择性 β₂ 受体激动药如沙丁胺醇、克仑特罗、特布他林、沙美特罗、福莫特罗等。选择性 β₂ 受体激动药对呼吸道作用选择性高，疗效好且不良反应少，其吸入剂吸收快、显效迅速，是控制哮喘症状的首选药之一。

沙丁胺醇

【药理作用】沙丁胺醇（salbutamol）选择性激动支气管平滑肌细胞上的 β₂ 受体，对心脏 β₁ 受体作用甚微，对 α 受体几乎无作用。舒张支气管平滑肌作用强而持久。

【临床应用】哮喘症状控制和预防发作。

【不良反应】①骨骼肌震颤常见，好发于面颈部和四肢，可随用药时间推移而逐渐减弱或消失。②心脏反应在治疗剂量时少见；如超过治疗剂量数倍［如作为"瘦肉精"（主要成分为 β 受体激动药）非临床用药引起中毒］，可见窦性心动过速。③低钾血症。④长期用药易产生耐受性。

【注意事项】①肝肾功能不全者须减量；②可降低血钾，与糖皮质激素类药合用更易发生，必要时可补充钾盐；③长期用药易产生耐受性，使支气管痉挛不易缓解，甚至哮喘加重；④用于哮喘时不能有效抑制炎症发展的基本过程，须与有效抗炎药合用。

长效选择性 β₂ 受体激动药如福莫特罗、沙美特罗等舒张支气管平滑肌作用强而持久，并有一定的抗炎作用。福莫特罗临床用于慢性哮喘与慢性阻塞性肺病的治疗；沙美特罗吸入给药起效缓慢，仅用于慢性哮喘和慢性阻塞性肺病的维持治疗。

二、茶碱类

氨 茶 碱

【药理作用】

1. 氨茶碱（aminophylline）通过下述作用舒张支气管平滑肌。①抑制磷酸二酯酶，使支气管平滑肌细胞内 cAMP 水平升高；②促进内源性肾上腺素释放；③阻断腺苷受体，对抗内源性腺苷诱发的支气管收缩。

2. 抗炎作用 ①抑制炎性细胞功能；②降低微血管通透性。

3. 增强呼吸肌（主要是膈肌）的收缩力，减轻呼吸道阻塞及呼吸负荷增加造成的呼吸肌疲劳，这一作用对慢性患者尤为重要。

4. 强心和利尿作用。

【临床应用】①用于 β₂ 受体激动药不能控制的急性哮喘病例；②防止慢性哮喘病例发作；③缓解慢性阻塞肺病和心源性哮喘患者的喘息症状。

【不良反应】氨茶碱血药浓度个体差异较大，并且中毒剂量与治疗剂量相当接近，而其不良反应的发生又与血药浓度密切相关，严格把握给药剂量、及时调整剂量是避免氨茶碱中毒的主要措施。有条件时可行治疗药物监测（therapeutic drug monitoring, TDM）。

1. 胃肠道反应　恶心、呕吐。

2. 中枢兴奋　易激动、不安和失眠。尤其是处于相对缺氧状态的患者更易发生，必要时可给予地西泮治疗。

3. 急性中毒　静脉注射浓度过高或速度过快，可引起心律失常、血压骤降、谵妄、惊厥、昏迷，甚至出现呼吸、心跳停止而死亡。

【注意事项】

1. 肝肾功能不全患者应适当调整用药剂量和（或）延长给药间隔。

2. 静脉注射氨茶碱应充分稀释，注射速度一定要缓慢，以防急性毒性发生，儿童更应谨慎。

3. 对氨茶碱过敏者、活动性消化性溃疡患者禁用。

拓展阅读 27-4　氨茶碱的药物监测

三、M 受体阻断药

异丙托溴铵

异丙托溴铵（ipratropium bromide）通过阻断支气管平滑肌上的 M_3 胆碱受体，抑制胆碱能神经对支气管平滑肌的兴奋，从而使支气管平滑肌松弛。对支气管平滑肌有较高的选择作用。对伴有迷走神经功能亢进的哮喘、喘息性支气管炎、过敏原诱发的支气管平滑肌痉挛有较好的作用。对慢性阻塞性肺疾病患者，应用异丙托溴胺的疗效多优于 β_2 受体激动药，可明显改善通气。

四、过敏介质阻释剂

色甘酸钠

色甘酸钠（disodium cromoglycate）通过抑制抗原引起的肺肥大细胞释放炎症介质；抑制感觉神经肽释放，从而降低气管高反应性；抑制非特异性支气管痉挛等作用而平喘。

用于预防哮喘发作。对外源性（过敏性）哮喘疗效较好，预防运动诱发哮喘的作用较弱，对内源性（感染性）哮喘疗效较差，对已发作的哮喘无效。

五、糖皮质激素类药

二丙酸倍氯米松

【药理作用】二丙酸倍氯米松（beclomethasone dipropionate）吸入给药后，主要通过以下途径平喘。①抑制多种参与哮喘发病的炎症细胞及免疫细胞；②抑制细胞因子及炎症介质的产生和释放；③降低气管高反应性；④增强支气管平滑肌与血管平滑肌对儿茶酚胺的敏感性，控制哮喘时的炎症反应。本品能较好地控制病情，而全身作用轻微，对下丘脑-垂体-肾上腺皮质轴负反馈抑制作用不明显。

【临床应用】用于支气管平滑肌舒张药不能满意控制病情的慢性哮喘患者。

【不良反应】每日吸入 0.4 mg，少数患者可发生口腔真菌感染与声音嘶哑。每次吸入给药后漱口，减少口腔、咽喉部药物残留，可以明显降低不良反应的发生率。每日吸入量＞0.8 mg 对下丘脑-垂体-肾上腺皮质轴负反馈抑制作用增强。

第四节　用药护理及常用制剂和用法

一、用药护理

1. 可待因是麻醉药品，长期应用易成瘾，因此要按麻醉药品管理。

2. 严重肝病、凝血功能障碍及正在使用抗生素者禁用糜蛋白酶。

3. 在使用沙丁胺醇时，需要注意肝肾功能不全者须减量。该药可降低血钾，与糖皮质激素类药合用更易发生，必要时可补充钾盐。长期用药易产生耐受性，使支气管痉挛不易缓解，甚至哮喘加重。用于哮喘时，不能有效抑制炎症基本过程，必须与有效抗炎药合用。

4. 氨茶碱血药浓度个体差异较大，并且中毒剂量与治疗剂量相当接近，而其不良反应的发生又与血药浓度密切相关，严格把握给药剂量、及时调整剂量是避免氨茶碱中毒的主要措施。所以，静脉注射氨茶碱应充分稀释，注射速度一定要缓慢，以防急性毒性发生，儿童更应谨慎。

5. 每日吸入二丙酸倍氯米松 0.4 mg，少数患者可发生口腔真菌感染与声音嘶哑。每次吸入给药后漱口，减少口腔、咽喉部药物残留，可以明显降低发生率。每日吸入量＞0.8 mg 对下丘脑-垂体-肾上腺皮质轴负反馈抑制作用增强。

二、常用制剂和用法

1. 氯化铵　片剂：每片 200 mg，每次 200 mg，每日 3 次，口服。

2. 溴己新　片剂：每片 4 mg，每次 8 mg，每日 3 次，口服。

3. 可待因　片剂：每片 15 mg，每次 15 mg，每日 2 次，口服。

4. 喷托维林　片剂：每片 25 mg，每次 25 mg，每日 3 次，口服。

5. 苯佐那酯　片剂：每片 50 mg，每次 50 mg，每日 3 次，口服。

6. 麻黄碱　片剂：每片 25 mg，每次 25 mg，每日 3 次，口服。注射液 30 mg/ml，每次 15～30 mg。

7. 沙丁胺醇　片剂：每片 2 mg，每次 2～4 mg，每日 3 次，口服。控释片：每片 4 mg 或 8 mg，每次 1 片，每日 1～2 次，口服。

8. 克伦特罗　片剂：每片 200 μg，每次 20～40 μg，每日 2～3 次，口服或舌下含服。栓剂：每片 40 μg，每次 1 片，睡前放入肛门内。

9. 氨茶碱　片剂:每片 100 mg,每次 100 mg,每日 3 次,口服。针剂:每支 250 mg/10 ml 静脉注射:用 25%～50% 葡萄糖溶液 40 ml 稀释后于 5～10 min 缓慢注入,或用 0.25～500 mg 加入 5%～10% 葡萄糖溶液 250 ml 静脉滴注。

（李怀宇）

数字课程学习

　○教学PPT　○导入案例解析　○复习与自测　○更多内容……

第二十八章 作用于子宫的药物

章前引言

子宫位于骨盆腔中央,在膀胱与直肠之间,是女性最重要的生殖器官,它是产生月经和孕育胎儿的重要场所,是女性生殖系统的标志性器官,作用于子宫的药物主要包括子宫兴奋药和子宫抑制药两类。

学习目标

1. 阐述缩宫素、麦角生物碱的药理作用特点、用途、不良反应及注意事项。
2. 理解缩宫素给药剂量和速度对其作用性质的影响。
3. 知道其他子宫平滑肌兴奋药和子宫平滑肌抑制药的临床应用和药理特点。
4. 正确指导患者使用作用于子宫的药物。

思维导图

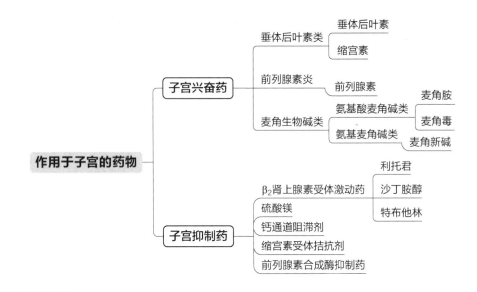

小张,女,28 岁。初次妊娠,因腹痛送至医院就诊。经检查,她具备自然分娩的条件,进入待产室观察。1 小时后宫口开大至 3 cm,宫缩减弱,持续时间缩短,间歇时间延长,宫口扩展速度减慢,医生建议给予催产。

问题:

1. 临床上最常用的催产药是什么? 该如何使用?

2. 在使用该药的时候需要注意哪些方面?

第一节　子宫兴奋药

拓展阅读28-1　子宫的作用

子宫平滑肌兴奋药(oxytocics)是一类选择性直接兴奋子宫平滑肌的药物,它们的作用可因子宫生理状态及剂量的不同而有差异,或使子宫产生节律性收缩,或产生强直性收缩。如用于催产或引产,则希望发挥近似生理分娩的节律性收缩作用;如用于产后止血或子宫复原,则希望引起强直性收缩。如使用不当,可能造成子宫破裂与胎儿窒息的严重后果。因此,必须慎重使用和适当掌握剂量。

一、垂体后叶素类

垂体后叶素是从牛、猪的垂体后叶中提取的粗制品，内含缩宫素和升压素，故对子宫平滑肌的选择性不高，在作为子宫兴奋药的应用上，已逐渐被缩宫素所代替。它所含的升压素能与肾脏集合管的受体相结合，增加集合管对水分的再吸收，使尿量明显减少；可用于治疗尿崩症。升压素对未孕子宫有兴奋作用，但对妊娠子宫反而作用不强。升压素还能收缩血管（特别是毛细血管和小动脉），在肺出血时可用来收缩小动脉而止血。它也能收缩冠状血管，故冠心病者禁用。此外，升压素尚有升高血压和兴奋胃肠道平滑肌的作用。

本品不良反应有面色苍白、心悸、胸闷、恶心、腹痛及过敏反应等。

表 28-1 垂体后叶素、缩宫素和升压素作用的比较

作 用	垂体后叶素（含升压素10 U/ml、缩宫素 10 U/ml）	缩宫素（含缩宫素10 U/ml、升压素<1 U/ml）	升压素（含升压素10 U/ml、缩宫素<1 U/ml）
子宫收缩作用			
未孕	＋＋	0	＋＋
妊娠初期	0	0	0
妊娠末期	＋＋＋＋	＋＋＋＋	＋（偶尔＋＋）
排乳作用	＋＋＋＋	＋＋＋＋	＋
抗利尿作用	＋＋＋	0	＋＋＋
血压	＋＋	－	＋＋＋
冠状血管收缩作用	＋	－	＋＋＋＋
肠环状肌收缩作用	＋＋＋	0	＋＋＋

注：＋：增加；0：基本无作用；－：减少

垂体后叶素

【药理作用】垂体后叶素（pituitrin）具有以下作用。①兴奋子宫平滑肌、收缩血管、升高血压、抗利尿及升高血糖；②对妊娠和非妊娠子宫均有兴奋作用，血管升压素收缩血管，缩宫素使子宫收缩压迫血管，两者共同作用达到止血效果；③血管升压素能与肾脏集合管的受体相结合，增加集合管对水分的再吸收，使尿量明显减少。

【临床应用】①用于产后宫缩乏力性出血、功能失调性子宫出血、肺出血、食管及胃底静脉曲张破裂出血；②用于尿崩症。

【不良反应】可出现面色苍白、心悸、胸闷、恶心、腹痛及过敏反应等，冠心病患者禁用。

缩 宫 素

🔲 拓展阅读 28-2 缩宫素的作用

【药动学特点】缩宫素（oxytocin）口服无效。肌内注射吸收良好，3～5 min 显效，维持 20～30 min。静脉注射起效快，作用维持时间短。大部分经肝脏及肾脏代谢，少部分原形由尿排出。$t_{1/2}$ 为 5～12 min。

【药理作用】

1. 兴奋子宫作用 缩宫素能选择性直接兴奋子宫平滑肌,使子宫收缩加强、频率加快。子宫收缩强度与其生理状态和缩宫素的剂量密切相关。小剂量(2~5 U)缩宫素可使子宫呈节律性收缩(尤其对妊娠末期子宫),收缩从子宫底部开始,使宫底、宫体产生节律性收缩,对宫颈有松弛作用,性质同正常分娩,有利于胎儿顺利娩出,达到催生引产作用。大剂量(5~10 U)缩宫素对宫底、宫颈产生同等强度的持续强直性收缩作用,不利于胎儿娩出。雌激素能增加子宫平滑肌对缩宫素的敏感度,孕激素则降低子宫平滑肌对缩宫素的敏感度。妊娠早期孕激素水平高,子宫对缩宫素的敏感度低,有利于保护胎儿。妊娠后期,体内雌激素水平增高,子宫对缩宫素的敏感度增高;临产时的敏感度最高,有利于足月时发动宫缩促进分娩。分娩后子宫对缩宫素的敏感度逐渐下降。

2. 促进排乳作用 缩宫素刺激乳腺的平滑肌收缩,有助于乳汁自乳房排出,但并不增加乳腺的乳汁分泌量。

3. 舒张血管平滑肌 大剂量尤其麻醉状态下,引起短暂而显著的血管平滑肌舒张,使收缩压、舒张压均下降。

4. 其他作用 大剂量缩宫素可产生舒张血管和抗利尿作用。

【临床应用】

1. 催产、引产 小剂量缩宫素用于胎位正常,无产道障碍的协调性宫缩乏力性难产的催产,以促进分娩;也可用于过期妊娠、因母体的严重感染或肾功能不全、子宫出血、子痫或先兆子痫、慢性高血压、糖尿病、先天性肥胖性巨体、羊水早破、羊水过多或不足、胎盘功能不足、死胎等原因必须终止妊娠的引产。用法:静脉滴注,每次 2.5~5 U,用氯化钠注射液稀释至每毫升中含有 0.01 U。静脉滴注开始时不超过 0.001~0.002 U/min,每 15~30 分钟增加 0.001~0.002 U,至达到宫缩与正常分娩期相似,最快不超过 0.02 U/min,通常为 0.002~0.005 U/min。例如,使用缩宫素引产时,输注液体的浓度是 2.5 U 缩宫素加入 5% 葡萄糖溶液 500 ml,使每滴糖液含缩宫素 0.33 mU。

2. 产后止血 产后出血时,皮下或肌内注射 5~10 U 的缩宫素能迅速引起子宫强直性收缩,压迫子宫肌层内血管而止血。但缩宫素作用短暂,需加用麦角制剂来维持子宫的收缩状态。

【不良反应】①过量使用或对缩宫素高度敏感的产妇可造成子宫强烈收缩、子宫破裂及广泛性软组织撕裂;②可引起胎儿心率减慢、心律失常、窒息,甚至胎儿或产妇死亡;③静脉内较长时间给药后,可导致水潴留水中毒、肺水肿、惊厥、昏迷,甚至死亡;④产道异常、胎位不正、头盆不称、前置胎盘、3 次妊娠以上的经产妇或有剖宫产史者禁用。

▭ 在线案例 28-1 如何预防产后出血

二、前列腺素类

前列腺素(prostaglandins, PGs)是一类广泛存在于体内的不饱和脂肪酸,早期是从羊精囊提取,现可用生物合成法或全合成法制成。对心血管、呼吸、消化以及生殖系统等有广泛的生理和药理作用。目前研究较多并与生殖系统有关的前列腺素有前列腺素 E_2（PGE_2）、前列腺素 $F2\alpha$（$PGF2\alpha$）和 15 -甲基前列腺素 $F2\alpha$ 等。

与缩宫素不同,上述几种前列腺素对各期妊娠的人子宫都有显著的兴奋作用,仅对分娩前的子宫更敏感。故除用于足月引产外,对早期或中期妊娠子宫也能引起足以导致流产的高频率和大幅度的收缩。除静脉滴注外,阴道内、宫腔内或羊膜腔内给药也有效。前列腺素也可能发展成为一种用于月经过期不久的早孕妇女的催经抗早孕药物。目前正从剂型、给药途径以及提高选择性等方面进行研究。

不良反应主要为恶心、呕吐、腹痛等胃肠道兴奋现象。

三、麦角生物碱类

麦角(ergot)是寄生在黑麦中的一种麦角菌的干燥菌核,在麦穗上突出如角,故名。目前已用人工培养方法生产。

麦角中含多种作用强大的成分,主要是麦角碱类;此外,还含有组胺、酪胺、胆碱和乙酰胆碱等。麦角碱类在化学结构上都是麦角酸的衍生物,可分为以下两类。①氨基酸麦角碱类:包括麦角胺(*ergotamine*)和麦角毒(*ergotoxine*),后者是三种麦角碱(ergocristine、ergokryptine 和 ergocornine)的混合物。口服吸收不良,且不规则,作用缓慢而持久。②氨基麦角碱类:以麦角新碱(ergometrine 或 ergonovine)为代表,口服吸收容易而规则,作用迅速而短暂。

【药理作用】

1. 兴奋子宫 麦角碱类能选择性地兴奋子宫平滑肌,其作用也取决于子宫的功能状态,妊娠子宫对麦角碱类比未妊娠子宫敏感。在临产时或新产后则最敏感。与缩宫素不同,麦角碱类的作用比较强而持久,剂量稍大即引起子宫强直性收缩,对子宫体和子宫颈的兴奋作用无明显差别。因此,本品不宜用于催产和引产。麦角新碱的作用最快且最强。

2. 收缩血管 氨基酸麦角碱类,特别是麦角胺,能直接作用于动静脉血管使其收缩;大剂量还会伤害血管内皮细胞,长期服用可导致肢端干性坏疽。

3. 阻断 α 受体 氨基酸麦角碱类尚有阻断 α 肾上腺素受体的作用,使肾上腺素的升压作用翻转。但在临床上,此剂量已能引起很多不良反应,故无应用价值。麦角新碱则无此作用。

【临床应用】

1. 治疗子宫出血 产后或其他原因引起的子宫出血都可用麦角新碱止血,它能使子宫平滑肌强直性收缩,机械地压迫血管而止血。

2. 产后子宫复原 产后最初的 10 天子宫复原过程进行很快,如复原过程缓慢易发生出血或感染,因此,须服用麦角制剂等子宫兴奋药以加速子宫复原。常用麦角流浸膏。

3. 治疗偏头痛 偏头痛可能为脑动脉舒张和搏动幅度加大的结果,麦角胺与咖啡因都能收缩脑血管,减少动脉搏动的幅度。合用咖啡因还可使麦角胺的吸收速率和血药峰浓度提高到 2 倍。

4. 中枢抑制作用 麦角毒的氢化物称氢麦角毒(dihydroergotoxine 或 hydergine,海得琴)具有抑制中枢、舒张血管(主要由于抑制血管运动中枢)和降低血压的作用。可与异丙嗪、哌替啶配成冬眠合剂。

【不良反应】注射麦角新碱可致呕吐、血压升高等,因此对妊娠毒血症产妇的产后应用须慎重。麦角流浸膏中含有麦角毒和麦角胺,长期应用可损害血管内皮细胞,特别是肝脏病或外周血管有病者更为敏感。此外,麦角新碱偶致过敏反应。

【禁忌证】催产、引产以及血管硬化和冠状动脉疾病患者禁用。

第二节 子宫抑制药

子宫平滑肌抑制药是一类能抑制子宫平滑肌收缩,使子宫收缩力减弱的药物,临床上主要用于防治早产。目前常用的药物有 β_2 肾上腺素受体激动药(利托君、沙丁胺醇、特布他林等)、硫酸镁、钙通道阻滞剂、缩宫素受体拮抗剂、前列腺素合成酶抑制药等。

利 托 君

利托君(ritodrine)为选择性 β_2 肾上腺素受体激动药,能兴奋子宫平滑肌的 β_2 受体,抑制子宫平滑肌收缩,减少子宫活动而延长妊娠期;对妊娠和非妊娠子宫都有抑制作用,用于防治早产。一般先采用静脉滴注,取得疗效后口服维持疗效。其不良反应多与激动 β 受体有关,可发生心悸、胸闷、心律失常等,静脉注射可出现震颤、恶心、呕吐、头痛、神经过敏等,还可出现血糖升高、血钾降低。

第三节 用药护理及常用制剂和用法

一、用药护理

1. 产后出血时,皮下或肌内注射 510 U 的缩宫素,能迅速引起子宫强直性收缩,压迫子宫肌层内血管而止血,但缩宫素作用短暂,须加用麦角制剂来维持子宫的收缩状态。

2. 使用缩宫素时,要严格掌握剂量和滴注速度,根据宫缩及胎心情况及时调整静脉滴注速度,避免子宫强直性收缩。同时,要严格掌握禁忌证,凡产道异常、胎位不正、头盆不称、前置胎盘、3 次以上妊娠和有剖宫产史者禁用。

3. 注射麦角新碱可致呕吐、血压升高等,因此对妊娠毒血症产妇的产后应用须慎重。麦角流浸膏中含有麦角毒和麦角胺,长期应用可损害血管内皮细胞,特别是肝脏病或外周血管有病者更为敏感。需要注意的是,麦角制剂禁用于催产和引产,以及血管硬化及冠状动脉疾病患者。

二、常用制剂和用法

1. 缩宫素注射液 皮下或肌内注射,每次 2～5 U,用 5% 葡萄糖液 500 ml 稀释后缓慢静脉滴注,具体用法见缩宫素"临床应用"项。极量:肌内注射每次 20 U。

2. 垂体后叶素注射液 皮下或肌内注射,每次 5～10 U;静脉滴注每次 5～10 U,可用 5% 葡萄糖液 500 ml 稀释后缓慢滴入。

3. 马来酸麦角新碱注射液 口服,每次 0.2～0.5 mg。肌内注射,每次 0.2～0.5 mg,必要时半小时后重复 1 次。静脉滴注 0.2 mg 以 5% 葡萄糖溶液稀释后应用。极量:肌内或静脉注射每次 0.5 mg,每日 1 mg。

4. 酒石酸麦角胺注射液 口服,每次 1 mg。皮下或肌内注射,每次 0.25 mg。

5. 麦角胺咖啡因片 每片含酒石酸麦角胺 1 mg,咖啡因 100 mg,偏头痛发作时即口服半片至 1 片半;如无效,可于间隔 1 小时后重复同剂量。

6. 麦角流浸膏 每次 2 ml,每日 3 次,连续口服 2～3 天。极量:每日 12 ml。

7. 乙磺酸二氢麦角碱注射液 将盐酸哌替啶 100 mg、盐酸异丙嗪 25 mg、乙磺酸二氢麦角碱 0.6～0.9 mg 加入 5% 葡萄糖液 250 ml 中,配成冬眠合剂进行静脉滴注。

8. 益母草流浸膏 每次 2～5 ml,每日 3 次,连续口服 2～3 日。

9. 当归浸膏片 每片 500 mg。每次 4～6 片,每日 2～3 次。

(李怀宇)

数字课程学习

○教学 PPT ○导入案例解析 ○复习与自测 ○更多内容……

第二十九章 肾上腺皮质激素类药物

章前引言

肾上腺皮质激素是肾上腺皮质分泌的激素的总称。根据其生理功能可分为三类：①糖皮质激素，主要影响糖、蛋白质和脂肪代谢；②盐皮质激素，主要影响水盐代谢；③性激素。各类药物作用机制不同，其作用特点、临床应用、不良反应也各不相同。因此，护理人员应掌握肾上腺皮质激素类药物的药理作用及临床适应证，正确指导患者安全、合理用药，能够监测用药后的疗效及不良反应，并能及时开展用药护理，发挥药物的最佳治疗效果。

学习目标

1. 阐述糖皮质激素类药物的作用、临床应用和不良反应。
2. 理解糖皮质激素类药物的用法。
3. 知道其他肾上腺皮质激素类药的作用特点及临床应用。
4. 具备观察药物的疗效、不良反应及做出正确处理的能力，能够熟练进行用药护理。
5. 充分利用所学的知识进行健康教育，正确指导患者合理用药、安全用药。

思维导图

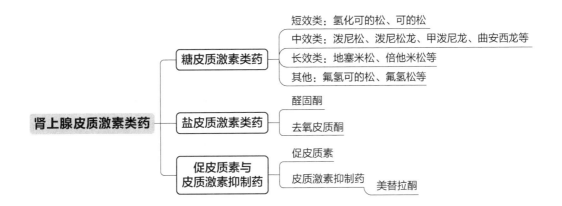

患者,女,32 岁,4 年前患有肺结核,经抗结核联合化疗已治愈。3 天前出现恶心、食欲不振、腹胀、腹痛等症状,1 天前加重并开始出现头痛、持续性高热、全身不适,即入院治疗。

查体:急性病容,意识模糊,体温 39.5℃,右下腹压痛,腹部及胸部皮肤可见玫瑰疹,肥达反应呈阳性。诊断为:重症伤寒。

问题:

1. 患者在选用有效抗微生物药物治疗同时,是否需要配伍糖皮质激素?如果使用,应采取什么方式?

2. 针对患者的既往病史,使用糖皮质激素应注意什么?

第一节　糖皮质激素类药

肾上腺皮质由外向内依次分为球状带、束状带及网状带 3 层。球状带约占皮质的 15%,主要合成盐皮质激素;束状带约占 78%,主要合成糖皮质激素;网状带约占 7%,主要合成性激素。肾上腺皮质激素的分泌和生成受促肾上腺皮质激素(adrenocorticotropic hormone,ACTH;又名促皮质素)的调节,表现出昼夜节律性(图 29 - 1)。肾上腺皮质激素药物则指天然与合成的肾上腺皮质激素及其拮抗剂,临床常用的皮质激素主要是糖皮质激素。

糖皮质激素类药种类繁多,除氢化可的松、可的松外,还有大量的人工合成品种(表 29 - 1)。本类药物在生理剂量时主要影响糖、蛋白质和脂肪等物质的代谢,在应

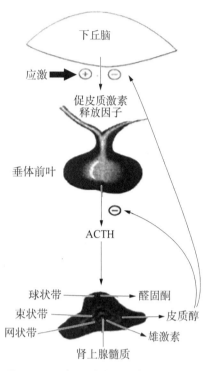

图 29 - 1　肾上腺皮质激素分泌的调节

激反应时或超生理剂量时,具有广泛而复杂的药理作用。

按作用持续时间长短可分为短效、中效和长效三类。可的松(cortisone)和氢化可的松(hydrocordisone)属短效类;中效类药物常用的有泼尼松(prednisone,强的松)、泼尼松龙(prednisolone)、甲泼尼龙(methylprednisolone)、曲安西龙(triamcinolone,去炎松)等;长效类药物有地塞米松(dexamethasone)、倍他米松(betamethasone)等。此外,尚有外用糖皮质激素制剂如氟氢可的松(fludrocortisone)、氟氢松(fluocinolone acetonide)等。

本类药物脂溶性大,口服、注射均可吸收;主要在肝中代谢,大部分由尿迅速排出。可的松、泼尼松等必须在肝内分别转化为氢化可的松和泼尼松龙方可呈现活性;严重肝功能不全者,宜选用氢化可的松和泼尼松龙。

表 29 - 1　常用糖皮质激素类药物的比较

分类及药物	水盐代谢（比值）	糖代谢（比值）	抗炎作用（比值）	等效剂量（mg）	血浆半衰期（min）	作用持续时间（h）
短效						
氢化可的松	1.0	1.0	1.0	20.00	90	8～12
可的松	0.8	0.8	0.8	25.00	30	8～12
中效						
泼尼松	0.8	4.0	3.5	5.00	60	12～36
泼尼松龙	0.8	4.0	4.0	5.00	200	12～36
甲泼尼龙	0.5	5.0	5.0	4.00	180	12～36
曲安西龙	0	5.0	5.0	4.00	>200	12～36
长效						
地塞米松	0	20～30	30	0.75	100～300	36～54
倍他米松	0	20～30	25～35	0.60	100～300	36～54
外用						
氟氢可的松	125		12			
氟氢松			40			

【药理作用】

1. 抗炎作用　糖皮质激素对各种原因(物理性,如烧伤、射线;化学性,如酸、碱损害;生物性,如细菌、病毒;免疫性,如过敏反应等)引起的炎症都有强大的对抗作用。在炎症早期,可收缩血管,降低毛细血管通透性,减轻渗出和水肿,抑制白细胞浸润及吞噬反应,从而缓解红、肿、热、痛等局部症状。在炎症后期,可抑制毛细血管和成纤维细胞增生,抑制肉芽组织生长,防止粘连及瘢痕形成。但糖皮质激素在抗炎的同时降低了机体的防御功能,可引起感染扩散和伤口愈合迟缓。

2. 抗免疫作用　糖皮质激素对免疫过程的多个环节具有抑制作用,包括抑制巨噬细胞对抗原的吞噬、处理;促进致敏淋巴细胞解体,使血液中的淋巴细胞重新分布,减少血中淋巴细胞;抑制 B 细胞转化为浆细胞,使抗体生成减少。治疗剂量糖皮质激素仅能抑制细胞免疫,大剂量糖皮质激素可抑制体液免疫。

3. 抗毒作用　糖皮质激素通过改善机体的物质代谢和增强组织活动能力等作用,提高机体对细菌内毒素的耐受性,在感染性毒血症中有解热和缓解昏迷、惊厥、休克等中毒症状的作用。但不能中和细菌内毒素。对细菌外毒素无防御作用。

4. 抗休克作用　大剂量糖皮质激素对各种休克均有对抗作用。其作用机制可能是:抗炎、抗免疫作用及抗内毒素的综合效应;稳定溶酶体膜,减少心肌抑制因子的形成;增强心肌收缩力,增加心输出量;解除小动脉痉挛,改善微循环。

5. 对血液和造血系统的影响　糖皮质激素能刺激骨髓造血功能,使红细胞、血红蛋白、中性粒细胞和血小板增多,而淋巴细胞、嗜酸及嗜碱粒细胞减少。

6. 对物质代谢的影响

(1)糖代谢:能促进糖原异生,减少葡萄糖的分解和利用,升高血糖。还能增加肝糖原和肌糖原。

(2)蛋白质代谢:促进蛋白质分解,抑制蛋白质合成,引起负氮平衡。久用可致肌肉萎缩、皮肤变薄、骨质疏松、伤口愈合延缓和生长缓慢等。

(3)脂肪代谢:促进脂肪分解,抑制其合成。长期应用可引起脂肪重新分布,使四肢脂肪减少,重新分布于面部、胸、颈背及臀部,形成满月脸和向心性肥胖。

(4)水和电解质代谢:糖皮质激素有较弱的盐皮质激素样作用,长期应用可致水钠潴留而引起高血压和水肿等。因其促进钾、钙、磷排泄,长期应用还可致低血钾和骨质疏松。

7. 其他作用　糖皮质激素能影响情绪、行为,并能提高中枢神经系统的兴奋性,出现欣快、失眠、激动,少数人可表现焦虑、抑郁,甚至诱发精神失常;还可降低惊厥阈,偶致惊厥或诱发癫痫样发作。尚能促进消化腺分泌功能,使胃酸和胃蛋白酶分泌增多,提高食欲,促进消化,但大剂量长期应用可加重或诱发溃疡病。

【临床应用】

1. 替代治疗　用于急、慢性肾上腺皮质功能不全症[包括肾上腺危象和原发性慢性肾上腺皮质功能减退症(艾迪生病)]、脑垂体功能减退症及肾上腺次全切除术后。对肾上腺危象用量较大,对艾迪生病轻者单用糖皮质激素,重者需配伍应用去氧皮质酮。

拓展阅读 29-1　艾迪生病

2. 严重感染　用于中毒性感染或同时伴有休克者,如中毒性菌痢、暴发型流行性脑脊髓膜炎、中毒性肺炎、重症伤寒、急性粟粒性肺结核、败血症等,大剂量突击给药,通过提高机体耐受力和抗炎等作用,迅速缓解中毒症状、预防休克的发生、延缓病情进展,为进一步抢救争取时间,有助于患者度过危险期。但由于药物无抗微生物作用,还可降低机体免疫力,故必须配伍足量有效的抗微生物药物。由于缺乏理想的抗病毒药物,病毒性感染一般不用糖皮质激素。有结核病等慢性感染性病史患者应用时,应配伍有效抗感染治疗,预防疾病复发或扩散加重。

3. 炎症及防止炎症后遗症　主要用于改善重要器官或部位的炎症,如脑膜炎、胸膜炎、腹膜炎、心包炎、关节炎症或损伤、角膜炎、虹膜炎、视网膜炎等;合理应用可避免组织粘连及瘢痕形成而引起严重功能障碍,防止或减少后遗症的发生。

4. 过敏性疾病、自身免疫病和器官移植排斥反应

(1) 过敏性疾病:如荨麻疹、血清病、支气管哮喘等,应用肾上腺素受体激动药和抗组胺药治疗,病情严重或治疗无效时,也可用本类激素做辅助治疗。吸入型糖皮质激素防治支气管哮喘效果较好且安全可靠,不良反应少。

(2) 自身免疫病:如风湿热、风湿性关节炎、类风湿关节炎、系统性红斑狼疮和肾病综合征等,应用糖皮质激素可缓解症状。一般采用综合疗法,不宜单用,以免引起不良反应。

(3) 器官移植排斥反应:可防治异体器官移植所致的排斥反应,常需与其他免疫抑制药合用。

5. 休克　糖皮质激素可用于各种休克,有助于患者度过危险期。感染性休克必须及早、大剂量并合用有效足量的抗菌药物;过敏性休克应首选肾上腺素,对病情较重者可合用糖皮质激素;亦可作为其他休克的辅助治疗。

6. 血液病　可用于急性淋巴细胞性白血病、再生障碍性贫血、粒细胞减少症、血小板减少症和过敏性紫癜等,停药后易复发。

7. 其他　对接触性皮炎、湿疹、牛皮癣等局部应用有效,宜用氢化可的松、泼尼松龙、氟氢松等外用制剂,对剥脱性皮炎等严重病例仍需配合全身用药。当肌肉韧带或关节劳损时,可将氢化可的松或泼尼松龙混悬液加入 1% 普鲁卡因注射液,局部封闭以消炎止痛。

【不良反应】

📖 在线案例 29-1　糖皮质激素诱发高血压和胃溃疡

1. 长期大量应用引起的不良反应

(1) 药源性肾上腺皮质功能亢进综合征(类库欣综合征):又称类肾上腺皮质功能亢进综合征。这是过量激素引起糖、蛋白质、脂肪代谢和水盐代谢紊乱所致,表现满月脸、水牛背、向心性肥胖、皮肤变薄、痤疮、多毛、水肿、低血钾、高血压等。一般不需特殊治疗,停药后可自行消退。必要时可采取对症治疗,如应用降压药、降糖药、氯化钾,

低盐、低糖、高蛋白饮食等。

拓展阅读 29 - 2　库欣综合征

（2）诱发或加重感染：由于糖皮质激素能降低机体防御能力且无抗菌作用，故长期应用可诱发感染或使体内潜在感染病灶扩散，特别是原有疾病已使机体抵抗力降低者，更易发生。

（3）诱发或加重溃疡：可刺激胃酸、胃蛋白酶的分泌并抑制胃黏液分泌，降低胃肠黏膜的抵抗力，故诱发或加剧胃、十二指肠溃疡，甚至造成消化道出血或穿孔。对少数患者可诱发胰腺炎或脂肪肝。

（4）伤口愈合减慢和骨质疏松：糖皮质激素抑制蛋白质合成，促进蛋白质分解，增加钙、磷的排泄，以及抑制炎症后期肉芽组织形成等，可造成伤口愈合减慢甚至伤口不愈合，肌肉萎缩。骨质疏松多见于儿童、老年人和绝经妇女，严重者可有自发性骨折。

（5）生长发育减慢：对儿童因抑制生长激素分泌和造成负氮平衡，还可影响生长发育。

（6）可引起高血糖、高血脂、高血压、低血钾。

（7）中枢兴奋：表现为欣快、激动、失眠、儿童惊厥，诱发精神失常和癫痫等均与其中枢兴奋作用有关。

（8）致畸：对孕妇偶可引起畸胎。

2. 停药反应

（1）医源性肾上腺皮质功能不全症：长期应用糖皮质激素反馈性抑制垂体-肾上腺皮质轴导致内源性肾上腺皮质功能减退，甚至肾上腺皮质萎缩。如突然停药可表现为全身不适、肌无力、低血糖、低血压和休克等，应及时抢救。对长期用药的患者停药时须逐渐减量至停药，并适时辅以促皮质激素；停药后 1 年内如遇应激情况（如手术等），应及时给予足量的糖皮质激素。

（2）反跳现象：长期使用糖皮质激素的患者，症状基本控制后突然停药或减量太快可导致原有疾病复发或恶化。此时需要增加剂量及时治疗，待缓解后再逐渐减量至停药。

【禁忌证】活动性肺结核、严重的精神病和癫痫、活动性消化性溃疡、新近胃肠吻合术、骨折、创伤修复期、角膜溃疡、肾上腺皮质功能亢进症、严重高血压、糖尿病、妊娠早期、药物不能控制的病毒性感染（如水痘等）、真菌性感染的患者均禁用，如病情危急必须应用时，应配伍有关防治措施，并尽量短期应用。哺乳期妇女用药后不宜哺乳。

【药物相互作用】如表 29 - 2 所示。

处方分析 29 - 1　神经症伴类风湿关节炎处方

表 29-2　糖皮质激素类药物相互作用

合用药物	相互作用结果
肝药酶诱导剂(如苯巴比妥、苯妥英钠、利福平等)	合用可加快糖皮质激素代谢、灭活
口服降血糖药(如磺酰脲类)或胰岛素	拮抗降血糖作用
影响血钾的药物(如噻嗪类利尿药、强心苷、两性霉素 B 等)	合用能促进排钾,加重低血钾
三环类抗抑郁药(如赛庚啶)	可使糖皮质激素引起的精神症状加重
解热镇痛抗炎药类(如吲哚美辛、阿司匹林)	加重消化道溃疡
抗胆碱药(如阿托品)	加重眼内压升高
免疫抑制剂	增加感染的危险,并可诱发淋巴瘤或其他淋巴细胞增生疾病
性激素类药物(如雌激素、口服避孕药)	可加强糖皮质激素的治疗作用和不良反应

【用法和疗程】

1. 大剂量突击疗法　适用于严重的、急性的、危及生命的疾病的抢救,如严重中毒性感染及各种休克。常用氢化可的松静脉给药,首剂 200～300 mg,每日剂量可超过1 g,以后逐渐减量,疗程不超过 5 天。大剂量应用时宜合用氢氧化铝凝胶等以防止急性消化道出血。

2. 小剂量替代疗法　用于急、慢性肾上腺皮质功能减退症(包括肾上腺危象、艾迪生病)、垂体前叶功能减退症及肾上腺次全切除术后。

3. 一般剂量长期疗法　适用于慢性、顽固性、反复发作性疾病,如结缔组织病、肾病综合征、顽固性支气管哮喘、各种恶性淋巴瘤、淋巴细胞性白血病等;疗程为 6～12个月。

4. 隔日 1 次疗法　是对一般剂量长期疗法的改进。根据糖皮质激素分泌的昼夜节律,将两日总量隔日清晨顿服,服药时间在上午 8:00,此时适值糖皮质激素正常分泌的高峰,故对肾上腺皮质功能的抑制较小。适用于按常规疗法已使疾病在急性期得以控制后的长期维持治疗,是安全有效的给药方法。本疗法以用泼尼松、泼尼松龙等中效制剂较好。

第二节　盐皮质激素类药

醛固酮(aldosterone)和去氧皮质酮(desoxycorticosterone)能促进远曲小管对 Na^+、Cl^- 的重吸收和 K^+、H^+ 的分泌,具有明显的保钠排钾作用。主要用于慢性肾上腺皮质功能减退症,常与糖皮质激素类药物如可的松或氢化可的松合用作为替代治疗,以纠正失水、失钠和钾潴留等,恢复和维持水与电解质的平衡。盐皮质激素过量应用,可致水肿、高钠血症、低钾血症、高血压、心力衰竭等。

第三节　促皮质素与皮质激素抑制药

一、促皮质素

促皮质素

促皮质素(adrenocorticotropic homone，ACTH)能促进肾上腺皮质分泌皮质激素，并维持肾上腺正常的形态和功能。本药口服无效，需注射给药。一般在给药后 2 小时，肾上腺皮质开始分泌氢化可的松。临床上主要用于诊断腺垂体前叶-肾上腺皮质功能水平，以及防治因长期使用糖皮质激素类药造成的肾上腺皮质萎缩和功能减退。

本药有过敏反应，静脉滴注时不宜与中性及偏碱性的注射液如氯化钠、谷氨酸钠、氨茶碱等配伍，以免产生混浊。用药期间不宜做免疫接种。结核病、高血压、糖尿病、消化性溃疡等患者及孕妇不宜应用。

二、皮质激素抑制药

美替拉酮(metyrapone)又称甲吡酮，可抑制氢化可的松在肾上腺皮质内的合成。临床用于治疗肾上腺皮质肿瘤和垂体肿瘤所引起的氢化可的松或 ACTH 过多症以及皮质癌；亦可用于垂体释放 ACTH 功能试验。本品不良反应较少，可有眩晕、胃肠道反应，也可引起高血压和低钾性碱中毒。

第四节　用药护理及常用制剂和用法

一、用药护理

1. 长期用药须加强健康评估，定期测量血钾、血钙、血糖、血脂等，指导患者注意自查基本指标，如血压、心率、体重，发现异常应及时报告医生，并配合采取纠正措施。

2. 告诉患者在用药期间应按医生所嘱时间及剂量用药，不可随意增减或停服；饮食以低钠、低糖、高蛋白、高维生素、含钾丰富的水果及蔬菜为主。

3. 为减少不良反应，长期用药者可加服维生素 D、钙片，尤其老年人、儿童及更年期妇女须注意预防骨质疏松；加服抗酸药及保护胃黏膜制剂预防消化性溃疡；局部用药可达到治疗目的时则不作为全身用药，这样可减少全身性不良反应。

4. 糖皮质激素的混悬液制剂不宜在三角肌进行肌内注射，以免肌肉萎缩影响上肢功能。臀部肌内注射应注意交替更换部位。不能在感染的关节腔内注射给药以防局部脓肿；不能皮下注射给药。应用糖皮质激素期间不能做免疫接种。

5. 本类药物可以诱发和加重感染，对于病毒性和真菌性感染更应高度重视，应缩短用药范围和时间，配伍必要的抗生素，同时加强预防感染的护理措施，注意观察病灶变化。及时提醒患者和医生，避免出现不良后果。

6. 长期用药的患者停药时应密切观察病情，逐渐减量至完全停药，可提示医生辅助使用促皮质激素，促进肾上腺皮质功能的恢复，防止出现肾上腺皮质功能减退症。

二、常用制剂和用法

1. 醋酸可的松　片剂：5、10、25 mg，口服。替代疗法：每日 12.5～37.5 mg，分 2 次服；药理治疗：首日 75～300 mg，分 3～4 次服，维持剂量每日 25～50 mg。注射剂：50 mg/2 ml、125 mg/5 ml、250 mg/10 ml。每次 25～125 mg，每日 2～3 次，肌内注射，用前摇匀。

2. 氢化可的松　片剂：10、20 mg，口服。替代疗法：每日 20～30 mg，分 2 次服；药理治疗，首日 60～120 mg，分 3～4 次服，维持剂量每日 20～40 mg。注射剂：10 mg/2 ml、25 mg/5 ml、50 mg/10 ml、100 mg/20 ml。每次 100～200 mg，临用前用 0.9%氯化钠注射液或 5% 葡萄糖注射液 500 ml 稀释，静脉滴注，每日 1～2 次。软膏剂：0.5%～2.5%，外用。

3. 泼尼松　片剂：1、5 mg，口服。每次 5～10 mg，每日 3～4 次，维持剂量每日 5～10 mg。

4. 泼尼松龙　片剂：1、5 mg，口服。起始剂量每日 15～40 mg，分 3～4 次服，维持剂量每日 5～10 mg。注射剂：20 mg/ml。每次 10～25 mg 加入 5% 葡萄糖注射液 500 ml 中，静脉滴注。

5. 甲泼尼龙　片剂：2、4 mg，口服。起始剂量每日 16～24 mg，分 2 次，维持剂量每日 4～8 mg。甲泼尼龙醋酸酯混悬注射液（局部注射）：20、40 mg/ml。甲泼尼龙琥珀酸钠注射液：每支相当于甲泼尼龙 40、125、500 mg。关节腔内及肌内注射：每次 10～40 mg，用于危重病情作为辅助疗法时，推荐剂量是 30 mg/kg 体重，将已溶解的药物与 5%葡萄糖注射液，生理盐水注射液或二者混合后至少静脉输注 30 min。此剂量可于 48 小时内，每 4～6 小时重复 1 次。冲击疗法：每日 1 g，静脉注射，使用 1～4 天；或每月 1 g，静脉注射，使用 6 个月。系统性红斑狼疮：每日 1 g，静脉注射，使用 3 天。多发性硬化症：每日 1 g，静脉注射，使用 3 天或 5 天。肾小球肾炎、狼疮性肾炎：每日 1 g，静脉注射，使用 3、5 或 7 天。

6. 地塞米松　片剂：0.75 mg，口服。每次 0.75～3 mg，每日 2～4 次，维持剂量每日 0.5～0.75 mg。注射剂：2、5 mg/ml。每次 2～20 mg，每日 1～2 次，肌内注射或加入 5%葡萄糖注射液中，静脉滴注。

7. 倍他米松　片剂：0.5 mg，口服。起始剂量每日 1.5～2 mg，分 3～4 次服，维持剂量每日 0.5～1 mg。

8. 曲安西龙　片剂：1、2、4 mg，口服。每次 4 mg，每日 2～4 次，维持剂量每日 4～8 mg。注射剂：40 mg/2 ml、125 mg/5 ml、200 mg/5 ml。每次 40～80 mg，每 1～4 周 1 次，肌内注射。每次 5～40 mg，关节腔内注射，每 1～7 周 1 次。

9. 氟氢松　软膏、洗剂、霜剂：0.01%～0.025%。每日 3～4 次，外用。

10. 去氧皮质酮　注射剂：5、10 mg/ml。每日 2.5～5 mg，维持剂量每日 1～2 mg，肌内注射。

11. 促皮质素　注射剂：25、50 U。每次 12.5～25 U，每日 2 次，肌内注射；或每次 12.5～25 U。每日 1 次，溶于 5%～10% 葡萄糖注射液 500 ml 中，静脉滴注，于 8 小时内滴完。

12. 美替拉酮　胶囊剂：250 mg，口服。用于库欣综合征的鉴别诊断：每次 750 mg，小儿每次 15 mg/kg，每 4 小时服 1 次，共 6 次。用于库欣综合征的治疗：每次 200 mg，每日 2 次；可根据病情调整用量到每次 1 g，每日 4 次。

（李红彩）

数字课程学习

○教学 PPT　○导入案例解析　○复习与自测　○更多内容……

第三十章 甲状腺激素药与抗甲状腺药

章前引言

　　甲状腺激素是由甲状腺合成、分泌的激素,在维持机体正常代谢、促进生长发育等方面具有重要的作用。当甲状腺功能低下时,甲状腺激素合成、分泌减少,可引起呆小病或黏液性水肿等甲状腺功能减退症,需要用甲状腺激素类药治疗;当甲状腺功能亢进时,甲状腺激素合成、分泌增多,可引起甲状腺功能亢进症,需要手术疗法或者用抗甲状腺药治疗。因此,护理人员应掌握甲状腺激素药与抗甲状腺药的药理作用及临床适应证,正确指导患者安全合理用药,能够监测用药后的疗效及不良反应,并能及时开展用药护理,发挥药物的最佳治疗效果。

·学习目标·

　　1. 阐述硫脲类抗甲状腺药的作用、临床应用及不良反应。

　　2. 理解甲状腺素、碘和碘化物的作用、临床应用及不良反应。

　　3. 知道其他抗甲状腺药的作用特点及临床应用。

　　4. 具备观察药物的疗效、不良反应及做出正确处理的能力,能够熟练进行用药护理。

　　5. 充分利用所学的知识进行健康教育,正确指导患者合理用药、安全用药。

思维导图

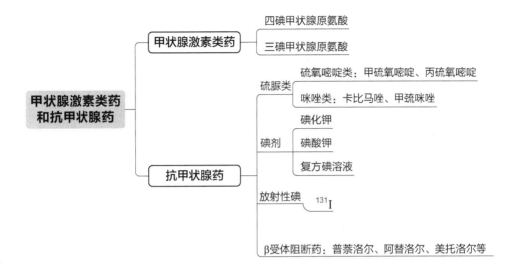

甲状腺激素类药和抗甲状腺药
- 甲状腺激素类药
  - 四碘甲状腺原氨酸
  - 三碘甲状腺原氨酸
- 抗甲状腺药
  - 硫脲类
    - 硫氧嘧啶类：甲硫氧嘧啶、丙硫氧嘧啶
    - 咪唑类：卡比马唑、甲巯咪唑
  - 碘剂
    - 碘化钾
    - 碘酸钾
    - 复方碘溶液
  - 放射性碘 ^{131}I
  - β受体阻断药：普萘洛尔、阿替洛尔、美托洛尔等

案例导入

患者,女,32 岁。因甲状腺功能亢进服用甲巯咪唑(他巴唑)半年。复诊时查血常规显示:白细胞计数 $3.5 \times 10^9/L$。医生给予维生素 B_4 和鲨肝醇口服。

问题:

1. 甲巯咪唑的主要不良反应有哪些?

2. 为什么服用维生素 B_4 和鲨肝醇?

第一节 甲状腺激素

📖 拓展阅读 30-1 甲状腺激素的形成

甲状腺激素包括甲状腺素(四碘甲状腺原氨酸,tetraiodothyronine,T_4)和三碘甲状腺原氨酸(triiodothyronine,T_3)。甲状腺激素的合成、储存及释放如图 30-1 所示。甲状腺功能减退需补充甲状腺激素。

【药理作用】

1. 维持正常生长发育 能促进蛋白质合成及骨骼、中枢神经系统的生长发育。在发育期,甲状腺功能不足可使神经元轴突和树突形成发生障碍,神经髓鞘形成延缓,骨骺不能形成,导致呆小病(克汀病,cretinism)的发生。T_3 和 T_4 可加速胎儿的肺发育,因此新生儿呼吸窘迫综合征常与 T_3、T_4 不足有关。成人甲状腺功能减退时,则引起黏液

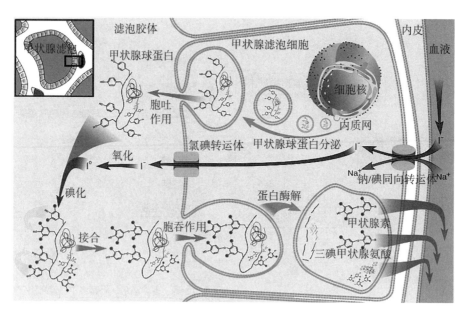

图 30-1　甲状腺激素的合成、储存及释放

性水肿,表现为中枢兴奋性降低、记忆力减退等。

2. 促进代谢和产热　能促进物质氧化代谢,增加耗氧,提高基础代谢率,使产热增多。甲状腺功能亢进时有怕热、多汗等症状。

3. 神经系统及心血管系统作用　甲状腺激素能使肾上腺素受体向上调节,维持中枢神经的兴奋性,提高机体对儿茶酚胺的敏感性,使心率加快、心肌收缩力增强、心输出量增加。

【临床应用】

1. 呆小病　甲状腺激素用于婴幼儿的治疗越早效果越明显,否则仅能使躯体发育基本正常,智力发育仍较低下。使用时应从小剂量开始,逐渐增加剂量,有效者需终身用药。

2. 黏液性水肿　一般服用甲状腺片,从小剂量开始,逐渐增大至足量。对垂体功能低下的患者宜先用糖皮质激素再给予甲状腺激素,以防发生急性肾上腺皮质功能不全。对昏迷患者应立即静脉注射大剂量左甲状腺素,待苏醒后改口服。

3. 单纯性甲状腺肿　以含碘食盐、食物预防为主,亦可用甲状腺片做补充治疗。适量甲状腺激素可抑制促甲状腺激素(TSH)分泌,缓解甲状腺组织代偿性增生、肥大。

【不良反应】剂量过大可引起甲状腺功能亢进的临床表现,如心悸、多汗、失眠、手震颤、体重减轻等,重者可出现腹泻、呕吐、发热、心律失常等。对老年人和心脏病患者可致心绞痛和心肌梗死,应立即停药,必要时用β受体阻断药治疗。

【禁忌证】糖尿病、高血压、冠心病、快速型心律失常、肾上腺皮质功能低下、甲状腺功能亢进者禁用;孕妇、哺乳期妇女慎用。

第二节　抗甲状腺素药

甲状腺功能亢进症(hyperthyroidism)简称甲状腺功能亢进,可用手术疗法,也可用抗甲状腺药暂时或长期消除甲状腺功能亢进症状。抗甲状腺药是治疗各种原因引起的甲状腺功能亢进及其症状的有效手段,目前常用的有硫脲类、碘及碘化物、放射性碘和β受体阻断药四类。

一、硫脲类

该类药物是最常用的抗甲状腺药,可分为两类:①硫氧嘧啶类,包括甲硫氧嘧啶(methylthiouracil,MTU)、丙硫氧嘧啶(propylthiouracil,PTU);②咪唑类,包括甲巯咪唑(thiamazola;他巴唑,tabazole)、卡比马唑(carbimazole,甲状腺功能亢进平)等。

【药理作用】

▶ **处方分析 30-1　甲状腺功能亢进症处方**

本类抗甲状腺药物的作用性质相同,但作用强弱不同,甲巯咪唑效价比丙硫氧嘧啶大 10 倍。卡比马唑在体内转化成甲巯咪唑后才能发挥作用。

1. 抑制甲状腺激素的合成　通过抑制过氧化酶阻止酪氨酸碘化以及碘化酪氨酸的耦联,从而抑制 T_3、T_4 的生物合成。对已合成的甲状腺激素无拮抗作用,须待已合成的甲状腺激素耗竭后才显效。一般用药 2 周后,患者的甲状腺功能亢进症状开始减轻,1～3 个月基础代谢率恢复正常。

2. 抑制外周组织 T_4 转化为 T_3　丙硫氧嘧啶能抑制外周组织 T_4 转化为 T_3,能较快控制血清中 T_3 水平,故可作为重症甲状腺功能亢进和甲状腺危象的首选药物。

3. 抑制甲状腺免疫球蛋白的生成　甲状腺功能亢进的发病与自身免疫机制异常有关,硫脲类药物轻度抑制免疫球蛋白的生成,减少甲状腺刺激性免疫球蛋白水平。因此,该类药物除了能控制高代谢症状外,对甲状腺功能亢进病因也有一定的治疗作用。

4. 减弱β受体介导的糖代谢　硫氧嘧啶能减少心肌、骨骼肌的β受体数目,降低胸苷酸环化酶活性而减弱β受体介导的糖代谢。

【临床应用】

1. 甲状腺功能亢进的内科治疗　适用于轻症、不宜手术、不宜使用放射性碘治疗者,开始治疗常给予大剂量,经 1～3 个月症状显著减轻或 T_3、T_4 恢复正常水平时,即可递减药量维持治疗,疗程 1～2 年。

2. 甲状腺功能亢进术前准备　术前先服硫脲类药,使甲状腺功能接近正常水平,可防止手术患者在麻醉和术后发生甲状腺危象。但用药后,血清甲状腺激素浓度降低可反馈性增加促甲状腺素分泌,进而刺激甲状腺组织代偿性增生、充血、变软,给手术带来一定困难,故应在手术前 2 周加服复方碘溶液。

3. 甲状腺危象的辅助治疗 甲状腺功能亢进患者在受到精神刺激、感染、手术、外伤等诱因时大量甲状腺激素突然释放入血,导致高热、虚脱、心力衰竭、电解质紊乱等现象,称为甲状腺危象。治疗应立即给予大剂量丙硫氧嘧啶(不超过 1 周),并应用大剂量碘剂阻止甲状腺素释放,同时采用综合措施消除病因、控制症状。

【不良反应】

⊖ 在线案例 30-1 烦躁不安、畏热、消瘦 2 月余

1. 过敏反应 常见皮疹、瘙痒和荨麻疹等轻度过敏反应,多数情况下不需停药也可消失。

2. 胃肠道反应 如厌食、呕吐、腹痛、腹泻等,甲硫氧嘧啶偶有味觉、嗅觉改变。

3. 粒细胞缺乏 是严重不良反应,发生率为 $0.3\% \sim 0.6\%$,多出现在治疗后 $2 \sim 3$ 个月,及时停药可恢复。应定期查血常规,并警惕发热、咽痛、感染等先兆症状。若白细胞计数 $< 3.0 \times 10^9 / L$ 或中性粒细胞 $< 1.5 \times 10^9 / L$,应立即停药并给予升高白细胞药。

4. 甲状腺肿和甲状腺功能减退症 长期过量应用时发生,通常都不严重,及时停药可自愈,必要时可考虑替代治疗。

【禁忌证】哺乳期妇女以及甲状腺功能亢进、结节性甲状腺肿及甲状腺癌等患者禁用。

二、碘与碘化物

在硫脲类药物产生前,碘及碘化物是用于抗甲状腺治疗的主要药物。目前碘及碘化物不作为单独用药用于抗甲状腺治疗。临床常用的有碘化钾(potassium iodide)、碘酸钾(potassium iodate)、复方碘溶液(compound iodine solution,卢戈液)。

【药理作用】碘及碘化物可因剂量不同而产生不同的作用。

1. 小剂量碘参与甲状腺激素合成 碘为甲状腺激素合成的必需原料,碘不足可导致甲状腺素合成减少,轻则引起单纯性甲状腺肿,重则使甲状腺功能减退,导致地方性克汀病等碘缺乏病。

2. 大剂量碘产生抗甲状腺作用 主要通过抑制甲状腺球蛋白水解酶而抑制甲状腺激素的释放,其次通过抑制过氧化物酶而抑制甲状腺激素的合成,还能拮抗 TSH 的作用。连续大剂量应用 2 周左右,甲状腺腺泡细胞的碘离子浓度增高至一定水平,其摄碘能力自动下降,抗甲状腺作用消失,病情加重。因此,大剂量碘剂不能单独用于甲状腺功能亢进症的内科治疗。

【临床应用】

1. 防治碘缺乏病 补充小剂量碘可防治缺碘引起的单纯性甲状腺肿及呆小病。

预防为主,孕妇和 2 岁以下婴幼儿是补碘重点人群。常用方法是在流行地区,食盐中按 1/100 000～1/10 000 的比例加入碘化钠或碘化钾。疾病早期用复方碘溶液或碘化钾即可,必要时加用甲状腺片以抑制腺体增生。

2. 甲状腺功能亢进术前准备　在硫脲类药物控制的基础上,于术前 2 周加用复方碘口服溶液,能抑制垂体分泌 TSH,使腺体缩小,以纠正硫脲类药物引起的腺体增生、充血,利于手术进行并减少出血。

3. 甲状腺危象　大剂量碘可抑制甲状腺激素的释放,迅速控制甲状腺危象。可服用复方碘溶液,也可用碘化钾加于葡萄糖溶液中静脉滴注,必须与抗甲状腺药物同时应用。危象缓解后,立即停用碘剂。

【不良反应】

1. 过敏反应　用药后立即或几小时内发生,表现为皮疹、药热、血管神经性水肿等,严重者可因上呼吸道黏膜水肿及喉头水肿而窒息。一般停药后可消退,必要时给予抗过敏治疗。碘过敏者禁用。

2. 慢性碘中毒　表现为口腔及咽喉部烧灼感、流涎、金属味、齿和齿龈疼痛、胃部不适、剧烈头痛等,也可出现高钾血症。

3. 诱发甲状腺功能紊乱　长期大量服用碘化物可诱发甲状腺功能亢进。碘能进入乳汁并能通过胎盘,引起新生儿甲状腺肿,严重者可压迫气管而致命,故孕妇与哺乳期妇女慎用。

三、放射性碘

放射性碘(radioiodine)是 ^{131}I,有效 $t_{1/2}$ 为 5 天,甲状腺有很强的摄碘能力。^{131}I 口服后,被甲状腺摄取浓集,参与甲状腺激素的合成,并贮存于甲状腺中,释放出 β 射线(99%)和 γ 射线(1%)。β 射线辐射损伤仅限于甲状腺实质,很少波及周围其他组织。因增生组织对辐射更为敏感,选择适当剂量 ^{131}I 使滤泡上皮破坏、萎缩、分泌减少,疗效类似手术切除。^{131}I 适用于不宜手术、术后复发及抗甲状腺药治疗无效或过敏的患者,用药 1 个月后见效,3～4 个月后甲状腺功能可恢复正常;也可用于甲状腺功能检查。

不良反应可见甲状腺功能减退症,一旦发生应补充适量甲状腺激素。孕妇、哺乳期妇女及碘过敏者禁用;20 岁以下的患者、妊娠及哺乳期妇女、碘过敏者不宜使用。

四、β受体阻断药

甲状腺功能亢进患者伴有交感-肾上腺系统过度兴奋的症状,受体阻断药能有效地对抗甲状腺功能亢进所致的心悸、心律失常、多汗、震颤等交感神经兴奋症状。临床用于改善甲状腺功能亢进症状,也可作甲状腺功能亢进术前准备和甲状腺危象的辅助治疗。

第三节 用药护理及常用制剂和用法

一、用药护理

1. 告知患者遵医嘱按时服药,不可漏服、改变剂量或服药间隔时间,特别强调不能因症状消失而自动停药。甲状腺功能亢进患者服药时间最短不能少于 1 年,甲状腺功能减退患者常须终身用药。

2. 应用甲状腺素时,应观察患者有无药物过量引起的毒性反应(类似甲状腺功能亢进症状);老年人或心脏病患者要注意有无胸痛及心肌梗死症状;若心率>100 次/min,或心律有明显变化时,应及时报告医生给予处理。告诉患者服药期间不可局部涂抹碘酊、牙用碘甘油,不宜应用含碘的药物或食用含碘量高的食物(如海带、紫菜或海藻等)。如需用含碘剂做造影时,需暂停使用本药 4~6 周。

3. 儿童应用甲状腺素时,应注意观察生长情况,测量身高。因本药可促进身高增长,导致骨骺过早闭合,造成畸形。甲状腺素制剂应注意避光保存。

4. 治疗甲状腺功能亢进的药物显效较慢,用药期间应注意加强健康评估,密切监测基础代谢率、血压、心率、体重及精神状态,定期查血常规、肝功能以及血中 T_3、T_4、TSH 水平;注意甲状腺的大小、硬度及血管杂音的改变,患者出院时应做好相应健康教育工作。

5. 甲状腺激素能降低胰岛素和口服降糖药的效果,联合用药时应注意观察血糖及尿糖的变化,并注意调整剂量。硫脲类不宜与导致白细胞减少的药物(如保泰松、吲哚美辛、甲苯磺丁脲等)合用,以免引起或加重血液系统的不良反应。

6. 注意观察碘制剂的过敏反应,一旦出现,及时报告医生,及时停药。与抗甲状腺药、锂盐合用时可能致甲状腺功能减退和甲状腺肿大。与血管紧张素转化酶抑制剂及保钾利尿剂合用时易致高血钾,应注意监测血钾。

二、常用制剂和用法

1. 甲状腺素　片剂:0.1 mg,口服。每日 0.1~0.2 mg。注射剂:1 mg/10 ml,每日 0.3~0.5 mg,静脉滴注。

2. 碘塞罗宁　片剂:20、25、50 μg,口服。服药首日 10~20 μg,以后渐增至每日 80~100 μg,分 2~3 次服。小儿体重<7 kg 者首日服药 2.5 μg,体重≥7 kg 者每日 5 μg,以后每隔 1 周每日增加 5 μg,维持剂量每日 15~20 μg,分 2~3 次服。

3. 左甲状腺素钠　片剂:50、100 μg,口服。甲状腺肿(甲状腺功能正常者):成人 75~200 μg,每日 1 次;青少年 50~150 μg,每日 1 次;预防甲状腺切除术后甲状腺肿复发:成人 75~200 μg,每日 1 次;成人甲状腺功能减退:起始剂量 25~50 μg,每日 1 次,间隔 2～4 周增加 25～50 μg,维持剂量 125～250 μg,每日 1 次;儿童甲状腺功能减退:起始剂量 12.5～50 μg/m² 体表面积,每日 1 次,维持剂量 100～150 μg/m² 体表面积,每日 1 次;抗甲状腺功能亢进的辅助治疗:50～100 μg,每日 1 次;甲状腺全切术后:150～300 μg,每日 1 次;甲状腺抑制试验:200 μg,每日 1 次。

4. 丙硫氧嘧啶　片剂:50、100 mg,口服。服药首日 300～600 mg,分 3～4 次服;维持剂量每日 25～100 mg,分 1～2 次服。

5. 甲巯咪唑　片剂:5、10 mg,口服。服药首日 30～60 mg,每日 3 次,维持剂量每日 5～10 mg。服药时间最短不能少于 1 年。

6. 卡比马唑　片剂:5 mg,口服。每次 10～20 mg,每日 3 次,维持剂量每日 5～10 mg。

7. 复方碘溶液(卢戈液)　溶液剂:含碘 5%、碘化钾 10%。单纯性甲状腺肿,每次 0.1～0.5 ml,每日 1 次,2 周为 1 个疗程,疗程间隔 30～40 天;甲状腺功能亢进术前准备,每次 0.3～0.5 ml,每日 3 次,加水稀释后服用,连服 2 周;甲状腺危象,首次服 2～4 ml,以后每 4 小时服 1～2 ml。

8. 碘化钾　溶液剂:10%。用于单纯性甲状腺肿,每次 0.1 ml,每日 1 次,20 天为 1 个疗程,连用 2 个疗程,疗程间隔 30～40 天;1～2 个月后,剂量可逐渐增至每日 0.2～0.25 ml,总疗程 3～6 个月。

9. 放射性碘化钠(^{131}I)溶液　做甲状腺功能试验时每次用 2 μCi;治疗甲状腺功能亢进时用 5～15 μCi。

(李红彩)

数字课程学习

○教学 PPT　○导入案例解析　○复习与自测　○更多内容……

第三十一章 降血糖药

章前引言

　　糖尿病是一组以高血糖为特征的代谢性疾病,目前尚无根治方法,主要通过饮食治疗、药物治疗、健康教育等多种手段控制。

　　降血糖药是治疗糖尿病的重要药物,包括胰岛素和口服降血糖药。各类药物作用机制不同,其作用特点、临床应用、不良反应各有区别。因此,护理人员应掌握不同降血糖药的药理作用及临床适应证,正确指导患者安全、合理地用药,能够监测用药后的疗效及不良反应,并能及时开展用药护理,发挥药物的最佳治疗效果。

• 学习目标 •

1. 阐述胰岛素的作用、临床应用、不良反应及用药护理。

2. 理解磺酰脲类、双胍类口服降糖药的作用、临床应用及不良反应。

3. 知道其他口服降糖药的作用特点、临床应用及不良反应。

4. 具备观察药物的疗效、不良反应及做出正确处理的能力,能够熟练进行用药护理。

5. 充分利用所学的知识进行健康教育,正确指导患者合理用药、安全用药。

思维导图

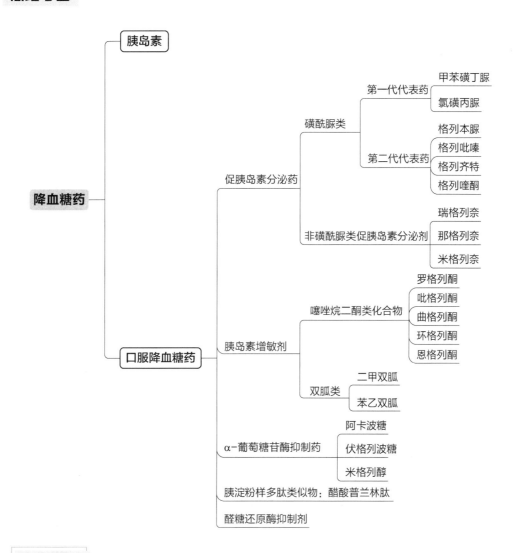

患者,男,50岁。患糖尿病20余年,长期应用胰岛素治疗。今日中午餐前半小时皮下注射胰岛素25 U,1小时后开始感觉心慌、头晕、出冷汗、肌肉震颤,立即饮用葡萄糖水数十毫升,症状缓解。

问题:

1. 患者心慌、冷汗、肌肉震颤的原因是什么?

2. 胰岛素最常见的不良反应是什么?如何防护?

第一节 胰 岛 素

📖 拓展阅读 31-1 糖尿病

胰岛素(insulin)是由胰岛 B 细胞分泌的一种激素。药用胰岛素一般从牛、猪等家畜胰腺中提纯,还可通过 DNA 重组技术利用大肠杆菌或酵母菌人工合成。本品口服易被消化酶破坏,故需注射给药。皮下注射易吸收,在肝内迅速灭活,维持时间短。为延长作用时间,将胰岛素与碱性蛋白质(珠蛋白、精蛋白)结合,再加入微量锌使其性质稳定,制成多种中效或长效制剂(表 31-1)。但加入的蛋白可增加制剂的抗原性,不可静脉注射。

表 31-1 胰岛素制剂分类及特点

分 类	药 物	注射途径	起效时间(h)	达峰时间(h)	持续时间(h)	给药时间
速效制剂	普通胰岛素	静脉	立即	0.5	2	急救时
		皮下	0.5~1	2~4	6~8	餐前 0.5 h,每日 3~4 次
中效制剂	低精蛋白锌胰岛素	皮下	2~4	8~12	18~24	早餐或晚餐前 1 h
	珠蛋白锌胰岛素	皮下	2~4	8~10	12~18	每日 1~2 次
	慢胰岛素锌混悬液	皮下	2~3	8~12	18~24	
长效制剂	精蛋白锌胰岛素	皮下	4~8	14~20	24~36	早餐或晚餐前 1 h
	特慢胰岛素锌混悬液	皮下	5~7	16~18	30~36	每日 1 次

【药理作用】胰岛素对糖、脂肪、蛋白质及钾离子的代谢有着广泛的影响。

1. 糖代谢 促进葡萄糖进入细胞,促进葡萄糖磷酸化和氧化,增加糖原合成和储存;抑制糖原的分解和糖异生。使血糖来源减少,去路增加,产生降血糖作用。

2. 脂肪代谢 促进脂肪合成,促进糖转化成为脂肪;抑制脂肪分解,减少游离脂肪酸和酮体的生成。

3. 蛋白质代谢 增加氨基酸的转运,促进核酸、蛋白质的合成,抑制蛋白质分解,与生长激素有协同作用。

4. 钾离子转运 促进钾离子内流,增加细胞内钾离子浓度,降低血钾。

📹 云视频 31-1 胰岛素的作用机制

【临床应用】

1. 治疗糖尿病 对胰岛素缺乏的各型糖尿病均有效。①1 型糖尿病(胰岛素依赖型糖尿病):胰岛素是唯一有效的治疗药物,且须终身用药。②2 型糖尿病(非胰岛素依赖型糖尿病):经饮食控制或用口服降血糖药物疗效不满意者。③糖尿病急性并发症:

如糖尿病酮症酸中毒、高渗性非酮症糖尿病昏迷及乳酸性酸中毒诱发的高血糖症状。④糖尿病合并严重感染、消耗性疾病、高热、创伤及手术、妊娠等情况。

2. 纠正细胞内缺钾　临床上将葡萄糖、胰岛素、氯化钾三者合用组成极化液（GIK）可促进 K^+ 内流，纠正细胞内缺钾，并提供能量。可用于防治心肌梗死时的心律失常。胰岛素也可与 ATP、辅酶 A 等组成能量合剂。

    📖 拓展阅读 31-2　胰岛素泵

【不良反应】

1. 低血糖　最为常见，多为胰岛素用量过大或未按时进食所致。普通胰岛素能迅速降低血糖，此时患者出现饥饿感、出汗、心悸、焦虑、震颤等症状，严重者可出现昏迷、休克、脑损伤，甚至死亡。长效胰岛素降糖作用缓慢，一般不出现上述症状，主要表现为头痛、头晕、精神情绪失常及运动障碍。除严格控制用量外，应教会患者应对低血糖反应的相关知识，轻度反应可饮糖水或吃含糖丰富的食物；严重低血糖引起意识障碍时，应立即静脉注射 50% 的葡萄糖。

2. 过敏反应　一般反应轻微而短暂，表现为皮疹、血管神经性水肿；偶可引起过敏性休克。用抗组胺药和糖皮质激素治疗，或选择其他种属动物的胰岛素、高纯度制剂、人胰岛素。

3. 胰岛素耐受性　可分为急性和慢性两种类型。出现急性耐受性时，需短时间内增加胰岛素剂量达数百乃至数千单位，消除诱因后可恢复常规治疗剂量。慢性耐受性患者是指无并发症的糖尿病，每日胰岛素用量＞200 U。

4. 局部反应　多次在一个部位注射可出现红肿、皮下脂肪萎缩或皮下结节。应经常更换注射部位。

【药物相互作用】胰岛素与口服降糖药、水杨酸类、单胺氧化酶抑制剂、血管紧张素转化酶抑制剂等合用时需适当减少剂量。噻嗪类、甲状腺激素、避孕药等可抑制内源性胰岛素分泌，合用时需适当增加剂量。β受体阻断药可以掩盖胰岛素引起的心率加快等早期低血糖反应。乙醇可加强和延长胰岛素降糖作用，增加其低血糖反应。

    💻 在线案例 31-1　口干、多饮、多尿，体重下降 6 个月

第二节　口服降血糖药

    📱 云视频 31-2　口服降血糖药

常用的口服降糖药主要有促胰岛素分泌药、胰岛素增敏剂、α-葡萄糖苷酶抑制药、胰淀粉样多肽类似物、醛糖还原酶抑制剂等，降血糖药的作用环节如图 31-1 所示。

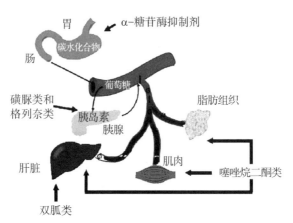

图 31‑1　降血糖药的作用环节

一、促胰岛素分泌药

（一）磺酰脲类

本类药物可分为两代，第一代代表药为甲苯磺丁脲（tolbutamide，D860）、氯磺丙脲（chlorpropamide）；第二代代表药为格列本脲（glyburide，优降糖）、格列吡嗪（glipizide）、格列齐特（gliclazide，达美康）、格列喹酮（gliquidone）等。第二代药物活性高于第一代数十倍甚至上百倍。口服吸收快而完全，与血浆蛋白结合率高，作用出现慢，维持时间长，多数药物在肝脏代谢，经肾排泄（表 31‑2）。

表 31‑2　磺酰脲类药物比较

药　　物	达峰时间（h）	半衰期（h）	维持时间（h）	效价强度	消　　除	每日服药次数
甲苯磺丁脲	2～4	5	6～12	+	肝代谢	2～3
氯磺丙脲	10	32	30～60	+ + +	肾排泄	1
格列本脲	2～6	10～16	16～24	+ + + +	肝代谢	1～2
格列吡嗪	1～2	3～7	16～24	+ + + +	肝代谢	1～2
格列齐特	2～6	10～12	12～24	+ + + +	肝代谢	1～2
格列喹酮	2～3	1～2	8～24	+ + +	肝代谢	1～2

【药理作用和临床应用】

1. 降血糖作用　对正常人和胰岛功能尚存在的糖尿病有效，对 1 型糖尿病及已切除胰腺者无作用。作用机制：①刺激胰岛 B 细胞分泌胰岛素，使血中的胰岛素增多。②增加靶细胞膜上胰岛素受体的数目与亲和力。③减少胰高血糖素的分泌，提高靶细胞对胰岛素的敏感性。主要用于单用饮食控制无效且胰岛功能尚存在的 2 型糖尿病患者。

2. 抗利尿作用 氯磺丙脲能促进抗利尿激素的分泌,增强抗利尿激素的作用而产生抗利尿作用。可用于治疗尿崩症,与氢氯噻嗪合用可提高疗效。

【不良反应】

1. 消化道反应 常见胃肠不适、恶心、腹痛、腹泻等,多与剂量有关,减少剂量或继续服药可消失。

2. 过敏反应 出现皮疹、粒细胞减少、血小板减少、胆汁淤积性黄疸及肝损害。应定期检查血常规和肝功能。

3. 低血糖反应 过量可发生持续性低血糖,老年人及肾功能不全者尤为多见。格列本脲、格列齐特等第二代药物较少引起低血糖。

4. 中枢神经系统反应 大剂量氯磺丙脲可引起精神错乱、嗜睡、眩晕和共济失调等症状。

▶ 处方分析 31-1 糖尿病伴高血压处方

(二)非磺酰脲类促胰岛素分泌剂

非磺酰脲类促胰岛素分泌剂是新型的治疗 2 型糖尿病的口服降糖药,现用于临床的药物有瑞格列奈(repaglinide)、那格列奈(nateglinide)、米格列奈(mitiglinide)等。瑞格列奈降血糖作用比磺酰脲类强。餐前服药,刺激内源性胰岛素快速释放,有效控制餐后高血糖,被称为"餐时血糖调节剂"。在两餐之间,并不刺激胰岛素释放,对控制日平均血糖水平、减少并发症、保护胰岛正常 B 细胞功能有重要意义。主要用于饮食控制及运动锻炼不能有效控制血糖的 2 型糖尿病。与双胍类及 α-葡萄糖苷酶抑制剂合用有协同作用。

二、胰岛素增敏剂

(一)噻唑烷二酮类化合物

噻唑烷二酮类化合物包括罗格列酮(rosiglitazone)、吡格列酮(pioglitazone)、曲格列酮(troglitazone)、环格列酮(ciglitazone)、恩格列酮(englitazone)等。可增强靶细胞对胰岛素的敏感性,提高细胞对葡萄糖的利用而降低血糖。能改善胰岛 B 细胞功能,明显改善胰岛素抵抗及相关代谢紊乱。有抗动脉粥样硬化作用,对 2 型糖尿病合并心血管并发症的患者有明显疗效。

临床主要用于其他降血糖药疗效不佳的 2 型糖尿病,尤其对胰岛素产生抵抗的糖尿病患者。可单用,亦可与磺酰脲类或胰岛素联合应用。主要不良反应为体重增加、水肿等,合用胰岛素时表现更明显。曲格列酮可损伤肝,甚至引起肝衰竭,故肝功能不全者慎用。用药期间注意检查肝功能。

(二)双胍类

双胍类口服降血糖药包括二甲双胍(metformin)和苯乙双胍(phenformin)。

【药理作用】双胍类药物能明显降低糖尿病患者的血糖水平,但对正常人血糖无影响。其作用机制是减少葡萄糖经肠道吸收,促进组织摄取葡萄糖,增加肌肉组织中糖的无氧酵解,减少肝内糖异生使肝葡萄糖生成减少,增加胰岛素与受体的结合能力,以及抑制胰高血糖素的释放;同时,还能降低血脂,延缓糖尿病并发症的发生。

📖 **在线案例 31-2　一年以来,多饮、多尿、乏力,症状加重**

【临床应用】

主要用于轻、中度 2 型糖尿病,尤其是单用饮食不能控制的伴有肥胖的患者。也可与胰岛素或磺酰脲类合用,治疗对胰岛素耐受的患者。

【不良反应】

1. 胃肠道反应　开始服药阶段可出现食欲减退、恶心、呕吐、腹胀或腹泻等症状,减少剂量可逐渐消失。

2. 乳酸血症　双胍类药物促进无氧糖酵解,产生乳酸,在肝肾功能不全,低血容量休克或心力衰竭等缺氧情况下,更易诱发乳酸性酸中毒,可危及生命。苯乙双胍的发生率比二甲双胍高 10 倍,很多国家目前停止使用。

▶ **处方分析 31-2　糖尿病伴心力衰竭处方**

三、α-葡萄糖苷酶抑制药

目前用于临床的有阿卡波糖(acarbose,拜糖平)、伏格列波糖(voglibose)和米格列醇(miglitol)等。本类药物能竞争性抑制小肠葡萄糖苷酶,使淀粉类和蔗糖分解转化为单糖的速度减慢,减少葡萄糖的吸收,从而降低餐后血糖。

【临床应用】主要用于空腹血糖正常而餐后血糖升高的患者。既可单用,也可与其他降血糖药合用,对易发生低血糖的患者尤为有益。但须注意要与第一口饭同服才能取得满意的疗效。

【不良反应】主要为腹胀、排气多。本类药过敏者、孕妇、哺乳期妇女及有明显消化吸收障碍的患者禁用。

四、胰淀粉样多肽类似物

醋酸普兰林肽

【药理作用和临床应用】醋酸普兰林肽(pra mlintide acetate)是胰淀粉样多肽的一种合成类似物,是继胰岛素后第二个获准用于治疗 1 型糖尿病的药物。具有与内源性胰淀粉样多肽相同的生物学功能,还能克服天然胰淀粉样多肽不稳定、易水解、黏度大及易凝集等缺陷。可延缓肠道葡萄糖的吸收,减少胰高血糖素的分泌,减少肝葡萄糖的生成和释放,降低糖尿病患者血糖的波动幅度和频率,有利于改善总体的血糖控制。本品不能替代胰岛素,主要用于 1 型和 2 型糖尿病的辅助治疗。

【不良反应】主要为低血糖,尤其是与胰岛素联用于 1 型糖尿病患者时。亦可引起关节痛、头晕头痛、咳嗽及咽炎等不良反应。

五、醛糖还原酶抑制剂

抑制醛糖还原酶（聚醇代谢通路的关键限速酶）能有效改善机体聚醇代谢通路异常，进而预防和延缓糖尿病并发症的出现。代表药物依帕司他（epalrestat）可改善患者尾部神经和坐骨神经的传导速率，还可抑制坐骨神经纤维密度的降低，故可有效预防和改善糖尿病并发的末梢神经障碍（麻木感、疼痛等）、振动感觉异常及心搏异常等症状。

第三节　用药护理及常用制剂和用法

　云视频 31-3　降糖药合理用药

一、用药护理

1. 告知患者本病经长期合理的综合治疗可改善生活质量，指导患者以控制饮食为基础，结合合理运动和使用降血糖药物，重点学会自测血糖和注射药物的方法。

2. 必须严格遵医嘱使用胰岛素，并提前告知用药后可能出现的头晕、乏力、出冷汗、饥饿等低血糖症状，告诉患者及其家属出现低血糖反应时的应急措施（如可吃糖果、饼干等，严重者需静脉注射 50% 葡萄糖）。提醒患者自备糖果以防急用。用药期间经常检查血糖、肾功能、视力、眼底视网膜血管、血压及心电图等。

3. 告诉患者注意注射胰岛素与进餐的时间关系。如进餐时间改变，则必须相应改变注射胰岛素的时间。短效胰岛素餐前半小时皮下注射，长效胰岛素餐前 1 小时注射。

4. 胰岛素制剂应置于避光阴凉处，不可日晒、受热或冰冻，长期保存应在 2～8 ℃条件下冷藏。注意胰岛素制剂类型、有效期，如药液有变色、凝固或出现絮状物则均不能应用。注射部位为腹部、上臂、大腿等，应注意有计划地轮流更换注射部位，以减少组织损伤。

5. 注意观察糖尿病酮症酸中毒的症状及体征，发现口腔出现烂苹果味、呼吸深大等反应及时报告医生。救治酮症酸中毒，在快速补液的同时应小剂量持续静脉滴注短效胰岛素。

6. 口服降血糖药也会出现较明显的低血糖反应，保泰松、水杨酸钠、吲哚美辛、双香豆素等药物与磺酰脲类合用易引起更加严重的低血糖反应，故不宜合用。

7. 磺酰脲类禁用于磺胺类药物过敏患者，且服药期间应戒酒。双胍类因大部分以原形经肾排出，禁用于肾功能不全患者。噻唑烷二酮类化合物对有潜在心力衰竭危险的患者可导致心力衰竭加重。

8. 醋酸普兰林肽不宜用于胰岛素治疗依从性差及自我血糖监测依从性差的患者；不与胰岛素用同一注射器或在同一部位注射，以减少对胰岛素药动学的影响。此药应在 2~8 ℃条件下避光保存,不得冷冻。

9. 依帕司他与其他降糖药合用时可出现低血糖,因可延缓双糖的消化、吸收,故出现低血糖时不应给予蔗糖,而应用葡萄糖进行救治。

10. 新型口服降血糖药长期应用后,不良反应会逐渐增多,宜定期检查血常规、血糖、尿糖、尿酮体、尿蛋白、肝肾功能及眼科检查。要加强用药后的观察,及时报告医生。

二、常用制剂和用法

1. 胰岛素　注射剂:400、800 U/10 ml。剂量与给药次数视病情而定,中型糖尿病患者每日 5~10 U/kg,重型患者每日 40 U/kg 以上,饭前半小时皮下注射,每日 3~4 次,必要时可作静脉注射或肌内注射。

2. 甲苯磺丁脲　片剂:500 mg,口服。首日每次 1 g,每日 3 次;第 2 日起每次 500 mg,每日 3 次,餐前服;待每日尿糖<5 g 时改用维持剂量,每次 500 mg,每日 2 次。

3. 氯磺丙脲　片剂:100、250 mg,口服。糖尿病:每次 0.1~0.3 g,每日 1 次,早饭前服;待血糖降至正常后改用维持剂量,每日 100~200 mg。治疗尿崩症:每日 125~250 mg。

4. 格列本脲　片剂:2.5 mg,口服。开始每日早餐后服 2.5 mg,以后逐渐增量,但不超过每日 15 mg;增至每日 10 mg 时,即应分早晚 2 次服,出现疗效后逐渐减量至每日 2.5~5 mg 维持。

5. 格列吡嗪　片剂:5 mg,口服。每日 2.5~30 mg,先从小剂量开始,饭前 30 min 服。每日剂量超过 15 mg 时,应分成 2~3 次服。

6. 格列喹酮　胶囊剂:15 mg,口服。开始时每日 15 mg,早餐前 30 min 服;随后可按情况每日递增 15 mg,直至每日 45~60 mg,分 2~3 次服。

7. 格列齐特　片剂:80 mg,口服。每次 80 mg,开始时每日 2 次,连服 2~3 周;然后根据血糖和尿糖调整用量,每日 80~240 mg。

8. 二甲双胍　片剂:250 mg,口服。每次 250~500 mg,每日 3 次,饭后服;以后根据尿糖或血糖情况调整剂量。

9. 苯乙双胍　片剂:25、50 mg,口服。开始时每次 25 mg,每日 3 次,饭前服;以后酌情逐渐加量至每日 50~100 mg;用药 1 周后血糖下降,继续服 3~4 周。

10. 阿卡波糖　片剂:50、100 mg,口服。剂量个体化,一般每次 50~200 mg,每日 3 次,与第一口饭同服。

11. 罗格列酮　片剂:2、4、8 mg,口服。每次 2~4 mg,每日 2 次。

12. 瑞格列奈　片剂:0.5、1、2 mg,口服。开始每次 0.5 mg,逐渐增至每次 4 mg,每日 3 次。

13. 醋酸普兰林肽　注射液:5 ml:3 mg。1 型糖尿病起始剂量为 15 μg,维持剂量从 15 μg 起增至 30~60 μg,餐前给药。2 型糖尿病起始剂量为 60 μg,维持剂量为 120 μg,餐前给药。

14. 依帕司他　片剂:50 mg。每日 3 次,每次 50 mg,饭前口服。

（徐　红）

数字课程学习

○教学 PPT　○导入案例解析　○复习与自测　○更多内容……

第三十二章 性激素类药与抗生育药

章前引言

性激素(sex hormones)为性腺分泌的类固醇激素,包括雌激素、孕激素和雄激素。临床应用的性激素类药物大多为人工合成品及其衍生物。常用的抗生育药大多属于雌激素与孕激素的复合制剂。

性激素的产生和分泌受下丘脑-腺垂体调节。下丘脑分泌促性腺激素释放激素(GnRH),促使腺垂体分泌卵泡刺激素(FSH)和黄体生成素(LH)。对于女性,FSH促进卵泡的生长发育,FSH和LH共同作用促使成熟的卵泡分泌雌激素和孕激素。对于男性,FSH可促进睾丸中精子的生成,LH可促进睾丸间质细胞分泌雄激素。

性激素对腺垂体的分泌功能具有正反馈和负反馈两方面的调节作用,这取决于机体的性周期。在排卵前血中雌激素水平较高,可直接或通过下丘脑促进腺垂体分泌LH,导致排卵(正反馈);在月经周期的黄体期,由于血中雌激素、孕激素水平较高,从而减少GnRH的分泌,抑制排卵(负反馈)。常用的甾体避孕药就是根据这一负反馈机制而设计的。雄激素也可通过反馈机制抑制促性腺激素的释放。

学习目标

1. 阐述性激素类药和抗生育药的分类、代表药物名称及主要药理作用。

2. 理解性激素类药和抗生育药的主要临床应用及不良反应。

3. 知道性激素类药和抗生育药的其他临床应用。

4. 具备观察药物的疗效、不良反应及做出正确处理的能力,能够熟练进行用药护理。

5. 充分利用所学的知识进行健康教育,正确指导患者合理用药、安全用药。

思维导图

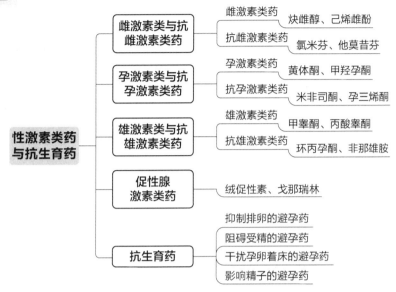

案例导入

　　患者，女，10 岁。8 岁时，因发现母亲偷偷服用某种药物，误以为母亲服用的是一种"好东西"，于是自己也经常偷偷服用。一年后，开始出现月经，且身体不再长高。患者母亲服用的是抑制排卵的避孕药。

　　问题：

　　1. 常用抑制排卵的避孕药由哪两种激素组成？

　　2. 以上症状发生的原因是什么？

第一节　雌激素类与抗雌激素类药

一、雌激素类药

　　天然的雌激素包括雌二醇（estradiol，E_2）、雌酮（estrone，E_1）及其结合物硫酸雌酮（E_{1S}）、雌三醇（estrol，E_3），其中雌二醇活性最强。人工合成的有己烯雌酚（diethystilbestrol，DES）、炔雌醇（ethinylestradiol，EE）、乙炔雌三醇环戊醚（尼尔雌醇，维尼安）等。

　　【药理作用】

　　1. 促进女性性成熟　对未成年女性，能促进女性第二性征及性器官的发育成熟。

对成年女性能保持女性第二性征,并在黄体酮的协助下促进排卵,使子宫内膜转变为分泌期,形成月经周期;提高子宫平滑肌对缩宫素的敏感性。同时,雌激素还能刺激阴道上皮增生,使浅表层细胞发生角化。

2. 调节内分泌功能　能作用于下丘脑-垂体系统,反馈性抑制促性腺激素释放激素的分泌,从而抑制排卵;也能抑制催乳素对乳腺的刺激作用,使乳汁分泌减少。此外,还有对抗雄激素的作用。

3. 对代谢的影响　雌激素能激活肾素-血管紧张素系统;增加骨骼中的钙盐沉积,促进长骨骨骺闭合;大剂量雌激素能升高血清三酰甘油和磷脂、降低血清胆固醇和低密度脂蛋白,但可增加高密度脂蛋白,降低糖耐量。

【临床应用】

拓展阅读 32-1　围绝经期综合征

1. 围绝经期综合征　雌激素替代治疗可抑制促性腺激素的分泌,从而使其症状减轻。对绝经期及老年性骨质疏松者,雌激素与雄激素合用可防止骨折发生。

2. 卵巢功能不全和闭经　用雌激素替代内源性激素,可促进性器官及女性第二性征的发育;与孕激素合用可形成人工月经周期。

3. 功能性子宫出血　雌激素可促进子宫内膜增生,有利于出血创面修复;也可与孕激素合用调整月经周期而止血。

4. 乳房胀痛及退乳　大剂量雌激素可反馈抑制垂体催乳素的分泌而退乳。

5. 其他　雌激素可用于治疗绝经 5 年以上的乳腺癌、前列腺癌或青春期痤疮患者;雌激素还可大剂量用于避孕。

【不良反应】常见不良反应有厌食、恶心、呕吐及头昏等;减少剂量或从小剂量开始逐渐增加剂量可减轻症状;长期大量应用可使子宫内膜过度增生,发生子宫出血,增加子宫癌的发生率;可使水、钠潴留,导致水肿和高血压。

二、抗雌激素类药

本类药物能与雌激素受体结合,发挥竞争性拮抗雌激素作用。常用药物有氯米芬、他莫昔芬和雷诺昔芬等。

氯米芬(clomiphene)有较弱的雌激素活性和中等程度的抗雌激素作用,能与雌激素受体结合而竞争性拮抗雌激素的作用;能促进人的促性腺激素释放,诱发排卵。氯米芬可用于功能性不孕症、功能性子宫出血、月经不调、晚期乳腺癌及长期应用避孕药后发生的闭经等。大剂量长期应用可引起卵巢肥大,一般停药后能自行恢复。卵巢囊肿者禁用。

他莫昔芬(tamoxifen)能与乳腺癌细胞的雌激素受体结合,抑制依赖雌激素才能持续生长的肿瘤细胞。用于治疗绝经后晚期乳腺癌患者,疗效较好。

雷诺昔芬(raloxifene)是选择性雌激素受体调节药的第二代产品,用于治疗绝经后妇女的骨质疏松症。

第二节　孕激素类与抗孕激素类药

一、孕激素类药

孕激素是由卵巢黄体分泌的一种类固醇激素，又称孕酮。目前临床上应用的孕激素制剂主要分为天然孕激素和人工合成孕激素两大类。常用药有黄体酮（progesterone）、醋酸甲羟孕酮（medroxy progesterone acetate，安宫黄体酮）、醋酸甲地孕酮（megestrol acetate）、醋酸氯地孕酮（chlormadinone acetate）等。

【药理作用】

1. 对生殖系统作用　①在雌激素作用的基础上，促进子宫内膜由增殖期转化为分泌期，有利于受精卵着床和胚胎发育。②在妊娠期能降低子宫对缩宫素的敏感性，抑制子宫收缩活动，使胎儿安全发育，故有保胎作用。③大剂量能抑制腺垂体 LH 的分泌，抑制卵巢的排卵过程，有避孕作用。④能促进乳腺腺泡发育，为哺乳做准备。

2. 对代谢的影响　孕激素与醛固酮结构相似，有竞争性抗醛固酮作用，促进 Na^+、Cl^- 排出而利尿。此外，孕激素是肝药酶诱导剂，能促进某些药物代谢。孕激素还可促进蛋白分解，增加尿素氮的排泄。

3. 升高体温作用　黄体酮通过下丘脑体温调节中枢影响散热过程，使月经周期中期排卵时体温较平时约高 0.5 ℃，持续到月经来临。

【临床应用】

　　在线案例 32-1　阴道流血，淋漓不断 2 月余

1. 功能性子宫出血　由于黄体功能不足，引起子宫内膜不规则的成熟与脱落，导致子宫持续性出血。应用孕激素可使子宫内膜同步转为分泌期，停药后 3～5 天发生撤退性出血。

2. 痛经和子宫内膜异位症　常采用雌、孕激素复合避孕药，抑制排卵和抑制子宫痉挛性收缩，可治疗痛经。采用长周期、大剂量孕激素，使异位子宫内膜腺体萎缩退化，治疗子宫内膜异位症。

3. 子宫内膜腺癌　大剂量孕激素可使子宫内膜瘤体萎缩，部分患者病情缓解，症状改善。

4. 前列腺肥大和前列腺癌　大剂量孕激素可减少睾酮分泌，促使前列腺细胞萎缩退化。

5. 先兆流产和习惯性流产　可使用大剂量孕激素安胎，但对习惯性流产的治疗效果不确切。

6. 与雌激素配伍　用于避孕。

【不良反应】不良反应轻,偶见恶心、呕吐及头痛等;有时可致乳房胀痛、腹胀;尚可出现性欲改变、多毛或脱发、痤疮;有时可致胎儿生殖器畸形。

二、抗孕激素类药

抗孕激素类药物可干扰孕酮的合成和影响孕酮的代谢。本类药物有米非司酮(mifepristone)、孕三烯酮(gestrinone)、环氧司坦(epostane)、曲洛司坦(trilostane)和阿扎斯丁(azastene)。

米非司酮

在线案例 32-2 药物终止早期妊娠

米非司酮是孕激素受体阻断剂,同时具有抗孕激素和抗皮质激素活性,还具有较弱的雄激素活性。由于米非司酮可对抗黄体酮对子宫内膜的作用,具有抗着床作用,可作为房事后避孕的有效措施;具有抗早孕作用,用于终止早期妊娠,可引起子宫出血延长,但一般无须特殊处理。

第三节 雄激素类与抗雄激素类药

一、雄激素类药

拓展阅读 32-2 同化激素类药

天然雄激素为睾酮(testosterone,睾丸酮),临床多用人工合成的睾酮衍生物,如甲睾酮(methylatestosterone)、丙酸睾酮(testosterone propionate)及苯乙酸睾酮(testosterone phenylacetate)等。睾酮不仅有雄激素活性,还有促进蛋白质合成作用(同化作用)。某些人工合成的睾酮衍生物雄激素活性明显减弱,其同化作用保留或增强,这些药物称为同化激素,如苯丙酸诺龙(nandrolone phenylpropionat)、美雄酮(metandienone)和司坦唑醇(stanozolol)等。

【药理作用】

1. 生殖系统作用 能促进男性性器官及副性器官的发育和成熟,促进男性第二性征形成,促进精子的生成及成熟。大剂量雄激素能反馈性抑制腺垂体分泌促性腺激素;可减少卵巢分泌雌激素,并有直接抗雌激素作用。

2. 同化作用 能明显促进蛋白质合成(同化作用),减少蛋白质分解(异化作用),减少尿素生成,使尿素排泄减少,造成正氮平衡,因而促进生长发育,使肌肉发达、体重增加。同时有水、钠、钙、磷潴留现象。

3. 提高骨髓造血功能 骨髓造血功能低下时,较大剂量的雄激素可直接刺激骨髓造血,特别是红细胞的生成。睾酮能刺激肾分泌促红细胞生成素,还能直接兴奋骨髓合成亚铁血红素,使红细胞生成增加。

4. 免疫增强作用　促进免疫球蛋白合成,增强机体免疫和巨噬细胞功能,具有一定的抗感染能力,尚有糖皮质激素样抗炎作用。

【临床应用】

1. 睾丸功能不全　无睾症(两侧睾丸先天或后天缺损)或类无睾症(睾丸功能不足),男子性功能低下,用睾酮及其酯类进行替代治疗。

2. 围绝经期综合征及功能性子宫出血　通过对抗雌激素作用,使子宫血管收缩、内膜萎缩,对围绝经期综合征更为合适。

3. 晚期乳腺癌及卵巢癌　睾酮对晚期乳腺癌及卵巢癌有缓解作用;丙酸睾酮可抑制子宫肌瘤的生长。

4. 纠正贫血　改善再生障碍性贫血患者的骨髓造血功能;丙酸睾酮也可用于其他贫血的治疗。

5. 增强体质　各种消耗性疾病、骨质疏松、肌肉萎缩、生长延缓、长期卧床、损伤、放疗等可用小剂量雄激素治疗,使患者食欲增加,加快体质恢复。

【不良反应】雄激素过量可引起女性男性化,一旦出现应立即停药;会引起水钠潴留,肾炎、肾病综合征、高血压及心力衰竭者慎用。

二、抗雄激素类药

凡能对抗雄激素生理效应的药物称为抗雄激素药。

环丙孕酮

环丙孕酮(cyproterone,色普龙)具有较强的孕激素作用,还可阻断雄激素受体。可用于抑制男性严重的性功能亢进;其他药物无效或患者无法耐受的前列腺癌;与雌激素合用治疗女性严重痤疮和特发性多毛症;与炔雌醇组成复方避孕片用于避孕。由于本药抑制性功能和性发育,禁用于未成年人。

非那雄胺(finasteride)可抑制睾酮转化为二氢睾酮,降低雄激素的作用强度,主要用于治疗前列腺增生。

第四节　促性腺激素类药

促性腺激素类药物多从孕妇、绝经期妇女尿液中提取,具有促进卵泡生成、成熟和排卵作用,同时也能促进和维持黄体的功能。常用药物有绒促性素(chorionic gonadotropin,CG)、人尿促性素(human menopausal gonadotropin,hMG)和尿促卵泡素(urofollitropin)等,用于治疗不孕症、功能性子宫出血、流产、隐睾症和男性性腺功能减退症等。

戈那瑞林(gonadorelin)可促进女性雌激素的分泌,有助于卵泡发育和成熟;可促进男性雄激素的分泌,有助于精子的产生。主要作为促排卵药治疗下丘脑性闭经所致不育、原发性卵巢功能不足;也可用于男性性器官发育不全、小儿隐睾症等。

第五节 抗生育药

抗生育药是指阻碍受孕、防止妊娠或能终止妊娠的一类药物,包括避孕药和抗早孕药。现有的避孕药大多为女用药,男用药较少。

一、抑制排卵的避孕药

本类药物是最常用的女性避孕药,由孕激素和雌激素类药物配伍制成。

【药理作用和临床应用】本类药物应用不受月经周期的限制,排卵前、排卵期及排卵后服用,均可影响受精卵着床。

1. 抑制排卵 外源性雌激素和孕激素通过负反馈机制,抑制下丘脑促性腺激素释放激素的释放,从而减少促卵泡素和黄体生成素分泌。两者具有协同作用,可显著抑制排卵。

2. 抗着床 该类药物含大量孕激素,干扰子宫内膜正常发育,不利于受精卵着床。

3. 使宫颈黏液黏稠度增加,不利于精子运行,影响卵子受精。

4. 其他 可影响子宫和输卵管平滑肌的正常活动,使受精卵不能及时地被输送至子宫内着床;还可抑制黄体内甾体激素的生物合成等。

按规定服药,避孕效果可达99%以上,停药后生殖能力很快恢复。

【不良反应】可有头晕、恶心、挑食及乳房胀痛等类早孕反应,坚持用药2~3个月后减轻或消失;少数用药者发生子宫不规则出血时可加服炔雌醇;如连续闭经2个月,应予停药。可诱发血栓性静脉炎、肺栓塞或脑血管栓塞等栓塞性疾病,应予注意。个别病例可有血压升高现象;哺乳期妇女用药可使乳汁减少。乳房肿块及宫颈癌患者禁用。

二、阻碍受精的避孕药

孕激素能抑制宫颈黏液的分泌,使黏液量减少但黏稠度增高,细胞含量增加,不利于精子穿透,使精子不易通过,达到阻碍受精的效果。在孕激素处于优势情况下,精子获能受到抑制,失去受精能力,因而影响受精。在整个月经周期连续服用小剂量孕激素,可阻碍受精。其优点是不含雌激素,不良反应较少;但避孕效果较雌激素和孕激素的复方制剂差,且不规则出血的发生率较高。

三、干扰孕卵着床的避孕药

◆ 处方分析32-1 良性粟粒性肺结核患者避孕处方

干扰孕卵着床药也称探亲避孕药,常用药有甲地孕酮(探亲避孕 1 号片)、炔诺孕酮(探亲避孕片)、左炔诺孕酮等,能快速抑制子宫内膜的发育和分泌功能,干扰孕卵着床而产生抗生育作用。夫妻探亲同居当晚或房事后,避孕工具失败或没有采取措施者,均可口服本类药物作为避孕的应急措施。

四、影响精子的避孕药

棉酚(gossypol)作用部位在睾丸曲细精管的生精上皮细胞。用药 4～5 周后大部分曲细精管萎缩,生精上皮细胞几乎消失,管中可见大量脱落细胞和死精子。故棉酚是通过抑制精子生成而达到抗生育的作用。停药后生精作用逐渐恢复。

壬苯醇醚(nonoxynol)、孟苯醇醚(menfegol)及烷苯醇醚(alfenoxynol)具有较强的杀精作用,可制成胶浆、片剂或栓剂等作为外用避孕药使用。将此类药物放入阴道后,药物可自行溶解而散布在子宫颈表面和阴道壁,发挥杀精作用,从而达到避孕目的。这种避孕方法的不良反应小,全身反应少。

第六节　用药护理及常用制剂和用法

一、用药护理

1. 雌激素类药物应在医生指导下从小剂量开始使用,用药后注意观察有无水肿、黄疸、阴道不规则出血。对大量或长期使用雌激素者,停药需缓慢。停药 48～72 小时内可出现撤药性出血。

2. 应用孕激素类药物期间应避免紫外线或长时间日光照射;用药后注意观察有无出血、褐斑及血栓形成、巩膜发黄及眼病早期症状、水肿等。

3. 长期应用雄激素,如女性患者出现持久性男性化现象、男性患者阴茎异常勃起及黄疸或肝功能障碍时,应停药。

4. 绒毛膜促性腺激素溶液很不稳定,配成后 4 日内用完。注射前须做过敏试验。生殖系统有炎症疾病、激素性活动型性腺癌、无性腺(先天性或手术后)患者禁用。

5. 主要抑制排卵的避孕药服用期限以 3～5 年为宜,停药观察数月,体检正常可再服用。用药过程中如发现乳房肿块,应立即停药就诊。干扰孕卵着床药通常在没有采取避孕手段等情况下,作为紧急避孕药来避免妊娠;但紧急避孕药只是一种临时性补救办法,绝不能作为常规避孕方法反复使用。

二、常用制剂和用法

1. 苯甲酸雌二醇　注射剂:1、2 mg/ml。每次 1～2 mg,每周 2～3 次,肌内注射。

2. 己烯雌酚　片剂:0.1、0.25、0.5、1 mg,口服。闭经或绝经期综合征:每日剂量不超过 0.25 mg。人工周期:每日 0.25 mg,连服 20 天,待月经后再服,用法同前,共 3 个周期。栓剂:0.1、0.2 mg。老年性阴道炎:每晚 0.2 mg,阴道塞药,共 7 天。

3. 炔雌醇　片剂:0.02、0.05、0.5 mg,口服。闭经、更年期综合征:每次 0.02~0.05 mg,每日 0.02~0.15 mg。前列腺癌:每次 0.05~0.5 mg,每日 3~6 次。

4. 氯米芬　片剂或胶囊剂:50 mg,口服。促排卵:每次 50 mg,每日 1 次,连服 5 天。

5. 黄体酮　注射剂:10、20 mg/ml。先兆流产或习惯性流产:每次 10~20 mg,每日 1 次或每周 2~3 次,一直用到妊娠第 4 个月。

6. 甲羟孕酮　片剂:2、4、10 mg,口服。剂量及疗程视病情而定。

7. 甲地孕酮　片剂:1、4 mg,口服。每次 2~4 mg,每日 1 次,疗程视病情而定。内膜异位症:从月经第 5 天起每次 2.5 mg,每日 1 次,可逐渐加至每日 10~15 mg。

8. 炔诺酮　片剂:0.625、2.5 mg,口服。功能性子宫出血:每次 2.5 mg,每 8 小时 1 次,出血减少或停止后逐渐减量,每 3 天递减 1 次,直至维持剂量每日 2.5 mg,再连服 20 天。探亲避孕:自同房当晚起每晚 5 mg,10 天之内必须连服 10 片,同居半个月,连服 14 天,超过半个月应改服短效避孕药。

9. 甲睾酮　片剂:5、10 mg。每次 5~10 mg,每日 1~2 次,口服或舌下含服。每个月总量不超过 300 mg。

10. 丙酸睾酮　注射剂:10、25、50 mg/ml。每日 10~50 mg,每周 1~3 次,肌内注射。再生障碍性贫血:每次 100 mg,每日 1 次,肌内注射,3~6 个月为 1 个疗程。

11. 美雄酮　片剂:1、2.5、5 mg,口服。起始剂量每日 10~30 mg,分 2~3 次服,病情稳定后改为每 5~10 mg,连用 4~8 周为 1 个疗程;幼儿:每日 0.05 mg/kg。老人用量酌减。

12. 苯丙酸诺龙　注射液:10、25 mg/ml。每次 25 mg,每 1~2 周 1 次,深部肌内注射;小儿每次 5~10 mg。

13. 司坦唑醇　片剂:2 mg。口服,每次 2 mg,每日 3 次,3~6 个月为 1 个疗程。

14. 米非司酮　片剂:25、200 mg,口服。终止早孕:200 mg 每次顿服;或每次 25 mg,每日 2 次,连用 3 天。服药后禁食 1 小时。紧急避孕:性交后 72 小时内服 25 mg,用药越早则效果越佳。

15. 复方炔诺酮片　口服避孕片Ⅰ号:每片含炔诺酮 0.6 mg、炔雌醇 0.035 mg,从月经第 5 天开始,每晚服 1 片,连服 22 日,不可间断;如有漏服,应在次晨补上。一般于停药后 2~4 天即可出现撤退性出血,如停药 7 天仍不来月经,应立即开始服下一周期药物。

16. 复方甲地孕酮片　口服避孕片Ⅱ号:每片含甲地孕酮 1 mg、炔雌醇 0.035 mg,服法同复方炔诺酮片。

17. 炔诺酮片　探亲避孕片:每片含炔诺酮 5 mg,于同居当晚服 1 片,以后每晚服 1 片,14 天以内必连服 14 片;超过 14 天,应接服Ⅰ号或Ⅱ号避孕片。

18. 甲地孕酮片 探亲避孕 1 号片:每片含甲地孕酮 2 mg,服法同炔诺酮片。

（赵 娜）

数字课程学习

○教学 PPT ○导入案例解析 ○复习与自测 ○更多内容……

第三十三章 抗微生物药

章前引言

抗微生物药(antimicrobial drug)是指能选择性地作用于病原微生物,抑制或杀灭病原体,用于防治感染性疾病的一类重要药物,主要包括抗菌药物、抗结核药、抗真菌药和抗病毒药。抗微生物药和抗寄生虫药、抗恶性肿瘤药统称为化学治疗药物。

· 学习目标 ·

1. 阐述与抗菌药物有关的基本概念。
2. 理解抗菌药物的作用机制以及病原微生物的耐药机制。
3. 知道抗菌药、人体和病原体三者之间的关系。
4. 充分利用所学的知识进行健康教育,正确指导患者安全、合理使用抗菌药物。

思维导图

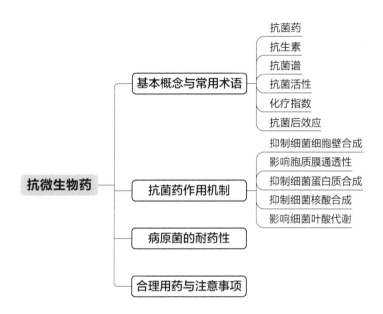

第一节　基本概念与常用术语

一、机体、病原体及药物相互作用的关系

　　合理应用抗微生物药,必须充分考虑药物、机体、病原体三者之间的相互作用及其作用规律(图 33 - 1)。即机体对病原体有抗病能力,而病原体对机体具有致病能力;药物对病原体有抗菌作用,而病原体对药物可产生耐药性;机体对药物的吸收、分布、代谢、排泄过程具有影响作用,而药物又可使机体产生不良反应。因此,在治疗过程中既要充分发挥药物的抗菌作用,又要充分调动机体的抗病能力,还应尽量减少药物使机体产生的不良反应和延缓细菌耐药性的产生。

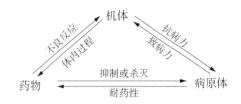

图33-1　机体、病原体、药物相互作用的关系

二、基本概念与常用术语

1. 抗菌药(antibacterial drugs)　指对细菌有抑制或杀灭作用的药物,包括抗生素和人工合成抗菌药物。

2. 抗生素(antibiotics)　是由各种微生物(包括细菌、真菌、放线菌属)产生的,能杀灭或抑制其他微生物的物质。抗生素分为天然抗生素和人工半合成抗生素。

3. 抗菌谱(antibacterial spectrum)　指抗菌药物的抗菌范围。广谱抗菌药指对多种病原微生物均有效的抗菌药,如广谱青霉素类,第三、四代头孢菌素,氟喹诺酮类等。窄谱抗菌药指仅对某种细菌或某属细菌有抗菌作用的药物,如异烟肼仅对结核杆菌有作用,对其他细菌均无效。抗菌谱是临床选药的基础。

4. 抑菌药(bacteriostatic drugs)　是指仅具有抑制细菌生长繁殖而无杀灭细菌作用的抗菌药物,如四环素类、红霉素类、磺胺类等。

5. 杀菌药(bactericidal drugs)　是指具有杀灭细菌作用的抗菌药物,如青霉素类、头孢菌素类、氨基糖苷类等。

6. 抗菌活性(antibacterial activity)　是指抗菌药物抑制或杀灭细菌的能力。常用最低抑菌浓度(minimum inhibitory concentration,MIC)和最低杀菌浓度(minimum bactericidal concentration,MBC)两个指标来衡量。最低抑菌浓度是指在体外培养细菌18～24小时后能抑制培养基内病原菌生长的最低药物浓度。最低杀菌浓度是指能够杀灭培养基内细菌或使细菌数减少99.9%的最低药物浓度。

7. 化疗指数(chemotherapeutic index,CI)　是评价化学治疗药物有效性与安全性的指标,常以化疗药物的半数致死量(LD_{50})与半数有效量(ED_{50})之比来表示:LD_{50}/ED_{50}。化疗指数越大,表明该药物的毒性越小,临床应用价值越高。但应注意,某些药物(如青霉素)的化疗指数很大,几乎对机体无毒性,但可能发生过敏性休克这种严重不良反应。

8. 抗菌后效应(post antibiotic effect,PAE)　指细菌与抗菌药物短暂接触,抗菌药物浓度下降,低于MIC或消失后细菌生长仍受到抑制的效应称为抗菌后效应。抗菌后效应具有重要的临床意义,它可以作为设计临床给药方案的参考依据,在考虑给药间隔时间时加上半衰期一并估算。

9. 首次接触效应(first expose effect)　是指抗菌药物在初次接触细菌时有强大的抗菌效应,再度接触时不再出现该强大效应,或连续与细菌接触后抗菌效应不再明显增强,需要间隔相当长的时间以后才会再起作用。氨基糖苷类抗生素有明显的首次接触效应。

云视频 33-1 细菌的耐药性及合理使用

第二节 抗菌药物的作用机制

拓展阅读 33-1 浓度依赖性和时间依赖性抗菌药

抗菌药物的作用机制主要是通过特异性干扰细菌的生化代谢过程,影响其结构和功能,使其失去正常生长、繁殖的能力,达到抑制或杀灭细菌的作用。根据药物的作用环节不同,其机制有以下几类。

1. 抑制细菌细胞壁的合成 细菌细胞壁位于细胞质膜外,细胞壁的主要成分为肽聚糖(peptidoglycan),又称黏肽,它构成巨大网状分子包围着整个细菌,从而保护菌体。β-内酰胺类抗生素与青霉素结合蛋白(penicillin binding proteins,PBPs)结合,抑制转肽作用,阻碍肽聚糖的交叉联结,导致细菌细胞壁缺损,丧失屏障作用,使细菌细胞肿胀、变形、破裂而死亡。

2. 改变胞质膜的通透性 如多黏菌素 E 能与胞质膜中的磷脂结合,使膜功能受损;抗真菌药物两性霉素 B 能选择性地与真菌胞质膜中的麦角固醇结合,形成孔道,使膜通透性改变,细菌内的蛋白质、氨基酸、核苷酸等外漏,造成细菌死亡。

3. 抑制蛋白质的合成 细菌细胞为原核细胞,其核糖体为 70S,由 30S 和 50S 亚基组成。哺乳动物为真核细胞,其核糖体为 80S,由 40S 与 60S 亚基构成。两者之间的差异使得抗菌药只抑制细菌蛋白质合成,而不影响哺乳动物蛋白质合成。如阿奇霉素、林可霉素、氯霉素与核糖体 50S 亚基结合,而多西环素和庆大霉素与核糖体 30S 亚基结合,从而抑制细菌蛋白质合成。

4. 影响核酸和叶酸代谢 喹诺酮类能抑制细菌 DNA 回旋酶,从而抑制细菌的 DNA 复制而产生杀菌作用;磺胺类能影响细菌叶酸代谢,细菌体内核酸合成受阻,导致细菌生长繁殖不能进行。

第三节 病原菌的耐药性

1. 产生灭活酶 细菌产生灭活抗菌药物的酶是细菌产生耐药性最重要的机制之一,如β-内酰胺酶可裂解青霉素类和头孢类的β-内酰胺环而使其灭活;氨基糖苷类被钝化酶作用后,不能进入膜内与细菌核糖体结合而丧失其抑制蛋白质合成的作用,从而导致耐药。

2. 抗菌药物作用靶位改变 细菌能够改变其细胞内膜上与抗生素结合部位的靶蛋白,或者产生一种新的靶蛋白,又或增加靶蛋白的数量,从而对抗菌药物产生耐药。

3. 降低外膜通透性 细菌接触抗菌药物后,可以通过改变通道蛋白的性质和数量降低细菌的膜通透性而产生获得性耐药。

4. 改变代谢途径 如对磺胺类耐药的细菌,可直接利用外源性叶酸从而产生耐药性。

5. 增强主动流出系统 细菌内的主动外排系统增强,将药物泵出菌体,如大肠埃希菌、金黄色葡萄球菌等的耐药。

第四节 合理应用与注意事项

抗菌药物的临床应用广泛,合理应用抗菌药物是提高疗效、降低不良反应发生率以及减少或延缓细菌耐药发生的关键。

一、严格按适应证选药

1. 诊断为细菌性感染者方有指征应用抗菌药物。根据患者的症状、体征、实验室检查或放射、超声等影像学检查结果,诊断为细菌、真菌感染者方有指征应用抗菌药物;由结核分枝杆菌、非结核分枝杆菌、支原体、衣原体、螺旋体、立克次体及部分原虫等病原微生物所致的感染亦有指征应用抗菌药物。

2. 尽早确定病原菌抗菌药物品种的选用,原则上应根据细菌药物敏感试验的结果而定。对临床诊断为细菌性感染的患者应在开始抗菌治疗前,及时留取相应合格标本(尤其血液等无菌部位标本)送病原学检测,以尽早明确病原菌和药敏结果,并据此调整抗菌药物的治疗方案。

3. 抗菌药物的经验治疗对于临床诊断为细菌性感染的患者,在未获知细菌培养及药敏结果前,或无法获取培养标本时,可根据患者的感染部位、基础疾病、发病情况、发病场所、既往抗菌药物用药史及其治疗反应等推测可能的病原体,并结合当地细菌耐药性监测数据,先给予抗菌药物经验治疗。待获知病原学检测及药敏结果后,结合先前的治疗反应调整用药方案;对培养结果阴性的患者,应根据经验治疗的效果和患者情况采取进一步诊疗措施。

二、选用适当的疗程和剂量

🔲 拓展阅读33-2 抗菌药物的分级管理

选药时按照药物的抗菌作用及其体内过程特点,综合患者病情、病原菌种类及抗菌药物特点制订抗菌治疗方案。一般按各种抗菌药物的治疗剂量范围给药。治疗重症感染(如血流感染、感染性心内膜炎等)和抗菌药物不易达到部位的感染(如中枢神经系统感染等)时,抗菌药物剂量宜较大(治疗剂量范围高限);而治疗单纯性下尿路感染时,由于多数药物尿药浓度远高于血药浓度,则可应用较小剂量(治疗剂量范围低限)。

抗菌药物疗程因感染不同而异，一般宜用至体温正常、症状消退后 72～96 小时，有局部病灶者需用药至感染灶控制或完全消散。但感染性心内膜炎、化脓性脑膜炎、伤寒、布鲁菌病、骨髓炎、B 族链球菌咽炎和扁桃体炎、侵袭性真菌病、结核病等需较长的疗程方能彻底治愈，并减少或防止复发。

三、抗菌药的预防性应用

预防性应用抗菌药物可以防止细菌可能引起的感染，但不适当的预防性用药可引起病原菌高度耐药，发生继发感染而难以控制。

预防性用药应具有严格而明确的指征，仅限于经临床证明确实有效的少数情况。如风湿性心脏病患者进行口腔或泌尿道手术时，预防感染性心内膜炎；烧伤患者预防败血症；胸腹部手术后用药预防感染等。上呼吸道感染、病毒感染、昏迷、休克等患者不宜常规预防性应用抗菌药物。

四、抗菌药物的联合应用

单一药物可有效治疗的感染不需联合用药，仅在下列情况时有指征联合用药。

1. 病原菌尚未查明的严重感染，包括免疫缺陷者的严重感染。

2. 单一抗菌药物不能控制的严重感染，需氧菌及厌氧菌混合感染，2 种及 2 种以上复合菌感染，以及多重耐药菌或泛耐药菌感染。

3. 需长疗程治疗，但病原菌易对某些抗菌药物产生耐药性的感染，如某些侵袭性真菌病；或病原菌含有不同生长特点的菌群，需要应用不同抗菌机制的药物联合使用，如结核和非结核分枝杆菌。

4. 毒性较大的抗菌药物，联合用药时剂量可适当减少，但需有临床资料证明其同样有效。如两性霉素 B 与氟胞嘧啶联合治疗隐球菌脑膜炎时，前者的剂量可适当减少，以减少其毒性反应。

联合用药时宜选用具有协同或相加作用的药物联合，如青霉素类、头孢菌素类或其他 β-内酰胺类与氨基糖苷类联合。联合用药通常采用 2 种药物联合，3 种及 3 种以上药物联合仅适用于个别情况，如结核病的治疗。此外，必须注意联合用药后药物不良反应亦可能增多。

（赵　娜）

数字课程学习

　○教学 PPT　　○导入案例解析　　○复习与自测　　○更多内容……

第三十四章 抗 生 素

章前引言

　　抗生素(antibiotics)是由各种微生物(包括细菌、真菌、放线菌属)产生的,能杀灭或抑制其他微生物的物质。抗生素分为天然抗生素和人工半合成抗生素,前者是从微生物培养液中直接提取获得的,后者是对天然抗生素进行结构改造而获得的。本章节主要介绍β-内酰胺类、大环内酯类、氨基糖苷类等常用抗生素。

• 学习目标 •

　　1. 阐述常用天然青霉素、半合成青霉素和头孢菌素类药物的特点、适应证、不良反应和用药护理注意事项。

　　2. 阐述大环内酯类抗生素抗菌作用、用途、不良反应和用药护理注意事项。

　　3. 阐述氨基糖苷类抗生素的共性,理解庆大霉素、阿米卡星的用途、不良反应和用药护理注意事项。

　　4. 知道四环素类的抗菌谱、适应证、不良反应和用药护理注意事项。

　　5. 具备观察药物的疗效、不良反应及做出正确处理的能力,能够熟练进行用药护理,正确指导患者合理用药。

思维导图

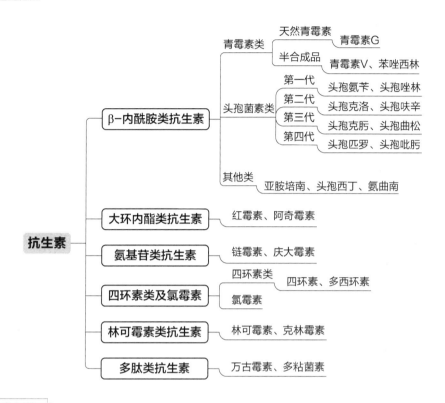

思维导图内容：

抗生素
- β-内酰胺类抗生素
  - 青霉素类
    - 天然青霉素——青霉素G
    - 半合成品——青霉素V、苯唑西林
  - 头孢菌素类
    - 第一代——头孢氨苄、头孢唑林
    - 第二代——头孢克洛、头孢呋辛
    - 第三代——头孢克肟、头孢曲松
    - 第四代——头孢匹罗、头孢吡肟
  - 其他类——亚胺培南、头孢西丁、氨曲南
- 大环内酯类抗生素——红霉素、阿奇霉素
- 氨基苷类抗生素——链霉素、庆大霉素
- 四环素类及氯霉素
  - 四环素类——四环素、多西环素
  - 氯霉素
- 林可霉素类抗生素——林可霉素、克林霉素
- 多肽类抗生素——万古霉素、多粘菌素

案例导入

患者,女,44岁,因感染性心内膜炎入院。以前曾多次使用过青霉素,均未出现过敏现象。入院后做青霉素皮试(-),随后注射青霉素120万 U。注射后患者立即出现头晕、面色苍白、呼吸急促症状,随即昏倒,脉搏消失,心跳停止。诊断:青霉素过敏性休克。

问题:

1. 目前该患者该如何处理?
2. 怎样预防青霉素过敏性休克的发生?

第一节　β-内酰胺类抗生素

β-内酰胺类抗生素(β-lactam antibiotics)是指化学结构中具有β-内酰胺环的抗生素,包括青霉素类与头孢菌素类,以及新发展起来的非典型β-内酰胺类抗生素、β-内酰胺酶抑制剂及其复方制剂等。本类抗生素具有品种较多、适应证广、抗菌活性强、毒性低等优点,是临床最常用的抗生素之一。多数β-内酰胺类抗生素具有相似的抗菌机制,即通过抑制细菌细胞壁合成,造成细胞壁缺损以及菌体肿胀、裂解、内容物外漏而致细菌死亡。细菌可以通过产生β-内酰胺酶裂解β-内酰胺环等机制而耐药。

一、青霉素类

📖 拓展阅读34-1　青霉素的发现

青霉素类(penicillins)是6-氨基青霉烷酸(6-APA)的衍生物,按来源不同可分为天然青霉素和半合成青霉素。

(一) 天然青霉素

青霉素 G

【抗菌作用】青霉素 G(penicillin G)又称苄青霉素,抗菌作用很强,对下列细菌有高度抗菌活性。

1. 大多数革兰氏阳性(G⁺)球菌　包括革兰氏阳性球菌中的溶血性链球菌、草绿色链球菌、肺炎球菌等,对肠球菌敏感性较差。不产生β-内酰胺酶的金黄色葡萄球菌对青霉素敏感,但产生β-内酰胺酶的金黄色葡萄球菌对其高度耐药。

2. 革兰氏阳性杆菌　包括白喉杆菌、炭疽杆菌、破伤风杆菌、梭状芽孢杆菌等。

3. 革兰氏阴性(G⁻)球菌　其中脑膜炎奈瑟菌对青霉素高度敏感,但对青霉素敏感的淋病奈瑟球菌日益少见。

4. 螺旋体、放线杆菌　多种螺旋体(梅毒、回归热、鼠咬热等)及多数牛放线菌对青霉素敏感。

其抗菌特点为:①对敏感菌有杀灭作用,对革兰氏阳性菌作用强,对革兰氏阴性菌作用弱;②对繁殖期细菌作用强而对静止期细菌作用弱或无作用;③非超剂量使用情况下对人体细胞无损伤。

【临床应用】本药肌内注射或静脉滴注为治疗下列敏感菌所致感染的首选药。

1. 革兰氏阳性球菌感染　如溶血性链球菌引起的蜂窝组织炎、丹毒、猩红热、咽炎、扁桃体炎、心内膜炎等;肺炎球菌引起的大叶性肺炎、脓胸、支气管肺炎等;甲型溶血性链球菌引起的心内膜炎;敏感金黄色葡萄球菌引起的疖、痈、败血症等。

2. 革兰氏阳性杆菌感染　用于白喉、破伤风、气性坏疽和流产后产气荚膜梭菌所致的败血症的治疗。但因青霉素 G 对细菌产生的外毒素无效,故必须加用抗毒素血清。

3. 革兰氏阴性球菌感染　脑膜炎奈瑟菌所致流行性脑脊髓膜炎,淋病奈瑟菌所致淋病,后者因耐药菌株逐渐增多,应根据药敏试验确定是否选用。

4. 螺旋体感染　用于梅毒、钩端螺旋体病、回归热的治疗。

5. 放线菌病　可用较大剂量青霉素治疗。

📖 **在线案例 34-1　青霉素过敏**

【不良反应】

1. 局部反应　肌内注射青霉素 G 可产生局部疼痛、红肿或硬结甚至周围神经炎，以钾盐多见、钠盐轻微。热敷、按摩可减轻症状。

2. 过敏反应　在各种药物中居首位，各种类型的过敏反应都可出现。皮肤过敏（荨麻疹、药疹等）和血清病样反应较多见，一般不严重，停药后或服用 H₁ 受体阻断药后症状可消失。偶见过敏性休克，表现为呼吸困难、血压下降、昏迷、抽搐等症状，患者可因抢救不及时而死于循环衰竭、呼吸衰竭和中枢抑制。故一旦发生过敏性休克，应及时抢救：立即皮下或肌内注射 0.1% 肾上腺素 0.5～1 ml，必要时半小时后可重复；严重者应稀释后缓慢静脉注射或滴注，心脏停搏者可心内注射，并可合用糖皮质激素、H₁ 受体阻断药以增强抢救效果。对呼吸困难者予以人工呼吸、氧气吸入，必要时气管切开。

3. 赫氏反应（Herxheimer reaction）　应用青霉素 G 治疗梅毒、钩端螺旋体病时，患者症状突然加重，表现为全身不适、寒战、发热、咽痛、肌痛、心跳加快等症状，发生于用药 6～8 小时内，一般于 12～24 小时后消失，该现象称为赫氏反应。可能是由于螺旋体抗原与相应抗体发生免疫反应或螺旋体释放非内毒素致热原引起。

4. 毒性反应　少见。肾功能低下者，大剂量注射青霉素 G 钠盐或钾盐易引起高血钠、高血钾和水电解质紊乱，严重者抑制心脏功能。鞘内注射或大剂量静脉滴注，可因脑脊液药物浓度过高引起腱反射亢进、肌肉痉挛、抽搐、昏迷及严重精神症状等神经系统反应，称为青霉素脑病。多见于老年人、婴儿及肾功能不全者。大剂量注射青霉素 G 还可导致凝血功能障碍。

5. 二重感染　在青霉素 G 治疗敏感菌引起的感染性疾病过程中，可能发生以耐药金黄色葡萄球菌、革兰氏阴性杆菌或白念珠菌为主的二重感染。

📱 **云视频 34-1　青霉素的过敏反应及防治**

【禁忌证】用药前应询问患者有无过敏史，对 24 小时内未应用过青霉素者，应做皮内敏感试验。试验结果阳性者，应禁用。对青霉素或其他青霉素类药物过敏者、有过敏性疾患及过敏状态者禁用。

【药物相互作用】经肾小管分泌排泄的药物如保泰松、丙磺舒、吲哚美辛、阿司匹林等，可竞争性地抑制青霉素经肾小管排泄，血药浓度增高，抗菌作用增强，作用时间延长；红霉素、四环素类、氯霉素类等抑菌药与青霉素合用可产生拮抗效应，降低青霉素的杀菌作用，故不宜合用。

（二）半合成青霉素类

天然青霉素虽具有杀菌力强、毒性低等优点，但抗菌谱窄、不耐酸、口服无效、不耐酶、易发生过敏性休克等。为弥补上述不足，在其母核 6-APA 上引入不同侧链，可获得耐酸、耐酶、广谱、抗革兰氏阴性菌、抗铜绿假单胞菌等不同品种的半合成青霉素，但对敏感菌的抗菌强度总的来看并不比天然青霉素 G 强，且还与后者有交叉过敏反应。

因此,用药前均须先做皮肤过敏试验,阴性者才能使用。常用半合成青霉素类药物的作用特点及临床应用见表34-1。

表 34-1 半合成青霉素类药物的作用特点及其应用

药物分类	作用特点	临床应用
耐酸青霉素 青霉素 V(penicillin V,苯氧甲基青霉素)	①抗菌谱类似青霉素,抗菌活性不及青霉素 G;②耐酸,口服吸收好;③不耐酶	主要用于革兰氏阳性菌所致的轻度感染,不宜用于严重感染
耐酶青霉素 苯唑西林(oxacillin,新青霉素 Ⅱ) 氯唑西林(cloxacillin) 氟氯西林(flucloxacillin)	①抗菌谱同青霉素 G,但抗菌活性较低、不及青霉素 G;②耐酸,口服吸收好,宜饭前 1 小时服用;③耐酶,对甲氧西林耐药的金黄色葡萄球菌无效;④不易通过血脑屏障,对中枢感染无效	主要用于耐青霉素的金黄色葡萄球菌感染
广谱青霉素 氨苄西林(ampicillin) 阿莫西林(amoxicillin,羟氨苄青霉素)	①对革兰氏阳性菌和革兰氏阴性菌都有杀菌作用,疗效与青霉素 G 相当;②耐酸,可口服;③不耐酶,对耐药金黄色葡萄球菌感染无效	主要用于敏感菌所致的呼吸道、尿路、胆管感染以及伤寒治疗;也可用于慢性活动性胃炎和消化性溃疡的治疗
抗铜绿假单胞菌广谱青霉素 羧苄西林(carbenicillin,羧苄青霉素) 替卡西林(ticarcillin) 哌拉西林(piperacillin,氧哌嗪青霉素) 美洛西林(mezlocillin) 阿洛西林(azlocillin)	①对革兰氏阴性菌抗菌谱广、作用强,特别是对铜绿假单胞菌有强大作用;②对产青霉素酶的金黄色葡萄球菌无效;③不耐酸、不耐酶,只能静脉给药	主要用于治疗铜绿假单胞菌、大肠埃希菌、变形杆菌、流感杆菌、伤寒沙门菌等所致的呼吸道、泌尿道、胆管感染和败血症
抗革兰阴性菌青霉素 美西林(mecillinam) 替莫西林(temocillin) 匹美西林(pivmecillinam)	①对革兰氏阴性杆菌作用强,但对铜绿假单胞菌无效,对革兰氏阳性菌作用弱;②抑菌药,无杀菌作用,若与作用于其他青霉素结合蛋白的抗菌药合用可提高疗效	主要用于敏感菌引起的泌尿生殖系统、皮肤及软组织感染的治疗

二、头孢菌素类

📖 在线案例 34-2 头孢菌素类抗生素不良反应

🎦 云视频 34-2 头孢菌素类抗生素

　　头孢菌素类(cephalosporins)是以头孢菌素的母核7-氨基头孢烷酸(7-ACA)接上不同侧链而制成的一系列半合成抗生素。与青霉素类有着相似的理化特性、生物活性、作用机制和临床应用。此类药物具有抗菌谱广、杀菌力强、对β-内酰胺酶较稳定以及过敏反应少(与青霉素有部分交叉过敏现象)等特点。根据头孢菌素的抗菌谱、抗革兰氏阴性菌活性、对β-内酰胺酶的稳定性、对肾脏的毒性及临床应用的差异可分为四代,其制剂及作用特点和临床应用见表34-2。头孢菌素类为杀菌药,抗菌机制与青霉素类相同。

表34-2　常用头孢菌素类药物的作用特点及临床应用

药物分类	作用特点	临床应用
第一代头孢菌素 头孢氨苄(cefalexin) 头孢羟氨苄(cefadroxil) 头孢唑啉(cefazolin) 头孢拉定(cefradine)	①抗菌谱较窄,对革兰氏阳性菌(包括对青霉素耐药的产酶金黄色葡萄球菌)的抗菌作用优于第二和第三代头孢菌素,对革兰氏阴性菌的作用较弱,对铜绿假单胞菌和厌氧菌无效;②对β-内酰胺酶稳定性弱;③有一定的肾毒性	主要用于敏感的革兰氏阳性菌或耐药性金黄色葡萄球菌引起的呼吸道、泌尿道、皮肤及软组织感染
第二代头孢菌素 头孢呋辛(cefuroxime) 头孢孟多(cefamandole) 头孢克洛(cefaclor) 头孢呋辛酯(cefuroximeaxetil) 头孢丙烯(cefprozil)	①抗菌谱较广,对革兰氏阳性菌的作用不如第一代头孢菌素,对革兰氏阴性菌的抗菌作用明显增强,对厌氧菌有效,对铜绿假单胞菌无效;②对多种β-内酰胺酶较稳定;③肾毒性较第一代头孢菌素低	主要用于一般的革兰氏阴性菌感染,部分药物如头孢呋辛、头孢孟多对脑膜炎、败血症也有效
第三代头孢菌素 头孢噻肟(cefotaxime) 头孢曲松(ceftriaxone) 头孢哌酮(cefoperazone) 头孢他啶(ceftazidime) 头孢克肟(cefixime) 头孢泊肟酯(cefpodoximeproxetil)	①抗菌谱广,对革兰氏阳性菌的抗菌作用不如第一代和第二代头孢菌素,对革兰氏阴性菌具有强大作用,对铜绿假单胞菌、厌氧菌等有不同程度的抗菌作用;②对β-内酰胺酶具有高度稳定性;③基本无肾毒性;④组织穿透力强,分布较广,在脑脊液中能达到有效药物浓度	主要用于严重耐药的革兰氏阴性杆菌感染(特别是危及生命者),包括败血症、脑膜炎、肺炎、骨髓炎、中性粒细胞减少、免疫功能低下患者严重感染的治疗,严重的铜绿假单胞菌感染,以及以革兰氏阴性菌为主要致病菌兼有厌氧菌或革兰氏阳性菌的混合感染;为避免细菌对第三代头孢菌素产生耐药性,能用其他抗菌药物有效控制的感染,第三代头孢菌素一般不作首选药物;头孢他啶为目前抗铜绿假单胞菌作用最强者,头孢曲松、头孢哌酮可用于治疗伤寒

（续表）

药物分类	作用特点	临床应用
第四代头孢菌素 头孢匹罗（cefpirome） 头孢吡肟（cefepime）	①抗菌谱更为广泛，对革兰氏阳性菌、革兰阴性菌均有强大抗菌作用，对铜绿假单胞菌的活性与头孢他啶基本相仿，对某些第三代头孢菌素耐药菌仍有抗菌活性，对多数厌氧菌有抗菌活性；②对 β-内酰胺酶高度稳定；③基本无肾毒性	主要用于对第三代头孢菌素耐药的细菌感染，或是由敏感菌引起的用其他抗菌药物难以控制的严重感染

【不良反应】毒性较低，不良反应较少，主要不良反应如下。

1. 过敏反应　多为皮疹、荨麻疹等，过敏性休克罕见，但少数药物与青霉素类之间有交叉过敏现象。

2. 胃肠道反应　口服给药可发生恶心、食欲减退、腹泻等反应。

3. 二重感染　第三代、第四代头孢菌素偶见二重感染。

4. 肾毒性　大剂量使用第一代头孢菌素类如头孢噻吩、头孢噻啶和头孢氨苄时可致肾毒性，这与损害近曲小管细胞有关。

5. "醉酒样"反应　亦称"双硫仑样"反应。头孢菌素类药物能抑制乙醇代谢关键酶乙醛脱氢酶的功能，在使用头孢拉啶、头孢哌酮、头孢孟多、头孢曲松期间或停药1周内，服用含有乙醇的液体可使患者体内乙醇不能代谢、产生蓄积而呈醉酒状，并出现呼吸困难、腹部绞痛、恶心、呕吐、出汗、口干等症状。严重时，心率加快可达120次/min，出现血压下降、心绞痛或急性肝损伤、烦躁不安、视觉模糊、精神错乱甚至休克等不良反应，应紧急抢救。

　　拓展阅读34-2　双硫仑样反应

6. 其他　静脉给药时可能发生静脉炎；第二代头孢菌素类药头孢克洛可致转氨酶增高，头孢孟多能引起嗜酸性粒细胞增多。头孢哌酮、头孢孟多可致低凝血酶原症或血小板数量减少，患者可有出血症状。大剂量使用头孢菌素可发生头晕、头痛、可逆性中毒性精神病等中枢神经系统反应。

【禁忌证】对本类药物过敏、有青霉素过敏性休克史者禁用；对青霉素过敏患者如病情需要时可慎用，但需做好抢救准备。哺乳期妇女慎用；有胃肠道疾病史者，特别是溃疡性结肠炎或抗生素相关性结肠炎者慎用。

【药物相互作用】第一代头孢菌素类药物与其他具有肾毒性药物（如氨基糖苷类抗生素、强效利尿药等）合用时，可加重肾损害。本类药物可抑制肠道细菌合成维生素 K，用药期间可并发出血，不宜与抗凝药、非甾体抗炎药合用。

　　处方分析34-1　上呼吸道感染处方

三、其他 β-内酰胺类

(一) 非典型 β-内酰胺类

本类药物包括碳青霉烯类、头霉素类、氧头孢烯类、单环 β-内酰胺类。常用药物及特点如表 34-3 所示。

表 34-3　常用非典型 β-内酰胺类抗生素的作用特点、临床应用及不良反应

药物分类	作用特点	临床应用	不良反应
碳青霉烯类 亚胺培南（imipenem，羟羧氧酰胺菌素） 美罗培南（meropenem） 厄他培南（ertapenem） 帕尼培南（panipenem，克倍宁）	①抗菌谱广、抗菌作用强；②对 β-内酰胺酶高度稳定，但可被某些细菌产生的金属酶水解）；③体内分布广	主要用于革兰氏阳性和阴性需氧菌、厌氧菌，以及甲氧西林耐药金黄色葡萄球菌所致的各种严重感染；亚胺培南在体内易被肾脱氢肽酶水解失效，临床所用的制剂是与肾脱氢肽酶抑制药西司他丁 1∶1 配伍的制剂泰能（tienam，泰宁），注射用才能起效	恶心、呕吐、腹泻、药疹和静脉炎，一过性转氨酶升高；亚胺培南剂量较大时可致惊厥、意识障碍、癫痫等严重中枢神经系统反应以及肾损害等
头霉素类 头孢西丁（cefoxitin） 头孢美唑（cefmetazole）	①抗菌谱广，对革兰氏阳性菌和革兰氏阴性菌均有较强的杀菌作用，与第二代头孢菌素相同，可高效杀灭厌氧菌；②由于对 β-内酰胺酶高度稳定，故对耐青霉素金黄色葡萄球菌以及对头孢菌素的耐药菌有较强活性；③分布广泛	用于治疗由需氧菌和厌氧菌引起的盆腔、腹腔及妇科的混合感染	皮疹、静脉炎、蛋白尿、嗜酸性粒细胞增多等
氧头孢烯类 拉氧头孢（latamoxef） 氟氧头孢（flomoxef）	①抗菌谱广，对革兰氏阳性菌和革兰氏阴性菌、厌氧菌均有较强的杀菌作用，与第三代头孢菌素相似；②对 β-内酰胺酶极稳定；③分布广泛，脑脊液中浓度高	用于治疗尿路、呼吸道、妇科、胆管感染及脑膜炎、败血症	以皮疹最为多见，偶见转氨酶升高、凝血酶原减少或血小板功能障碍所致出血
单环 β-内酰胺类 氨曲南（aztrenam）	①对革兰氏阴性菌有强大的抗菌作用，对革兰氏阳性菌、厌氧菌作用弱；②耐酶、低毒、分布广；③与青霉素类和头孢菌素类交叉过敏少	用于大肠埃希菌、沙门菌属、克雷伯菌和铜绿假单胞菌等所致的下呼吸道感染、尿路感染、脑膜炎、败血症的治疗，亦可用于腹腔内感染、妇科感染、	不良反应少而轻，主要为注射部位疼痛、皮疹、转氨酶升高、胃肠道不适等

（续表）

药物分类	作用特点	临床应用	不良反应
		术后伤口及烧伤、溃疡等皮肤软组织感染等；可用于青霉素过敏患者，或作为氨基糖苷类的替代品	

（二）β-内酰胺酶抑制药及复方制剂

📖 在线案例34-3　肺部感染后使用β-内酰胺类抗生素

β-内酰胺酶抑制药（β-lactamaseinhibitors）主要是针对细菌产生的β-内酰胺酶而发挥作用，目前临床常用的有3种：克拉维酸（clavulanicacid，棒酸）、舒巴坦（sulbactam，青霉烷砜）和他唑巴坦（tazobactam，三唑巴坦）。它们的共同特点是：①本身没有或只有较弱的抗菌活性，通过抑制了β-内酰胺酶，从而保护了β-内酰胺类抗生素的活性，与β-内酰胺类抗生素联合应用或组成复方制剂使用，可增强后者的药效、扩大抗菌谱；②β-内酰胺酶抑制药对不产酶的细菌无增强效果。β-内酰胺酶抑制药与抗生素组成的常用复方制剂见表34-4。临床上常用的有氨苄西林-舒巴坦、阿莫西林-克拉维酸、头孢哌酮-舒巴坦等。需要指出的是，β-内酰胺类抗生素和β-内酰胺酶抑制剂联合应用，可提高因产酶而耐药的细菌对抗生素的敏感性，但长期使用仍有耐药性继续产生或加重的可能，导致感染更难以控制。因此，对联合的复方制剂应更加严格控制其适应证，强调合理用药，杜绝滥用。

表34-4　β-内酰胺酶抑制药常用复方制剂

制剂组成分类	药　名	商　品　名
广谱青霉素与β-内酰胺酶抑制剂	氨苄西林-舒巴坦 阿莫西林-克拉维酸	舒氨西林、凯兰欣、优立欣（unasyn） 复方阿莫西林、奥格门汀（aμgmentin）、安灭菌
抗铜绿假单胞菌广谱青霉素与β-内酰胺酶抑制剂	哌拉西林-他唑巴坦 替卡西林-克拉维酸	他巴星（tazocin） 泰门汀（timentin）、特美汀
第三代头孢菌素与β-内酰胺酶抑制剂	头孢曲松-舒巴坦 头孢哌酮-舒巴坦 头孢噻肟-舒巴坦	新菌必治 舒普深（sulperazone）、瑞普欣、舒巴哌酮 新治菌（newcefotoxin）

四、β-内酰胺类抗生素的用药护理

1. 青霉素G用药前　①充分了解药物的理化性质，青霉素水溶液室温不稳定并易产生致敏物，故应用本品须新鲜配制。②注意配制和给药方法，青霉素静脉滴注时只能用0.9%的氯化钠注射液配制；肌内注射用注射用水溶解，宜臀大肌深部肌内注射，每

日 3～4 次方能显效。③预防青霉素过敏反应的发生,用药前询问过敏史,有青霉素过敏史者禁用。初次使用、用药间隔 24 小时以上或换批号者必须做皮肤过敏试验,反应阳性者禁用。④为降低不良反应和耐药性的发生率,避免在饥饿时注射青霉素,避免局部用药。⑤不在没有急救药物(如肾上腺素)和抢救设备的条件下使用。

2. 青霉素 G 用药中 ①青霉素皮试存在假阴性现象,用药过程中要注意观察患者,随时做好抢救青霉素过敏反应的准备。②青霉素 G 不要超大剂量使用,每日剂量应小于 2 500 万 U,且给药速度不宜过快,应定期检测电解质。

3. 青霉素 G 用药后 患者需在注射地点观察 30 min,无反应者方可离去。同时进行护理评价,主要是疗效评价,及时把评价结果反馈给医生。

4. 注意青霉素 G 配伍禁忌 ①青霉素与林可霉素、四环素、头孢噻吩、万古霉素、两性霉素 B、红霉素、间羟胺、苯妥英钠、去甲肾上腺素、异丙嗪、维生素 B、维生素 C 等在体外混合时易发生溶液浑浊,故不可混合后静脉给药。②青霉素易被酸、碱、醇、重金属离子破坏,应避免合用。③青霉素与氨基酸营养液配伍,可增强青霉素的抗原性,故不可配伍使用。④青霉素如与氨基糖苷类抗生素配伍,因药物相互作用导致疗效减弱,故不能混合加入同一容器内给药。

5. 头孢菌素类抗生素 ①用药前询问用药史和过敏史,评估过敏体质,了解医嘱选择药物的依据和种类特点,既往有明确的青霉素和头孢菌素速发型过敏史者,拟使用头孢菌素时须选择与过敏药物侧链不同的头孢菌素,获得患者知情同意后,以拟用头孢菌素进行皮试。告诫患者用药期间和停药 1 周内不要饮酒或饮用含乙醇的饮料,也不可使用含乙醇的药剂或食用含乙醇类的食品(如酒心巧克力)等;介绍双硫仑反应的症状和防治措施。②用药中,因皮试有"假阴性"现象,应密切观察患者反应,一旦发生过敏反应,处置方法同青霉素。③用药后进行护理评价,一般给药 2～3 天后感染症状未有明显改善者,应建议配合药敏试验修正给药方案,同时注意检查肾功能,避免长期应用。

第二节 大环内酯类抗生素

大环内酯类(macrolides)是一类具有 14～16 元大环内酯环结构的抗菌药,属快速抑菌药,高浓度时杀菌。抗菌机制是能与细菌核糖体的 50S 亚基结合、抑制细菌蛋白质合成,对哺乳动物核糖体几无影响。第一代药物有红霉素,第二代药物有阿奇霉素、罗红霉素和克拉霉素,第三代药物泰利霉素(telithromycin,替利霉素)和喹红霉素(cethromycin)。本类药的共同特点为:①抗菌谱与青霉素相似且略广,主要作用于革兰氏阳性菌和革兰氏阴性球菌、厌氧菌以及军团菌、衣原体和支原体等;②细菌对本类各药间有不完全交叉耐药性;③在碱性环境中抗菌活性较强,治疗尿路感染时常需碱化尿液;④口服后不耐酸,酯化物可增加口服吸收;⑤血药浓度低,组织中浓度相对较高,痰、皮下组织及胆汁中药物浓度明显超过血药浓度;⑥不易透过血脑屏障;⑦主要经胆汁排泄,有肝肠循环;⑧毒性低、不良反应少,口服后的主要不良反应为胃肠道反应,静脉给药易引起血栓性静脉炎。

一、常用药物

红 霉 素

【抗菌作用】红霉素(erythromycin)对革兰氏阳性菌具有强大的抗菌作用,革兰氏阴性菌如脑膜炎球菌、淋球菌、流感杆菌、百日咳杆菌、布氏杆菌及军团菌(legionella)等对红霉素也都高度敏感。对某些螺旋体、肺炎支原体及螺杆菌有抑制作用。细菌对红霉素易产生耐药性,但停药数月后又可恢复对其的敏感性。本类药物间存在不完全的交叉耐药性。

【临床应用】

1. 作为替代品用于对青霉素过敏的革兰氏阳性菌感染;亦用于耐青霉素的金黄色葡萄球菌感染。

2. 首选治疗军团菌病、白喉带菌者、支原体肺炎、沙眼衣原体所致婴儿肺炎及结肠炎、弯曲杆菌所致败血症或肠炎。

3. 也可用于其他革兰氏阳性球菌,如肺炎球菌、溶血性链球菌等引起的感染;还可替代青霉素用于治疗炭疽、气性坏疽、放线菌病、梅毒等。

【不良反应】

1. 胃肠道反应　发生率高,口服或静脉给药均可引起,表现为恶心、呕吐、腹痛、腹泻等。

2. 肝损害　如转氨酶升高、肝大及胆汁淤积性黄疸等,一般于停药后数日可恢复。

3. 耳毒性　每日红霉素剂量大于 4 g,用药 1~2 周易出现,以听力下降为主,也可损伤前庭功能,老年人发生率高,应慎用。

4. 心脏毒性　静脉滴注过快时易发生,表现为心电图复极异常,临床可出现晕厥甚至猝死。

5. 其他　口服红霉素可出现伪膜性肠炎,静脉给药可发生血栓性静脉炎。过敏反应可见药疹、药热等。

⏵ 处方分析 34-2　三叉神经痛处方

【药物相互作用】红霉素与茶碱类药物同服,可抑制茶碱类药物代谢,出现后者的中毒反应;与华法林、卡马西平合用,可抑制两药在肝内的代谢,增强其药效和毒性;本品与林可霉素等作用机制相同,应避免联用。

阿 奇 霉 素

阿奇霉素(azithromycin)的抗菌谱较红霉素广,增加了对革兰氏阴性菌的抗菌作用,对某些细菌表现为快速杀菌作用;口服吸收快、分布广、组织细胞内游离浓度高(高于同期血浆浓度的 10～100 倍）；半衰期是大环内酯类中最长者，每日用药 1 次即可；对肺炎支原体作用最强，临床作为儿童支原体肺炎的首选治疗药；对衣原体感染、军团菌肺炎、淋病有较好疗效。不良反应轻，绝大多数患者均能耐受，轻、中度肝肾功能不全者可以应用。

罗红霉素

罗红霉素（roxithromycin）的抗菌谱与红霉素相似，对肺炎支原体、衣原体等有较强作用，对革兰氏阳性菌、厌氧菌作用似红霉素，对流感嗜血杆菌作用较弱。口服吸收良好，血液与组织中的浓度高于红霉素；半衰期为 12～14 小时，每日用药 1～2 次即可；不良反应少，有胃肠道反应，偶见肝功能异常。

克拉霉素

克拉霉素（clarithromycin）的抗菌活性强于红霉素，对酸作用稳定，口服吸收完全且迅速，不受进食影响，分布在组织中的浓度明显高于血液中的浓度。对革兰氏阳性菌、军团菌、肺炎衣原体是大环内酯类中作用最强的，对沙眼衣原体、肺炎支原体、流感嗜血杆菌、厌氧菌作用强于红霉素。主要用于呼吸道、消化道感染，也常用于消化道溃疡抗幽门螺杆菌的治疗。胃肠道反应轻于红霉素。

◎ 处方分析 34 - 3　上呼吸道支原体感染处方

◎ 在线案例 34 - 4　支原体肺炎用药护理

二、大环内酯类抗生素的用药护理

1. 本类药物有胃肠道反应，饭后服用可减轻。肌内注射局部刺激性大，故不宜肌内注射。

2. 乳糖酸红霉素为红霉素的注射制剂，临床用于静脉滴注给药。乳糖酸红霉素滴注液的配制方法：先加灭菌注射用水（切不可用生理盐水或其他无机盐溶解）10 ml 至 500 mg 乳糖酸红霉素粉针瓶中或加 20 ml 至 1 g 乳糖酸红霉素粉针瓶中，用力振摇至溶解。然后加到生理盐水或其他电解质溶液中稀释，缓慢静脉滴注，注意红霉素浓度控制在 1%～5%。溶解后也可加到含葡萄糖的溶液中稀释，但因葡萄糖溶液偏酸性，必须每 100 ml 溶液中加入 4% 碳酸氢钠溶液 1 ml。

◎ 云视频 34 - 3　红霉素的配制和使用方法

3. 其他　本品有肝毒性，故长期用药需定期检查肝功能，避免与其他肝毒性药物合用；不能与酸性药同时使用。

第三节　氨基糖苷类抗生素

氨基糖苷类（aminoglycosides）抗生素由氨基糖分子和非糖部分的苷元结合而成，包

括两大类：一类为天然品，如链霉素、庆大霉素、卡那霉素、妥布霉素等；另一类为人工半合成品，如阿米卡星、奈替米星等。

一、氨基糖苷类抗生素的共性

氨基糖苷类抗生素的化学结构基本相似，均为有机碱。除链霉素水溶液性质不稳定外，其他药物水溶性好、性质稳定，在抗菌谱、抗菌机制、吸收、肾排泄及不良反应等方面也有共同特点。

【抗菌作用】抗菌机制主要是阻碍细菌蛋白质的合成，属静止期杀菌药。氨基糖苷类抗生素对各种需氧革兰氏阴性菌，如大肠埃希菌、肠埃希杆菌属、变形杆菌属等具高度抗菌活性，对沙雷菌属、产气杆菌属、布氏杆菌属、沙门菌属、志贺菌属、嗜血杆菌属及分枝杆菌也具有抗菌作用。氨基糖苷类对革兰氏阴性球菌，如淋球菌、脑膜炎球菌的作用较差。对流感杆菌及肺炎支原体呈中度敏感，但临床疗效不显著。铜绿假单胞菌只对庆大霉素、阿米卡星、妥布霉素敏感，其中对妥布霉素敏感性最强。对各型链球菌的作用微弱，肠球菌对此类药物多耐药，但金黄色葡萄球菌包括耐青霉素菌株对之敏感。结核杆菌对链霉素、卡那霉素、阿米卡星均敏感。此类药物在碱性环境中抗菌活性增强。

【临床应用】主要用于敏感需氧革兰氏阴性杆菌所致的全身感染，如呼吸道、泌尿道、皮肤软组织、胃肠道、烧伤、创伤及骨关节感染等。利用该类药物口服不吸收的特点，可以用于消化道感染、肝昏迷的治疗及肠道术前准备。制成外用软膏、眼膏或冲洗液治疗局部感染。此外，链霉素、卡那霉素可作为结核治疗药物。

【不良反应】主要是耳毒性和肾毒性，尤其在儿童和老人更易引起。

1. 耳毒性　包括前庭神经和耳蜗听神经损伤。前庭功能损害表现为眩晕、头昏、恶心、呕吐、眼球震颤、共济失调。耳蜗功能损害表现为耳鸣、听力降低，甚至永久性耳聋。该毒性还能影响子宫内的胎儿。

　云视频34-4　氨基糖苷类抗生素的耳毒性及其预防

2. 肾毒性　老年人、剂量过高以及与其他肾毒性药物如呋塞米、多黏菌素、两性霉素B等合用时易发生。氨基糖苷类是诱发药源性肾衰竭的最常见因素，主要经肾排泄并在肾（尤其是皮质部）蓄积，损害近曲小管上皮细胞，临床可见蛋白尿、管型尿、尿中红细胞，尿少，严重者可发生氮质血症及无尿等。

3. 神经肌肉阻断作用　与给药剂量和给药途径有关，最常见于大剂量腹膜内、胸膜内给药或静脉滴注速度过快，也偶见于肌内注射后；可引起心肌抑制、血压下降、肢体瘫痪和呼吸衰竭。此毒性反应临床上常被误诊为过敏性休克，抢救时应立即静脉注射新斯的明和钙剂。重症肌无力患者禁用。

4. 过敏反应　氨基糖苷类可以引起嗜酸粒细胞增多，各种皮疹、发热等过敏症状，也可引起严重过敏性休克，尤其是链霉素引起的过敏性休克发生率仅次于青霉素G。

过敏反应防治措施同青霉素,应注意同时静脉注射钙剂,疗效更好。

【药物相互作用】

1. 氨基糖苷类与两性霉素、杆菌肽、头孢噻吩、多黏菌素或万古霉素合用能增加肾毒性。

2. 呋塞米、依他尼酸、红霉素及甘露醇等能增加氨基糖苷类的耳毒性,苯海拉明、美克洛嗪、布克利嗪等抗组胺药可掩盖氨基糖苷类的耳毒性,应避免合用。

3. 氨基糖苷类能增强骨骼肌松弛药及全身麻醉药引起的肌肉松弛作用,可导致呼吸抑制。

4. 与碱性药物合用时可提高抗菌活性,但毒性也相应增加。禁止与碱性药物联用。

二、常用氨基苷类抗生素

链 霉 素

链霉素(streptomycin)是第一个氨基糖苷类抗生素,也是第一个用于治疗结核病的药物。口服不吸收,肌内注射吸收快,每次注射有效浓度可达 6～8 小时,年龄超过 40 岁者药物半衰期可延长至 9 小时;主要分布于细胞外液,大部分经肾排泄,肾功能不全时,排泄减慢。

【临床应用】链霉素对多数革兰氏阴性菌有强大的抗菌作用,但因毒性与耐药性问题,限制了它的临床应用。

1. 鼠疫与兔热病(土拉菌病) 链霉素是首选药,特别是与四环素联合用药已成为目前治疗鼠疫最有效的手段。

2. 布氏杆菌病 链霉素与四环素合用也有满意的疗效。

3. 甲型溶血性链球菌引起的感染性心内膜炎 以青霉素 G 合并链霉素为首选;对肠球菌引起者也须青霉素 G、链霉素合用治疗,但部分菌株对链霉素耐药,可改用庆大霉素或妥布霉素。

4. 结核病 链霉素必须与其他抗结核药联合应用,以延缓耐药性的发生。

5. 链霉素与青霉素或氨苄西林合用,可预防细菌性心内膜炎及呼吸、胃肠道及泌尿系统手术后感染。

拓展阅读34-3 鼠疫

【不良反应】治疗剂量链霉素可引起头痛、头晕、呕吐、耳鸣、平衡失调和眼球震颤,多是可逆的;严重者可致永久性耳聋。肾毒性相对较轻,但肾功能不全者仍应慎用。

庆大霉素

庆大霉素(gentamicin)是目前临床最常用的广谱氨基糖苷类。其水溶液稳定,口服吸收很少,常采用肌内注射或静脉滴注给药。体内过程与链霉素相仿,主要经肾排泄,并在肾皮质中积聚,部分经胆汁入肠。

【临床应用】目前广泛用于治疗敏感菌感染。

1. 治疗各种革兰氏阴性杆菌导致的败血症、骨髓炎、肺炎、腹膜感染、脑膜炎等,尤其对沙雷菌属作用更强,为氨基糖苷类中的首选药。

2. 铜绿假单胞菌感染　庆大霉素常与羧苄西林合用可获协同作用,但两药不可同时混合滴注,因后者可使本药的活力降低。

3. 病因未明的革兰氏阴性杆菌混合感染　庆大霉素与广谱半合成青霉素类(羧苄西林或哌拉西林等)或头孢菌素联合应用可以提高疗效。

4. 与羧苄西林、氯霉素联合治疗革兰氏阴性杆菌感染引起的心内膜炎。

5. 口服可用于肠道感染或肠道术前准备。

6. 局部用于皮肤和黏膜表面、眼、耳、鼻部感染,但因可致光敏感反应,大面积应用易致吸收毒性,故少作局部应用。

【不良反应】主要不良反应是前庭神经功能损害,肾毒性较多见。

在线案例 34-5　肾小球肾炎用药护理

处方分析 34-4　心力衰竭、肾功能不全合并泌尿系统感染处方

妥布霉素

妥布霉素(tobramycin)的抗菌作用与庆大霉素相似,对铜绿假单胞菌作用较庆大霉素强 2~4 倍,且对庆大霉素耐药者仍有效,对其他革兰氏阴性菌作用弱于庆大霉素。临床主要用于治疗铜绿假单胞菌所致的各种感染(如烧伤、败血症等),通常应与青霉素类或头孢菌素类药物合用;也可用于其他严重的革兰氏阴性杆菌感染,但一般不作为首选药。不良反应主要表现为耳毒性和肾毒性,均较庆大霉素轻,但仍应警惕。

阿米卡星

阿米卡星(amikacin)又称丁胺卡那霉素,本品为卡那霉素的半合成衍生物,是抗菌谱最广的氨基糖苷类抗生素。肌内注射,主要分布于细胞外液,不易透过血脑屏障。其突出优点是对许多肠道革兰氏阴性菌和铜绿假单胞菌所产生的钝化酶稳定,故对耐药菌感染仍能有效控制。其主要治疗对其他氨基糖苷类耐药菌株(包括铜绿假单胞菌)所致的感染;另一优点是与 β-内酰胺类联合可获协同作用,故可与羧苄西林或第三代头孢合用。本品连续静脉滴注治疗中性粒细胞减少或其他免疫缺陷者感染,可获满意效果。

大观霉素

大观霉素(spectinomycin)又称淋必治,是由链霉菌所产生的一种氨基环醇类(aminocyclitols)抗生素,对淋病奈瑟球菌有高度抗菌活性,主要经尿排泄。临床唯一适应证是无并发症的淋病,限于对青霉素、四环素等耐药的淋病患者或对青霉素过敏者。

三、氨基糖苷类抗生素的用药护理

1. 本类药物口服很难吸收,多采用肌内注射,一般不主张静脉给药,以免因血药浓

度骤然升高引起呼吸骤停而死亡。用于治疗全身性感染时必须以注射方式给药,通常治疗急性感染疗程不宜超过 14 天。本类药物静脉给药时不宜与其他药物同瓶滴注。

2. 应加强给药期间的监护

(1)为防止和减少本类药物耳毒性的发生,用药中应经常询问患者是否有眩晕、耳鸣等先兆症状;有些患者自觉症状不明显,应定期做听力仪器检查。有镇静作用的药物因可抑制患者的反应性,合用时也要慎重。

(2)应定期进行肾功能检查,有条件时应做血药浓度监测。肾功能减退患者慎用或调整给药方案。

3. 与 β-内酰胺类药物合用时不能混合于同一容器,否则易使氨基糖苷类药物失活。

第四节　四环素类及氯霉素

一、四环素类

四环素类可分为天然品与半合成品两类。天然品有土霉素、四环素等,半合成品有多西环素和米诺环素。四环素类属快速抑菌剂,在高浓度时也有杀菌作用。抗菌机制为与核糖体 30S 亚基结合,抑制细菌蛋白质合成。

四　环　素

四环素(tetracycline)因抗菌谱广、口服有效、使用方便等特点,曾长期广泛用于临床,故耐药菌株多,对一般细菌感染的疗效不理想且不良反应较多,现临床主要治疗特殊病原体感染。

【抗菌作用】抗菌谱广,对革兰氏阳性菌作用强于革兰氏阴性菌。对革兰氏阳性菌的作用不如青霉素类和头孢菌素类,对革兰氏阴性菌的作用不如氨基糖苷类及氯霉素类,对衣原体、支原体、立克次体、螺旋体、放线菌有抑制作用,能间接抑制阿米巴原虫。对铜绿假单胞菌、结核杆菌、伤寒杆菌无效。

【临床应用】首选治疗立克次体感染(斑疹伤寒、恙虫病等)、支原体感染(支原体肺炎)、衣原体感染(如鹦鹉热、沙眼等)、某些螺旋体感染(如回归热)以及布氏杆菌感染,还可首选治疗肉芽肿荚膜杆菌感染引起的腹股沟肉芽肿、霍乱。也用于敏感革兰氏阳性菌和阴性菌引起的呼吸道、胆管、泌尿系统及皮肤软组织感染。对青霉素 G 过敏的淋病、梅毒、放线菌病选用四环素较好,而泌尿系统、肠道感染则服用土霉素更佳。

【不良反应】

1. 胃肠道反应　口服后直接刺激胃肠黏膜而引起恶心、呕吐、上腹不适、腹胀、腹泻等症状,尤以土霉素多见。

2. 二重感染　正常人的口腔、鼻咽、肠道等都有微生物寄生,菌群间维持平衡的共生状态。广谱抗生素长期应用,使敏感菌受到抑制,而不敏感菌乘机在体内繁殖生长,造成二重感染,又称菌群交替症;多见于老幼和体质衰弱、抵抗力低的患者。此外,合并应用肾上腺皮质激素、抗代谢药或抗肿瘤药物也容易诱发二重感染。常见的二重感染主要有以下两种。①真菌病:致病菌以白念珠菌最多见,临床表现为口腔鹅口疮、肠炎,应立即停药并同时进行抗真菌治疗。②难辨梭状芽孢杆菌引起的伪膜性肠炎,可引起肠壁坏死,体液渗出,剧烈腹泻,导致脱水或休克,有死亡危险。此种情况必须停药,并口服万古霉素或甲硝唑治疗。

3. 影响骨骼与牙齿生长 四环素类能与新形成的骨、牙中所沉积的钙相结合,使牙齿黄染、牙釉质发育不全,极易发生龋齿;影响骨骼发育,引起胎儿、婴幼儿骨骼发育畸形或生长抑制。

4. 其他 长期大量口服或静脉给药(每日剂量超过 $1\sim2$ g)可造成严重肝损害,也能加剧原有的肾功能损伤。四环素类抗生素还可引起药热和皮疹等过敏反应。

【禁忌证】孕妇、哺乳期妇女及 8 岁以下儿童禁用;原有肝肾功能不全者禁用。

【药物相互作用】因四环素类能与多价阳离子如 mg^{2+}、Ca^{2+}、Al^{3+} 及 Fe^{2+} 等形成难溶的络合物,故不宜与含上述离子的药物和食物合用;与 H_2 受体阻断药、抗酸药合用可减少其吸收;酸性药物如维生素 C,可促进四环素吸收;四环素与利尿药(如呋塞米)合用,可加重肾功能损害;四环素与其他肝毒性药物(如抗肿瘤化疗药)合用,可加重肝功能损害。

多西环素

多西环素(doxycycline)又称强力霉素,其抗菌谱与四环素相似,但抗菌作用强 $2\sim10$ 倍,具有强效、速效、长效的特点;对土霉素、四环素耐药的金黄色葡萄球菌感染有疗效。口服吸收良好,不受食物影响。大部分药物随胆汁进入肠腔排泄,肠道中的药物多以无活性的结合型或络合型存在,很少引起二重感染。少量药物经肾脏排泄,肾功能减退时粪便中的药物排泄增多,故肾衰竭时也可使用。多西环素主要用于敏感菌所致的呼吸道感染(如老年慢性气管炎、肺炎、麻疹肺炎)、泌尿道感染及胆管感染等,特别适用于合并肾功能不全的肾外感染患者,对前列腺炎也有较好的疗效。不良反应少于四环素。

米诺环素

米诺环素(minocycline)又称二甲胺四环素,是长效、高效半合成四环素,抗菌谱与四环素相近,抗菌作用为四环素类中的最强者,对四环素耐药的金黄色葡萄球菌、链球菌和大肠埃希菌对本品仍敏感。对肺炎支原体、沙眼衣原体和立克次体也有较强作用。主要用于治疗酒糟鼻、痤疮和沙眼衣原体所致的性传播疾病以及上述耐药菌引起的感染,对疟疾也有一定的效果。不良反应与其他四环素类基本相同,但能引起可逆性前庭反应,包括恶心、呕吐、头昏、眼花及运动失调等,女性多于男性,老年人多于年轻人。常在开始服药时出现,停药后 $24\sim48$ 小时可消失。用药期间不宜从事高空、驾驶和精密作业。

二、氯霉素

氯霉素(chloramphenicol，chloromycetin)作为第一个广谱抗生素用于临床，曾广泛用于各种革兰氏阳性菌和革兰氏阴性菌感染，但因不良反应严重，目前主要用于某些严重感染。

【抗菌作用】属速效抑菌广谱抗生素，高浓度可杀菌。抗菌作用机制是与核糖体50S亚基结合，抑制细菌蛋白质的合成。氯霉素对革兰氏阴性菌的抗菌作用强于阳性菌，尤其对淋病奈瑟球菌、脑膜炎奈瑟菌、肺炎链球菌、伤寒杆菌、痢疾杆菌、流感杆菌、副流感杆菌和百日咳杆菌作用较强；对革兰氏阳性菌的抗菌活性不如青霉素类。对螺旋体、支原体、衣原体及立克次体感染也有效。

【临床应用】

1. 细菌性脑膜炎和脑脓肿　氯霉素在脑脊液中的浓度较其他抗生素高且具有杀菌作用，可与青霉素合用治疗脑脓肿；亦可治疗多药耐药流感嗜血杆菌引起的病情严重、危及生命的脑膜炎及对其他药物耐药或疗效不佳的脑膜炎。

2. 伤寒　首选氟喹诺酮类或第三代头孢菌素，因氯霉素价格低廉，某些国家和地区仍用于伤寒。

3. 立克次体感染　对各种立克次体感染性疾病(如恙虫病、斑疹伤寒等)均有效。

4. 其他　与其他抗菌药联合使用，治疗腹腔或盆腔的厌氧菌感染；也可作为眼科病原菌感染(如沙眼)的局部治疗用药。

【不良反应】

1. 血液系统毒性　①可逆性血细胞减少：白细胞和血小板数量减少，并伴有贫血。这一反应与剂量和疗程有关，一旦发现应及时停药；可以恢复，但部分患者可能发展成致死性再生障碍性贫血或急性髓细胞性白血病。②不可逆的再生障碍性贫血：与剂量疗程无直接关系。一次用药亦可发生，虽然少见，但病死率高，幸存者日后发展为白血病的概率很高。

2. 灰婴综合征　因早产儿和新生儿的肝药酶系统尚不完善(缺乏葡萄糖醛酸转移酶)、肾脏排泄功能低下，对氯霉素代谢缓慢、消除能力低，使氯霉素在体内蓄积，表现为腹胀、吐奶、循环衰竭、呼吸困难、进行性血压下降、皮肤苍白和发绀，故称灰婴综合征。常见于用药 2 天后，一旦发生，2 天内病死率可达 40%。儿童及成年人肝肾功能不良也可发生类似症状。

3. 其他　氯霉素可致胃肠道反应(恶心、呕吐、腹泻等)和二重感染，但比四环素轻；少数患者可出现皮疹及血管神经性水肿等过敏反应，停药后可消失。少数患者有溶血性贫血、视神经炎、视力障碍等。

【禁忌证】肝肾功能不良、婴儿、早产儿、葡萄糖-6-磷酸脱氢酶(G6PD)缺陷者禁用；孕妇、哺乳期妇女慎用。

【药物相互作用】氯霉素为肝药酶抑制剂，可使与它合用的药物如双香豆素、苯妥英钠等代谢速度减慢,因此合用时应适当减少用药剂量。氯霉素的结合位点十分接近大环内酯类和克林霉素的作用位点,这些药物同时应用可能相互竞争相近的靶点而产生拮抗作用,应避免联用。

三、四环素类和氯霉素的用药护理

1. 口服四环素时应足量饮水(>200 ml)送服,可减轻胃肠道反应;因刺激性大,禁止肌内注射;静脉滴注易引起静脉炎。长期用药应定期检查血常规和肝肾功能。

2. 多西环素溶液遇光不稳定,易致光敏反应;静脉注射时,患者可出现舌麻木及口腔异味感或呕吐。

3. 氯霉素应重点做好不良反应监控,定期检查血常规,及时观察患者是否出现贫血、出血、咽痛、低热、疲乏等症状,及时报告并采取有效措施。

第五节　林可霉素类抗生素

　　📖　在线案例 34-6　静脉滴注阿米卡星和林可霉素致呼吸衰竭

一、常用药物

林可霉素(lincomycin,洁霉素)、克林霉素(clindamycin,氯洁霉素)为林可霉素类抗生素的代表药物。两药具有相同的抗菌谱和抗菌机制,因克林霉素口服吸收好、抗菌活性高、毒性较小和临床疗效优于林可霉素,故临床常用。

【抗菌作用】两药对金黄色葡萄球菌(包括耐青霉素者)、溶血性链球菌、甲型溶血性链球菌、肺炎球菌及大多数厌氧菌都有良好的抗菌作用。对革兰氏阴性菌大多无效。抗菌机制与大环内酯类相同,能与核糖体 50S 亚基结合,抑制细菌蛋白质合成。故两类药不宜合用。

【临床应用】主要用于敏感需氧革兰阳性球菌引起的呼吸道、骨及关节、胆管等感染,用于治疗厌氧菌引起的感染也有较好疗效。首选治疗金黄色葡萄球菌引起的骨髓炎。

【不良反应】两药口服或注射均可引起胃肠道反应,一般反应轻微,表现为食欲减退、恶心、呕吐、胃部不适和腹泻,但也有出现严重的伪膜性肠炎者,多见于林可霉素。

　　▶　处方分析 34-5　支气管炎处方

二、林可霉素类抗生素的用药护理

　　📱　云视频 34-5　林可霉素

1. 注意本类药物的作用位点与大环内酯类相同而发生竞争性拮抗,不宜与其合用。

2. 静脉给药过快可致低血压、心脏骤停等,应注意给药速度。

3. 经常作为青霉素过敏患者使用的替换药物,但自身也有过敏现象,不良反应发生率较高,应予以重视。如长期使用本类药物,应注意观察有无肠道感染症状,积极防治二重感染。

第六节 多肽类抗生素

一、常用药物

(一) 万古霉素类

万古霉素(vancomycin)与去甲万古霉素(demethylvancomycin)属多肽类化合物,化学结构相近,作用相似,后者略强,仅对革兰氏阳性菌有强大的杀菌作用。抗菌机制为阻碍细菌细胞壁合成。口服不吸收,肠中浓度高,广泛分布于各组织。

【临床应用】

万古霉素主要用于治疗耐青霉素的金黄色葡萄球菌引起的严重革兰氏阳性菌感染(尤其是耐甲氧西林金黄色葡萄球菌和耐甲氧西林表皮葡萄球菌的感染),如败血症、肺炎、心内膜炎、结肠炎等。口服给药用于治疗伪膜性肠炎。

【不良反应】

1. 过敏反应 可见斑块样皮疹、药热和过敏性休克,快速静脉滴注万古霉素可在面部、颈部及躯干上部出现极度皮肤潮红、红斑、荨麻疹、心动过速和血压降低等症状,称"红人综合征"。但去甲万古霉素很少引起。

2. 耳毒性 大剂量、长疗程可致听力减退、耳鸣,甚至耳聋。及早发现,听力可恢复正常。

3. 肾毒性 损伤肾小管,轻者表现为蛋白尿、管型尿,严重可见少尿、血尿甚至肾衰竭。

4. 其他 口服有恶心、呕吐、金属异味和眩晕,静脉给药偶发血栓性静脉炎。

替考拉宁

替考拉宁(teicoplanin)又称肽可霉素或壁霉素,是与万古霉素类似的新型糖肽类抗生素,其抗菌谱及抗菌活性与万古霉素相似。对金黄色葡萄球菌的作用比万古霉素强,不良反应更少。对厌氧的及需氧的革兰氏阳性菌均有抗菌活性。敏感菌有金黄色葡萄球菌、凝固酶阴性葡萄球菌(包括对甲氧西林敏感及耐药菌)、链球菌、肠球菌、单核细胞性李斯特菌、细球菌、JK 组棒状杆菌和革兰氏阳性厌氧菌(包括艰难梭状芽孢杆菌和消化球菌)。本品主要用于治疗各种严重的革兰氏阳性菌感染,包括不能用青霉素类及头孢菌素类抗生素治疗或上述抗生素治疗失败的严重葡萄球菌感染,或对其他抗生素耐药的葡萄球菌感染;还可用于敏感菌所致的下呼吸道感染、泌尿道感染、败血症、心内膜炎、腹膜炎、骨关节感染、皮肤软组织感染、心内膜炎及持续卧床腹膜透析相关性腹膜炎;亦可作为万古霉素和甲硝唑的替代药。当矫形手术有革兰氏阳性菌感染的高危因素时,本品也可作预防用。

(二) 多黏菌素类

多黏菌素类(polymyxins)是从多黏杆菌培养液中提取的一组多肽抗生素,临床仅用多黏菌素 B(polymyxin B)、多黏菌素 E(polymyxin E,抗敌素)和多黏菌素 M(polymyxin M)。多黏菌素属窄谱慢效杀菌药,只对革兰氏阴性杆菌作用强,特别是铜绿假单胞菌作用显著,对革兰氏阴性球菌、革兰氏阳性菌和真菌无效。不易产生耐药性,一旦出现则本类药物之间有交叉耐药。毒性较大,主要为肾损害,也可引起一系列神经系统症状。因此,临床应用受限,主要用于耐药的铜绿假单胞菌及革兰氏阴性杆菌引起的尿路感染、败血症、脑膜炎等,需注射给药。

二、多肽类抗生素的用药护理

1. 本类药物的使用要重点做好不良反应的防治,提前告知患者给药后可能出现的反应和注意事项。

2. 万古霉素类药给药期间应注意观察患者的尿量,是否有头昏、耳鸣等症状,定期检查听力、肾功能等。注意控制静脉滴注速度,不宜过快,更不能静脉推注。避免合用有耳毒性、肾毒性的药物,如氨基糖苷类抗生素、呋塞米等。

3. 多黏菌素类药应缓慢静脉滴注。用药期间如出现眩晕、视力模糊、运动失调等症状,以及蛋白尿、血尿、管型尿等,应及时停药。避免与麻醉剂、肌松剂、氨基糖苷类等药物合用。注意观察肾损害情况,进行必要检查。

第七节　常用制剂和用法

1. 青霉素钠　注射剂:40 万、80 万、100 万 U。临用前配成溶液。肌内注射:每日剂量为 80 万～200 万 U,分 3～4 次给予;静脉滴注适用于重症:每日剂量为 200 万～1 000 万 U,分 2～4 次给予。

2. 普鲁卡因青霉素　注射剂:40 万、80 万 U,肌内注射。每次 40 万～80 万 U,每日 1～2 次。

3. 苄星青霉素　注射剂:60 万、120 万 U,肌内注射。每次 60 万～120 万 U,成人每月 1～2 次,儿童每月 1 次。

4. 青霉素 V 钾　片剂:20 万、40 万、80 万 U,口服。每次 20 万～80 万 U,每日 3～4 次。

5. 苯唑西林钠　片剂或注射剂:0.5、1、2 g。口服:成人每次 0.5～1 g,每日 4～6

次；儿童每日剂量 50～100 mg/kg，分 4～6 次。肌内注射：剂量同口服。静脉滴注：每日 4～6 g，儿童每日剂量 50～100 mg/kg。

6. 氯唑西林钠 胶囊剂：125、250、500 mg，口服。每次 250～500 mg，每日 4 次。注射剂：0.5、1 g。每次 0.5～1 g，每日 3～4 次，肌内注射；每次 1～2 g，每日 3～4 次，静脉滴注。

7. 氟氯西林 片剂：125 mg，口服。成人每次 250 mg，每日 3 次。注射剂：0.5、1 g。每次 250 mg，每日 3 次，肌内注射；每次 500 mg，每日 4 次，静脉注射。

8. 氨苄西林胶囊剂：250、500 mg，口服。成人每次 0.25～1 g，每日 4 次；小儿每日剂量 250 mg/kg，每日 2～4 次。注射剂：0.5、1、2 g。肌内注射：成人每日剂量 2～4 g，分 4 次给药；儿童每日剂量 50～100 mg/kg，分 4 次给药。静脉滴注或注射：成人每日剂量 4～8 g，分 2～4 次给药。重症感染患者每日剂量可以增加至 12 g，每日最高剂量为 14 g；儿童每日剂量 100～200 mg/kg，分 2～4 次给药，每日最高剂量 300 mg/kg。

9. 阿莫西林 胶囊剂、片剂：125、250 mg，口服。成人每次 0.5～1 g，每 6～8 小时 1 次；儿童每日剂量 40～80 mg/kg，分 3～4 次服用。肌内注射或稀释后静脉滴注，每次 0.5～1 g，每日 3～4 次；儿童每日 50～100 mg/kg，分 3～4 次给药。

10. 羧苄西林钠 注射剂：1、2、5 g，静脉滴注和静脉注射。中度感染：成人每日剂量 8 g，分 2～3 次肌内注射或静脉注射，儿童每 6 小时 12.5～50 mg/kg；严重感染：成人每次 10～30 g，分 2～4 次静脉滴注或注射，儿童每日剂量 100～300 mg/kg，分 4～6 次注射。

11. 替卡西林 注射剂：1、3、6 g。按每克药物用 4 ml 溶剂溶解后缓缓静脉注射或加入适量溶剂中静脉滴注 0.5～1 小时，成人每日剂量 200～300 mg/kg，分次给予；或每次 3 g，根据病情每 3、4 或 6 小时 1 次。儿童每日剂量为 200～300 mg/kg。婴儿每日剂量为 225 mg/kg，7 日龄以下婴儿则为每日 150 mg/kg，均分次给予。

12. 哌拉西林 注射剂：0.5、1 g，静脉注射或静脉滴注。中度感染：成人为每日 8 g，分 2 次静脉滴注。严重感染：每次 3～4 g，每 4～6 小时静脉滴注或注射，每日总剂量不超过 24 g；儿童每日剂量 100～200 mg/kg，分 3～4 次给药，每日最大剂量 300 mg/kg。肌内注射：成人每日剂量 4～6 g；儿童每日剂量 80～100 mg/kg，分 3～4 次注射。

13. 美西林 注射剂：0.5、1 g，肌内注射、静脉注射。成人每次剂量 400～600 mg，每日 4 次，重症每次 800 mg；儿童每日剂量 30～50 mg/kg，分 4 次给药。

14. 头孢氨苄 片剂：125、250 mg，口服。成人每次 0.25～500 mg，每日 4 次，每日最高剂量 4 g；儿童每日剂量 25～50 mg/kg，每日 4 次。

15. 头孢羟氨苄 胶囊剂：125、250 mg，口服。成人每次 0.5～1 g，每日 2 次；儿童每次 15～20 mg/kg，每日 2 次。

16. 头孢唑啉 注射剂：500 mg，静脉缓慢推注、静脉滴注或肌内注射。成人每次 0.5～1 g，每日 2～4 次；严重感染可增加至每日 6 g，分 2～4 次静脉给予。儿童每日剂量 50～100 mg/kg,分 2～3 次给药。

17. 头孢拉定　片剂:250、500 mg,口服。成人每日剂量 1～2 g,分 3～4 次服用。儿童每日剂量 25～50 mg/kg,分 3～4 次服用。注射剂:0.5、1.0、2.0 g,肌内注射、静脉注射或静脉滴注。成人每日剂量 2～4 g,分 4 次注射,每日最高剂量 4 g;儿童每日剂量 50～100 mg/kg,分 4 次注射。

18. 头孢呋辛钠　注射剂:250、750、1 250 mg。肌内注射:常用剂量为每次 250～500 mg,每日 2～3 次;儿童每日剂量 20～40 mg/kg,分 3 次给药。静脉滴注:成人每次 0.75～1.5 g,每日 3 次。重症感染剂量加倍,每次 1.5 g,每日 4 次;儿童 30～100 mg/kg,分 3～4 次给药。

19. 头孢孟多　注射剂:500、1 000 mg,肌内注射、缓慢静脉注射(3～5 min)或静脉滴注。成人每日剂量 2～8 g,分 3～4 次给药,不宜超过每日 12 g;儿童每日剂量 50～150 mg/kg,每日 3～4 次。

20. 头孢克洛　胶囊剂:250 mg,口服。成人常用剂量为每次 250 mg,每日 3 次,严重感染患者剂量可加倍,但每日总量不超过 4 g;儿童每日剂量 20 mg/kg,分 3 次给药,重症可按每日 40 mg/kg 给予,但每日剂量不超过 1 g。本品宜空腹口服。

21. 头孢噻肟　注射剂:500、1 000 mg,肌内注射、静脉注射、静脉滴注。成人每日剂量 2～6 g,分 2～3 次注射,每日最高剂量为 12 g;儿童每日剂量 50～100 mg/kg,必要时每日剂量 200 mg/kg,分 2～3 次给药。

22. 头孢曲松　注射剂:250、500、1 000 mg。肌内注射:成人每次 1 g,每日 1 次。缓缓静脉注射:成人每次 1 g,每日 1 次。静脉滴注:成人每日剂量 2～4 g,分 2～4 次注射;儿童每日剂量 20～80 mg/kg,分 2 次给药。

23. 头孢哌酮钠　注射剂:1、2 g,静脉注射、肌内注射。成人每次 1～2 g,每日 2～4 次;儿童每日剂量 50～150 mg/kg,分 2～4 次给药。

24. 头孢他啶　注射剂:250、500、1 000 mg。成人每日剂量 2～6 g,分 2～3 次静脉滴注或静脉注射;儿童每日剂量 30～100 mg/kg,分 2～3 次静脉滴注,每日最高剂量不超过 6 g。

25. 美罗培南　注射剂:0.5、1 g,肌内注射或静脉注射。每次 0.5～1 g,每日 3～4 次。

26. 头孢西丁　注射剂:1 g,肌内注射、静脉注射或静脉滴注。成人每日剂量 3～8 g,分 3～4 次给药;儿童每日剂量 45～120 mg/kg,分 4～6 次给药。

27. 拉氧头孢　注射剂:0.5、1 g。肌内注射、静脉注射或静脉滴注。成人每日剂量 1～2 g,分 2 次给药,重症者每日 4 g 或更高剂量;儿童每日剂量 40～80 mg/kg,重症者可增至 150 mg/kg,分 2～4 次给药。

28. 氨曲南　注射剂:1 g,肌内注射、静脉注射或静脉滴注。成人每次 0.5～2 g,每日 2～4 次(静脉滴注时加入 100 ml 生理盐水中,于 30 min 内滴完)。

29. 红霉素　肠溶片:125、250 mg,口服。成人每日剂量 0.75～2 g,分 3～4 次给

药;儿童每日剂量 20～40 mg/kg,分 3～4 次给药;治疗军团菌病成人每次 0.5～1.0 g,
每日 4 次。注射剂:250、300 mg,静脉滴注。成人每次 0.5～1 g,每日 2～3 次;儿童每
日剂量 20～30 mg/kg,分 2～3 次;治疗军团菌病成人每日 3～4 g,分 4 次给药,每日不
超过 4 g。

30. 阿奇霉素　片剂:125、250、500 mg,口服,饭前 1 小时或餐后 2 小时服用。成
人每日剂量 500 mg,每日 1 次,连续 3 天,或第 1 天 500 mg,第 2～5 天每日 250 mg;儿
童第 1 天 10 mg/kg,每日 1 次(每日最大剂量不超过 500 mg),第 2～5 天,每日按体重
5 mg/kg 顿服(每日最大剂量不超过 250 mg)。注射剂:500 mg,静脉滴注。成人每次
500 mg,每日 1 次,至少连续用药 2 天;继之换用口服制剂,每日 500 mg,7～10 天为
1 个疗程。

31. 克拉霉素　片剂:250、500 mg,口服。成人每次 250 mg,每 12 小时 1 次;重症
感染者每次 500 mg,每 12 小时 1 次,根据感染的严重程度应连续服用 6～14 天。儿童
每次 7.5 mg/kg,每 12 小时 1 次,根据感染的严重程度应连续服用 5～10 天。

32. 罗红霉素　片剂:150、250、300 mg,空腹口服,一般疗程为 5～12 天。成人
每次 150 mg,每日 2 次;也可每次 300 mg,每日 1 次。儿童每次 2.5～5 mg/kg,每日
2 次。

33. 链霉素　注射剂:0.75、1、2 g,肌内注射。成人每日剂量 0.75～2 g,分 1～
2 次给药;儿童每日剂量 15～25 mg/kg,分 1～2 次,每日最高剂量不超过 1 g。

34. 庆大霉素　片剂:20、40 mg,颗粒:10、40 mg,肠溶片:40 mg,缓释片:40 mg,泡
腾片:100 mg;口服。成人每日剂量 240～640 mg,分 4 次服用;儿童每日剂量 10～
15 mg/kg,分 3～4 次服;用于肠道感染或术前准备,分 4 次服用。注射剂:2 万、4 万、8
万 U,肌内注射或稀释后静脉滴注:成人每日剂量 160～240 mg,儿童每日剂量 3～
5 mg/kg,分 3～4 次给予;忌与青霉素等混合滴注。鞘内及脑室内给药:成人每次 4～
8 mg,小儿(3 个月以上)每次 1～2 mg,2～3 天 1 次。

35. 妥布霉素　注射剂:10 mg/ml、40 mg/ml、80 mg/2 ml,肌内注射或静脉滴注。
成人每次 1～1.7 mg/kg,每 8 小时 1 次,疗程 7～14 天。儿童:早产儿或出生 7 天内的
小儿,每次 2 mg/kg,每 12～24 小时 1 次;其他小儿,每次 2 mg/kg,每 8 小时 1 次。

36. 阿米卡星　注射剂:200 mg(20 万 U),肌内注射或静脉滴注。成人对常用抗菌
药耐药者,每 12 小时 200 mg 或 7.5 mg/kg,或每 24 小时 15 mg/kg,每日不超过 1.5 g,
疗程不超过 10 天;儿童首剂按体重 10 mg/kg,继以每 12 小时 7.5 mg/kg,或每 24 小时
15 mg/kg。

37. 大观霉素　注射剂:2 g(200 万 U),臀大肌深部肌内注射。成人每次 2 g,每日
1～2 次,严重者可增至极量,每次 4 g;儿童 30～40 mg/kg,新生儿禁用。临用前,每 2 g
本品加入 0.9%苯甲醇注射液 3.2 ml,振摇,使呈混悬液。

38. 四环素　片剂:250 mg,口服。成人每次 0.25～500 mg,每日 4 次;8 岁以上儿
童每日剂量 25～50 mg/kg,分 4 次给药。注射剂:250、250、500 mg,静脉滴注。成人

每日剂量 1～1.5 g,分 2～3 次给药,滴注药液浓度约为 0.1%;8 岁以上儿童每日剂量 10～20 mg/kg,分 2 次给药,每日剂量不超过 1 g。

39. 多西环素 片剂:50、100 mg,口服。成人首次 200 mg,以后每次 100 mg,每日 1～2 次;8 岁以上儿童首次 4 mg/kg,以后每次 2～4 mg/kg,每日 1～2 次。

40. 米诺环素 片剂或胶囊剂:50、100 mg,口服。成人首次 200 mg,以后每 12 小时 100 mg;或在首次量后,每 6 小时服用 50 mg。

41. 氯霉素滴眼液 滴眼剂:外用,滴眼。每次 1～2 滴,每日 3～5 次。

42. 林可霉素 片剂:250、500 mg,口服,宜空腹服用。成人每日剂量 1.5～2 g,分 3～4 次给药;儿童每日剂量 30～60 mg/kg,分 3～4 次口服。注射剂:200 mg/ml、0.6 g/2 ml,肌内注射。成人每日剂量 0.6～1.2 g;儿童每日剂量 10～20 mg/kg,分次注射。静脉滴注:成人每次 600 mg,每日 2～3 次,每 600 mg 溶于 100～200 ml 输液中,滴注 1～2 小时;儿童每次 10～20 mg/kg。需注意静脉滴注时每 600 mg 溶于不少于 100 ml 的溶液中,滴注时间不少于 1 小时。儿童小于 4 周龄者不用本品。

43. 克林霉素 胶囊剂:75、150 mg,口服。成人每次 150～300 mg,每日 4 次,重症感染可增至每次 450 mg,每日 4 次;儿童每日剂量 8～16 mg/kg,分 3～4 次给药。注射剂:300 mg/2 ml、600 mg/4 ml。肌内注射:深部肌内注射。肌内注射的容量每次不超过 600 mg,超过此容量应改为静脉给药。静脉滴注:成人每日剂量 0.6～1.2 g,分 2～4 次给药;严重感染者每日 1.2～2.4 g,分 2～4 次给药。儿童每日剂量 15～25 mg/kg,分 3～4 次应用;严重感染者每日 25～40 mg/kg,分 3～4 次应用。儿童小于 4 周龄者不用。

44. 万古霉素 胶囊剂:125、250 mg,口服。成人每日剂量 0.5～2 g,分 3～4 次给药,每日剂量不超过 4 g,连服 7～10 天;儿童每日剂量 40 mg/kg,分 3～4 次给药,每日剂量不超过 2 g,连服 7～10 天。注射剂:500 mg,静脉滴注。成人每日剂量 2 g,每 6 小时 500 mg 或每 12 小时 1 g,老年人剂量减半,滴注时间在 1 小时以上。儿童每次总量 10 mg/kg,每 6 小时滴注 1 次,每次给药时间 1 小时以上。

45. 去甲万古霉素 注射剂:0.4 g。缓慢静脉滴注:成人每日剂量 0.8～1.6 g(80 万～160 万 U),分 2～3 次静脉滴注;儿童每日剂量 16～24 mg/kg(1.6 万～2.4 万 U/kg),分 2 次静脉滴注。临用前加适量注射用水溶解。再用 250 ml 以上的氯化钠注射液或 5% 葡萄糖注射液稀释,滴注时间 1 小时以上。如采取连续滴注给药,则可将每日剂量药物加到 24 小时内所用的输液中给予。

46. 替考拉宁 注射剂:200、400 mg,肌内或静脉注射、静脉滴注。成人首剂 400 mg,以后维持剂量为 200 mg,每日 1 次,重度感染每 12 小时静脉给药 400 mg,连续 3 次,以后维持剂量 400 mg,每日 1 次;儿童前三剂负荷剂量,每 12 小时静脉注射 1 次,随后剂量为 10 mg/kg(严重感染和中性粒细胞减少者)或 6 mg/kg(中度感染),静脉或肌内注射,每日 1 次。

47. 多黏菌素 E 片剂:50 万、100 万、300 万 U,口服。每次 50 万～100 万 U,每

日 3 次。注射剂:100 万 U,肌内注射或静脉滴注。每次 50 万～100 万 U,每日 2 次,疗程不超过 7 天。

（赵　娜）

数字课程学习

○教学 PPT　○导入案例解析　○复习与自测　○更多内容……

第三十五章 人工合成抗菌药

章前引言

人工合成抗菌药是一类具有抑制和杀灭病原菌作用的化学合成药,主要有喹诺酮类、磺胺类和甲氧苄啶、硝基咪唑类及硝基呋喃类。其中氟喹诺酮类药物发展最快,目前上市品种最多,是临床普遍应用的一类人工合成抗菌药。作为护理人员应掌握人工合成抗菌药的药理作用与临床用药特点,正确指导患者合理用药,及时针对药物使用后出现的不良反应进行用药护理,以提高患者的用药依从性,发挥药物治疗的最佳效果。

学习目标

1. 阐述喹诺酮类药物和磺胺类药物的作用、临床应用、不良反应及用药护理。

2. 理解常用的硝基咪唑类抗菌药的作用、临床应用及不良反应。

3. 知道硝基呋喃类抗菌药、甲氧苄啶的作用特点及临床应用。

4. 具备观察药物疗效、不良反应及做出正确处理的能力,能够熟练进行用药护理。

5. 充分利用所学的知识进行健康教育,正确指导患者合理用药、安全用药。

思维导图

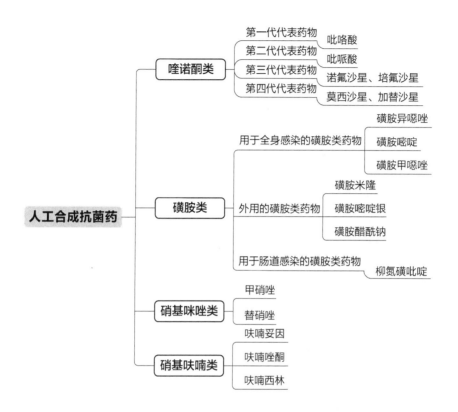

患者,男,30 岁。因一日前出现发热、恶心呕吐 8 次,伴里急后重而就诊。体格检查:体温 $39.1\,^{\circ}\mathrm{C}$,腹部有压痛,肠鸣音亢进;血常规:白细胞计数 $18.1\times10^9/\mathrm{L}$,中性粒细胞计数 $0.9\times10^9/\mathrm{L}$,淋巴细胞计数 $0.1\times10^9/\mathrm{L}$;大便常规:白细胞 + + + ,红细胞 + + ,巨噬细胞少许,大便培养有痢疾志贺菌生长。医生给予环丙沙星治疗。

问题:

1. 氟喹诺酮类有哪些不良反应?

2. 用药期间应如何进行用药护理?

第一节　喹诺酮类抗菌药

一、概述

📖 **拓展阅读 35 - 1　喹诺酮类药物的发现历史**

喹诺酮类(quinolones)抗菌药是指人工合成的一类具有 4 -喹诺酮母核的人工合成抗菌药物。根据药物发明先后和抗菌谱等不同将喹诺酮类抗菌药分为以下四代。

第一代喹诺酮类:抗菌谱窄,只对部分革兰氏阴性杆菌有效,易产生耐药性,不良反应多,代表药物萘啶酸(nalidixic acid),现已被淘汰。

第二代喹诺酮类:抗菌谱较第一代有所扩大,对大多数革兰氏阴性杆菌有效,口服易吸收,不良反应少,但血药浓度低,尿中药物浓度高,主要用于治疗肠道和尿路感染。代表药物吡哌酸(pipemidic acid)。

第三代喹诺酮类:抗菌谱进一步扩大,对革兰氏阴性菌的抗菌作用进一步加强,对某些革兰氏阳性菌也有抗菌作用;抗菌活性强,口服吸收较好,体内分布广泛,半衰期长。此类药物的母核上引入氟原子,故统称为氟喹诺酮类。目前临床应用品种多,代表药物有诺氟沙星、培氟沙星、左氧氟沙星等。

第四代喹诺酮类:与前三代相比,既保留了第三代原有的对革兰氏阴性菌的抗菌活性,又明显增强了对革兰氏阳性菌的抗菌活性,对厌氧菌的作用也增强,不良反应更小,被称为新氟喹诺酮类。代表药物有莫西沙星、加替沙星等。

【抗菌作用】属于广谱杀菌药。

1. 对革兰氏阴性杆菌如大肠埃希菌、痢疾志贺菌、变形菌、铜绿假单胞菌、流感嗜血菌、肺炎克雷伯菌、伤寒沙门菌等有强大的杀灭作用。

2. 对革兰氏阴性球菌如淋病奈瑟球菌等也有效。

3. 对革兰氏阳性球菌如金黄色葡萄球菌、溶血性链球菌、肠球菌、肺炎球菌等也有良好抗菌作用。

4. 有些品种对厌氧菌、结核分枝杆菌、衣原体、支原体也有作用。

【抗菌机制】喹诺酮类抗菌药主要是通过抑制细菌 DNA 回旋酶,干扰细菌 DNA 复制而导致细菌死亡,从而产生杀菌作用。该类药物不受质粒传导耐药性的影响,因此与其他抗菌药物之间无交叉耐药性。但本类药物之间存在交叉耐药性,随着氟喹诺酮类药物的广泛应用,耐药菌株逐渐增加,对其任何一种药物的过分使用,都会造成本类药物的药效减弱,故临床使用中应加以警惕。

【临床应用】

1. 呼吸系统感染　主要用于革兰氏阴性菌、支原体、衣原体、军团菌等感染所致的肺炎、支气管炎等。

2. 消化系统感染　用于革兰氏阴性杆菌如大肠埃希菌、痢疾志贺菌、伤寒沙门菌等引起的腹泻、胃肠炎、细菌性痢疾、伤寒或副伤寒等疾病的治疗。

3. 泌尿生殖系统感染　用于铜绿假单胞菌、肠球菌、淋病奈瑟球菌等引起的单纯性或复杂性尿路感染、前列腺炎、尿道炎或宫颈炎。

4. 骨骼系统感染　用于急、慢性骨髓炎和骨关节炎的治疗。

5. 其他　五官科、皮肤科、外科伤口感染。

【不良反应】

1. 胃肠道反应　为本类药物最常见的不良反应。患者用药后可能出现恶心、呕吐、腹痛、腹泻和食欲减退等。

2. 中枢神经系统反应　主要表现为头晕、头痛,少数患者可出现抽搐、惊厥等,不宜用于精神病和癫痫的患者。

3. 对肌肉骨骼系统的损害　影响软骨发育,引起关节肿胀、疼痛、骨损害等症状,还可引起跟腱炎、跟腱断裂、肌肉酸痛等现象。故儿童、妊娠期和哺乳期妇女禁用。

4. 过敏反应　出现药疹、皮肤瘙痒、血管神经性水肿和光敏性皮炎。

5. 心脏毒性　部分药物可引起心脏病患者 Q-T 期延长。

6. 对肝脏的影响　大剂量或长期应用易致肝损伤。

二、常用氟喹诺酮类药物

在线案例 35-1　左氧氟沙星治疗急性支气管炎

诺氟沙星

诺氟沙星(norfloxacin)为第一个含氟的喹诺酮类药物,血药浓度低,在肾脏、前列腺和胆汁中的药物浓度均明显高于血药浓度,故临床主要用于敏感菌所致的泌尿道、肠道、胆管等感染。

环丙沙星

环丙沙星(ciprofloxacin)口服吸收不完全,可广泛分布于组织和体液并达到有效浓度。抗菌谱广,对革兰氏阳性菌和阴性菌均有强大的杀灭作用,对支原体、衣原体也有作用,但对多数厌氧菌无效。临床主要用于治疗敏感菌所致的泌尿生殖系统、呼吸道、胃肠道、胆管、皮肤软组织、骨和关节等感染以及伤寒败血症。

氧氟沙星

氧氟沙星(ofloxacin)为高效广谱抗菌药,口服吸收迅速且完全,体内分布广泛,在肺、痰液、骨、耳鼻喉、前列腺均可达有效浓度,在胆汁中药物浓度可超过血药浓度。本药的主要特点一是在脑脊液中浓度高,二是在尿液中浓度居各氟喹诺酮类药物之首。

抗菌活性强,对革兰氏阴性菌和革兰氏阳性菌(包括铜绿假单胞菌和耐药金黄色葡萄球菌)、结核分枝杆菌、衣原体、支原体有作用。临床主要用于敏感菌引起的泌尿道、呼吸道、胆管、皮肤软组织、耳鼻喉、眼科感染等以及伤寒、结核等。

左氧氟沙星

左氧氟沙星(leofloxacin)为氧氟沙星的左旋异构体,抗菌谱与氧氟沙星相似,抗菌活性为氧氟沙星的2倍。最突出的特点是不良反应发生率远低于氧氟沙星,主要不良反应为胃肠道反应。临床广泛用于敏感菌所致的呼吸系统、泌尿系统、胆管、皮肤软组织、五官科的感染,本药也是抗结核病的二线药物。

莫西沙星

莫西沙星(moxifloxacin)为第四代喹诺酮类药物,抗菌谱广。对大多数革兰氏阳性菌、革兰氏阴性菌、厌氧菌、结核分枝杆菌、衣原体和支原体均有较强的抗菌活性。临床主要用于敏感菌所致的急、慢性支气管炎,上呼吸道感染,泌尿系统和皮肤软组织感染。

三、喹诺酮类药物的用药护理

1. 告知患者避免与含钙、镁、锌等金属离子的药物及抗酸药同服,若必须同服,应间隔2～4小时服用,以避免影响药物的生物利用度。

2. 嘱咐患者服药后多饮水,提前告知患者本类药物会有较轻的胃肠道反应,停药后症状会消失。

3. 部分药物会引起光敏反应,用药期间提醒患者避免阳光和紫外线直接或间接照射。如出现皮疹、瘙痒等过敏症状,应及时停药。

4. 长期用药应注意关节肿胀、疼痛和肌腱炎等症状,一旦出现立即报告医生。

5. 避免与能使Q-T期间延长的药物(如胺碘酮、奎尼丁等)合用。

6. 本类药物有中枢神经系统反应,有中枢神经系统疾病史(如癫痫)的患者避免应用,其他患者用药后应避免从事带危险性操作的工作。

第二节　磺胺类药和甲氧苄啶

一、磺胺类药

> 🖫 拓展阅读35-2　磺胺药的历史
>
> 磺胺类抗菌药是最早用于治疗全身感染的人工合成抗菌药。磺胺类药物的应用在很大程度上已被抗生素及喹诺酮类抗菌药取代,但因其疗效确切、价格低廉、服用方便,对流行性脑脊髓膜炎、鼠疫、沙眼衣原体感染、伤寒等有良好效果,故在临床上仍保留着

一席之地。

（一）磺胺类药物的特点

【抗菌作用】磺胺类药物为广谱抑菌药，对大多数革兰氏阳性菌和阴性菌有良好的抗菌活性。对溶血性链球菌、肺炎球菌、脑膜炎奈瑟菌、淋病奈瑟球菌、鼠疫耶尔森菌最为敏感；对大肠埃希菌、变形杆菌、痢疾杆菌、沙门菌属有良好的抑菌效果；对沙眼衣原体、弓形虫、放线菌、疟原虫也有抑制作用；对立克次体、螺旋体、支原体无效。

【抗菌机制】磺胺类药物与敏感细菌竞争并抑制二氢叶酸合成酶，阻碍二氢叶酸的合成，进而影响核酸和蛋白质的合成，从而抑制细菌的生长繁殖（图 35 - 1）。

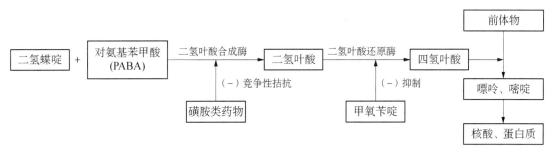

图 35 - 1　磺胺类药物和甲氧苄啶抗菌作用机制示意图

【不良反应】

1. 肾损害　磺胺类药物在肝脏内经乙酰化生成的乙酰化代谢产物溶解度较低，特别是在中性或酸性环境下更易沉淀而析出结晶，引起腰痛、尿痛、血尿、结晶尿、少尿，甚至尿闭。

2. 过敏反应　常见发热、皮疹，严重者可出现剥脱性皮炎、多渗出性多形红斑等。磺胺类药物及其衍生物之间有交叉过敏反应，用药前需详细询问过敏史。

3. 造血系统　长期用药可引起粒细胞减少、血小板减少及再生障碍性贫血。对葡萄糖-6-磷酸脱氢酶缺乏症者可发生溶血性贫血。

4. 其他　部分患者有头晕、头痛、乏力、精神不振等表现，可引起胃部不适、恶心、呕吐、食欲减退等症状。还可引起脑性核黄疸，故禁用于新生儿及 2 岁以下婴儿，妊娠期、哺乳期妇女也应避免使用。

（二）常用磺胺类药物

1. 用于全身性感染的磺胺类药物　主要包括磺胺甲噁唑（sulfamethoxazole，SMZ）、磺胺嘧啶（sulfadiazine，SD）和磺胺异噁唑（sulfafurazole，SIZ），其药物特点、临床应用及不良反应等如表 35 - 1 所示。

表 35‑1　用于全身性感染的磺胺类药物

药物名称	达峰时间（h）	半衰期（h）	药物特点	临床应用	不良反应
磺胺甲噁唑	4	10～12	属于中效类磺胺，口服吸收完全，体内分布广泛	用于敏感菌所致的呼吸道、泌尿道等感染	易形成结晶尿，嘱咐患者适当增加饮水量和碱化尿液，减轻肾损害
磺胺嘧啶	4	10～13	属中效类磺胺，抗菌能力强，口服吸收较慢但完全，体内分布广泛，易透过血脑屏障	用于防治流行性脑脊髓膜炎，可作为首选药	可在尿中形成结晶，使用时应同服等量碳酸氢钠碱化尿液，多饮水，以减少结晶尿对肾脏的损伤
磺胺异噁唑	2	5～7	属短效类磺胺，口服易吸收，体内分布广泛，尿中浓度高且不易析出结晶，抗菌效力强于磺胺嘧啶	用于敏感菌所致的泌尿系统感染，亦可用于其他部位引起的感染	不易引起泌尿系统损伤

2. 用于肠道感染的磺胺类药物

柳氮磺吡啶

柳氮磺吡啶（sulfasalazine，SASP）临床用于治疗急性和慢性溃疡性结肠炎、节段性回肠炎、直肠炎或肠道手术预防感染，长期应用可引起恶心、呕吐、皮疹、发热等不良反应。

3. 外用磺胺类药物

磺胺米隆

磺胺米隆（sulfamylon）抗菌谱广，有较强的组织穿透力，能迅速到达感染部位，不受脓液、坏死组织的影响，可促进创面上皮愈合及提高植皮成活率。适用于烧伤后创面感染及化脓创面的治疗。常见不良反应是用药后创面有疼痛及烧灼感。

磺胺嘧啶银

磺胺嘧啶银（sulfsdiazine silver）临床用于治疗Ⅱ度或Ⅲ度烧烫伤创面感染和预防烧伤创面的感染。

磺胺醋酰钠

磺胺醋酰钠（sulfacetamide）刺激性小、组织穿透力强，对引起眼部感染的细菌及沙眼衣原体有较强的抗菌活性，适用于结膜炎、角膜炎、眼睑炎及沙眼等。

二、甲氧苄啶

⊙ 处方分析 35‑1　呼吸道感染处方

甲氧苄啶（trimethoprim）又称磺胺增效剂。抗菌谱与磺胺类药物基本相似，单用易产生耐药性。抗菌机制是抑制细菌二氢叶酸还原酶，阻止四氢叶酸的合成，干扰菌体核酸和蛋白质代谢,抑制细菌的生长繁殖(图35-1)。与磺胺类药物合用,既可使细菌的叶酸代谢双重阻断,又可使磺胺类药物的抗菌作用增强数十倍,甚至出现杀菌作用,而且可以减少耐药菌株的产生。

甲氧苄啶临床常与磺胺甲噁唑或磺胺嘧啶合用制成复方制剂,用于呼吸道、泌尿道、肠道、伤寒等感染以及流行性脑脊髓膜炎的预防。

甲氧苄啶毒性小,可引起恶心、呕吐、皮疹、血尿、过敏反应等。本药因抑制二氢叶酸还原酶,可干扰人体细胞的叶酸代谢,用药后患者可出现粒细胞减少、巨幼红细胞性贫血、白细胞减少等。长期用药需同时服用四氢叶酸钙,并定期检查血常规。本药可致畸,妊娠早期禁用。

三、磺胺类药和甲氧苄啶的用药护理

1. 应用磺胺类药物前应详细询问患者有无药物过敏史,用药期间观察患者是否出现皮疹、药热等过敏反应,如发现及时停药。

2. 嘱咐患者用药期间多饮水和同服碳酸氢钠碱化尿液,减少磺胺类药物对泌尿系统的损害。定期检查尿常规,注意观察并记录患者的尿量及尿液颜色,一旦出现异常必须及时报告医生。

3. 对磺胺类药过敏者、巨幼红细胞性贫血患者、妊娠及哺乳期妇女、小于2个月的婴儿和重度肝肾功能损害者禁用磺胺类药物;对甲氧苄啶过敏者、小于2个月的婴儿、严重肝肾疾病、白细胞减少、血小板减少和紫癜症患者禁用甲氧苄啶。

4. 长期大剂量应用甲氧苄啶,应注意检查血常规,必要时服用四氢叶酸钙治疗。

第三节 硝基咪唑类

甲 硝 唑

▶ 处方分析35-2 滴虫病处方

甲硝唑(metronidazole)口服吸收快速且完全,2~3小时即可达有效浓度,体内分布广泛,可渗入全身组织和体液,包括唾液、乳汁、精液及阴道分泌物中,且能透过血脑屏障。药物以原形及代谢产物从尿排出,半衰期约8小时。

【抗菌作用和临床应用】

1. 抗厌氧菌 甲硝唑对所有厌氧球菌、革兰氏阴性厌氧杆菌和革兰氏阳性厌氧芽孢杆菌均有杀灭作用,对脆弱杆菌尤其敏感。临床用于各种厌氧菌感染,包括腹腔感染、盆腔感染、口腔感染、牙周炎、骨髓炎、肺脓肿等的治疗。甲硝唑是目前临床治疗厌氧菌感染的首选药。

2. 抗滴虫 甲硝唑对阴道滴虫有直接杀灭作用,是治疗阴道滴虫病的首选药。

3. 抗阿米巴原虫　对组织内阿米巴滋养体有很强的杀灭作用，是治疗肠外阿米巴病的首选药。

4. 抗贾第鞭毛虫　对贾第鞭毛虫有强大的杀灭作用，是目前治疗贾第鞭毛虫病最有效的药物。

5. 抗幽门螺杆菌　幽门螺杆菌对甲硝唑敏感，常与其他抗菌药联合用于治疗消化性溃疡，以根除幽门螺杆菌。

【不良反应】

1. 消化系统反应　可出现食欲不振、恶心、呕吐、腹痛、腹泻、口腔金属味等，停药后自然消失。

2. 神经系统反应　主要表现为头痛、头晕、肢体麻木、感觉异常、共济失调及惊厥等，如一旦出现应立即停药。

3. 过敏反应　少数患者可发生荨麻疹、白细胞减少、皮疹等，血液病患者慎用。

4. 其他　甲硝唑抑制乙醇代谢，用药期间禁止饮酒及服用含有乙醇的药物和食物。长期大量应用有致畸和致突变的作用，妊娠 3 个月内禁用。

替硝唑

替硝唑（tinidazole）为甲硝唑的衍生物，口服吸收好，半衰期长，有效血药浓度可维持 72 小时。抗菌活性强于甲硝唑，临床用于厌氧菌、滴虫引起的感染和阿米巴痢疾的治疗及预防。不良反应少见而轻微，偶有恶心、呕吐、食欲下降、皮疹等。

第四节　硝基呋喃类

呋喃妥因

呋喃妥因（nitrofurantoin）为人工合成的硝基呋喃类抗菌药，口服吸收迅速且完全，血药浓度低，尿药浓度高，尤其在酸性尿液中药物的抗菌活性增高。主要用于敏感菌引起的尿路感染，包括下尿路感染、慢性菌尿症和反复发作的慢性尿路感染，因本品的血尿浓度不能达到有效治疗浓度，因此对上尿路感染效果较差。主要的不良反应有恶心、呕吐、腹泻，亦可引起头痛、肌痛、眼球震颤等，长期用药可引起急性肺炎，偶可出现溶血性贫血和黄疸。

呋喃唑酮

呋喃唑酮（furazolidone）口服吸收少，肠腔内浓度高，临床主要用于肠炎、痢疾、消化性溃疡的治疗。

呋喃西林

呋喃西林（furacilin）毒性大，仅作为表面消毒剂，临床用于化脓性中耳炎、伤口感染等。

第五节　常用制剂和用法

1. 诺氟沙星　片剂：100 mg；胶囊剂：100 mg。口服，每次 100～200 mg，每日 3～4次，疗程 7～10 天。

2. 环丙沙星　片剂：250、500、700 mg；注射剂：100 mg/50 ml、200 mg/100 ml。口服治疗复杂性尿路感染、肠道感染和呼吸系统感染时每日 1 g，分 2 次服用；治疗较重呼吸系统、骨关节、皮肤软组织等感染时每次 750 mg，每日 2 次；急性单纯性尿路感染每次250 mg，每日 2 次。静脉给药剂量为每次 100～200 mg，每日 2 次，每次静脉滴注时长30～60 min。铜绿假单胞菌、葡萄球菌所致感染以及免疫缺陷者感染可每次 300 mg，每日 2 次；尿路感染常用剂量为每次 100 mg，每日 2 次；呼吸系统和腹腔感染每日400 mg。

3. 氧氟沙星　片剂：100 mg，口服。治疗呼吸系统感染、复杂尿路系统感染，每日600 mg，分 2 次服用；治疗较严重感染可增加至每日 800 mg，分 2 次服用；治疗急性单纯性尿路感染每日 200～400 mg，分 1～2 次服用。

4. 莫西沙星　片剂：0.4 g，口服。成人每次 0.4 g，每日 1 次。

5. 磺胺甲噁唑　片剂：500 mg，口服。成人每次 1 g，首剂加倍，每日 2 次。儿童每次 25 mg/kg，每日 2 次。复方新诺明片（含甲氧苄啶 0.08 g，磺胺甲噁唑 0.4 g）：成人每次 2 片，每日 2 次。

6. 磺胺嘧啶　片剂：500 mg，口服。成人每次 1 g，首剂加倍，每日 2 次，同服等量碳酸氢钠。治疗流行性脑脊髓膜炎，儿童每日剂量 0.2～0.3 g/kg；成人每次 2 g，每日 4次。注射剂：钠盐，0.4 g/2 ml 及 2 g/5 ml，可深部肌内注射，或用生理盐水稀释使浓度低于 5%，缓慢静脉注射或静脉滴注。

7. 磺胺异噁唑　片剂：500 mg，口服。首剂 2 g，以后每 4～6 小时 1 g。

8. 磺胺嘧啶银　乳膏：1%，涂敷创面，也可用乳膏油纱布包扎创面。

9. 磺胺醋酰钠　滴眼液：15%，滴眼，每次 1～2 滴，每日 3～5 次。

10. 甲硝唑　片剂：200 mg，口服。成人每日剂量 0.6～1.2 g，分 3 次服用，7～10天为 1 个疗程；儿童每日剂量 20～50 mg/kg，分 3 次服用。甲硝唑氯化钠注射剂：50 mg/10 ml、100 mg/20 ml、500 mg/100 ml、500 mg/250 ml，对厌氧菌感染的治疗每次静脉滴注 500 mg/250 ml，每 12 小时 1 次，滴速 5 ml/min。

11. 替硝唑　片剂：500 mg，口服。成人首次 2 g，以后每次 1 g 或 500 mg，每日 2 次；预防手术后厌氧菌感染，顿服 2 g。替硝唑氯化钠注射剂：0.4 g/100 ml、0.8 g/200 ml，治疗剂量为单次静脉滴注 0.8 g，每日 1 次。

12. 呋喃妥因　片剂：50 mg，口服。成人每次 50～100 mg，每日 4 次；儿童每日剂量 5～10 mg/kg，分 4 次服用，连续用药不宜超过 2 周。

13. 呋喃唑酮　片剂:100 mg,口服。每次 100 mg,每日 3～4 次服用。

14. 呋喃西林　乳膏:10 g,外用,适量涂患处,每日 2～3 次。

（王　琳）

数字课程学习

○教学 PPT　○导入案例解析　○复习与自测　○更多内容……

第三十六章 抗结核病药

章前引言

结核病是由结核分枝杆菌感染所致的慢性传染性疾病,曾是人类历史上由单一致病菌引起的病死率最高的疾病。结核分枝杆菌可侵及全身多种组织和器官,引起肺结核、骨结核、肾结核、肠结核、淋巴结核、结核性脑膜炎等,其中以肺结核最为常见。

抗结核病药是指能抑制或杀灭结核分枝杆菌,治疗结核病的药物。根据药物疗效、不良反应及患者的耐受等临床应用情况,抗结核病药物可分为两大类。一类是临床疗效好、不良反应少的一线抗结核病药,包括异烟肼、利福平、乙胺丁醇、吡嗪酰胺、链霉素等;一类是抗菌作用较弱、毒性较大或临床验证不足的二线抗结核病药,包括对氨基水杨酸钠、乙硫异烟胺、丙硫异烟胺、氟喹诺酮类等。作为护理人员应掌握抗结核病药的药理作用、临床用药特点及用药原则,正确指导患者合理用药,及时针对药物使用后出现的不良反应进行用药护理,提高患者的用药依从性,发挥药物治疗的最佳效果。

·学习目标·

1. 阐述异烟肼、利福平的抗菌作用、临床应用、不良反应及用药护理。

2. 理解吡嗪酰胺、乙胺丁醇、链霉素的作用特点、临床应用及不良反应;熟悉抗结核病药的应用原则。

3. 知道其他抗结核病药的作用特点。

4. 具备观察药物的疗效、不良反应及做出正确处理的能力,能够熟练进行用药护理。

5. 充分利用所学的知识进行健康教育,正确指导患者合理用药、安全用药。

思维导图

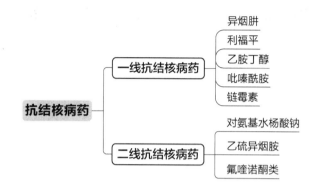

案例导入

患者,女,35 岁。因出现"咳嗽、咯血、胸痛,午后低热、乏力、夜间盗汗等症状"到医院就诊。查体:结核菌素试验阳性,X 线片显示肺部有增殖性结核病灶。诊断为肺结核。

问题:

1. 患者应该选择哪些药物进行治疗?
2. 用药期间应如何进行用药护理?

第一节 抗结核病药

拓展阅读 36-1 结核病

一、一线抗结核病药

异 烟 肼

异烟肼(isoniazid)易溶于水,性质稳定,具有疗效好、毒性低、服用方便、价格低廉等优点。口服或注射给药均易吸收,口服 1~2 小时达血药浓度高峰,生物利用度约 90%。穿透力强,吸收后广泛分布于全身组织和体液中,易透过血脑屏障和浆膜腔,也可进入巨噬细胞、纤维化或干酪样坏死组织中。异烟肼主要经肝脏乙酰化代谢,患者对异烟肼的代谢可分为快乙酰化代谢型和慢乙酰化代谢型,异烟肼可转化为乙酰异烟肼和异烟酸,代谢产物及少量原形药经肾脏排出。

【抗菌作用】异烟肼对结核分枝杆菌有高度的选择性,抗菌作用强,对其他病原体无效,属于典型的窄谱抗菌药。能抑制结核分枝杆菌分枝菌酸的合成,低浓度抑菌,高浓度杀菌,对静止期的结核分枝杆菌有抑制作用,对繁殖期结核分枝杆菌有杀灭作用。

异烟肼单用易产生耐药性,与其他抗结核病药物之间无交叉耐药性,临床上常选择联合用药,以延缓耐药性的产生,增强疗效。

【临床应用】异烟肼是治疗各种类型结核病的首选药物。治疗早期轻症肺结核及预防用药时可单独使用。规范化治疗各种结核病时,为增强疗效,防止或延缓耐药性的产生,必须与其他一线抗结核病药物联合应用。

【不良反应】

1. 神经系统毒性　异烟肼可引起周围神经炎和中枢神经系统症状。对于用药剂量大、维生素 B_6 缺乏及慢乙酰化代谢型患者常引起周围神经炎,主要表现有四肢麻木、肌肉震颤、步态不稳等。中枢神经系统症状有头晕、头痛、失眠、惊厥、精神错乱等。上述不良反应的发生与体内维生素 B_6 缺乏有关。异烟肼与维生素 B_6 的化学结构相似,可竞争性阻碍机体对维生素 B_6 的利用,使体内维生素 B_6 缺乏。预防性补充维生素 B_6 可防止或减少神经系统的毒性。有癫痫及精神病史者应慎用。

2. 肝毒性　引起转氨酶升高、黄疸,严重者出现肝细胞坏死。用药期间应注意定期检查肝功能。肝功能不全者慎用。

3. 其他　可引起胃肠道反应、皮疹、药热、粒细胞减少、血小板减少等。

【药物相互作用】异烟肼为肝药酶抑制剂,可降低肝脏对苯妥英钠、卡马西平、丙戊酸钠、华法林、茶碱、拟交感胺类药物的代谢速度,合用时应注意调整剂量。饮酒或与利福平合用,可加重异烟肼的肝毒性。

▶ 处方分析 36-1　肺结核合并癫痫发作处方

利 福 平

利福平(rifampicin)口服吸收迅速且完全,给药后2~4小时达最高血药浓度,生物利用度90%以上,吸收易受食物影响,适宜空腹给药。本药吸收后在体内分布广泛,穿透力强,可进入各种结核病灶、巨噬细胞内、痰液及胎儿体内。

利福平主要经胆汁排泄,可形成肝肠循环,为肝药酶诱导剂,可促进自身及其他药物的代谢,合用时应注意调整剂量。

【抗菌作用】抗菌谱较广,对结核分枝杆菌、麻风分枝杆菌及非结核分枝杆菌具有强大的抗菌作用,对繁殖期和静止期的结核分枝杆菌均有效,对吞噬细胞和结核病灶内的结核分枝杆菌也有杀灭作用;对大多数革兰氏阳性菌和革兰氏阴性菌有显著抗菌作用,尤其对耐药金黄色葡萄球菌和脑膜炎奈瑟菌具有强大的抗菌作用;对沙眼衣原体及某些病毒感染也有效。

【临床应用】

1. 结核病　是目前治疗结核病的主要药物之一,常与异烟肼、乙胺丁醇等其他抗结核病药合用治疗各种类型的结核。

2. 麻风病　可用于麻风病的治疗。

3. 细菌感染 可用于治疗耐金黄色葡萄球菌和其他敏感菌引起的感染。

4. 眼科感染 用于沙眼、结膜炎及角膜炎等的治疗。

在线案例 36 - 1 糖尿病患者感冒后并发肺结核

【不良反应】

1. 胃肠道反应 常见恶心、呕吐、腹痛、腹泻等胃肠道刺激症状。

2. 肝损害 为主要不良反应,表现为肝肿大、转氨酶升高及黄疸等。与异烟肼合用时可加重肝损害,用药期间应定期检查肝功能。严重肝功能不全或胆管阻塞者禁用。

3. 过敏反应 偶见可出现皮疹、药热、白细胞减少、贫血、溶血等。

4. 致畸作用 在动物实验中有致畸作用,孕妇尤其在妊娠早期禁用。

5. 利福平及其代谢产物为橘红色,用药期间可使痰液、尿液、唾液、汗液及粪便染红,应提前告知患者,避免患者紧张担忧。

【药物相互作用】利福平为肝药酶诱导剂,联合用药时能加速肾上腺皮质激素、抗凝药、口服降糖药、地高辛、奎尼丁、氨茶碱、茶碱、酮康唑、咪康唑、维拉帕米等多种药物的代谢,使上述药物血药浓度降低,药效减弱。对氨基水杨酸盐可影响利福平的吸收,导致血药浓度降低;如二者必须联合用药时,两者服用间隔至少 6 小时。

利 福 定

利福定(rifandin)为利福平的衍生物,抗菌作用及临床应用与利福平相似,对结核分枝杆菌的作用是利福平的 3 倍。临床主要用于结核病和麻风病的治疗。

乙胺丁醇

【抗菌作用】乙胺丁醇(ethambutol)对细胞内外繁殖期的结核分枝杆菌有较强的抗菌活性,对其他微生物几乎无作用。抗结核分枝杆菌作用较异烟肼、利福平弱,耐药性形成缓慢,对大多数耐异烟肼的结核分枝杆菌仍具有抗菌活性。抗菌机制为干扰结核分枝杆菌 RNA 的合成。

【临床应用】临床主要与利福平、异烟肼等联合用于各种类型结核病的治疗。

【不良反应】长期大剂量应用可致球后视神经炎,表现为视力下降、视野缩小、辨色能力减弱、红绿色盲等。其发生率与用药剂量有关,用药期间定期进行眼科检查,一旦发现异常立即报告医生并给予大剂量维生素 B_6。少数患者可出现恶心、呕吐、皮疹、药热等反应。

吡嗪酰胺

吡嗪酰胺(pyrazinamide)对结核分枝杆菌有抑制和杀灭作用,在酸性环境中抗菌作用增强,单独应用易产生耐药性,与其他抗结核病药无交叉耐药性,与异烟肼、利福平合用有显著协同作用。临床主要用于短期抗结核病的联合(三联或四联)给药方案中。

常见不良反应为肝损害,随着用药剂量增大、疗程延长,肝毒性的发生率会增加,表现为转氨酶升高、黄疸、肝细胞坏死等。在结核病联合治疗方案中,主张小剂量、短疗程使用吡嗪酰胺,并定期检查肝功能。本药可促进肾小管对尿酸的重吸收,引起高尿酸血症,诱发痛风,故痛风患者慎用;也可引起胃肠道反应、过敏反应等。

链 霉 素

链霉素(streptomycin)为氨基糖苷类抗生素,是最早的有效抗结核病药。抗结核杆菌作用较异烟肼、利福平弱,穿透力弱,不易渗入细胞、病灶厚壁空洞及干酪样坏死组织内。本药单用易产生耐药性且毒性大,与其他药物合用可减少用药剂量,从而降低毒性,延缓耐药性。临床主要与其他抗结核病药联合用于早期结核病患者的强化治疗。使用链霉素可导致严重的耳毒性、肾毒性,用药期间应密切观察患者是否出现听力障碍、眩晕、平衡失调等症状,并定期进行听力检查和肾功能检查。

二、二线抗结核病药

对氨基水杨酸钠

对氨基水杨酸钠(sodium aminosalicylate)对结核分枝杆菌有较弱的抑制作用,不单独用于抗结核病的治疗。本药耐药性产生缓慢,常与其他抗结核病药合用以增强疗效,延缓耐药性的产生。不良反应主要有厌食、恶心、呕吐、腹痛腹泻等胃肠道反应;其他不良反应包括过敏反应,如皮疹、药热关节痛等。静脉滴注时应现用现配,并在避光条件下使用。

乙硫异烟胺

乙硫异烟胺(ethionamide)为异烟酸的衍生物,主要抑制结核分枝菌酸的合成而发挥抗结核作用。临床仅在一线抗结核病药无效或者不能应用时,与其他抗结核病药物联合应用,以增强疗效和避免耐药性产生。不良反应多,以胃肠道刺激症状及神经系统症状为主。

氟喹诺酮类

氟喹诺酮类如氧氟沙星、莫西沙星等,具有良好的抗结核作用,杀菌作用强,不易产生耐药性,与其他抗结核病药之间无交叉耐药性。口服生物利用度高,临床主要与其他抗结核病药联合应用治疗多药耐药性结核病。

第二节 抗结核病药的应用原则

云视频36-1 抗结核病药的合理应用

对结核病的化学药物治疗国内外已形成了一套可供选择的标准方案,护理人员除应掌握每种抗结核病药的应用不良反应外,还应对抗结核病药的一般原则有所了解,以便更好地指导患者合理用药,使抗结核病药发挥最佳疗效,减少不良反应及耐药性,其应用原则为早期用药、联合用药、规律用药、适量用药、全程督导。

1. 早期用药 结核病变早期多为渗出反应,病灶局部血液循环无明显障碍,药物容易渗入组织发挥抗菌作用,且结核分枝杆菌处于繁殖期,对药物敏感,易被抑制或杀灭,故早期用药疗效显著。

2. 联合用药 结核分枝杆菌对单用一种药物易产生耐药性,联合用药可延缓耐药性的产生,提高疗效。临床上常将两种或两种以上的抗结核药联合应用,一般在异烟肼的基础上加用利福平,严重结核病则采用三药或四药联合应用。

3. 规律用药 患者应严格按照治疗方案要求规律用药,不漏服,不擅自停药。患者随意停用抗结核病药或改变抗结核病药的剂量是结核病治疗失败的主要原因。目前临床上广泛采用的是 6~9 个月短疗程法,前 2 个月每日给异烟肼(H)、利福平(R)与吡嗪酰胺(Z),后 4~7 个月每日给异烟肼和利福平,即 2HRZ/4HR 方案。

4. 适量用药 应根据病情和患者综合情况,实施个体化治疗,以最佳疗效、最小不良反应为治疗目标。

5. 全程督导 患者的病情、用药、复查等都应在医务人员的督导之下,确保得到规范治疗是目前控制结核病的首要策略。

第三节 用药护理及常用制剂和用法

一、用药护理

1. 用药前评估 ①明确用药目的,主要用于治疗或预防结核分枝杆菌感染造成的疾病;②掌握结核患者的病情及实验室检查结果,了解患者是初治还是复治,有无药物过敏史;③识别高危人群,如肝病患者禁用异烟肼、利福平和吡嗪酰胺;有视神经炎者禁用乙胺丁醇;痛风者禁用吡嗪酰胺等;④结核病是一种慢性消耗性疾病,用药时间长,且需联合规律用药,叮嘱患者不可擅自减量、停药或更换药物。

2. 用药期间的护理 ①指导患者遵医嘱用药;②严密监测患者的肝功能及神经系统毒性,一旦出现相关不良反应应及时采取措施;③服用异烟肼期间宜加服维生素 B_6,以防治异烟肼的神经系统毒性;④服用利福平时,应提前告知患者用药期间可使痰液、尿液、唾液、汗液及粪便染红,以免引起不必要的恐慌;⑤对药效作出正确评价。

二、常用制剂和用法

1. 异烟肼 片剂:50、100、300 mg,口服。用于预防,每日剂量 300 mg,晨起顿服;用于治疗,与其他抗结核药合用,按体重每日口服 5 mg/kg,最高剂量 300 mg。注射剂:2 ml:50 mg;2 ml:100 mg,肌内注射、静脉滴注或静脉注射,成人每日剂量 300~400 mg。

2. 利福平 片剂:150 mg,胶囊剂:300 mg,口服。用于抗结核治疗,每日剂量450~600 mg,晨起空腹顿服。脑膜炎奈瑟菌带菌者 5 mg/kg,每隔 12 小时给予 1 次,连续 2 日。

3. 盐酸乙胺丁醇　片剂:250 mg,口服。成人及 13 岁以上儿童与其他抗结核病药物合用于结核病初治,15 mg/kg 顿服;用于结核复治,25 mg/kg 顿服,连续 60 日,继以 15 mg/kg 顿服。

4. 吡嗪酰胺　片剂:500 mg,口服。每次 500 mg,每日 3 次。

5. 链霉素　硫酸链霉素注射剂:1 g(100 万 U)。每 12 小时给予 500 mg,或每日剂量 750 mg,与其他抗结核药合用;如采用间歇疗法,即每周 2～3 次,每次 1 g;老年患者肌内注射,每次 500～750 mg,每日 1 次。

6. 对氨基水杨酸钠　片剂:500 mg,口服。成人每次 2～3 g,每日 4 次;儿童每日剂量 200～300 mg/kg,分 3～4 次服。注射用粉针:2、4 g,静脉滴注。成人每日剂量 4～12 g,临用前加注射用水适量使其溶解后再用 5% 葡萄糖注射液 500 ml 稀释,2～3 小时滴完;儿童每日剂量 200～300 mg/kg。

（王　琳）

数字课程学习

○教学 PPT　○导入案例解析　○复习与自测　○更多内容……

第三十七章　抗真菌药

章前引言

　　真菌感染一般分为表浅部感染和深部感染。表浅部真菌感染常由各种癣菌引起,主要侵犯皮肤、毛发、黏膜、指(趾)甲等,发病率较高。深部真菌感染常由白念珠菌、新隐球菌等引起,主要侵犯内脏器官和深部组织,发病率低但病死率高,危害性大。近年来由于广泛应用广谱抗菌药物、糖皮质激素、免疫抑制剂等药物以及手术、艾滋病的传播增多,导致侵袭性真菌病的发病率日益增高。

　　抗真菌药是指一类能抑制真菌生长繁殖或杀灭真菌的药物,用于治疗真菌感染性疾病。按作用范围可分为抗浅部真菌药、抗深部真菌药和抗浅部、深部真菌药。作为护理人员应掌握抗真菌药的药理作用与临床用药特点,正确指导患者合理用药,及时针对药物使用后出现的不良反应进行用药护理,提高患者的用药依从性,发挥药物治疗的最佳效果。

· 学习目标 ·

　　1. 阐述抗真菌药的作用特点和临床应用。

　　2. 知道抗真菌药的不良反应及注意事项。

　　3. 具备观察药物的疗效、不良反应及做出正确处理的能力,能够熟练进行用药护理。

　　4. 充分利用所学的知识进行健康教育,正确指导患者合理用药、安全用药。

思维导图

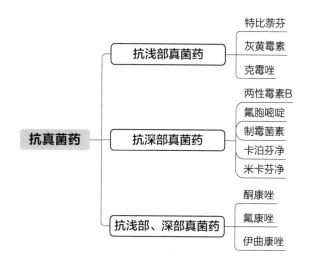

案例导入

患者,男,40岁。因腹部外伤入院,经 2 次手术,使用右锁骨下静脉置留导管实施全静脉营养。入院第 7 天由于应急使用甲波尼龙琥珀酸钠,入院第 9 天出现发热,体温 39.1℃,伴有寒战。右手腕附近有一个 0.5 cm 的红丘疹,进行皮肤活检并行真菌培养,诊断为全身念珠菌感染。医生给予两性霉素 B,每日 0.3 g/kg静脉滴注,6 小时后患者出现发热、寒战。

问题:

1. 该患者出现发热、寒战的原因是什么? 如何克服发热、寒战?

2. 用药期间如何进行用药护理?

第一节　抗浅部真菌药

拓展阅读 37-1　真菌感染

特比萘芬

特比萘芬(terbinafine)口服吸收良好,体内分布广泛,具有广谱抗真菌作用。在皮肤角质层、毛发和甲板等处快速聚集且达到较高浓度。对各种浅部真菌如毛藓菌、小孢子菌和絮状表皮癣菌有较强的抗菌活性,对白念珠菌及酵母菌也有抗菌活性。临床主要用于治疗浅部真菌感染,如各种癣病(包括体癣、股癣、手足癣、头癣等)以及白念珠菌引起的皮肤感染等。不良反应少且轻微，主要为消化道反应。偶见暂时性肝功能损害和皮肤过敏反应。

灰黄霉素

灰黄霉素（griseofulvin）为窄谱抗浅部抗真菌药，对表皮穿透力差，外用无效。对小孢子癣菌、表皮癣菌和毛癣菌等各种皮肤癣菌有明显的抗菌活性，对其他真菌无效。临床主要口服用于皮肤癣菌引起的感染，如体股癣、手足癣、头癣等。常见不良反应为恶心、腹部不适等胃肠道反应，也可出现头痛、头晕、嗜睡、激动等精神症状。大剂量的灰黄霉素对动物有致畸、致癌作用，目前已逐渐被伊曲康唑和特比萘芬取代，临床少用。

克霉唑

克霉唑（clotrimazole）口服吸收差，不良反应多且严重，目前仅供局部应用。临床主要用于治疗表浅部真菌感染、皮肤黏膜感染，栓剂用于治疗白念珠菌引起的阴道炎。局部应用不良反应较轻，可能产生红斑、刺痛、水肿等皮肤刺激反应。

第二节　抗深部真菌药

两性霉素 B

两性霉素 B（amphotericin B）口服、肌内注射均难吸收，且刺激性大，一般采用缓慢静脉滴注给药，不易透过血脑屏障，脑膜炎时需鞘内注射。

【抗菌作用】系广谱抗真菌药。对多种深部真菌如新型隐球菌、白念珠菌、粗球孢子菌、荚膜组织胞浆菌等有较强的抑菌作用，高浓度时有杀菌作用。两性霉素 B 可选择性与真菌细胞膜中的麦角固醇结合，进而使细胞膜通透性增加，细胞内重要物质和电解质外漏，导致真菌死亡。

【临床应用】目前为治疗深部真菌感染的首选药。静脉滴注用于真菌性肺炎、心内膜炎、尿路感染等；鞘内注射用于真菌性脑膜炎；口服用于肠道真菌感染；局部可用于治疗指甲、皮肤黏膜等表浅部真菌感染。

【不良反应】毒性较大，不良反应多见。静脉滴注时可出现寒战、发热、头痛、恶心、呕吐等，有时出现呼吸困难、血压下降。滴速过快可引起惊厥、心律失常。长时间用药患者可表现出不同程度的肾功能损害，如蛋白尿、管型尿、血尿、血尿素氮升高等。少数患者可见贫血、低血钾、肝损害等。使用期间，应注意观察心电图、肝肾功能及血常规等变化。为减少用药初期寒战、高热等不良反应的发生，可静脉滴注前加用解热镇痛抗炎药和抗组胺药，同时给予氢化可的松或地塞米松一同滴注。

　　⊙ 处方分析 37-1　隐球菌性脑膜炎处方

氟胞嘧啶

氟胞嘧啶（flucytosine）抗菌谱窄，主要对新隐球菌、念珠菌、着色真菌有抗菌活性，疗效不如两性霉素 B。单独应用易产生耐药性,需与两性霉素 B 合用,治疗隐球菌引起的脑膜炎。不良反应有恶心、呕吐、腹泻、骨髓抑制、白细胞和血小板减少等。用药期间应注意检查血常规,骨髓移植、再生障碍性贫血患者慎用。

制霉菌素

📖 在线案例 37-1　肺曲霉病用药护理

制霉菌素(nystatin)抗真菌作用与两性霉素 B 相似,但毒性更大,不能注射给药。口服难吸收,临床口服仅用于防治消化道念珠菌病。局部用药治疗口腔、皮肤及阴道念珠菌感染。较大剂量口服可有恶心、呕吐、腹泻等胃肠道反应。

卡泊芬净和米卡芬净

卡泊芬净(caspofungin)、米卡芬净(micafungin)为棘白菌素类抗真菌药,抗菌谱较广,抗菌活性强,对多种念珠菌(如白念珠菌、热带念珠菌、光滑念珠菌、克柔念珠菌)有杀菌作用,对曲菌有抑菌作用。临床主要用于念珠菌所致的食管炎、菌血症、腹膜炎、腹腔脓肿、腹腔感染和曲霉菌病。

不良反应有发热、头痛、腹痛、腹泻、恶心、呕吐、支气管痉挛、皮疹、皮肤潮红等。少数患者出现肝脏氨基转移酶增高、蛋白尿、碱性磷酸酶升高等。

第三节　抗浅部、深部真菌药

酮 康 唑

酮康唑(ketoconazole)是第一个口服的广谱抗真菌药,对念珠菌和表浅癣菌作用强。口服易吸收,不易透过血脑屏障。因可产生严重的肝毒性、引起男性乳房发育等不良反应,临床上已不再口服给药用于真菌病的治疗,目前仅局部用于敏感菌引起的皮肤、毛发、指(趾)甲感染。

氟 康 唑

氟康唑(fluconazole)口服吸收完全,不易受食物影响,穿透力强,体内分部广泛,易透过血脑屏障,药物主要以原形经肾排出。氟康唑为广谱抗真菌药,对浅部、深部真菌均有抗菌作用,尤其对白念珠菌和新型隐球菌具有较高的抗菌活性。临床主要用于口咽部、食管、泌尿道、外阴等部位的念珠菌感染;隐球菌性脑膜炎及其他部位(如肺、皮肤)的隐球菌感染,可用于免疫功能正常者、艾滋病患者及器官移植或其他原因引起免疫功能抑制的患者;还可用于接受化疗、放疗和免疫抑制治疗患者的预防治疗。

常见不良反应为恶心、头痛、皮疹、腹泻、呕吐等,少数患者偶见肝功能损害。可致畸胎,妊娠期妇女禁用。

伊 曲 康 唑

伊曲康唑(itraconzole)的抗菌作用与酮康唑相似,但不良反应小于酮康唑。主要用于手足癣、体癣、股癣等表浅部真菌感染和系统性念珠菌病、曲霉菌病等深部真菌感染。不良反应少,可见胃肠道反应、低血钾和皮肤过敏,偶见肝毒性。

第四节 用药护理及常用制剂和用法

一、用药护理

1. 用药前评估 ①明确用药目的,预防或治疗真菌感染;②掌握患者基本资料,确定患者为浅表、皮下组织或深部真菌感染,根据情况合理选择药物种类;③识别高危人群,肝肾功能不良者慎用两性霉素 B 及制霉菌素;孕妇禁用酮康唑、伊曲康唑、氟康唑等咪唑类抗真菌药。

2. 用药期间的护理 ①两性霉素 B 毒性大,静脉滴注时可出现寒战、发热、头痛、恶心、呕吐等,有时出现呼吸困难、血压下降;滴速过快可引起惊厥、心律失常。长时间用药患者可表现出不同程度的肾功能损害。为减轻用药初期寒战、高热等不良反应的发生,可静脉滴注前加用解热镇痛抗炎药和抗组胺药,同时给予氢化可的松或地塞米松一同滴注,并加强监护。使用期间应注意观察心电图、肝肾功能及血常规等变化。本药禁用 0.9%氯化钠注射液稀释,需用 5%葡萄糖注射液稀释。②妊娠期妇女、哺乳期妇女不宜使用氟康唑、伊曲康唑等唑类抗真菌药。③过敏者及严重肝病患者禁用所有抗真菌药。④严重肾功能不全及对氟胞嘧啶过敏患者禁用氟胞嘧啶。

二、常用制剂和用法

1. 两性霉素 B 粉针剂:10、25、50 mg。静脉滴注时溶于 5%葡萄糖溶液中,稀释为 0.1 mg/ml,避光缓慢静脉滴注,每次滴注时间需在 6 小时以上,必要时可在滴注液中加入地塞米松。成人与儿童剂量均按体重计算,从每日 0.1 mg/kg 开始,每日或隔日增加 5 mg,成人每日最高剂量不超过 1 mg/kg,每日或间隔 1～2 日用药 1 次。鞘内注射:首次 0.05～0.1 mg,以后逐渐增至每次 0.5 mg,最大剂量每次不超过 1 mg,每周 2～3 次,总量约 15 mg,宜与地塞米松合用。

2. 制霉菌素 片剂:25 万 U,口服。成人每次 50 万～100 万 U,每日 4 次,儿童酌情减量。软膏:10 万 U/g。阴道栓剂:10 万 U。混悬剂:10 万 U/ml 供局部使用。

3. 氟康唑 片剂:50、100、150、200 mg,胶囊剂:50、100、150 mg;口服。用于念珠菌败血症、播散性念珠菌病及其他入侵性念珠菌感染:首次剂量 400 mg,以后每日每次 200 mg。用于隐球菌性脑膜炎及其他部位隐球菌感染:每日剂量 400 mg。用于黏膜念珠菌感染:每日剂量 50～100 mg。用于阴道念珠菌感染:每次 150 mg。氟康唑氯化钠注射剂:50 ml∶100 mg、100 ml∶200 mg,静脉滴注,剂量同口服,最大速率为 200 mg/h,且给药速度不超过 10 ml/min。

4. 伊曲康唑　胶囊剂：100、200 mg,口服。用于体表真菌感染,餐后立即给药,每日 100 mg,疗程 15～30 日。用于真菌性角膜炎,每次 200 mg,疗程 21 日。用于甲真菌病,每次 200 mg,疗程 3 个月。

5. 特比萘芬　片剂：125、250 mg,口服。成人每次 125～250 mg,每日 1 次。手足癣疗程 2～6 周,体癣、股癣、皮肤念珠菌病疗程 2～4 周,甲癣疗程 6 周至 3 个月。软膏剂：10 g：100 mg、15 g：150 mg,外用,适量涂敷患处及周围,每日 2 次。体癣、股癣连续用药 2～4 周;手、足癣,花斑癣连续用药 4～6 周。

6. 氟胞嘧啶　片剂：250、500 mg,口服。成人每次 1.0～1.5 g,每日 4 次。注射剂：2.5 g/250 ml,静脉滴注。成人每日剂量 0.1～0.15 g/kg,分 2～3 次给药,滴注速度 4～10 ml/min。

7. 卡泊芬净　注射用粉针：50、70 mg,静脉滴注。成人首剂每次 70 mg 负荷剂量,之后给予维持剂量每日 50 mg。

8. 米卡芬净　注射用粉针：50 mg,静脉滴注。成人每日每次 50～150 mg,严重者可增加至每日 300 mg。

（王　琳）

数字课程学习

○教学 PPT　○导入案例解析　○复习与自测　○更多内容……

第三十八章 抗病毒药

章前引言

病毒是致病微生物中最小的生物病原体。病毒体积微小,结构简单,无完整的细胞结构,属于非细胞型微生物,由核酸核心和蛋白质外壳构成。病毒分为DNA病毒和RNA病毒。病毒缺乏完整的酶系统,无独立的代谢活力,需寄生于宿主细胞内,借助宿主细胞的代谢系统进行繁殖。抗病毒药主要是通过影响病毒复制过程的某个环节而发挥作用。

根据病毒的种类,抗病毒药可分为抗DNA病毒药、抗RNA病毒药和广谱抗病毒药;根据病毒所致疾病,抗病毒药可分为抗艾滋病毒药、抗疱疹病毒药、抗流感病毒药、抗肝炎病毒药等。作为护理人员应掌握抗病毒药的药理作用与临床用药特点,正确指导患者合理用药,及时针对药物使用后出现的不良反应进行用药护理,提高患者的用药依从性,发挥药物治疗的最佳效果。

·学习目标·

1. 阐述利巴韦林、阿昔洛韦、金刚烷胺、干扰素的作用、临床应用及不良反应。
2. 知道其他抗病毒药的作用特点及临床应用。
3. 具备观察药物的疗效、不良反应及做出正确处理的能力,能够熟练进行用药护理。
4. 充分利用所学的知识进行健康教育,正确指导患者合理用药、安全用药。

思维导图

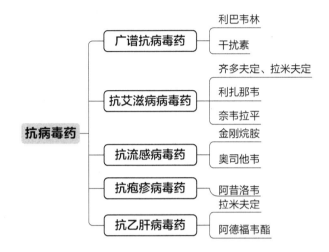

第一节 常见抗病毒药物

拓展阅读 38-1 病毒

一、广谱抗病毒药

利巴韦林

利巴韦林(ribavirin)为人工合成的广谱抗病毒药,可抑制多种 DNA 和 RNA 病毒。口服吸收迅速且完全,口服 1.5 小时达血药浓度峰值,药物在呼吸道分泌物中的浓度大多高于血药浓度。本药可通过胎盘,也能进入乳汁,主要由肝脏代谢,经肾脏排泄。

【药理作用和临床应用】对甲型或乙型流感病毒、呼吸道合胞病毒、甲型肝炎病毒、丙型肝炎病毒、腺病毒等 RNA 和 DNA 病毒均有抑制作用。临床用于甲型和乙型流感病毒、呼吸道合胞病毒引起的病毒性肺炎与支气管炎。

【不良反应】口服可引起食欲不振、呕吐、腹泻等,用量过大可致心脏损害,长期用药可致白细胞减少及可逆性贫血。利巴韦林有较强的致畸作用,孕妇禁用。

 在线案例 8-1 妊娠期使用利巴韦林

干 扰 素

干扰素(interferon,IFN)是机体细胞在病毒感染或其他诱导剂刺激下产生的一类生物活性糖蛋白。目前临床常用的是利用基因重组技术生产的 α 干扰素。口服无效,需注射给药。

干扰素具有广谱抗病毒作用,通过抑制蛋白质合成而干扰病毒的复制和增殖,对 RNA 和 DNA 病毒均有效,并具有抗肿瘤和免疫调节作用。临床主要用于治疗急性病毒感染性疾病如呼吸道病毒感染、病毒性心肌炎、流行性腮腺炎、乙型脑炎和慢性病毒感染如慢性活动性肝炎、巨细胞病毒感染等。主要不良反应有发热、恶心、呕吐、倦怠、肢端麻木等,也可发生骨髓抑制、皮疹、低血压等。

二、抗艾滋病病毒药

 拓展阅读 38-2 艾滋病

获得性人类免疫缺陷病毒(human immunodeficiency virusm,HIV)又称艾滋病病毒,属逆转录 RNA 病毒,分为 HIV-1 和 HIV-2 两种,当前抗 HIV 药主要通过抑制逆转录酶或 HIV 蛋白酶发挥作用。

齐多夫定

齐多夫定(zidovudine)口服吸收迅速,生物利用度为 52%～75%,血浆蛋白结合率约为 35%,在肝内代谢,经肾排泄。

【药理作用和临床应用】可竞争性抑制艾滋病病毒逆转录酶的活性,作用于 HIV 病毒复制早期,抑制病毒 DNA 的合成并终止病毒 DNA 链的延伸。临床主要用于治疗艾滋病及重症艾滋病相关综合征。单独使用易产生耐药性,临床多采用复方或联合用药。

【不良反应】本药不良反应主要为骨髓抑制,发生率与剂量和疗程有关。部分患者也可出现胃肠道不适、头痛、发热、恶心、失眠、贫血及味觉改变等。用药期间注意定期检查凝血功能、血常规和肝功能。

利托那韦

利托那韦(ritonavir)为 HIV 蛋白酶抑制剂,通过与 HIV 蛋白酶的活性部位可逆性地结合,导致不成熟、无功能病毒颗粒的堆积,干扰病毒复制的晚期。单用易产生耐药性。临床常与抗逆转录病毒的核苷类药物合用治疗晚期或非进行性的艾滋病患者。

本药不良反应常见身体脂肪重新分布(出现外周和面部皮下脂肪减少、腹内和内脏脂肪增多、乳房肥大和颈背部脂肪积聚)、胰岛素抵抗、高血脂、恶心、呕吐、腹泻和感觉异常等。

奈韦拉平

奈韦拉平（nevirapine）为非核苷类逆转录酶抑制剂，可特异性地与 HIV-1 病毒逆转录酶的催化中心结合，使酶蛋白构象改变而失去活性。单独用药易产生耐药性，须与其他抗 HIV 药物合用。临床上主要作为 HIV-1 感染者联合治疗失败后的抢救药物，也可单独用于预防母婴传播。

不良反应常见皮疹和肝毒性。奈韦拉平为肝细胞色素 P450 代谢酶的诱导剂，与其他药物合用时应注意药物间的相互作用。

三、抗流感病毒药

金刚烷胺

金刚烷胺（amantadine）能抑制病毒在宿主细胞内脱壳，从而抑制病毒的复制过程，可特异性抑制甲型流感病毒，对乙型流感病毒及其他病毒无效。临床主要用于甲型流感的预防和治疗，在甲型流感病毒流行期用药可使发病率减少 50%～90%，对已发病者可改善症状。

不良反应有厌食、恶心、头痛、眩晕、失眠、共济失调及直立性低血压等。剂量过大可引起惊厥、致畸胎。孕妇和有癫痫史者禁用。

奥司他韦

奥司他韦（oseltamivir）为前体药物，其代谢产物可有效抑制病毒颗粒的释放，从而阻止病毒在宿主细胞间的扩散和在人群中的传播。临床用于成人及 1 岁以上儿童甲型、乙型流感的治疗，亦适用于成人及 13 岁以上青少年的甲型和乙型流感的预防。

常见不良反应有恶心、呕吐，偶见皮疹、皮炎、荨麻疹及血管性水肿等过敏反应。

▶ 处方分析 38-1　手足口病处方

四、抗疱疹病毒药

阿昔洛韦

阿昔洛韦（acicolovir）口服吸收差，生物利用度低，血浆蛋白结合率低，易透过生物膜，主要经肾脏排泄。

【药理作用和临床应用】阿昔洛韦具有广谱抗疱疹病毒作用，主要通过抑制病毒 DNA 聚合酶而发挥抗疱疹病毒作用。对单纯疱疹病毒、水痘-带状疱疹病毒有较高的选择性，对乙型肝炎病毒也有一定的作用。临床主要用于单纯疱疹病毒引起的生殖器感染、皮肤黏膜感染、角膜炎及疱疹病毒脑炎和带状疱疹，是治疗单纯疱疹病毒感染的首选药。

【不良反应】不良反应较少，可见皮疹、恶心、食欲缺乏等。静脉给药可引起静脉炎，须选择较粗的血管，定期更换给药部位，以免引起静脉炎。本药在尿液中溶解度较低，宜缓慢静脉滴注，以避免药物在肾小管内沉积导致肾功能损害。肾功能不全、小儿及哺乳期妇女慎用,妊娠期妇女禁用。

▶ 处方分析 38-2　上呼吸道感染处方

五、抗乙型肝炎病毒药

拉米夫定

拉米夫定(lamivudine)可竞争性抑制乙型肝炎病毒脱氧核糖核酸多聚酶,并终止病毒 DNA 链的延长,从而抑制病毒 DNA 的复制。临床主要用于乙型肝炎病毒所致的慢性乙型肝炎,长期应用可减轻或阻止慢性乙型肝炎患者进化为肝硬化和肝癌。可与齐多夫定合用治疗艾滋病。常见不良反应有头痛、疲劳、恶心和腹泻等。

阿德福韦酯

阿德福韦酯(adefovir dipivoxil)是阿德福韦的前体,在体内水解为阿德福韦发挥抗病毒作用。阿德福韦为腺嘌呤核苷酸类似物,可与腺苷酸竞争性掺入病毒 DNA 链,抑制 DNA 聚合酶,终止 DNA 链的合成。临床用于治疗乙型肝炎病毒活动复制和血清氨基酸转移酶持续升高的肝功能代偿的成年慢性肝炎患者,尤其适用于长期用药或已发生拉米夫定耐药者。常见不良反应为恶心、头痛、头晕、腹泻、尿蛋白、肌酐升高及可逆性转氨酶升高等。长期用药会出现严重的肾毒性,故肾功能障碍或有潜在肾功能障碍风险的患者慎用。

第二节　用药护理及常用制剂和用法

一、用药护理

1. 用药前评估　①明确用药目的,抗病毒药主要用于预防或治疗病毒感染;②掌握患者基本资料,确定患者病毒感染类型,询问患者用药史和过敏史,注意患者是否有禁忌证,根据情况合理选择药物;③识别高危人群,孕妇禁用利巴韦林、金刚烷胺、阿昔洛韦;孕妇、哺乳期妇女及小儿慎用干扰素;哺乳期妇女禁用利巴韦林、齐多夫定。

2. 用药期间的护理　①阿昔洛韦粉针剂应先用注射用水配制成 2% 溶液,再用生理盐水或葡萄糖液稀释,1 小时内恒速静脉滴注,以免发生肾小管内药物结晶。静脉滴注 2 小时后嘱咐患者多饮水,防止药物沉积于肾小管内。②阿昔洛韦静脉给药期间应经常更换注射部位,以减少血栓性静脉炎的发生。③用药后密切观测不良反应,如使用金刚烷胺要防止患者因眩晕、直立性低血压引起的跌倒或损伤。④对抗病毒药的药效做出正确评价。

二、常用制剂和用法

1. 利巴韦林　注射剂:1 ml：100 mg,用氯化钠注射液或 5% 葡萄糖注射液稀释成

1 ml 含 1 mg 的溶液后静脉缓慢滴注,成人每次 500 mg,每日 2 次;小儿每日 10~15 mg/kg,分 2 次给药。每次滴注 20 min 以上,疗程 3~7 日。片剂:20、50、100 mg,口服。病毒性呼吸道感染:成人每次 0.15 g,每日 3 次,疗程 7 日;皮肤疱疹病毒感染:成人每次 0.3 g,每日 3 次,疗程 7 日。含片:20、100 mg。成人每日剂量 400~1 000 mg,疗程7~14 日。

2. 干扰素 粉针剂:6 μg/0.5 ml、10 μg/0.5 ml、20 μg/0.5 ml、10 μg/ml、30 μg/ml。慢性乙型/丙型肝炎:每次 30~50 μg,肌内或皮下注射,每日 1 次,使用 4 周后改为隔日 1 次,疗程 4~6 个月。

3. 齐多夫定 片剂:100 mg,口服。治疗 HIV-1 感染:与其他抗逆转录病毒药合用时每日剂量 600 mg,分次服用;预防母婴传播:孕妇分娩前口服 100 mg,每日 5 次,新生儿出生 12 小时至 6 周龄,每次 2 mg/kg,每 6 小时 1 次。注射剂:10 ml:100 mg。成人剂量每次 1 mg/kg,注射时间应超过 1 小时,每日 5~6 次。

4. 盐酸金刚烷胺 片剂:100 mg,复方片剂:每片含盐酸金刚烷胺 100 mg,口服。成人每次 100 mg,每日 2 次,儿童酌情减量,可连续用药 3~5 日,最多不超过 10 日。

5. 奥司他韦 胶囊剂:75 mg,口服。尽早用药,在流感症状开始的第 1 或第 2 天开始治疗。成人和 13 岁以上青少年每次 75 mg,每日 2 次,连续 5 日。1 岁以上儿童:体重≤15 kg,每次 30 mg,每日 2 次,连续 5 日;体重>15 kg、≤23 kg,每次 45 mg,每日 2 次,连续 5 日;体重>24 kg、≤40 kg,每次 60 mg,每日 2 次,连续 5 日;体重>40 kg,每次 75 mg,每日 2 次,连续 5 日。

6. 阿昔洛韦 片剂:100、200 mg,口服。每次 200 mg,每日 5 次,疗程 5~10 日。注射用粉针:250 mg,阿昔洛韦氯化钠注射液:100 ml:100 mg,均静脉滴注。重症生殖器疱疹初治:按体重每次 5 mg/kg,每日 3 次,每隔 8 小时滴注 1 次,疗程 5 日;免疫缺陷者皮肤黏膜单纯疱疹或严重带状疱疹:每次 5~10 mg/kg,每日 3 次,每隔 8 小时滴注 1 次,疗程 7~10 日;单纯疱疹性脑炎:每次 10 mg/kg,每日 3 次,每隔 8 小时滴注 1 次,疗程 10 日;急性视网膜坏死:每次 5~10 mg/kg,每日 3 次,每隔 8 小时滴注 1 次,疗程7~10 日。

7. 拉米夫定 片剂:100 mg,口服。成人每次 100 mg,每日 1 次。

8. 阿德福韦酯 片剂:10 mg,口服。成人每次 10 mg,每日 1 次。

（王　琳）

数字课程学习

○教学PPT　○导入案例解析　○复习与自测　○更多内容……

第三十九章　抗寄生虫药

章前引言

　　寄生虫按其寄生环境可以分为体内寄生虫和体外寄生虫。常见的体内寄生虫有消化道内寄生虫,如蛔虫、钩虫、绦虫、溶组织内阿米巴和雅尔氏鞭毛虫;腔道内寄生虫,如阴道毛滴虫;肝内寄生虫,如肝吸虫、棘球蚴;肺内寄生虫,如卫氏并殖吸虫;脑组织寄生虫,如猪囊尾蚴、弓形虫;血管内寄生虫,如血吸虫;淋巴管内寄生虫,如丝虫;细胞内寄生虫,如疟原虫(红细胞内寄生)和利什曼原虫(巨噬细胞内寄生)等。寄生虫既可以作为病原引起寄生虫病,又可以作为媒介传播疾病。在占世界总人口 77% 的广大发展中国家,特别是在热带和亚热带地区,寄生虫病依然广泛流行,威胁着儿童和成人的健康甚至生命。我国幅员辽阔,城乡食品卫生监督制度不健全,再加上对外交往和旅游业的发展,使得寄生虫病仍然是一个严重的公共卫生问题。按照作用于寄生虫的种类,可将抗寄生虫药主要分为抗疟药、抗阿米巴病药、抗滴虫病药、抗血吸虫病药、抗丝虫病药和抗肠蠕虫病药。

• 学习目标 •

　　1. 阐述氯喹、伯氨喹、乙胺嘧啶、阿苯达唑、甲苯咪唑的药理作用、临床应用和不良反应。

　　2. 知道其他抗寄生虫药的作用特点和临床应用。

　　3. 正确指导患者合理使用抗寄生虫药并且实施用药护理。

思维导图

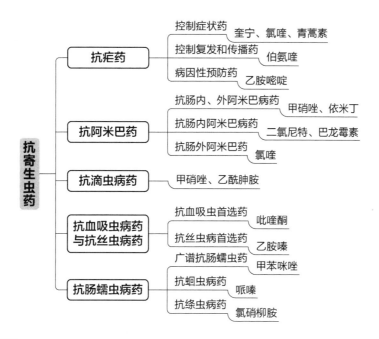

抗寄生虫药
- 抗疟药
  - 控制症状药 —— 奎宁、氯喹、青蒿素
  - 控制复发和传播药 —— 伯氨喹
  - 病因性预防药 —— 乙胺嘧啶
- 抗阿米巴药
  - 抗肠内、外阿米巴病药 —— 甲硝唑、依米丁
  - 抗肠内阿米巴病药 —— 二氯尼特、巴龙霉素
  - 抗肠外阿米巴药 —— 氯喹
- 抗滴虫病药 —— 甲硝唑、乙酰胂胺
- 抗血吸虫病药与抗丝虫病药
  - 抗血吸虫首选药 —— 吡喹酮
  - 抗丝虫病首选药 —— 乙胺嗪
- 抗肠蠕虫病药
  - 广谱抗肠蠕虫药 —— 甲苯咪唑
  - 抗蛔虫病药 —— 哌嗪
  - 抗绦虫病药 —— 氯硝柳胺

案例导入

　　患者,男,23岁,海南省农民。某年10月份出现每日发冷、发热、伴头痛、全身酸痛症状。当地乡卫生院诊断为感冒,给予中成药和肌内注射青霉素无效后收治入院。住院后体检,体温39.5℃,红细胞计数$210×10^{10}$/L,血涂片镜检发现红细胞内有恶性疟原虫环体及配子体。使用氯喹+伯氨喹治疗,症状很快消失。治疗3天后患者要求出院。11月,患者又出现前述症状,并有恶心、呕吐、剧烈疼痛,送往乡医院治疗,最终抢救无效死亡。

　　问题:

　　1. 该用药方案是否合理?

　　2. 从用药护理的角度看,在该案例中应该吸取什么教训?

第一节　抗 疟 药

　　拓展阅读39-1　疟疾与疟原虫

疟疾是因感染疟原虫而经雌性按蚊叮咬传播的一种寄生虫性传染病。抗疟药是用于预防或治疗疟疾的药物,不同生长期的疟原虫对不同抗疟药的敏感性不同。

根据所对应的疟原虫生活史环节,抗疟药主要分为以下几类。

1. 主要用于控制症状的药 如氯喹、奎宁、青蒿素等,能杀灭红细胞内期裂殖体。

2. 主要用于控制复发和传播的药 如伯氨喹,能杀灭休眠子和配子体。

3. 主要用于病因性预防的药 如乙胺嘧啶,能杀灭红细胞外期的子孢子。

一、控制症状药

氯 喹

【体内过程】氯喹(chloroquine)口服吸收快速且完全,广泛分布于肝、脾、肾、肺等组织,可在红细胞内浓集,红细胞内浓度为血浆的 $10 \sim 20$ 倍,而受感染红细胞内的浓度比正常红细胞内高 25 倍。在肝脏代谢,其主要代谢物乙基氯喹仍有抗疟作用,其中 $10\% \sim 15\%$ 经肾排出,尿液酸化可促其排泄。排泄缓慢,作用持久。

【药理作用和临床应用】

1. 抗疟作用 对间日疟、三日疟以及敏感的恶性疟原虫红细胞内期的裂殖体有杀灭作用,是控制疟疾症状的首选药,起效快、作用强而持久。因对红细胞外期无效,故不能作病因性预防和良性疟的根治。

本药抗疟机制复杂,可能与其在疟原虫溶酶体内的高度浓集有关。①能抑制 DNA 的复制和转录,并使 DNA 断裂,抑制疟原虫繁殖;②本药为弱碱性药,可致虫体细胞内 pH 值升高,使疟原虫分解及利用血红蛋白的能力下降,导致氨基酸缺乏而抑制其生长繁殖。

2. 抗肠外阿米巴作用 口服后,肝脏中的浓度高,仅用于甲硝唑无效或禁忌的阿米巴肝炎或肝脓肿。

3. 免疫抑制作用 大剂量抑制免疫反应,可用于类风湿关节炎、系统性红斑狼疮等。由于用量大,易引起毒性反应。

【不良反应】用于治疗疟疾急性发作时,可产生轻度头晕、头痛、胃肠不适、视觉障碍、荨麻疹等,停药后多自行消失;长期大量用药可引起白细胞减少、肝肾功能损害、视网膜病,应定期进行检查;大剂量或快速静脉给药可致低血压、致死性心律失常。本药可使胎儿听力下降、脑积水、四肢缺陷,故孕妇禁用。肝肾功能不全、心脏病、重型多型性红斑、血卟啉病、牛皮癣及精神病患者慎用。

【药物相互作用】①与链霉素合用可加重神经肌肉接头阻滞作用;②与肝素或青霉胺合用可增加出血机会;③洋地黄化后,易引起心脏房室传导阻滞;④与氯丙嗪等合用,易加重肝脏负担;⑤与氯化铵合用,可加速排泄而降低血中浓度;⑥与伯氨喹合用可根治间日疟。

奎 宁

奎宁(quinine)是从金鸡纳树皮中提取的一种生物碱。本药对各种疟原虫红细胞内期裂殖体均有杀灭作用,能有效控制症状;与氯喹相比,作用弱、维持时间短,临床上主要用于耐氯喹的恶性疟,尤其是脑型恶性疟。此外,奎宁还有一定的解热作用和微弱的兴奋妊娠子宫作用。

用量过大或用药过久可引起"金鸡纳反应",表现为恶心、头痛、耳鸣、视力减退及暂时性耳聋等,停药后多可恢复;也可引起低血糖、变态反应、低血压、心律失常和严重的中枢神经系统紊乱(如谵妄和昏迷);少数特异体质者可出现急性溶血伴有肾衰竭(黑尿热)。心肌病及妊娠妇女禁用。

青 蒿 素

📖 拓展阅读 39-2　青蒿素的发现历程

【体内过程】青蒿素(artemisinin)口服后吸收迅速,可分布于组织内,以肠、肝及肾中含量较高,可透过血脑屏障。主要自肾及肠道排出,24 小时可排出 84%。因代谢和排出均较快,有效血药浓度维持时间较短,故停药后易复发,需反复用药。

【药理作用和临床应用】青蒿素对各种疟原虫红细胞内期裂殖体有强大杀灭作用,对红细胞外期疟原虫无效。其抗疟作用机制尚未完全阐明,可能与血红素或 Fe^{2+} 催化青蒿素形成自由基破坏疟原虫表膜和线粒体结构,导致疟原虫死亡有关。主要用于治疗间日疟和恶性疟,尤其是对耐氯喹虫株感染及脑型疟有良效。

【不良反应】少见腹泻、腹痛、四肢麻木、轻度网织红细胞一过性减低;个别患者可出现一过性转氨酶升高、轻度皮疹及心动过速。本药有一定的胚胎毒性,故妊娠早期妇女应慎用。

二、控制复发与传播药

伯 氨 喹

【药理作用和临床应用】伯氨喹(primaquine)对良性疟的红细胞外期及各型疟原虫的配子体均有较强的杀灭作用,是目前控制复发和传播的首选药。对红细胞内期作用较弱,对恶性疟红细胞内期无效,因此不能控制症状发作,常需与氯喹等药合用。

本药抗疟作用机制可能是通过损伤线粒体以及代谢产物 6-羟衍生物促进氧自由基生成或阻碍疟原虫电子传递而发挥作用。

【不良反应】本药毒性较大,应用时应慎重。治疗剂量可出现剂量依赖性的胃肠道反应,如恶心、呕吐、腹痛等,停药后可恢复。少数特异质患者用药后可致高铁血红蛋白血症或急性溶血,可有发绀、胸闷等症状,多与葡萄糖-6-磷酸脱氢酶(G6PD)缺乏有关。妊娠期妇女、G6PD 和烟酰胺腺嘌呤二核苷酸还原酶(NADH)缺乏者、系统性红斑狼疮以及类风湿关节炎患者禁用。

三、病因性预防药

乙胺嘧啶

【体内过程】乙胺嘧啶(pyrimethamine)口服吸收慢而完全,主要分布于肾、肺、肝、脾等。代谢物从肾排泄,$t_{1/2}$ 为 80~95 小时,用药后有效血药浓度可维持约 2 周。

【药理作用和临床应用】乙胺嘧啶对原发性红细胞外期疟原虫和红细胞内期未成熟的裂殖体均有抑制作用,能阻止疟原虫在蚊体内进行增殖,发挥控制传播的作用。其半衰期长,作用持久,临床常用于病因性预防。本药一般不单独使用,常与磺胺多辛或氨苯砜合用。

本药的抗疟机制是通过抑制疟原虫二氢叶酸还原酶,阻止二氢叶酸转变为四氢叶酸,影响核酸的合成,最终导致疟原虫生长繁殖受到抑制。

【不良反应】本药毒性小,较安全。长期大剂量服用可干扰人体叶酸代谢,引起巨幼红细胞贫血、粒细胞减少;过量引起急性中毒,可表现为恶心、呕吐、发热、发绀、惊厥,甚至死亡。哺乳期及妊娠期妇女禁用。

四、用药护理

1. 氯喹可引发牛皮癣发作,长期用药可引起角膜浸润,少数影响视网膜,用药中应嘱咐患者戴墨镜,并密切观察患者的视力情况,定期进行眼科检查。

2. 氯喹和奎宁肌内注射时浓度过高会产生疼痛和无菌性脓肿,故应稀释成 50～100 mg/ml 溶液注射为宜。静脉滴注速度过快会引起严重低血压和心律失常,故须稀释后缓慢静脉滴注并密切观察患者的心率、血压和呼吸。禁止静脉推注。一旦患者可以口服就停止注射治疗。

3. 有 G6PD 缺乏者,应在医务人员的监护下服用伯氨喹、奎宁。一旦发现贫血或溶血,或尿液有异常变化,特别是变成酱油色时应立即报告医生,以便及时停药和处理。孕妇、1 岁以下婴儿、有溶血史者或其家属中有溶血史者应禁用。

4. 奎宁治疗严重恶性疟患者时,应注意鉴别低血糖昏迷(本药刺激胰岛素释放)和脑型疟昏迷(疟原虫消耗葡萄糖)。

5. 乙胺嘧啶有致畸作用,孕妇禁用。

第二节　抗阿米巴病药与抗滴虫药

一、抗阿米巴病药

阿米巴病是由溶组织内阿米巴原虫引起的肠道内、外感染。目前应用的抗阿米巴病药主要通过杀灭滋养体发挥作用,可分为抗肠内阿米巴药(如二氯尼特、巴龙霉素)、抗肠外阿米巴药(如氯喹)以及抗肠内、外阿米巴药(如甲硝唑、依米丁等)。

甲　硝　唑

甲硝唑(metronidazole)为硝基咪唑类衍生物。

【药理作用和临床应用】

1. 抗阿米巴作用　甲硝唑对肠内、外阿米巴大小滋养体均有强大的杀灭作用,是治疗急、慢性阿米巴痢疾和肠外阿米巴病的首选药。其在肠腔内浓度低,单用治疗阿米巴痢疾复发率较高,宜与抗肠内阿米巴药交替治疗。治疗阿米巴肝脓肿时,为提高疗效、降低复发率,宜与氯喹交替使用。

2. 抗滴虫作用 甲硝唑对阴道滴虫亦有直接杀灭作用。口服后可出现于阴道分泌物、精液和尿中,故对男、女泌尿生殖道滴虫感染都有良好的疗效,为治疗阴道滴虫症的首选药。对已婚患者,夫妇应同时服药,以求根治。偶有耐药虫株出现。

3. 抗贾第鞭毛虫作用。

【不良反应】

1. 胃肠道反应 常见恶心、食欲减退、腹痛、腹泻和口腔金属味等,一般不影响治疗。

2. 神经系统反应 偶见头痛、眩晕、肢体麻木。

3. 其他 少数患者可出现皮疹、白细胞暂时性减少。重复疗程前应作白细胞计数。甲硝唑干扰乙醛代谢,服药期间应禁酒。动物实验证明,长期大剂量口服甲硝唑有致畸作用。因此,妊娠 3 个月内及哺乳期妇女禁用。

依 米 丁

依米丁(emetine)又称吐根碱,为茜草科吐根属植物提取的异喹啉生物碱,其衍生物去氢依米丁与本药作用相似,但毒性略低。依米丁多采用深部皮下或肌内注射,吸收良好。肝内浓度较高,肺、肾及脾次之;主要经肾缓慢排泄。因对溶组织内阿米巴滋养体有直接杀灭作用,可用于治疗急性阿米巴痢疾与肠外阿米巴病,以迅速控制症状;但因易蓄积、毒性大,故仅限于甲硝唑无效或禁用患者。

因局部刺激强,注射部位可出现肌痛、硬结或坏死;也可引起严重的胃肠道反应、肌无力以及心脏毒性,如心前区疼痛、心动过速、心律失常、心电图 T 波或 ST 段异常等。孕妇、儿童及心、肝、肾疾病患者禁用。

二 氯 尼 特

二氯尼特(diloxanide)为二氯乙酰胺类衍生物,对包囊作用强大,常与甲硝唑合用根治肠内阿米巴感染,对肠外阿米巴病无效。不良反应轻,偶有恶心、呕吐以及荨麻疹、蛋白尿等,停药后消失。大剂量可致流产,但无致畸作用。

巴 龙 霉 素

巴龙霉素(paromomycin)为氨基糖苷类抗生素。口服吸收少,肠道浓度高。本药通过直接杀灭阿米巴滋养体或抑制共生菌群的代谢而发挥作用,临床常用于治疗急性阿米巴痢疾。主要有胃肠道不良反应等,无耳、肾毒性。

二、抗滴虫药

抗滴虫病药主要用于治疗阴道毛滴虫感染引起的阴道炎、尿道炎和前列腺炎。甲硝唑是治疗滴虫感染的首选药。

乙 酰 胂 胺

乙酰胂胺(acetarsol)是毒性较大的胂制剂,外用治疗阴道滴虫病。对耐甲硝唑滴虫感染,可改用乙酰胂胺局部给药。本药有轻度刺激,可使阴道分泌物增多。已婚者应夫妇双方同时使用。

三、用药护理

1. 治疗肠内阿米巴病时,可先用甲硝唑控制症状,再用二氯尼特肃清肠道内的阿米巴包囊,能有效防止复发。

2. 甲硝唑不良反应较轻,一般停药后即可消失。用药期间如出现头晕、肢体麻木和感觉异常,需报告医生,立即停药。神经系统疾病、血液系统疾病及孕妇禁用。本药代谢物经肾排泄时可使尿液呈红棕色,应事先向患者说明。

3. 甲硝唑治疗滴虫病失败的原因多为配偶未同时治疗,故夫妻必须同查同治。因本药可干扰乙醇代谢,有致酒精中毒的危险,服药期间应禁酒。

4. 注射依米丁前后 2 小时必须卧床休息,同时需监测血压、脉搏;在休息期间脉搏超过 110 次/min,心电图明显改变,血压下降,心前区疼痛或全身无力等应立即停药,以确保安全。

第三节　抗血吸虫病药与抗丝虫病药

一、抗血吸虫病药

血吸虫病是由血吸虫寄生于人体而引起。目前临床应用的吡喹酮具有高效、低毒,可口服等特点,成为当前治疗血吸虫病的首选药。此外,青蒿素衍生物如青蒿琥酯、蒿甲醚等可杀灭血吸虫童虫,用作感染的预防药物。

吡 喹 酮

吡喹酮(praziquantel)为吡嗪异喹啉衍生物。口服易吸收,分布于多种组织,以肝、肾等为主。主要在肝脏羟化而失活。多数经肾和胆管排出。

【药理作用和临床应用】本药对多种血吸虫具有杀灭作用,对成虫作用强,对童虫作用较弱。其主要通过激活虫体细胞慢钙通道,Ca^{2+} 内流增加,使虫体兴奋、收缩、痉挛性麻痹而脱落,经肠系膜静脉移至肝而被吞噬灭活。此外,对其他吸虫如华支睾吸虫、姜片吸虫、肺吸虫有显著疗效,对绦虫、囊虫等感染也有不同程度的疗效,但对线虫和原虫感染无效。临床可治疗各型血吸虫病患者;也可用于华支睾吸虫病、肠吸虫病、肺吸虫病、囊虫病及绦虫病等。

【不良反应】多但较轻微,主要见于神经系统和消化系统,表现为头痛、眩晕、乏力、肌肉震颤以及腹痛、腹泻等,偶见发热、瘙痒、荨麻疹、关节痛等,多与虫体杀死后释放异体蛋白有关。少数患者出现心电图异常。孕妇禁用;严重心、肝、肾病患者及有精神病史者慎用。

二、抗丝虫病药

丝虫病是由丝虫寄生于人体淋巴系统所致的病变,早期多表现为淋巴管炎和淋巴结炎,晚期症状多因淋巴管阻塞所致。目前乙胺嗪是治疗丝虫病的首选药。

乙 胺 嗪

乙胺嗪(diethylcarbamazine)又称海群生,常用其枸橼酸盐。口服吸收迅速,广泛分布于各组织。多数氧化失活,主要经肾排泄。反复给药无蓄积性,酸化尿液促进其排泄,碱化则减慢,故肾功能不全或碱化尿液时需减少用量。

【药理作用和临床应用】乙胺嗪对丝虫微丝蚴的作用强于成虫。作用机制可能是本药分子中的哌嗪部分可使微丝蚴的肌组织超极化,产生弛缓性麻痹而从宿主脱离,经迅速"肝移"后被网状内皮系统拘捕所致。此外,本药也可破坏微丝蚴表膜结构,使其易受宿主防御机制的破坏而产生杀灭作用。临床多用于马来丝虫和班氏丝虫感染的治疗。

【不良反应】药物本身的不良反应轻微,常见食欲不振、恶心、呕吐、头痛、乏力等。但治疗中成虫和微丝蚴死亡可释放出大量异体蛋白,还可引起畏寒、皮疹、淋巴结肿大、血管神经性水肿、发热、哮喘等过敏反应,严重者可用解热药或抗过敏药缓解症状。

伊维菌素

伊维菌素(ivemectin)对丝虫微丝蚴有较强的杀灭作用,但对成虫无效;对蛔虫、蛲虫及鞭虫感染有良好效果。临床多用作盘尾丝虫病的首选治疗药。

三、用药护理

1. 吡喹酮治疗脑囊虫病时,应采取低剂量长疗程和间歇给药的方法;同时应住院观察,发现颅内压升高或癫痫症状时立即停药并使用糖皮质激素和甘露醇治疗。

2. 乙胺嗪治疗丝虫病时,微丝蚴死亡后释放出大量异体蛋白导致的变态反应和成虫死亡时刺激所在部位引起的淋巴结炎、淋巴管炎较为严重,应做好对症处理。

第四节 抗肠蠕虫药

在肠道寄生的蠕虫很多,主要有绦虫、蛔虫、蛲虫、钩虫、鞭虫及姜片虫等。抗肠蠕虫药是驱除或杀灭肠道蠕虫类的药物。

一、抗线虫药

甲苯咪唑

甲苯咪唑(mebendazole)对蛔虫、钩虫、蛲虫、鞭虫、绦虫和粪类圆线虫等肠蠕虫均有效,主要干扰虫体对葡萄糖的吸收,使其糖原耗竭而抑制虫卵发育及杀灭幼虫,临床用于治疗多种肠蠕虫单独感染或混合感染。本药口服吸收少,首关消除明显,无明显不良反应。少数病例可见短暂的腹痛和腹泻等症状。大剂量偶见转氨酶升高、粒细胞减少、脱发等。孕妇和 2 岁以下儿童、过敏者以及肝肾功能不全者禁用。

阿苯达唑

阿苯达唑(albendazole)口服吸收迅速,肠道内浓度较高,对钩虫、蛔虫、鞭虫、蛲虫、绦虫和囊虫、包虫感染均有良效,常可用作各类线虫感染的首选治疗药,也是目前治疗囊虫病最好的药物之一。不良反应较轻,主要是胃肠道反应,如食欲减退、恶心等。治疗囊虫病时可出现头痛、发热、皮疹、视力障碍、癫痫等,多与囊虫死亡释放的异体蛋白有关。过敏者、妊娠及哺乳期妇女、2 岁以下儿童,以及严重心、肝、肾功能不全和活动性溃疡患者禁用。

哌 嗪

哌嗪(piperazine)又称驱蛔灵,为常用驱蛔虫药,临床常用其枸橼酸盐。对蛔虫、蛲虫作用较强,可能是通过阻断虫体神经-肌肉接头处胆碱受体,导致虫体弛缓性麻痹而发挥作用。临床常用于治疗蛔虫所致的不完全性肠梗阻和早期胆管蛔虫。蛲虫感染用药时,疗程较长,不如阿苯达唑方便。本药与氯丙嗪合用可引起抽搐。不良反应轻,偶见胃肠道反应和荨麻疹,大剂量可致神经症状如嗜睡、眩晕、眼球震颤、共济失调等,应避免长期或过量服用。孕妇、过敏者、肝肾功能不全和神经系统疾病者禁用。

二、驱绦虫药

氯硝柳胺

氯硝柳胺(nidosamide)又称灭绦灵,为水杨酰胺类衍生物。口服几乎不吸收,对多数绦虫(如牛肉绦虫、猪肉绦虫、阔节裂头绦虫、短膜壳绦虫)及蛲虫均有杀灭作用。抗虫机制为抑制虫体线粒体内氧化磷酸化反应和对葡萄糖的摄取利用,阻碍产能过程。临床主要用于治疗牛肉绦虫和短膜壳绦虫病。因本药可杀灭钉螺和血吸虫尾蚴及毛蚴,可预防血吸虫感染。不良反应轻,偶见胃肠道症状和头晕、乏力、皮肤瘙痒等。

三、用药护理

1. 驱虫药应在半空腹状态时服用,用药后应查看患者排便,了解排虫情况,以确认疗效。用药期间不宜饮酒及进食过多的脂肪性食物,可酌情给予泻药,促进虫体的排出。驱虫结束后应检查大便中有无虫卵,未根治者须进行第二疗程的治疗。教育患者平时应养成良好的卫生习惯。

2. 服用甲苯咪唑、阿苯达唑期间,患者有胃肠道反应时应与食物同服。服用甲苯咪唑 3 周内若无效,可再用 1 个疗程。2 岁以下小儿禁用甲苯咪唑、阿苯达唑。

3. 氯硝柳胺对虫卵无效,为了防止由于呕吐虫卵逆流入胃及十二指肠引起囊虫病,用药前应先服镇吐药。服药时嘱咐患者尽量少饮水。如果服药 7 天后大便中无虫卵和节片,应再加服 1 个疗程,治疗 3 个月以上大便检测阴性,方可认为治愈。

4. 哌嗪与吩噻嗪类药物合用可使后者的锥体外系症状加重,与噻嘧啶合用会发生相互拮抗作用。哌嗪大剂量应用可出现中枢神经中毒症状,表现为眩晕、震颤、共济失调、乏力、幻觉和惊厥等,一旦出现应立即停药。用药前向患者说明用药方法及大剂量时可能发生的不良反应。

5. 治疗脑型囊虫病时,因虫体死亡后的炎症反应会引起脑水肿、颅内压升高,因此,应同时使用脱水药和糖皮质激素以防意外。

第五节　常用制剂和用法

1. 磷酸氯喹　片剂:75、250 mg,口服。控制疟疾发作:首剂 1 g,6 小时后 500 mg,第 2、3 天各服 500 mg。抗阿米巴肝脓肿:每次 500 mg,每日 2~3 次,连续 2 日;以后每日 1 次 500 mg,连用 2~3 周。

2. 硫酸奎宁　片剂:300 mg,口服。每次 300~600 mg,每日 3 次,连续 5~7 日。

3. 青蒿素　片剂:100 mg,口服。首剂 1 000 mg,6 小时后再服 500 mg,第 2、3 天各服 500 mg。

4. 磷酸伯氨喹　片剂:13.2、26.4 mg,口服。根治间日疟:每日 13.2 mg,每日 3 次,连用 7 天。杀灭恶性疟原虫配子体:每日 26.4 mg,连服 3 日。

5. 乙胺嘧啶　片剂:6.25 mg,口服。预防用药:每次 25 mg,每周 1 次,在进入疫区前 1 周开始服用,用至离开疫区后 4 周。

6. 依米丁　注射剂:30 mg/ml。每日 1 mg/kg,每日极量 60 mg,每日 1 次,深部肌内注射,连用 5 日。

7. 二氯尼特　片剂:250、500 mg。口服,每次 500 mg,每日 3 次,疗程 10 天。

8. 巴龙霉素　片剂:250 mg,口服。治疗肠阿米巴病:成人每次 500 mg,每日 3 次,共 7 日;儿童每日 30 mg/kg,分 3 次服用。治疗隐孢子虫病:成人每次 500~750 mg,每日 3 次。

9. 甲硝唑　片剂:200 mg,口服。治疗肠道阿米巴病:每次 400~600 mg,每日 3 次,疗程 7 日;治疗肠道外阿米巴病:每次 600~800 mg,每日 3 次,疗程 20 日。治疗贾第鞭毛虫病:每次 400 mg,每日 3 次,疗程 5~10 日。治疗滴虫病:每次 200 mg,每日 4 次,疗程 7 日;可同时用栓剂,每晚 500 mg 置入阴道内,连用 7~10 日。

10. 吡喹酮　片剂:200 mg,口服。治疗血吸虫病:每次 10 mg/kg,每日 3 次,连服 2 日。驱猪肉及牛肉绦虫:每次 20 mg/kg,顿服。驱短膜壳绦虫:每次 25 mg/kg,顿服。

11. 枸橼酸乙胺嗪　片剂:100 mg。口服,每次 1.5 g,顿服或分 3 次服。

12. 甲苯咪唑　片剂:50 mg,口服。驱蛔虫和蛲虫:每次 200 mg,顿服。驱钩虫和鞭虫:每次 200 mg,每日 1~2 次,连用 3 天。驱绦虫:每次 300 mg,每日 3 次,连服 3 日。

13. 阿苯达唑　片剂:100 mg,口服。驱肠道线虫:每次 400 mg,顿服。驱绦虫:每次 300 mg,每日 3 次,连服 3 天。

14. 枸橼酸哌嗪　片剂:250、500 mg,口服。驱蛔虫:成人每次 3～3.5 g,小儿每次 150 mg/kg,睡前顿服,连服 2 日。

15. 氯硝柳胺　片剂:500 mg,口服。首剂 1 g,1 小时后再服 1 g,2 小时后服硫酸镁 导泻。

（郑　涛）

数字课程学习

○教学 PPT　○导入案例解析　○复习与自测　○更多内容……

第四十章　抗恶性肿瘤药

章前引言

　　恶性肿瘤,也称癌症,是严重威胁人类健康的常见病、多发病。目前治疗恶性肿瘤有三大主要手段,即化学治疗(简称化疗)、外科手术和放射治疗,其中化疗是相对重要的手段。本章介绍的传统抗肿瘤药物适应证范围广,对绝大多数肿瘤具有不同程度的治疗效果。这类药物虽然存在对实体瘤疗效差、毒性作用大、易产生耐药性等缺点,但较长一段时间内仍然在恶性肿瘤治疗中占主导地位。同时也要注意分子靶向抗肿瘤药和肿瘤免疫抑制剂的发展进程。

· 学习目标 ·

1. 阐述抗恶性肿瘤药的主要不良反应、常用抗恶性肿瘤药的特点。

2. 理解抗恶性肿瘤药的分类。

3. 知道抗肿瘤药物的应用原则。

4. 判断抗恶性肿瘤药的不良反应并且实施用药护理。

思维导图

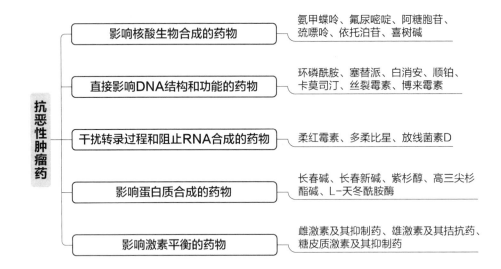

抗恶性肿瘤药	影响核酸生物合成的药物	氨甲蝶呤、氟尿嘧啶、阿糖胞苷、巯嘌呤、依托泊苷、喜树碱
	直接影响DNA结构和功能的药物	环磷酰胺、塞替派、白消安、顺铂、卡莫司汀、丝裂霉素、博来霉素
	干扰转录过程和阻止RNA合成的药物	柔红霉素、多柔比星、放线菌素D
	影响蛋白质合成的药物	长春碱、长春新碱、紫杉醇、高三尖杉酯碱、L-天冬酰胺酶
	影响激素平衡的药物	雌激素及其抑制药、雄激素及其拮抗药、糖皮质激素及其抑制药

案例导入

患者,女,38岁,卵巢癌。

医生开具处方如下:顺铂按每日剂量 $20\,mg/m^2$ 连用 5 天。间隔 3～4 周重复用药。同时采用大量输液的水化疗法,并加用甘露醇。

问题:

1. 加用甘露醇的意图是什么?

2. 顺铂的用药护理有哪些要点?

第一节　抗恶性肿瘤药的分类

一、根据细胞增殖周期分类

根据细胞增殖特点,肿瘤细胞群可包括增殖细胞群、静止细胞群和无增殖能力细胞群,增殖细胞群肿瘤细胞不断按指数进行分裂增殖。肿瘤细胞从一次分裂结束到下一次分裂完成所经历的时间,称为细胞增殖周期,此间可历经 4 个时相:DNA 合成前期(G₁ 期)、DNA 合成期(S 期)、DNA 合成后期(G₂ 期)和有丝分裂期(M 期)。增殖细胞群对抗肿瘤药物敏感,但由于处于周期中的各期细胞生化代谢特点不同,对各类药物的敏感性也有差异。肿瘤非增殖细胞群中主要是静止期(G₀ 期)细胞,它们有增殖能力,而暂时不进行分裂,对抗肿瘤药物敏感性低。当化疗等因素使增殖细胞大量伤亡时,G_0 期细胞即可进入增殖周期,成为肿瘤复发的根源。根据药物对肿瘤细胞增殖周期的影响,抗恶性肿瘤药可分为:

1. 细胞周期非特异性药(cell cycle non-specific agents,CCNSA)　对增殖周期各时相的细胞均有杀灭作用,如烷化剂、抗肿瘤抗生素及铂类化合物等。

2. 细胞周期特异性药(cell cycle specific agents,CCSA)　仅对某一增殖周期细胞有杀灭作用,如作用于 S 期的抗代谢药,作用于 M 期的长春碱类和紫杉醇等,作用于 G_2 期的博来霉素等。

二、根据作用机制分类

目前多数抗肿瘤药的作用机制比较明确,按其作用机制进行分类,有利于掌握各类药物的作用特点和设计合理的化疗方案。根据对生物大分子的作用及对体内激素平衡的影响,抗恶性肿瘤药可分为以下几类。

1. 影响核酸生物合成的药物,如氨甲蝶呤、氟尿嘧啶等。

2. 破坏 DNA 结构与功能的药物,如环磷酰胺、塞替派、白消安、顺铂、丝裂毒素、博来霉素等。

3. 干扰转录过程和阻止 RNA 合成的药物,如放线菌素 D、阿霉素等。

4. 影响蛋白质合成的药物,如长春碱、长春新碱、紫杉醇等。

5. 影响激素平衡的药物,如肾上腺皮质激素、雄激素、雌激素等。

> 拓展阅读 40-1　分子靶向抗肿瘤药物
> 拓展阅读 40-2　肿瘤免疫抑制剂

第二节　抗恶性肿瘤药的常见不良反应

多数抗肿瘤药物治疗指数较小,且选择性低,在杀死肿瘤细胞的同时,也损害正常细胞,尤其是对骨髓、淋巴、生殖细胞等增殖较快的组织,故在治疗时可引起不良反应。

1. 骨髓抑制　通常表现为白细胞、血小板减少,甚至可导致出血、感染等。除激素类、博来霉素和天冬酰胺酶外,多数抗肿瘤药物均有不同程度的骨髓抑制。

2. 胃肠道反应　厌食、恶心、呕吐是抗肿瘤药最常见的不良反应,尚可引起口腔炎、口腔溃疡等,应注意口腔卫生。

3. 毛发及皮肤损害　多数抗肿瘤药均能破坏毛囊上皮细胞引起不同程度的脱发,损害皮肤而引起红斑、水肿等。应经常检查,注意保持皮肤及毛发清洁。

4. 心脏毒性　以多柔比星最常见,可引起心肌退行性病变及间质水肿。

5. 肝肾功能损害　多数药物经肝代谢,经肾排泄,可引起黄疸、肝功能不全以及蛋白尿、血尿等,故应定期检查肝肾功能。

6. 其他　长春新碱可致周围神经炎;博来霉素、氨甲蝶呤等可引起肺纤维化;环磷酰胺可因大量代谢物丙烯醛而引起出血性膀胱炎;此外,尚可有免疫抑制、过敏反应、组织坏死、血栓性静脉炎、致畸、致癌以及诱发感染等。

第三节　常用的抗肿瘤药物

一、影响核酸生物合成的药物

由于本类药物大多数的化学结构与核酸代谢必需的物质如叶酸、嘌呤、嘧啶等相类似,它们可作为伪代谢物参与代谢并竞争性抑制有关的酶,从而干扰核酸尤其是 DNA 的生物合成,阻止肿瘤细胞的分裂和繁殖。本类药物主要杀伤 S 期细胞,属细胞周期特异性药物。

氨甲蝶呤

【体内过程】氨甲蝶呤(methotrexate,MTX)口服易吸收,也可静脉滴注、肌内或鞘内注射,不易透过血脑屏障。主要由尿以原形排出,可在肝、肾及胸腹腔积液潴留数周,排泄很慢。

【药理作用和临床应用】结构与叶酸相似,强大而持久地抑制二氢叶酸还原酶,使二氢叶酸不能变成四氢叶酸,使脱氧胸苷酸合成受阻,DNA 合成障碍;也干扰 RNA 和蛋白质的合成。临床主要用于治疗儿童急性白血病和绒毛膜癌等,对多发性骨髓瘤、乳腺癌、卵巢癌等也有效。

【不良反应】主要为胃肠道反应如恶心、口腔炎、胃炎、腹泻、便血等,尤以骨髓抑制突出,可致白细胞、血小板减少;长期应用可致肝肾功能损害;也可致畸胎或死胎。肝肾功能不全、妊娠期妇女及血液病(如贫血、血小板减少、骨髓移植等)患者禁用。

【药物相互作用】与血浆蛋白结合率高的药物合用,可使其血药浓度增高;合用青霉素、卡那霉素等可降低其肾清除率;与维生素 C 合用,可缓解其恶心。

氟尿嘧啶

氟尿嘧啶(fluorouracil,5-FU)是尿嘧啶 5 位的氢被氟取代的衍生物。本药通过抑制脱氧胸核苷酸合成酶活性而影响 DNA 的合成;也可转化为 5-氟尿嘧啶核苷,嵌入 RNA 中干扰蛋白质的合成。口服吸收不完全,可静脉或腔内注射;分布于全身,尤以肝和肿瘤组织中浓度较高;在肝代谢,经呼气和尿排出。主要用于治疗多种实体瘤,如消化系统癌、乳腺癌、宫颈癌、卵巢癌、绒毛膜上皮癌及头颈部肿瘤等。常见骨髓抑制和消化道毒性(尤为明显),严重者可有腹泻,少数可见皮疹、色素沉着等。

阿糖胞苷

阿糖胞苷(crytarabine,Ara-C)口服吸收少,多注射给药。通过抑制 DNA 多聚酶的活性而影响 DNA 合成;也可嵌入 DNA 中干扰其复制,使细胞死亡。临床上用于治疗成人急性粒细胞性白血病或单核细胞白血病。常见严重的骨髓抑制和胃肠道反应，静脉注射可致静脉炎；少数可见肝损害、皮疹等。

巯　嘌　呤

巯嘌呤（mercaptopurine，6 - MP）结构与次黄嘌呤相似，主要在体内经酶催化成巯嘌呤核苷酸，从而竞争性抑制次黄嘌呤的转变过程，阻碍核酸的合成。对 S 期细胞作用最为显著。本药起效慢，多用于急性淋巴细胞白血病的维持治疗，大剂量对绒毛膜上皮癌亦有良好的疗效。常见骨髓抑制和消化道反应，少数患者可出现黄疸及肝损害，偶见高尿酸血症、间质性肺炎及肺纤维化。

依托泊苷

【药理作用和临床应用】依托泊苷（etoposid，VP - 16）能与微管蛋白相结合，抑制微管聚合，使细胞有丝分裂停止。主要作用于 S 期和 G_2 期细胞，抑制 DNA 拓扑异构酶Ⅱ活性，从而干扰 DNA 的结构和功能，阻碍其合成，临床常作为小细胞肺癌的首选治疗药，对恶性淋巴瘤、神经母细胞瘤、卵巢癌以及白血病等也有效。同类药替尼泊苷作用明显强于本药，常作为治疗脑瘤的首选药。

【不良反应】可见骨髓抑制、消化道反应、直立性低血压、脱发等。孕妇、骨髓抑制患者、白细胞及血小板低下患者以及心、肝、肾功能障碍者禁用。

喜树碱和羟喜树碱

喜树碱（camptothecin，CPT）是从我国植物喜树中提取的一种生物碱，经 10 位羟基取代获得的羟喜树碱（hydroxycamptothecm，HCPT）对 S 期作用强于 G_1、G_2 和 M 期，抗癌活性更强；而其半合成衍生物如拓扑替康、伊立替康则特异性作用于 S 期。本类药抑制 DNA 拓扑异构酶Ⅰ从而阻碍 DNA 的合成，临床对于胃癌、肝癌、膀胱癌、直肠癌及绒毛膜上皮癌、恶性葡萄胎、白血病等有一定疗效。常见有泌尿道刺激症状（尿急、尿痛、血尿、蛋白尿）、消化道反应、骨髓抑制及脱发等。HCPT 毒性反应明显轻于 CPT。

二、直接影响 DNA 结构和功能的药物

环磷酰胺

【体内过程】环磷酰胺（cyclophosphamide，CTX）口服易吸收，约 1 小时达血药浓度高峰，生物利用度为 74%～97%。大部分不易透过血脑屏障，经肝代谢，主要由尿排出，对肾和膀胱有刺激性。

【药理作用和临床应用】本药在体外无活性，在体内经肝微粒体细胞色素 P_{450} 水解成醛磷酰胺，在肿瘤细胞内分解形成磷酰胺氮芥而发挥作用。CTX 抗瘤谱广，为目前广泛应用的烷化剂。对恶性淋巴瘤疗效显著，对多发性骨髓瘤、急性淋巴细胞白血病、肺癌、乳腺癌、卵巢癌、神经母细胞瘤和睾丸肿瘤等均有一定疗效。

【不良反应】常见有骨髓抑制、恶心、呕吐、脱发等不良反应。大剂量环磷酰胺可致出血性膀胱炎，多与代谢物丙烯醛经泌尿道排泄有关，可用美司钠预防发生。大剂量可致心肌损伤和肾毒性，偶可发生肺纤维化。感染、肝肾功能损害者禁用或慎用；过敏者、

妊娠及哺乳期妇女禁用。

塞 替 派

塞替派(thiophosphoramide，TSPA)属于乙烯亚胺类烷化剂。抗瘤谱较广，主要用于治疗乳腺癌、卵巢癌、肝癌、黑色素瘤和膀胱癌等。主要不良反应为骨髓抑制；尚可有消化道反应、发热、皮疹。口服无效，本药必须静脉或肌内注射。过敏、骨髓抑制、肝肾功能不全患者以及妊娠、哺乳期妇女禁用。

白 消 安

白消安(busulfan)又称马利兰，属甲烷磺酸类。口服吸收良好，组织分布迅速，几乎所有药物代谢成甲烷磺酸由尿排出。本药小剂量即可明显抑制粒细胞生成，临床用于治疗慢性粒细胞性白血病，疗效显著。常见消化道反应、骨髓抑制及肺纤维化。久用可致闭经或睾丸萎缩等。

卡 莫 司 汀

卡莫司汀(carmustine，BCNU)为亚硝脲类烷化剂，对 DNA、蛋白质及 RNA 均有烷化作用。本药脂溶性高，可透过血脑屏障。主要用于脑瘤，对恶性淋巴瘤、小细胞肺癌及骨髓瘤等有疗效。常见有骨髓抑制、胃肠道反应及肝肾功能损害等不良反应。

顺 铂

顺铂(cisphtin，DDP)为目前常用的铂类配合物。抗瘤谱广，对多种实体瘤均有效，如头颈部鳞癌、卵巢癌、膀胱癌、前列腺癌、淋巴肉瘤及小细胞肺癌等。主要不良反应有消化道反应、骨髓抑制、胰腺毒性及耳、肾毒性。卡铂为其第二代药，与顺铂作用类似，但抗癌活性较强，毒性较低。

丝 裂 霉 素

丝裂霉素(mitomycinC，MMC)化学结构中的烷化基团可与 DNA 的双链交叉联结阻止其复制并使其断裂，干扰细胞分裂增殖。本药抗瘤谱广，临床常用于胃癌、结肠及直肠癌、肺癌、肝癌、乳腺癌及膀胱癌等。最常见的不良反应是骨髓抑制及消化道反应，尚可见肾脏及肺毒性；注射局部刺激性大。

博 来 霉 素

博来霉素(bleomycin，BLM)为含多种糖肽的复合抗生素。口服无效，需经肌内或静脉注射，主要经肾排泄，不能被透析清除。本药能与铜或铁离子络合，使氧分子转成氧自由基，引起 DNA 链断裂，阻止 DNA 复制从而干扰细胞分裂、繁殖。主要用于鳞癌(如头、颈、口腔、食管、阴茎、外阴、宫颈等)及淋巴瘤的治疗。不良反应以肺毒性最为严重，表现为间质性肺炎或肺纤维化；也有恶心、呕吐、发热、脱发及色素沉着等。

三、干扰转录过程和阻止 RNA 合成的药物

柔 红 霉 素

柔红霉素(daunorubcin，DRN)为第一代蒽环类抗生素。本药能嵌入 DNA 碱基对中，并与其紧密结合，从而阻止 RNA 转录和 DNA 复制。主要用于对常用抗肿瘤药耐

药的急性淋巴细胞白血病或粒细胞白血病,但缓解期短。心脏毒性明显,也可见骨髓抑制和消化道反应等不良反应。

多柔比星

多柔比星(doxorubicin)又称阿霉素(adriamycin,ADM),与柔红霉素同属蒽环类。抗癌作用与柔红霉素相似。但本药抗瘤谱较广,疗效高。临床主要用于耐药的急性淋巴细胞白血病或粒细胞白血病、恶性淋巴肉瘤、乳腺癌、卵巢癌、小细胞肺癌、胃癌、肝癌及膀胱癌等。心肌毒性最为严重,表现为心肌退行性病变及其间质水肿,可能与多柔比星生成自由基有关;此外,尚有骨髓抑制、消化道反应、色素沉着及脱发等不良反应。

放线菌素 D

放线菌素 D(dactinomycin,DACT)抗癌谱较窄,对霍奇金病、绒毛上皮癌和肾母细胞瘤有较好疗效,对恶性葡萄胎、横纹肌肉瘤、神经母细胞瘤等有效。可引起骨髓抑制、恶心、呕吐及口腔炎等不良反应。

四、影响蛋白质合成的药物

长春碱和长春新碱

长春碱(vinblastin,VLB)和长春新碱(vineristine,VCR)是由夹竹桃科长春花植物中所提取的生物碱。此外,还有其半合成衍生物如长春地辛(vindesine,VDS)和长春瑞滨(vinorelbine,NVB),临床常用其硫酸盐。

本类药主要抑制微管聚合,干扰纺锤丝的形成,使细胞有丝分裂停止于中期;也可干扰蛋白质合成和 RNA 多聚酶,对 G_1 期细胞产生作用。VLB 主要用于治疗急性白血病、恶性淋巴瘤及绒毛膜上皮癌。VCR 对儿童急性淋巴细胞白血病疗效好,且常与泼尼松合用。VDS 主要用于治疗肺癌、恶性淋巴瘤、乳腺癌、食管癌、黑色素瘤和白血病等。NVB 主要用于治疗肺癌、乳腺癌、卵巢癌和淋巴瘤等。主要不良反应包括骨髓抑制、神经毒性、消化道反应、脱发以及局部刺激等。其中,VCR 以周围神经系统毒性较为明显。

紫 杉 醇

紫杉醇(paclitaxel)是从短叶紫杉树皮中提取的一种抗癌活性物质,能促进微管聚合并抑制其解聚,从而使纺锤体功能异常,细胞有丝分裂停止。主要用于治疗卵巢癌、乳腺癌疗效明显;对肺癌、食管癌、膀胱癌、黑色素瘤、头颈部癌、淋巴瘤也均有一定效果。主要不良反应包括骨髓抑制、神经毒性(指端麻木及感觉异常等)、心及肝毒性、骨关节和肌肉疼痛、消化道反应、过敏反应及脱发等。

高三尖杉酯碱

高三尖杉酯碱(homoharringtonine)是从三尖杉属植物中提取的生物碱,可抑制蛋白质合成的起始阶段,使核糖体分解,蛋白质合成及有丝分裂停止,尤其对 S 期细胞作用明显。主要对急性粒细胞白血病有良好疗效,也可用于急性单核细胞白血病、慢性粒细胞性白血病以及恶性淋巴瘤等。不良反应包括骨髓抑制、消化道反应、脱发等,偶有心肌损害等。

L-天冬酰胺酶

L-天冬酰胺酶(L-asparagimse)是一种重要的氨基酸,可水解天冬酰胺,使肿瘤细胞缺乏该氨基酸供应,从而导致生长抑制。因正常细胞可自体合成天冬酰胺,故几乎不受影响。主要用于急性淋巴细胞白血病,单用缓解期短且易产生耐药,故多与其他药合用。常见的不良反应有消化道反应等,偶见过敏反应。妊娠早期及肝肾、造血、神经功能损害者禁用。

五、影响激素平衡的药物

某些肿瘤的发生与体内相关激素失调有关,如乳腺癌、卵巢癌、前列腺癌等。因此,改变激素平衡可有效地抑制肿瘤的生长,临床常用治疗药物如下。

(一) 雌激素类

己烯雌酚

雌激素类常用药物为己烯雌酚(diethylstilbestrol)等,可通过抑制下丘脑及脑垂体,减少雌激素的分泌;并可直接对抗雄激素引起的前列腺癌组织的生长发育。因此,临床主要用于治疗前列腺癌,也可用于治疗绝经期妇女的乳腺癌。

(二) 雄激素类及其拮抗药

丙酸睾酮和氟他胺

常用雄激素有丙酸睾酮(testosterone propionate)等,可抑制垂体促卵泡激素的分泌,具有对抗雌激素的作用,导致女性功能退化。主要对晚期乳腺癌患者,尤其是骨转移者疗效较佳。此外,氟他胺(flutamide)是非甾体类雄激素拮抗药,本药及其代谢产物可与雄激素竞争其受体,抑制前列腺癌细胞生长;也可抑制睾丸微粒体酶的活性,阻碍雄性激素生物合成。主要用于治疗前列腺癌。患者使用后可出现激素紊乱,如男性乳房发育等。

(三) 糖皮质激素类及其抑制药

氨鲁米特

糖皮质激素类常用药物有泼尼松和泼尼松龙等,主要抑制淋巴组织,诱导淋巴细胞溶解,缓解快但不持久。主要用于急性淋巴细胞白血病及恶性淋巴瘤。因其可抑制免疫,引起肿瘤及感染扩散,故需合用足量抗菌药。

氨鲁米特(aminoglutethimide)可抑制肾上腺皮质激素的合成,也可抑制芳香化酶从而使雌激素合成受抑。可用于皮质醇增多症以及绝经或卵巢切除后的晚期乳腺癌。

(四) 抗雌激素药

他莫昔芬

他莫昔芬(tamoxifen,TAM)属于雌激素受体的部分激动药;也有一定的抗雌激素作用,可抑制雌性激素依赖性肿瘤的生长。用于治疗卵巢癌、乳腺癌术后转移。孕妇禁用。

第四节　用药护理及常用制剂和用法

一、用药护理

抗肿瘤药物多数会产生较为严重的不良反应,因此必须采取科学有效的护理措施,使化疗过程顺利完成。

1. 患者的配合是化疗安全顺利的主要因素之一。用药前,应告知患者病情、治疗方案、治疗效果及可能发生的不良反应,消除其对化疗的担心和恐惧感,使患者对治疗充满信心,用积极的态度配合治疗。

2. 大多数化疗药对血管有刺激性,不慎误入血管外可引起无菌性炎症,如不及时处理,可导致严重的炎症反应、局部溃疡,甚至难愈性的组织坏死。同一处血管反复给药可引起静脉炎,导致血管变硬、血流不畅甚至闭塞。多次用药时,应制订合理的静脉使用计划,一般由远端向近端、由背侧向内侧,左右臂交替穿刺,因下肢静脉易于栓塞,除上肢静脉综合征外,不宜采用下肢静脉给药。如有药液外漏,立即局部注射 0.9% 氯化钠注射液稀释,24 小时内局部冷敷以防扩散,24 小时后局部热敷增加吸收,也可配合硫酸镁湿敷,外用醋酸可的松软膏,以防局部溃烂。一般选择较细的头皮针(5 号半),药物稀释宜淡,静脉给药疼痛严重者可用利多卡因、普鲁卡因局部封闭。

3. 预防感染和出血是化疗期间骨髓抑制的用药护理重点。用药期间须定期检查血常规,一般白细胞计数 $\geqslant 2.5 \times 10^9 /L$;应严格执行无菌操作,注意环境、个人和饮食卫生,密切监测患者的体温、血常规等感染先兆和出血倾向,防止意外损伤;做好各种抢救准备,及时处理各种继发感染和出血症状。

4. 用药过程中要注意观察呕吐物的性质以及大便情况。用药前,要选择高热量、高蛋白饮食。给药期间要选择少油腻、易消化、刺激性小、纤维素含量高的饮食,以半流质为主,避免进食高糖、高脂、产气过多和辛辣的食物。选择合适的进餐时间,反应严重者可采取少量多餐或随意餐的形式,必要时禁食补液。合理使用镇吐剂可减轻胃肠道反应。

5. 用药期间应观察患者有无黄疸、肝大、肝区疼痛等临床表现。用药前和用药期间要检查肝功能。

6. 化疗期间要定期检查肾功能,鼓励患者大量饮水,每日摄入量保持在 3 000 ml 以上,每日尿量保持在 2 000 ml 以上,每日准确记录水的出入量;对于摄水量已够但尿量不足者,可遵医嘱酌情给予利尿药,并给予别嘌醇抑制尿酸生成。

7. 化疗期间要保持口腔清洁,给予无刺激性软食,采用消毒液漱口。合并真菌感染时可用制霉菌素 10 万 U/ml 或 3% 碳酸氢钠溶液含漱,溃疡疼痛者餐前可用 2% 利多卡因喷雾或外涂。用药过程中应重视心理护理,说明化疗结束后头发可再生,解除其精神压力。化疗时头颅置冰帽或扎一严紧的充气止血带可减轻脱发。注意头部防晒，避免用刺激性洗发液。

二、常用制剂和用法

1. 氨甲蝶呤　片剂：2.5 mg，口服。治疗白血病：成人每次 5～10 mg，4 岁以上儿童每次 5 mg，4 岁以下儿童每次 2.5 mg，每周 2 次，总量为 50～150 mg。注射剂：5 mg。治疗绒毛膜上皮癌：静脉滴注，每次 10～20 mg，每个疗程 5～10 次。治疗头颈部癌：动脉连续滴注，每日 5～10 mg，连用 5～10 日。鞘内注射，每次 5～15 mg，每周 1～2 次。

2. 氟尿嘧啶　注射剂：250 mg/10 ml。静脉注射，每次 0.25～500 mg，每日或隔日 1 次，每个疗程总量 5～10 g。静脉滴注，每次 0.25～0.75 g，每日或隔日 1 次，每个疗程总量 8～10 g。

3. 阿糖胞苷　注射剂：50 mg/ml，每日 1～3 mg/kg，每个疗程 10～14 日。鞘内注射，每次 25 mg，每周 2～3 次，连用 3 次，6 周后重复应用。

4. 依托泊苷　胶囊剂：50、100 mg。按体表面积每日 100～120 mg/m²，连服 5 日，3 周后重复用药。注射剂：100 mg/5 ml。每次 60～100 mg/m²，每日 1 次，加入 0.9% 氯化钠注射液 500 ml 中稀释，静脉滴注，连用 5 日。

5. 环磷酰胺　片剂：50 mg，口服。每次 50～100 mg，每日 2～3 次，每个疗程总量 10～15 g。粉针剂：100、200 mg，临用前用氯化钠注射液溶解后立即静脉注射。每次 200 mg，每日 1 次，每个疗程 8～10 g。

6. 白消安　片剂：0.5、2 mg，口服。每日 2～8 mg，分 3 次空腹服用，有效后用维持剂量每日 0.5～2 mg，每日 1 次。

7. 顺铂　粉针剂：10、20、30 mg，静脉滴注或静脉注射。每次 20 mg，每日 1 次，每个疗程总量 100 mg。

8. 丝裂霉素　片剂：1 mg，口服。每日 2～6 mg，每个疗程总量 100～150 mg。粉针剂：2、4 mg，静脉注射。每日 2 mg，每日 1 次；或每次 10 mg，每周 1 次，总量 60 mg。

9. 博来霉素　粉针剂：15、30 mg，缓慢静脉注射。每次 15～30 mg，每日或隔日 1 次，总量 450 mg。

10. 柔红霉素　粉针剂：10、20 mg，静脉注射或静脉滴注。开始每日 0.2 mg/kg，渐增至每日 0.4 mg/kg，每日或隔日 1 次，每个疗程 3～5 次，间隔 5～7 日，重复给药，总剂量不能超过 20 mg/kg。

11. 多柔比星　粉针剂：10、20、50 mg，用 5% 葡萄糖注射液稀释。每 2～3 周静脉内给药 20 mg/m²，给药间隔不宜少于 10 天，持续治疗 2～3 个月。

12. 长春新碱　粉针剂：1 mg，静脉注射。每次 1～2 mg，每周 1 次，每个疗程总量 6～10 mg。

13. 紫杉醇　注射剂：30 mg/5 ml。每次 150～175 mg/m²，静脉滴注 3 小时，3～4 周 1 次。

14. 高三尖杉酯碱　注射剂:1 mg/ml、2 mg/2 ml,静脉滴注。每次 1～4 mg,每日 1 次,每个疗程 4～6 日,隔 1～2 周重复用药。

15. 他莫昔芬　片剂:每片 10 mg,口服。每日 20～40 mg,分 1～2 次服用。

（郑　涛）

数字课程学习

○教学 PPT　○导入案例解析　○复习与自测　○更多内容……

第四十一章　免疫功能调节药

章前引言

　　参与免疫反应的各种细胞、组织与器官,如胸腺、骨髓、淋巴结、脾、扁桃体及分布在全身组织中的淋巴细胞和浆细胞等构成机体的免疫系统。一旦免疫功能异常,可出现许多病理性免疫反应,重者可危及生命,此时应用影响免疫功能的药物可调节免疫过程。免疫功能调节药主要包括两类,即免疫抑制药和免疫增强药。

学习目标

1. 阐述环孢素和卡介苗的作用、临床应用及不良反应。
2. 知道其他免疫功能调节药的作用、临床应用及不良反应。
3. 观察判断免疫调节药的不良反应并且实施用药护理。

思维导图

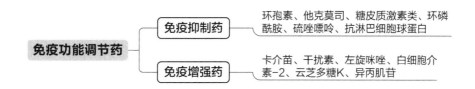

免疫功能调节药
- 免疫抑制药 —— 环孢素、他克莫司、糖皮质激素类、环磷酰胺、硫唑嘌呤、抗淋巴细胞球蛋白
- 免疫增强药 —— 卡介苗、干扰素、左旋咪唑、白细胞介素-2、云芝多糖K、异丙肌苷

案例导入

　　患者,男,53 岁,诊断为肾病综合征[特发性膜性肾病(IMN)]。医师开具的药物如下:环孢素软胶囊(商品名:新山地明)25 mg,每日 2 次,口服;氟伐他汀钠缓释片(商品名:来适可)80 mg,睡前服用 1 次,口服;坎地沙坦酯片(商品名:必洛斯)4 mg,睡前服用 1 次,口服;甲泼尼龙片(商品名:美卓乐)20 mg,早上服用 1 次,口服。治疗一段时间后患者出现肌痛、血肌酐和尿素氮水平升高的现象。

　　问题:

　　患者服药后出现异常的原因是什么?

第一节　免疫抑制药

　　免疫抑制药(immunosuppressive drugs)是一类能抑制免疫细胞功能、降低免疫反应的药物,临床主要用于治疗自身免疫病和器官移植排异反应。本类药物无选择性,故长期用药可导致抵抗力降低而诱发感染、肿瘤等严重不良反应。

环 孢 素

　　【体内过程】环孢素(cyclosporin)口服吸收慢而不完全,生物利用度为 20%～50%;也可静脉注射。在肝内被 CYP3A 代谢,大部分经胆汁排泄,有明显的肝肠循环。

　　【药理作用和临床应用】本药对细胞免疫和初次体液免疫均有较强的抑制作用,其选择性抑制辅助性 T 细胞,抑制 T 细胞产生淋巴因子,并抑制白细胞介素-2(IL-2)的生成,阻断 T 细胞对抗原的分化增殖性反应,抑制自然杀伤细胞(NK 细胞)的杀伤活力,大剂量也作用于 B 细胞,抑制抗体的形成。

　　临床主要用于防治器官移植的排异反应,可单独应用或与小剂量糖皮质激素合用;也可用于治疗类风湿关节炎、系统性红斑狼疮等自身免疫病。

　　【不良反应】发生率高,多为可逆性。肾毒性最常见,主要表现为少尿、血肌酐升高等。肝损害多见于用药早期,应注意定期监测肝功能。此外,还可引起胃肠道反应、神经系统毒性、继发性感染及继发肿瘤,偶见嗜睡、多毛及过敏反应等。过敏者和 1 岁以下婴儿禁用;孕妇及哺乳期妇女慎用。

【药物相互作用】①与糖皮质激素、环磷酰胺、硫唑嘌呤等其他免疫抑制药合用时可降低机体抵抗力,增加感染率;②与 CYP3A 抑制药合用,如雌激素、雄激素、西咪替丁、雷尼替丁、地尔硫䓬、维拉帕米、大环内酯类(红霉素、克拉霉素等)、酮康唑、氟康唑、喹诺酮类、考来烯胺、甲氧氯普胺、葡萄柚汁等,可致本药血药浓度增高,肝肾毒性增加。

他克莫司

他克莫司(tacrolimus)又称 FK506,口服吸收快而不完全,生物利用度为 25%,食物可影响其吸收。在肝脏代谢,主要经胆汁及粪便排泄。作用与环孢素相似但更强。临床可用于器官移植排异反应和自身免疫病的防治,对肝移植疗效尤为显著。不良反应与环孢素相似,肾毒性及神经毒性的发生率更高,胃肠道反应及代谢异常也可发生。

糖皮质激素类药

常用药物有泼尼松、泼尼松龙、地塞米松等。该类药可抑制巨噬细胞对抗原的吞噬和处理、阻止淋巴细胞增殖、抑制细胞因子产生、减少抗体生成等,可对免疫反应的多个环节产生抑制作用。临床可用于防治器官移植排异反应和自身免疫病。不良反应较多,较大剂量易引起库欣综合征、糖尿病、消化性溃疡等,对肾上腺皮质抑制作用较强。

抗代谢类药

硫唑嘌呤、氨甲蝶呤等均是通过干扰嘌呤代谢进而抑制 DNA、RNA 及蛋白质的合成,阻碍淋巴细胞和 NK 细胞增殖,故能同时抑制细胞免疫和体液免疫反应,但对巨噬细胞的吞噬功能无影响。临床主要用于肾移植的排异反应、类风湿关节炎、系统性红斑狼疮等多种自身免疫病的治疗。大剂量使用可引起严重的骨髓抑制。此外,尚有胃肠道反应、皮疹及肝损害等不良反应。

环磷酰胺

环磷酰胺(cyclophosphamide,CTX)是一种常用的烷化剂,免疫抑制作用强而持久,抗炎作用较弱。主要可抑制各期淋巴细胞,降低 NK 细胞的活性,从而抑制体液免疫和细胞免疫反应。临床常用于防治器官移植排异反应和糖皮质激素不能长期缓解的多种自身免疫病。不良反应有骨髓抑制、胃肠道反应、出血性膀胱炎及脱发等,偶见肝功能损害,故肝功能不良者慎用。

来氟米特

来氟米特(leflunomide)是一种人工合成的异恶唑衍生物类抗炎及免疫抑制药。口服生物利用度约 80%,在肠道和肝内迅速转化为活性代谢产物,半衰期较长,易蓄积中毒。临床主要用于治疗类风湿关节炎、系统性红斑狼疮等自身免疫病及器官移植排异反应。不良反应少,可有腹泻、可逆性转氨酶升高和皮疹。

青 霉 胺

青霉胺(penicllamine)为青霉素的代谢产物,口服吸收良好。临床广泛用于肝豆状核变性病;因含有巯基,可与铜、汞、铅等重金属离子产生络合,形成稳定和可溶性复合物由尿排出,可用于重金属中毒;也可治疗某些自身免疫病,如类风湿关节炎等。常见不良反应有厌食、口腔炎,偶见头痛、乏力、白细胞减少,也可有过敏反应、蛋白尿等。

抗淋巴细胞免疫球蛋白

抗淋巴细胞免疫球蛋白(antinlymphocyte globulin,ALG)是采用人淋巴细胞或胸腺细胞、胸导管淋巴细胞或培养的淋巴母细胞免疫动物(马、兔、羊等)获得的抗淋巴细胞血清,经提纯而得。ALG 是一种强免疫抑制药,可抑制经抗原识别后的淋巴细胞激活过程,特异性地破坏 T、B 淋巴细胞,但对 T 细胞作用较强。临床主要用于预防器官移植排异反应,也用于治疗自身免疫病。常见不良反应为发热、寒战、血小板减少,静脉注射可出现低血压和过敏性休克等。

第二节 免疫增强药

免疫增强药(immunopotentiating drugs)是一类能加速诱导免疫应答反应、提高免疫功能的药物,又称免疫调节药。临床上主要用于免疫缺陷病、恶性肿瘤的辅助治疗以及难治性细菌或病毒感染。

卡 介 苗

【药理作用和临床应用】卡介苗(bacillus calmette-guerin vaccine,BCG)为非特异性免疫增强药,能增强抗原的免疫原性,加速诱导免疫应答反应,促进细胞免疫和体液免疫;也可增强巨噬细胞的吞噬和处理能力。临床多用于白血病、黑色素瘤、膀胱癌及肺癌等肿瘤的辅助治疗,尤其膀胱内注射 BCG,疗效肯定,但不良反应较多。也用于防治结核病、麻风病、艾滋病及严重口疮等。

【不良反应】注射局部可见红斑、硬结和溃疡;瘤内注射、胸腔内注射及皮肤划痕也可引起寒战、高热等全身反应。偶见过敏性休克和死亡。剂量过大可致免疫功能低下,甚至可促进肿瘤生长。有活动性溃疡者禁用。

干 扰 素

干扰素(interferon,IFN)是宿主细胞受到病毒感染而诱导产生的一类糖蛋白,可分为 α、β、γ 三类。口服不吸收,可肌内或皮下注射,具有广谱抗病毒、抗肿瘤增殖及免疫调节作用。临床用于治疗多种病毒感染(如乙型肝炎、带状疱疹和腺病毒性角膜炎等)、免疫功能低下或免疫缺陷患者以及肿瘤的辅助治疗。不良反应主要有发热、食欲不振、流感样症状等;偶有嗜睡、精神混乱、白细胞减少、过敏反应及肝功能损害等。严重心肝肾功能不全、骨髓抑制者禁用。

左旋咪唑

左旋咪唑(levamisole,LMS)是四咪唑的左旋体。本药口服有效,既可促进免疫功能低下者恢复正常,也可增强巨噬细胞的吞噬活性,但对正常机体影响不明显。临床主要用于肿瘤术后、化疗和放疗的辅助用药及免疫功能低下或免疫缺陷者以及自身免疫病,如类风湿关节炎、系统性红斑狼疮等的治疗,也可治疗蛔虫、蛲虫及钩虫病等。不良反应偶有头晕、恶心、呕吐、腹痛、食欲下降、乏力、嗜睡、发热、皮疹等；少数患者可见白细胞减少及肝损害。肝肾功能异常、肝炎活动期、妊娠早期或原有血吸虫病者禁用。

白细胞介素-2

白细胞介素-2(interleukin-2，IL-2)可促进和维持 T 细胞的活化与增殖，增强 NK 细胞活力并诱导干扰素产生。临床主要用于恶性肿瘤如肾细胞癌、黑色素瘤、霍奇金病等的治疗；还可治疗艾滋病，常与抗艾滋病药合用。不良反应可见流感样症状和胃肠道反应，如发热、寒战、厌食、恶心等；此外，尚有肺水肿、肾损害及嗜睡等神经症状。

云芝多糖 K

云芝多糖 K(polysaccharide of coriolus versicolor)是由云芝菌株培养的菌丝体中提取获得的多肽或糖肽。本药能增强 NK 细胞及巨噬细胞等活力，促进细胞因子分泌从而增强细胞免疫功能。主要用于治疗消化道癌、肺癌、乳腺癌等和预防其术后复发，也可辅助治疗肿瘤。

异丙肌苷

异丙肌苷(isoprinosine)是一种安全而有效的新型免疫调节药，为肌苷与乙酰基苯甲酸和二甲胺基异丙醇酯以 1∶3∶3 比例组成的复合物。本药兼具抗病毒作用和广泛的免疫调节作用。主要用于病毒性疾病(如流行性感冒、水痘、风疹、流行性腮腺炎、疱疹病毒角膜炎及多发性口腔炎等)，免疫功能低下或免疫缺陷病及肿瘤的辅助治疗。不良反应轻微。

胸 腺 肽

胸腺肽(thymosin)又称胸腺素，可诱导 T 细胞分化成熟，还可调节成熟 T 细胞的多种功能，从而调节胸腺依赖性免疫应答反应。用于治疗胸腺依赖性免疫缺陷病(包括艾滋病)、肿瘤、某些自身免疫病和病毒感染。除少数过敏反应外，一般无严重不良反应。

第三节　用药护理及常用制剂和用法

一、用药护理

(一) 免疫抑制剂的用药护理

1. 长期应用免疫抑制药可降低机体免疫力，易诱发感染性疾病，要做好预防感染的措施。长期应用也可增加肿瘤的发病率，宜采用多种药物小剂量合用以增强疗效，减少不良反应。免疫抑制药有致畸作用，孕妇禁用。

2. 为防止器官移植后排异反应，患者将终身服用 1～3 种免疫抑制药。护理人员要指导患者正确用药，不得擅自增减剂量或停服药物。

3. 使用免疫抑制药时，不应使用减毒疫苗。过敏、有恶性肿瘤史、未控制的高血压、活动性感染、心肺严重病变、肾功能不全、免疫缺陷、血常规指标低下者及妊娠期、哺乳期妇女禁用。

4. 环孢素在治疗自身免疫病时,每日最大剂量达到 5 mg/kg 已 3 个月时,如疗效仍不明显应停药。环孢素的肝肾毒性呈剂量依赖性,为避免肝肾毒性,应及时调整药物剂量,监测血药浓度,必要时用利尿药或脱水药预防。避免与有肝肾毒性的药物合用。

5. 他克莫司需空腹服用或至少在餐前 1 小时或餐后 2～3 小时服用。环孢素和他克莫司同时应用时出现协同的肾毒性,故不主张与环孢素合用。他克莫司可导致血钾升高,应避免摄入大量钾或同服保钾利尿药如螺内酯等。

(二)免疫增强剂的用药护理

1. 免疫增强药需连续使用 2～3 个月才见效,用药期间应定期测定血常规。

2. 部分免疫增强药如胸腺肽易产生过敏反应,用药前必须询问过敏史,做皮肤过敏试验,并备好抢救设备及抢救药品。

3. 卡介苗皮内注射时避免注射到皮下,否则会引起严重深部脓肿,皮下划痕菌苗严禁做注射用。活菌苗用时禁日光暴晒,注射器要专用,制剂应在 2～10 ℃ 暗处保存。活动性结核病者禁用,结核菌素反应强阳性的患者慎用。

二、常用制剂和用法

1. **环孢素** 口服液:100 mg/50 ml;丸剂:25、100 mg;注射剂:50、250 mg/ml。器官移植前 4～12 小时开始以每日 8～10 mg/kg 的剂量应用,并连续 1～2 周,后逐渐减量至 2～6 mg/kg 维持。静脉滴注应在移植前 4～12 小时以 5～6 mg/kg 的剂量使用。使用前以 5% 葡萄糖或 0.9% 氯化钠注射液稀释成 1:20～1:100 浓度,缓慢地于 2～6 小时内滴完。病情稳定后可改为口服。

2. **他克莫司** 胶囊剂:0.5、1 mg,口服。每日 2 次,餐前 1 小时或餐后 2 小时服用。注射剂:5 mg/ml。临用前将 5 mg 稀释在 5% 葡萄糖或 0.9% 氯化钠注射液中缓慢静脉滴注。

3. **来氟米特** 片剂:10、20、100 mg,口服。治疗类风湿关节炎等,每次 20 mg,每日 1 次。用于器官移植,负荷量每日 200 mg,维持剂量每日 40～60 mg。

4. **青霉胺** 片剂:100、125、250 mg,胶囊剂:125、250 mg,口服。治疗自身免疫病,每日 0.5～1 g,分 3～4 次服用。

5. **卡介苗** 冻干粉:每支 60 mg 活菌。注射剂:50 mg/0.5 ml、0.75 mg/ml。皮内注射,每次 0.1 ml,临用前用注射用水稀释成 0.5～0.75 mg/ml。划痕,每次 0.05 ml,稀释成 22.5～75 mg/ml。

6. **干扰素** 注射剂:100 万、300 万 U,肌内注射。每次 100 万～300 万 U,每日 1 次,每个疗程 5～7 日。

7. **左旋咪唑** 片剂:25、50 mg,口服。抗肿瘤辅助用药,每次 150 mg,每周 1 次,连续 3～6 个月。治疗自身免疫病,每日 150 mg,每周 2～3 日。治疗慢性感染,每日 10～150 mg,分次服用,每周 2 日。

8. 云芝多糖　片剂：100、500 mg、1 g，胶囊剂：200、500 mg，口服。每日 3 g，1 次服或分 3 次服，连续数月，剂量可据症状增减。

（郑　涛）

数字课程学习

○教学 PPT　○导入案例解析　○复习与自测　○更多内容……

第四十二章 解毒药

章前引言

中毒是指生物体受到毒物作用而出现的疾病状态,是各种毒作用的综合表现。中毒的治疗可通过催吐、洗胃、导泻、灌肠等急症治疗缓解症状,在进行对症治疗和支持治疗的同时,可以采用解毒药物治疗。

解毒药是一类能直接对抗毒物或解除对机体毒性作用的药物,根据其特点可分为非特异性解毒药和特异性解毒药。非特异性解毒药解毒范围广,可以阻止毒物的继续吸收或促进毒物的排出,但效能低,仅作为辅助治疗,如吸附剂药用炭、催吐剂硫酸铜、泻药硫酸钠、沉淀剂蛋清牛奶及利尿药等。特异性解毒药是一类具有高度专一性的药物,解毒效果好,在中毒治疗中占有重要地位。

学习目标

1. 阐述有机磷酸酯类中毒表现和常用解毒药的作用、临床应用及不良反应。

2. 理解金属与类金属中毒、氰化物中毒、灭鼠药中毒常用解毒药的作用及临床应用。

3. 学会观察有机磷酸酯解毒药的疗效及不良反应,能够正确地进行用药护理。

思维导图

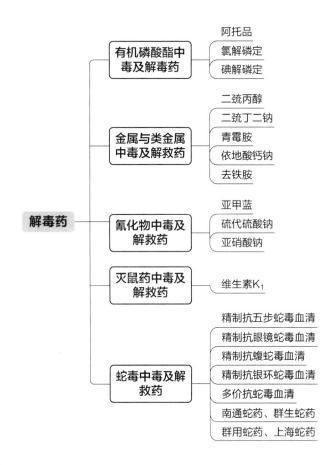

解毒药
- 有机磷酸酯中毒及解毒药
  - 阿托品
  - 氯解磷定
  - 碘解磷定
- 金属与类金属中毒及解救药
  - 二巯丙醇
  - 二巯丁二钠
  - 青霉胺
  - 依地酸钙钠
  - 去铁胺
- 氰化物中毒及解救药
  - 亚甲蓝
  - 硫代硫酸钠
  - 亚硝酸钠
- 灭鼠药中毒及解救药
  - 维生素K₁
- 蛇毒中毒及解救药
  - 精制抗五步蛇毒血清
  - 精制抗眼镜蛇毒血清
  - 精制抗蝮蛇毒血清
  - 精制抗银环蛇毒血清
  - 多价抗蛇毒血清
  - 南通蛇药、群生蛇药
  - 群用蛇药、上海蛇药

案例导入

　　患者,男,45岁,农民。既往健康,3小时前在田间喷洒农药时昏倒在地,家属将患者急送入院。查体:呼吸24次/min,脉搏110次/min,血压90/60 mmHg,昏迷,角膜反射消失、双瞳孔针尖大小,呼气有蒜味,多汗,流涎,双肺可闻及湿啰音,肌肉间断颤动。实验室检查:全血胆碱酯酶活性仅为正常值的20%。

　　问题:

　　1. 患者出现以上症状的原因是什么?

　　2. 面对此类患者,急诊护士应如何参与抢救?

第一节　有机磷酸酯类中毒及解毒药

有机磷酸酯类按其用途可分为三类：①医用类：如丙氟磷、乙硫磷，主要用于治疗青光眼；②杀虫剂类：如对硫磷(1605)、内吸磷(1059)、甲拌磷(3911)、马拉硫磷(4049)、乐果、敌敌畏和敌百虫等；③战争毒气类：如沙林、梭曼等。

一、有机磷酸酯类中毒机制

有机磷酸酯类可通过皮肤、呼吸道和消化道进入体内，与体内的胆碱酯酶以共价键结合，形成难以水解的磷酰化胆碱酯酶，使胆碱酯酶失去水解乙酰胆碱的作用，导致乙酰胆碱在体内蓄积过多而引起一系列中毒症状。

二、有机磷酸酯类中毒表现

有机磷酸酯类中毒症状主要有：①M样症状，如恶心、呕吐、腹痛、腹泻、大小便失禁、瞳孔缩小、视力模糊、流涎、口吐白沫、大汗淋漓、呼吸困难、心动过缓、血压下降等；②N样症状，如肌肉震颤、抽搐、肌麻痹、心动过速、血压升高等；③中枢神经系统症状，如先兴奋后抑制，表现为躁动不安、谵妄，严重时出现昏迷、呼吸抑制、循环衰竭等。

轻度中毒以M样症状为主，全血胆碱酯酶活力在50%~70%；中度中毒可同时出现M样和N样症状，全血胆碱酯酶活力在30%~50%；重度中毒除M样和N样症状加重外，还会有明显的中枢症状，全血胆碱酯酶活力小于30%。

三、常用解毒药

(一) M受体阻断药

阿　托　品

【药理作用和临床应用】阿托品(atropine)为治疗急性有机磷酸酯类中毒的特异性解毒药，能迅速解除M样症状，一部分 N_2 受体症状和部分中枢症状。但阿托品不能阻断 N_2 受体，故对肌束颤动无效，也不能使胆碱酯酶复活。因此，对于中度和重度中毒患者，阿托品必须与胆碱酯酶复活药合用。阿托品应用的原则为及早、足量、反复，给药直至阿托品化，然后改用维持剂量。阿托品化的体征为：瞳孔较前扩大、颜面潮红、皮肤干燥、心率加快、肺部湿啰音显著减轻或消失、四肢转暖、由昏迷转为清醒或有轻度躁动不安等。

(二) 胆碱酯酶复活药

氯解磷定

氯解磷定(pralidoxime chloride)又称氯磷定，溶解度大，溶液稳定，给药方便，既可静脉给药,也可肌内注射。

【药理作用和临床应用】氯解磷定进入机体后,可与磷酰化胆碱酯酶中的磷酰基结合,形成无毒的磷酰化氯解磷定并使胆碱酯酶游离,恢复活性;又可直接与体内游离的有机磷酸酯类结合,形成磷酰化氯解磷定,由肾排出,从而阻止毒物继续抑制胆碱酯酶。

临床用于解救中度和重度的有机磷中毒,能迅速解除 N_2 样症状,消除肌束颤动,但对 M 样症状效果差,应与阿托品同时应用。对中毒已久且胆碱酯酶活性已经丧失者疗效不佳,应尽早给药,首剂足量,重复应用,疗程可延长至各种中毒症状消失、病情稳定48 小时后停药。氯解磷定使酶复活的效果因有机磷酸酯类而异,对内吸磷、对硫磷中毒的疗效好,对敌敌畏、敌百虫疗效较差,对乐果无效。

【不良反应】肌内注射时局部有轻微疼痛;静脉注射过快可出现头痛、乏力、眩晕、视力模糊、恶心及心动过速等;过量可抑制胆碱酯酶,导致神经-肌肉传导阻滞,甚至导致呼吸抑制。忌与碱性药物混合使用,因其在碱性溶液中易水解成有毒的氰化物。

碘解磷定

碘解磷定(pralidoxime iodide)又称解磷定,作用和临床应用与氯解磷定相似,但作用弱,不良反应多,只做静脉给药,不能肌内注射,目前已少用。

第二节　金属与类金属中毒及解毒药

一、金属和类金属中毒机制

金属和类金属如铜、铅、锑、汞、铬、银、砷、锑、铋、磷等离子,能与体内的酶、辅酶结合,导致酶的活性降低,引起人体中毒。

本类解毒药与金属离子络合形成可溶、无毒或低毒的化合物,经尿排出而达到解毒目的。

二、常用解毒药

二巯丙醇

【药理作用和临床应用】二巯丙醇(dimercaprol)属于竞争性解毒药,其分子结构中含有两个活性巯基,与金属亲和力大,能与金属或类金属结合形成不易解离的无毒络合物由尿排出,使酶恢复活性而达到解毒目的。主要用于急性砷、汞中毒,慢性无机或有机砷中毒,铬、铋、铜等重金属中毒的解救,对砷中毒疗效较好。由于形成的络合物可有一部分逐渐解离出二巯丙醇并快被氧化,游离的金属仍能引起再次中毒,故应足量反复使用。

【不良反应】较多,有收缩小动脉作用,可使血压升高,心率加快;还可致恶心、呕吐、头痛、腹痛、木僵、昏迷等,过量可致昏迷甚至死亡。有肝肾功能损害和不全者慎用。

二巯丁二钠

二巯丁二钠(sodium dimercaptosuccinate)又称二巯琥钠,作用与二巯丙醇相似,但对锑剂的解毒效力比二巯丙醇强 10 倍,且毒性小。主要用于锑、汞、铅、砷、铜等中毒,预防镉、钴、镍中毒,并对肝豆状核变性病有明显的排铜和改善症状的作用。

其水溶液性质不稳定,应用时配制,如溶液变色或浑浊则不能使用。本药毒性低,可引起口臭、头痛、恶心、乏力、四肢酸痛等。偶见肾毒性,肝肾功能不全者慎用。

青 霉 胺

青霉胺(penicillamine)为青霉素的水解产物,是含有巯基的氨基酸,与铜、汞、铅有较强的络合作用。主要用于铜、汞、铅中毒的解救,亦用于类风湿性关节炎、硬皮病、原发性胆汁性肝硬化及肝豆状核变性病等。

毒性小,可口服,使用方便。不良反应有头痛、咽痛、恶心、乏力、腹痛、腹泻、皮疹、药热等。本药与青霉素有交叉过敏反应,使用前必须做青霉素皮肤过敏试验,对青霉素过敏者禁用。对长期使用青霉胺的患者应补充维生素 B_6,以免引起视神经炎。

依地酸钙钠

依地酸钙钠(calcium disodium edetate)又称依地钙,能与多种金属离子形成稳定的可溶性络合物,尤其是对无机铅中毒解救效果好。本药主要用于治疗急、慢性铅中毒及镉、钴、铵、铜、锰、镍中毒,对镭、铀、钚、钍等放射性元素对机体的损害亦有一定的防治效果。

使用本药后部分患者有短暂的头晕、恶心、关节酸痛、腹痛、乏力等,静脉滴注过快会引起低钙性抽搐,大剂量能损害肾脏。用药期间应检查尿常规,如出现蛋白尿、血尿或无尿时应及时停药。严重肾病、无尿者禁用,肾功能不全、有痛风史患者慎用。

去 铁 胺

去铁胺(deferoxamine)是特效的铁络合剂,可与组织中的铁络合成无毒物后从尿中排出。主要用于治疗急性铁中毒以及慢性铁负荷或铝负荷过量所致的有关疾病的治疗和诊断。本药注射要缓慢,过快可引起面部潮红、低血压等,注射局部可出现疼痛。用药期间尿液可呈红色,是由于铁的复合物由肾排泄所致。

第三节　氰化物中毒及解毒药

云视频 42-1　氰化物中毒

一、氰化物中毒及解毒机制

氰化物是作用迅速的剧毒物质。常见的氰化物有氢氰酸、氰化钾和氰化钠。桃仁、苦杏仁、枇杷核仁、梅核仁、樱桃核仁、木薯、高粱秆中也含有氰苷,水解后产生氢氰酸,人畜误食也可致中毒。此外,硝普钠过量也可引起氰化物中毒。中毒机制是氰化物进入体内释放出氰离子(CN^-),与机体内的细胞色素氧化酶结合形成氰化细胞色素氧化酶,使该酶失去传递电子的能力,呼吸链中断引起细胞内窒息,患者出现中毒症状,严重者迅速死亡。

氰化物中毒的解救必须联合应用高铁血红蛋白形成剂和供硫剂。首先给予高铁血红蛋白形成剂,迅速将体内部分血红蛋白氧化形成高铁血红蛋白,后者可与游离的氰离子结合或夺取已与细胞色素氧化酶结合的氰离子,形成氰化高铁血红蛋白,使细胞色素氧化酶复活;然后给予供硫剂硫代硫酸钠,与体内游离的或已结合的氰离子相结合,形成稳定性强、无毒的硫氰酸盐,经尿排出,达到彻底解毒的目的。

二、常用解毒药

(一) 高铁血红蛋白形成剂

亚硝酸钠

亚硝酸钠(sodium nitrite)在体内能使亚铁血红蛋白氧化为高铁血红蛋白,后者与CN^-结合力强,故可有效地解救氰化物中毒,疗效较亚甲蓝好,对硫化氢、硫化钠等中毒也有效。不良反应有恶心、呕吐、头昏、头痛、发绀、低血压、休克、抽搐等。妊娠期妇女禁用。

亚甲蓝

亚甲蓝(methylthioninium chloride)又称美蓝,为氧化还原剂,对血红蛋白有双重作用,随其在体内浓度不同而异。亚甲蓝低浓度时具有还原作用,可用于伯氨喹、亚硝酸盐、苯胺及硝酸甘油引起的高铁血红蛋白血症;高浓度时能直接将血红蛋白氧化成高铁血红蛋白,可用于氰化物中毒,但其作用不如亚硝酸钠强。

本药静脉滴注剂量过大时,可引起恶心、腹痛、出汗、眩晕、头痛等。禁止皮下和肌内注射,以免引起组织坏死。

(二) 供硫剂

硫代硫酸钠

硫代硫酸钠(sodium thiosulfate)结构中具有活泼的硫原子,在转硫酶的作用下能与体内游离的或已与高铁血红蛋白结合的氰离子相结合,形成稳定性强、毒性低的硫氰酸盐,随尿排出。本药主要用于氰化物中毒,也可用于砷、汞、铋、碘等的中毒。此外,硫代硫酸钠还是钡盐中毒的特异性解毒药。

硫代硫酸钠与亚硝酸钠会发生氧化还原反应,故不能混合注射。本药可引起头晕、乏力、恶心、呕吐等不良反应,静脉注射过快可引起血压下降。

第四节 灭鼠药中毒及解毒药

灭鼠药的种类很多,常见的灭鼠药分为抗凝血类、灭毒胺类、有机氟及含磷毒鼠药。发生中毒后,首先要确认中毒鼠药的种类,然后应用解毒药物并给予对症治疗。

一、抗凝血类灭鼠药中毒及解毒药

此类灭鼠药常用的有敌鼠钠、杀鼠灵、鼠得克、大隆等,主要通过抑制凝血酶原和凝血因子的合成,同时破坏毛细血管壁并使其通透性增强,导致中毒鼠血管破裂大量出血而死亡。人类中毒机制同鼠类,主要表现为消化道、皮下出血以及便血、尿血,严重者发生休克而死亡。常用的解毒药为维生素 K。

维生素 K

维生素 K(vitamin K)为抗凝血类灭鼠药的特效解毒药,主要通过促进凝血酶原和凝血因子的合成,拮抗灭鼠药的抗凝血作用。本药可肌内注射,严重病例可静脉给药,每日总剂量 80～120 mg,至凝血酶原时间恢复正常或出血现象消失后停药。用药时须注意同时应用糖皮质激素,必要时输新鲜血液或凝血酶原复合物。

二、磷毒鼠药中毒解毒药

磷毒鼠药包括磷化锌和毒鼠磷。

(一)磷化锌中毒及解救

磷化锌作用于神经系统,轻度中毒时有头痛、头晕、乏力、恶心、呕吐、腹痛、腹泻消化系统症状及胸闷、咳嗽、心动过缓等;中度中毒时,除有上述症状外,尚有意识障碍、抽搐、呼吸困难、房室传导阻滞等;重度中毒时,还有昏迷、惊厥、肺水肿、呼吸衰竭、明显的心肌损害及肝损害等。

磷化锌口服中毒者应立即催吐、洗胃。用 0.5%硫酸铜溶液洗胃,每次口服 200～500 ml,使磷化锌转变为无毒的磷化铜沉淀,直至洗出液无磷臭味为止。再用 0.3%过氧化氢溶液或 0.05%高锰酸钾溶液持续洗胃,直至洗出液澄清为止。然后口服 15～30 g 硫酸钠导泻,禁用油类泻药。禁食鸡蛋、牛奶、动植物油类。若出现呼吸困难、休克、急性肾衰竭及肺水肿,应及时对症治疗。

(二)毒鼠磷中毒及解救

毒鼠磷中毒机制主要是抑制胆碱酯酶活性,使突触处乙酰胆碱过量堆积,胆碱能骨骼肌兴奋等。经节后纤维支配的效应器出现一系列改变,如平滑肌兴奋、腺体分泌增加、瞳孔缩小。毒鼠磷是有机磷化合物,解救基本上与有机磷酸酯类农药中毒相同,主要应用阿托品及胆碱酯酶复活药如氯解磷定等解救。

第五节　蛇毒中毒及解毒药

蛇毒是毒蛇分泌的有毒物质,主要有神经毒、心脏毒、血液毒等。人被毒蛇咬伤后,蛇毒可侵入人体引起一系列中毒症状,主要表现为肌肉瘫痪、呼吸麻痹、室性期前收缩、房室传导阻滞、心力衰竭、出血甚至失血性休克等。若抢救不及时,可因呼吸麻痹或休克而死亡。因此,被毒蛇咬伤必须及时治疗;除进行一般处理外,还要用抗蛇毒药进行治疗。常用药物及临床应用见表 42-1。

表 42-1　常用抗蛇毒药及临床应用

药物名称	临床应用
精制抗五步蛇毒血清	主要用于五步蛇咬伤
精制抗眼镜蛇毒血清	主要用于眼镜蛇咬伤
精制抗蝮蛇毒血清	主要用于蝮蛇咬伤
精制抗银环蛇毒血清	主要用于银环蛇咬伤
多价抗蛇毒血清	用于蛇种不明的毒蛇咬伤
南通蛇药	用于各种毒蛇、毒虫咬伤
群生蛇药	用于蝮蛇、五步蛇、眼镜蛇等咬伤
群用蛇药	用于治疗眼镜蛇咬伤效果较好,对银环蛇、蝮蛇、五步蛇,竹叶青蛇等咬伤亦有效
上海蛇药	用于治疗蝮蛇、竹叶青蛇、眼镜蛇、银环蛇、尖吻蛇等咬伤

第六节　用药护理及常用制剂和用法

一、用药护理

1. 患者中毒后应及时了解病史和中毒情况,密切观察患者的机体状况。指导患者用药,教给患者及家属有关药物作用与不良反应的知识,学会自我观察用药后有无不良反应。

2. 使用有机磷酸酯类解毒药时,监测患者血压、呼吸、脉搏、瞳孔及皮肤汗腺等情况的变化;经常监测血中胆碱酯酶的活性(维持在 50% 以上)。

3. 使用解毒药物疗效评价。有机磷中毒症状是否改善,达到"阿托品化"后要注意防止阿托品过量中毒,观察是否有不良反应的发生。

4. 敌百虫口服中毒者不能用碱性溶液洗胃,否则会变成毒性更强的敌敌畏。对硫磷口服中毒者禁用高锰酸钾洗胃,否则可变为毒物对氧磷。

5. 碘解磷定禁与碱性药物混合使用,因其在碱性溶液中易水解成有毒的氰化物,故服用氨茶碱、吗啡、利血平、琥珀胆碱等药物的患者禁用碘解磷定。

6. 青霉胺与青霉素有交叉过敏反应,用前必须做青霉素皮肤过敏试验,对青霉素过敏者禁用。

二、常用制剂和用法

1. 阿托品　注射剂:0.5、1、5 mg/ml。轻度中毒:每 1～2 h 用 1～2 mg,阿托品化后每 4～6 h 用 0.5 mg,皮下注射。中度中毒:每 15～30 min 用 2～4 mg,阿托品化后每 4～6 h 用 0.5～1 mg,肌内注射或静脉注射。重度中毒:每 10～30 min 用 5～10 mg,阿托品化后每 2～4 h 用 0.5～1 mg,静脉注射。

2. 氯解磷定　注射剂:250、500 mg/2 ml。治疗轻度中毒:首次剂量 0.5～0.75 g 肌内注射,必要时 2 h 后重复注射 1 次;治疗中度中毒:首次剂量 0.75～1.5 g,肌内注射或静脉注射,必要时 2 h 后重复肌内注射 500 mg;治疗重度中毒:首次剂量 1.5～2.5 g,用生理盐水 10～20 ml 稀释后缓慢静脉注射,30～60 min 后病情未见好转,可再注射 0.75～1.0 g,以后改为静脉滴注,每小时 500 mg。

3. 碘解磷定　注射剂:0.4 g。治疗轻度中毒:每次剂量 0.4～0.8 g,以生理盐水稀释后静脉滴注或缓慢静脉注射;治疗中度中毒:首次剂量每次 0.8～1.6 g,以后每小时重复 0.4～0.8 g,共 2～3 次;治疗重度中毒:首次剂量 1.6～2.4 g,30 min 后如无效可再给 0.8～1.6 g,以后 0.4 g/h 静脉滴注或缓慢静脉注射。

4. 二巯丁二钠　注射剂:0.5、1.0 g。每次 1.0 g,用注射用水溶解后,立即静脉注射,视病情需要可重复注射。

5. 二巯丙醇　注射剂:100 mg/ml、200 mg/2 ml,肌内注射。每次剂量 2～3 mg/kg,最初 2 天 4 h 注射 1 次,第 3 天 6 h 注射 1 次,每个疗程为 10 日。

6. 二巯丁二钠　注射剂:每支 0.5、1 g,肌内注射。每次剂量 500 mg,每日 2 次。急性中毒:首剂 2 g 用 5% 葡萄糖溶液 20 ml 溶解后,静脉缓慢注射,以后每小时 1 g,共 4～5 次;慢性中毒:每日 1 g,共 5～7 日。

7. 青霉胺　片剂:100 mg,口服。每日 1～1.5 g,分 3～4 次服。治疗肝豆状核变性:须长期服药,症状改善后减半量或间歇用药。儿童用量为每日 20～25 mg/kg。

8. 依地酸钙钠　片剂:500 mg,口服。每次 1～2 g,每日 2～4 次。针剂:1 g/5 ml。深部肌内注射:每次 500 mg 加 1% 普鲁卡因 2 ml 中,每日 1 次;静脉滴注:本药 1 g 加入 5% 葡萄糖液 250～500 ml,静脉滴注 4～8 h,每日 1 次,连续用药 3 日,停用 4 日为 1 个疗程,一般 3～5 个疗程。小儿按每日 15～25 mg/kg,每日 1 次,肌内注射为宜。

9. 亚硝酸钠　注射剂:0.3 g/10 ml,静脉注射。每次剂量 6～12 mg/kg,注射速度宜慢(2 ml/min),当收缩压降至 75 mmHg 时应停药。

10. 亚甲蓝　注射剂:20 mg/2 ml、50 mg/5 ml、100 mg/10 ml。治疗高铁血红蛋白

症：每次 1～2 mg/kg，稀释后于 10～15 min 内缓慢静脉注射。治疗氰化物中毒：每次 5～10 mg/kg，缓慢静脉注射，随后立即静脉注射硫代硫酸钠。治疗亚硝酸盐中毒：1～2 mg/kg。

11. 硫代硫酸钠　注射剂：500、1 000 mg/20 ml。治疗氰化物中毒：每次 10～30 g，稀释后缓慢静脉注射；口服中毒者同时用 5% 溶液 100 ml 洗胃；小儿治疗剂量为 250～500 mg/kg。

12. 维生素 K_1　注射剂：10 mg/ml。治疗抗凝血杀鼠剂中毒：10～20 mg 肌内注射或静脉注射，每日 2～3 次，直至凝血酶原时间完全恢复正常。

（向晓雪）

数字课程学习

○教学 PPT　○导入案例解析　○复习与自测　○更多内容……

第四十三章 盐类及调节酸碱平衡药

章前引言

机体含有大量的水分,这些水和分散在水里的各种物质总称为体液。体液的主要成分是水,其次是电解质。体液中电解质主要是指溶解于体液以离子状态存在的各种无机盐、低分子有机化合物和蛋白质。体液广泛分布于细胞内外,具有相对稳定的酸碱度,其稳定状态是人体进行新陈代谢的必需条件,一旦失去平衡,不仅导致机体功能失常,严重时也可危及患者生命。因此,当疾病或外界剧烈变化引起体液失衡后,纠正水、电解质紊乱,调节酸碱平衡是临床常见且极为重要的治疗手段。

学习目标

1. 阐述调节电解质及酸碱平衡药的作用、临床应用和不良反应。
2. 知道各类药物应用时的注意事项。

思维导图

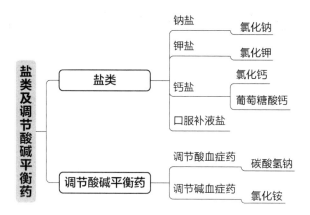

案例导入

患儿，男，1岁。体重10 kg，腹泻3天，每日达数次，水样便。来院就诊时精神差，哭时无泪，前囟门眼窝凹陷，皮肤黏膜干燥，无尿，测血钠浓度为125 mmol/L。

问题：

该患儿为低渗性脱水，请问该如何进行护理？

第一节 盐 类

云视频43-1 输液小常识

水、电解质代谢紊乱在临床上十分常见。例如高渗性脱水、低渗性脱水、等渗透性脱水、低钾血、高钾血、水肿、水中毒等。水、电解质代谢紊乱得不到及时的纠正，可引起全身器官系统特别是心血管系统、神经系统的生理功能和机体物质代谢发生相应的障碍，严重时常可导致死亡。

一、钠盐

氯 化 钠

氯化钠（NaCl）的外观呈白色晶体状，易溶于水、甘油，微溶于乙醇、液氨；不溶于浓盐酸，在空气中微有潮解性，是食盐的主要成分。

【作用】Na^+和Cl^-是机体内的重要电解质，在人体的血浆和组织液中，其中细胞外液Na^+占阳离子含量的90%左右，是维持人体正常细胞外液渗透压和血容量的主要因素。此外，Na^+还以碳酸氢盐的形式构成机体内的缓冲系统，参与调节体液的酸碱平衡。正常的钠离子浓度是维持细胞兴奋性和神经肌肉应激性的必要条件。

【临床应用】

1. 低钠综合征　大量出汗、大面积烧伤、利尿过度等均可引起低钠综合征。可补充 0.9%氯化钠注射液，严重缺钠者还可静脉滴注高渗(3%～5%)氯化钠溶液。

2. 休克　严重脱水或者大量失血又没有办法进行输血的休克患者，可以输入 0.9%氯化钠注射液以短暂维持血容量。

3. 其他　0.9%氯化钠可用于冲洗眼、口、鼻等处伤口，也用于溶解和稀释药物。

【不良反应】输注或口服过多、过快，可导致水钠潴留，引起水肿、高血压、心动过速、胸闷、呼吸困难，甚至急性左心衰竭；也可导致高钠血症。已有酸中毒的患者，大量输入氯化钠可引起高氯性酸中毒。高血压及肾、脑、心功能不全者慎用。肺水肿、高钠血症患者禁用。

二、钾盐

氯　化　钾

【作用】K^+作为机体细胞内的主要阳离子，对维持细胞新陈代谢、维持正常的神经肌肉兴奋性和心肌的正常功能有重要的作用；也是维持细胞内渗透压的主要成分。当 K^+缺乏时，可导致低血钾症，严重时危及患者生命。

【临床应用】

1. 低血钾症　用于防治因严重吐泻不能进食，长期应用排钾利尿药或肾上腺皮质激素等所引起的低血钾症。

2. 心律失常　用于强心苷中毒所引起的快速型心律失常，如阵发性心动过速、频发室性期前收缩等。

【不良反应】口服可有胃肠道刺激症状，如恶心、呕吐、咽部不适、胸痛（食道刺激）、腹痛、腹泻，甚至消化性溃疡及出血。在空腹、剂量较大及原有胃肠道疾病者更容易发生。静脉滴注速度过快或浓度过高时，易刺激静脉内膜引起疼痛，甚至发生静脉炎。滴注速度较快或原有肾功能损害时，容易发生高钾血症。肾功能严重损害、少尿或尿闭、高血钾症和房室传导阻滞的患者禁用。

三、钙盐

常用的钙剂有氯化钙、葡萄糖酸钙等。

氯　化　钙

【药理作用】Ca^{2+}是神经、肌肉和骨骼正常功能所必需的，也参与到凝血的过程中。钙离子可与氟化物生产不溶性氟化钙，用于氟中毒的解救。

【临床应用】

1. 抗炎、抗过敏作用　用于荨麻疹、渗出性水肿、湿疹、接触性皮炎和血清病等，一般采取静脉给药。

2. 钙缺乏病 钙是构成牙齿和骨骼的主要成分,缺钙可导致佝偻病、骨质疏松或软骨病等。所以适当的补钙可防治这类疾病。维生素 D 能增加钙的吸收、促进骨骼正常钙化,所以在补钙同时应注意补维生素 D。

3. 高镁血症 静脉注射钙盐可相互竞争同一结合部位而产生对抗作用,故用于解救镁盐中毒。

4. 其他 参与凝血过程,可对抗氨基糖苷类抗生素中毒引起的呼吸肌麻痹等,还可用于氟中毒的解救。

【不良反应】静脉注射可有全身发热,静脉注射过快可导致恶心、呕吐、心律失常甚至心跳停止。高钙血症早期可表现为便秘、嗜睡、持续头痛、食欲不振、口中金属味、异常口干等,晚期征象表现为精神错乱、高血压、眼和皮肤对光敏感,恶心、呕吐、心律失常等。

葡萄糖酸钙

注射用葡萄糖酸钙作用同注射用氯化钙,但是钙量较氯化钙低。对组织刺激性较小,注射比氯化钙安全。其余同氯化钙。口服葡萄糖酸钙主要用于预防和治疗钙缺乏症,如骨质疏松、手足抽搐、骨发育不全、佝偻病以及儿童、妊娠和哺乳期妇女、绝经期妇女、老年人钙的补充。常见不良反应主要为便秘。

四、口服补液盐

【药理作用】口服补液盐含有氯化钠、氯化钾、碳酸氢钠(或枸橼酸钠)和葡萄糖。除具有补充水、钠和钾的作用外,尚对急性腹泻有治疗作用。本品含有葡萄糖,肠黏膜吸收葡萄糖的同时可吸收一定量的钠离子,从而使肠黏膜对肠液的吸收增加。

【临床应用】用于防治腹泻、呕吐、经皮肤和呼吸道等液体丢失引起的轻、中度失水,可补充水、钾和钠。

【不良反应】常见不良反应为恶心、呕吐、咽部不适、胸痛等以及高钠血症、水钠潴留。下列情况需慎用:少尿或无尿;严重失水、有休克征象;严重腹泻,每小时粪便量超过 30 ml/kg;葡萄糖吸收障碍;由于严重呕吐等原因不能口服者;肠梗阻、肠麻痹和肠穿孔。

第二节 调节酸碱平衡药

正常代谢包括蛋白质、糖类和脂肪的代谢,在代谢过程中,不断产生酸性产物。正常细胞外液 pH 值稳定在 7.35～7.45,这种体液的相对稳态称为酸碱平衡,当体内的酸碱平衡紊乱时可用调节酸碱平衡的药物加以纠正。

一、调节酸血症药

碳酸氢钠

【药理作用】碳酸氢钠(sodium bicarbonate)为弱碱性,口服或静脉滴注均可给机体直接提供 HCO_3^-,通过 HCO_3^- 与血液中的 H^+ 结合生成 H_2CO_3,再分解成 CO_2 和 H_2O,使血液的 pH 值升高,碱化体液和尿,纠正酸中毒。

【临床应用】

1. 纠正代谢性酸中毒 口服用于轻中度代谢性酸中毒,重度酸中毒用 5% 的碳酸氢钠静脉给药。本药是治疗代谢性酸中毒的首选药物。

2. 高血钾症 可升高血液的 pH 值,促进 K^+ 进入细胞内,使血钾浓度降低。

3. 碱化血液、尿液 碳酸氢钠经肾排泄使尿液碱化。用药后可提高血液及尿液中的 pH 值,防治磺胺类药物在肾管处结晶;促进巴比妥类、阿司匹林等弱酸性药物从尿中排出;增强氨基糖苷类抗生素对泌尿系统感染的疗效等。

4. 其他 中和胃酸,治疗消化性溃疡。

【不良反应】口服碳酸氢钠在中和胃酸的同时会产生大量的二氧化碳气体,出现胃肠胀气等;有局部刺激性,静脉注射时避免侧漏;过量可导致碱血症等。心力衰竭、急慢性肾功能不全、胃和十二指肠溃疡、低钾血症、伴有二氧化碳潴留的患者慎用。

二、调节碱血症药

氯 化 铵

【药理作用和临床应用】氯化铵(ammonium chloride)药物进入体内后,Cl^- 与 H^+ 结合形成盐酸,纠正代谢性碱中毒。临床主要用于重度代谢性碱中毒、祛痰等。

【不良反应】口服可致恶心、呕吐等胃肠不适反应;严重肾功能和肝功能不全者禁用。

第三节 用药护理及常用制剂和用法

一、用药护理

1. 在进行补液、补盐时,一定要根据患者的病情严格控制输液的总量及输液速度。一般的补液原则为:先快后慢、先胶后晶、先浓后浅、先盐后糖、见尿补钾、缺啥补啥,但在休克时是先晶后胶。

2. 钾盐在口服时相对安全。口服时有较强的刺激性,可稀释后饭后服用。

3. 钾盐在静脉滴注时漏于皮下可致局部组织坏死,在患者静脉滴注时应注意提醒和严密观察。静脉滴注速度过快引起局部剧痛,且可抑制心肌,甚至心脏停搏而死亡,故速度宜慢,一般不超过 1 g/h;严禁静脉推注;静脉滴注时要监测患者心率和血钾浓度,若出现高血钾症状,及时通知医生并进行处理。

4. 补钾最好用生理盐水而不用葡萄糖溶液,否则可能会使血清钾浓度更低。对无尿和少尿的患者不补钾,应先恢复血容量和促使排尿,待尿量超过 30 ml/h 后才能经静脉补钾。

5. 钙盐有较强的刺激性,禁止皮下或者肌内注射。静脉注射有全身发热感,注射过快可引起心律失常甚至心搏骤停。因此,静脉注射时速度应缓慢(<2 ml/min),如果注射时有外漏,应即时用 0.5%普鲁卡因局部封闭并热敷。钙盐可增强强心苷的毒性,应在服用或者停药后 1 周内禁止使用钙盐静脉注射。

6. 口服补液盐时须注意:如患者腹泻停止,应立即停服,以防出现高钠血症。对小儿或有恶心呕吐而口服困难者,可采用直肠输注法,输注易缓慢,一般于 4~6 小时内补完累计损失量。

7. 碳酸氢钠与钙盐、红霉素、庆大霉素、四环素、哌替啶、硫酸镁、氯丙嗪等注射液混合可发生沉淀或分解反应,因此在配制时应禁止与这些药物配伍。碳酸氢钠静脉应用的浓度范围为 1.5%(等渗)~8.4%;应从小剂量开始使用,根据血中 pH 值、碳酸氢根浓度变化决定追加剂量;短时期大量静脉输注可致严重碱中毒、低钾血症、低钙血症。当用量超过 10 ml/min 高渗溶液时,可导致高钠血症、脑脊液压力下降甚至颅内出血,在新生儿及 2 岁以下小儿更易发生。故以 5%溶液输注时,速度<8 mmol/min。但在心肺复苏时因存在致命的酸中毒,应快速静脉输注。

二、常用制剂和用法

1. 氯化钠　注射液:100 ml:0.9 g、250 ml:2.25 g、500 ml:4.5 g。治疗高渗性失水:补液总量根据下列公式计算,作为参考:所需补液量(L)=[血钠浓度(mmol/L)-142]/血钠浓度(mmol/L)×0.6×体重(kg)。一般第 1 日补给半量,余量在第 2~3 日内补给,并根据心肺肾功能酌情调节。治疗等渗性失水:原则给予等渗溶液,如 0.9%氯化钠注射液或复方氯化钠注射液。治疗低渗性失水:补钠量(mmol/L)=[142-实际血钠浓度(mmol/L)]×体重(kg)×0.2。待血钠回升至 120~125 mmol/L 以上,可改用等渗溶液或等渗溶液中酌情加入高渗葡萄糖注射液或 10%氯化钠注射液。治疗低氯性碱中毒:给予 0.9%氯化钠注射液或复方氯化钠注射液(林格氏液)500~1 000 ml,以后根据碱中毒情况决定用量。外用:用生理氯化钠溶液洗涤伤口、脑水肿等。

2. 氯化钾　片剂:250 mg,口服。成人常用剂量为每次 0.5~1 g(2~4 片),每日 2~4 次,饭后服用,并按病情调整剂量。一般成人极量为每日 6 g(24 片)。注射剂:10 ml:1.5 g、10 ml:1.0 g。一般用法:将 10%氯化钾注射液 10~15 ml 加入 5%葡萄糖注射液 500 ml 中滴注。补钾剂量、浓度和速度根据临床病情和血钾浓度及心电图缺钾图形改善而定。小儿剂量每日按体重 0.22 g/kg(3 mmol/kg)或按体表面积 3 g/m² 计算。

3. 氯化钙　注射液:10 ml:500 mg。用于低钙或电解质补充:每次 0.5~1 g(136 mg~273 mg 元素钙)稀释后缓慢静脉注射(<0.5 ml/min,即 13.6 mg 钙),根据患

者情况、血钙浓度,1～3 日重复给药。治疗甲状旁腺功能亢进术后骨饥饿综合征患者的低钙:可用本品稀释于生理盐水或右旋糖酐内,滴注速为 0.5～1 mg/min(最高滴速为 2 mg/min)。用作强心剂:用量 0.5～1 g,稀释后静脉滴注,滴速<1 ml/min;心室内注射,0.2～0.8 g(54.4～217.6 mg 钙),单剂使用。治疗高血钾时,根据心电图决定剂量。抗高血镁治疗:第 1 次 500 mg(含钙量为 136 mg),缓慢静脉注射(不超过 5 ml/min)。根据患者反应决定是否重复使用。小儿用量:低钙时治疗剂量为 25 mg/kg(6.8 mg 钙),静脉缓慢滴注。

4. 葡萄糖酸钙　注射剂:10 ml∶1 g。用 10%葡萄糖注射液稀释后缓慢注射,不超过 5 ml/min。成人用于低钙血症:每次 1 g,需要时可重复;用于高镁血症:每次 1～2 g;用于氟中毒解救:静脉注射本品 1 g,1 小时后重复,如有搐搦可静脉注射本品 3 g;如有皮肤组织氟化物损伤,每平方厘米受损面积应用 10%葡萄糖酸钙 50 mg。小儿用于低钙血症,按体重 25 mg/kg(6.8 mg 钙)缓慢静脉注射。但因刺激性较大,本品一般情况下不用于小儿。

5. 口服补液盐Ⅰ　散剂:14.75 g,口服。临用时,将一袋(大、小各一包)溶于 500 ml 温水中,一般每日服用 3 000 ml,直至腹泻停止。

6. 口服补液盐Ⅱ　散剂:13.95 g,口服。临用时,将本品 1 袋溶于 500 ml 温水中,一般每日服用 3 000 ml,直至腹泻停止。

7. 口服补液盐Ⅲ　散剂:5.125 g,口服。临用前,将一包量溶解于 250 ml 温开水中,随时口服。成人:开始时 50 ml/kg,4～6 小时内服完,以后根据患者脱水程度调整剂量直至腹泻停止。儿童:开始时 50 ml/kg,4 小时内服用,以后根据患者脱水程度调整剂量直至腹泻停止。婴幼儿:应用本品时需少量多次给予。重度脱水或严重腹泻应以静脉补液为主,直至腹泻停止。

8. 碳酸氢钠　注射液:250 ml∶12.5 g,静脉滴注。治疗代谢性酸中毒:所需剂量按下式计算,补碱量(mmol) = (− 2.3 − 实际测得的 BE 值)×0.25×体重(kg),或补碱量(mmol) = 正常的 CO_2CP − 实际测得的 CO_2CP(mmol)×0.25×体重(kg)。用于碱化尿液:成人每次 2～5 mmol/kg,4～8 小时内滴注完毕。

9. 氯化铵　片剂:0.3 g。成人常用剂量:口服祛痰,每次 0.3～0.6 g(1～2 片),每日 3 次。酸化尿液,每次 0.6～2 g,每日 3 次。

(向晓雪)

数字课程学习

○教学 PPT　○导入案例解析　○复习与自测　○更多内容……

第四十四章 消毒防腐药

章前引言

消毒药是能杀灭环境中病原微生物的药物,防腐药是能抑制病原微生物生长繁殖的药物。两者并没有严格的界限,抑制和杀灭病原微生物取决于药物的浓度和用药的时间,故统称为消毒防腐药。本类药物通过使蛋白质变性、影响微生物代谢、增加通透性、氧化活性部分等发挥消毒防腐作用。本类药物对病原微生物和机体组织细胞没有选择性,往往对人体会有强烈的毒性,一般不作为全身用药,主要用于体表、器械、排泄物和周围环境的消毒。消毒药的作用受到药物浓度、酸碱度和药物相互作用等影响,临床使用中应尽量避免各种干扰药效的因素。

•学习目标•

1. 阐述常用消毒防腐药的分类及代表药物。
2. 理解常用消毒防腐药的合理应用。
3. 知道常用消毒防腐药的作用特点。
4. 根据临床需要正确地选择消毒防腐药。

思维导图

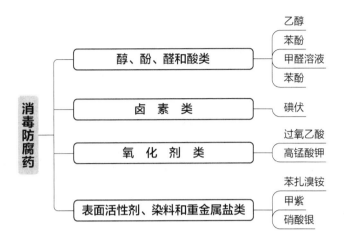

案例导入

患者,男,40岁。入院前4小时误服过氧乙酸约15 ml,伴左上腹疼痛、恶心、呕吐血性样物,呕吐量约300 ml。患者既往体健。入院查体:体温36.4 ℃,呼吸18次/min,心率76次/min,血压120/70 mmHg,意识清楚,表情痛苦,巩膜无黄染,心肺未见异常体征。中上腹明显压痛,无反跳痛。辅助检查:血常规示白细胞计数15.9×10⁹/L,血气分析、肝肾功能、血电解质、心电图均未见异常。消化道钡餐造影显示:食管黏膜紊乱,蠕动降低,胃窦部明显收缩变形、僵硬,钡剂通过滞缓;十二指肠及小肠未见异常。给予500 ml牛奶洗胃;口服凝血酶;静脉滴注蛇毒血凝酶(立止血)、法莫替丁及抗感染治疗并保护肝、肾及心肌。次日,呕血停止,治疗10天后出院。

问题:

1. 误服过氧乙酸后会引起哪些不良反应?

2. 该如何解救?

第一节　常用的消毒防腐药

云视频44-1　疫情防控消毒小常识

一、醇、酚、醛和酸类

乙　醇

【药理作用】乙醇(alcohol)又称酒精,属于醇类消毒防腐药,可使蛋白质变性且有脱水作用,从而杀灭各种细菌,对芽孢、真菌及病毒无效。当其浓度为 20%～75%时,抗菌作用强度与浓度呈正比;当浓度为 75%时,溶液杀菌能力最强,且对皮肤脂质无溶解、无损害;当浓度超过 75%时,反而会阻碍其杀菌作用。

【临床应用】用于皮肤和器械消毒,但不能用于外科手术器械的消毒。20%～50%溶液大面积涂擦可用于高热患者降温或防止压疮。乙醇具有强刺激性,禁用于伤口、黏膜等部位消毒;大面积使用可降低体温。

【不良反应】可引起过敏反应,大量使用时可能会引起酒精中毒。

苯　酚

【药理作用】苯酚(phenol)又名石碳酸,属于酚类消毒防腐药,具有使蛋白质变性及改变胞质通透性作用,对细菌、真菌有效,对芽孢和病毒无作用。

【临床应用】3%～5%的苯酚溶液用于手术器械、房间消毒;0.5%～1%的苯酚溶液用于皮肤止痒;1%～2%的苯酚甘油用于中耳炎。苯酚具有腐蚀性,浓度不宜超过2%,避免用于伤口及婴幼儿。同类药物甲酚的抗菌作用强于苯酚,且腐蚀性也更小。

【不良反应】腐蚀性较强,误服后可引起广泛的局部组织腐蚀,严重者引起中枢先兴奋后抑制,因肝肾功能衰竭而死亡。

甲醛溶液

【药理作用】甲醛溶液(formaldehyde solution)又称蚁酸,属于醛类消毒防腐药,可使病原微生物蛋白质变性、凝固,对细菌、真菌、芽孢、病毒均有效。

【临床应用】0.5%的甲醛溶液可用于环境消毒;2%的甲醛溶液用于器械消毒,加水蒸发后用于环境消毒;3%的甲醛溶液可用于治疗脚癣及多汗症;10%的甲醛溶液用于保存和固定标本。

【不良反应】甲醛溶液具有强刺激性,应避免其对黏膜和呼吸道的刺激。

硼　酸

【药理作用】硼酸(boric acid)属于酸类消毒防腐药,对细菌和真菌有较弱的抑制作用。本品虽不易穿透完整的皮肤,但可从损伤的皮肤、伤口和黏膜等处吸收。

【临床应用】1%～2%硼酸溶液用作皮肤和黏膜损伤清洁剂,如急性湿疹和急性皮炎、口腔炎、外耳道真菌病、小腿慢性溃疡及褥疮清洗等。

【不良反应】外用毒性不大。但吸收后可产生急性中毒。

二、卤素类

碘　伏

碘(iodophor)或强力碘与表面活性剂聚乙烯吡咯烷酮的不定型络合物,通过卤化蛋白质活性基团发挥杀菌作用。碘伏溶液可逐渐释放碘,使碘的杀菌作用时间延长。碘伏属于强效消毒剂,具有广谱杀菌作用,但对结核分枝杆菌、细菌芽孢、真菌孢子作用较弱。碘伏可用于手术、注射部位皮肤、黏膜的消毒,以及器械浸泡消毒;也可处理烫伤、治疗滴虫性阴道炎、皮肤真菌感染等。碘伏的不良反应少见。

三、氧化剂类

过氧乙酸

【药理作用】过氧乙酸（peracetic acid）是由浓过氧化氢溶液与等量乙酸酐配制而成，为强氧化消毒药，遇有机物放出新生氧，发挥氧化作用。特点：广谱、高效、低毒，对细菌、真菌、芽孢及病毒均有效；低温（−40℃）条件下仍有高度杀菌作用。

【临床应用】过氧乙酸 0.1%～0.2% 溶液用于洗手消毒；0.3%～0.5% 溶液用于机械消毒；0.04% 溶液用于橡胶制品、空气、家具、垃圾废物等的消毒。对金属、天然纤维纺织品经过氧乙酸浸泡消毒后必须尽快用水冲洗干净。

【不良反应】高浓度过氧乙酸对皮肤和眼有刺激性；对金属也有腐蚀性；宜现配现用；气温低于 10℃ 需延长消毒时间；易燃，保存在阴凉处。

高锰酸钾

高锰酸钾（potassium permanganate）又称灰锰氧，是强氧化剂，为紫色结晶，水溶液呈紫红色，通过氧化菌体类的活性基团而发挥杀菌作用。高锰酸钾 0.1%～0.5% 溶液用于膀胱和创面洗涤；0.01%～0.02% 溶液用于洗胃；0.012% 溶液用于阴道冲洗或坐浴；0.02% 溶液用于口腔科冲洗感染；0.1% 溶液用于蔬菜、水果消毒。高锰酸钾溶液低浓度有收敛作用，高浓度有刺激性和腐蚀作用。溶液有刺激性，会损伤皮肤；需用凉开水配置，久放失效，应现配现用；密闭保存，不宜与乙醇、碘、甘油等放在一起。

此类药物中的过氧化氢溶液（hydrogen peroxide solution，又称双氧水）可用于消除脓块、血痂、坏死组织、除臭等。

四、表面活性剂、染料和重金属盐类

苯扎溴铵

【药理作用】苯扎溴铵（benzalkonium bromide）又称新洁尔灭，属于阳离子表面活性剂，通过增加细菌胞质膜的通透性，使菌体成分外渗而起到杀菌作用，具有去污快、作用强、毒性小的特点。

【临床应用】苯扎溴铵 0.05%～1% 溶液用于外科手术前洗手；0.01%～0.05% 溶液用于黏膜和创面消毒；0.1% 溶液供皮肤及黏膜消毒及真菌感染治疗；0.005% 以下溶液供膀胱及尿道灌洗。苯扎溴铵不宜用于膀胱镜、眼科器械、痰液、粪便、呕吐物等的消毒；忌与肥皂、洗衣粉等合用。

甲　紫

甲紫（methylrosanilnium chloride）又称龙胆紫，为紫色染料，收敛、无刺激。1%～2% 溶液用于皮肤、黏膜、创伤感染、烫伤及真菌感染，也可以用于小面积烧伤。甲紫不宜在黏膜或开放的创面上使用；脓血、坏死组织等可影响其效果。

硝　酸　银

硝酸银（silver nitrate）属于重金属盐类消毒防腐药，杀菌力强，腐蚀性强。常用棒

剂腐蚀黏膜溃疡、出血点、肉芽组织过度增生及疣；10%水溶液可用于重症坏死性牙龈炎；0.25%～0.5%水溶液用于结膜炎、沙眼、眼睑炎等。本品需避光保存，配制须用蒸馏水；用后即用生理盐水冲洗以免损伤组织。

第二节　用药护理

　　消毒防腐药种类多，用药时应根据药物作用特点及消毒防腐对象加以选择。一般来说药物浓度越高，其杀菌抑菌效果越好，但有的药物需选择合适的浓度，如浓度为75%的乙醇比90%的乙醇杀菌效果要强，药物浓度越高或作用时间长，对机体组织的刺激性就越大，容易产生不良反应。

　　1. 皮肤消毒宜选择作用快而强、刺激性较小的药物，如乙醇、碘伏、苯扎溴铵等。

　　2. 黏膜、创面感染宜选用刺激性小、吸收少、不受脓液和分泌物影响的药物，如高锰酸钾、过氧化氢、硼酸、苯扎溴铵等。

　　3. 环境消毒应使用消毒能力强、便于喷洒、熏蒸的药物，如甲醛、苯酚、氯己定等。

　　4. 金属器械消毒应使用消毒力强、对金属无腐蚀性的药物，如酚类、醇类、苯扎溴铵等。

　　5. 排泄物的消毒要求使用价廉、不受有机物影响的药物，如漂白粉、石灰等。

（向晓雪）

数字课程学习

◯教学 PPT　　◯导入案例解析　　◯复习与自测　　◯更多内容……

第四十五章　维生素及酶制剂

章前引言

　　维生素是人体不可缺少的营养素,与酶一起参与机体的新陈代谢,调节机体功能。除少数维生素可在体内合成或由肠道细菌产生之外,大多数维生素必须从食物中获得。维生素缺乏可导致机体的物质代谢障碍。摄入维生素不只是为了防治典型的维生素缺乏症,而且还可以预防一些慢性退化性疾病。但过量摄入维生素可引起毒性反应。

　　在人类和动植物体内,还普遍存在一类特殊的蛋白质。它们参与生化反应,而且还具有催化作用,这类物质就是酶类。酶具有高度的专一性和极高的活性。虽然每一种酶在机体内的含量很少,且分布种类和数量差异较大,但对于体内时时刻刻发生的生化反应都有着巨大的影响。目前人们都是通过生物技术实现对酶的提取、分类、纯化,最终得到各种酶制剂。

学习目标

1. 阐述维生素的作用、临床应用、不良反应及用药护理。
2. 知道各类酶制剂的作用和临床应用。
3. 能充分利用所学的知识进行健康教育,正确指导患者合理用药。

思维导图

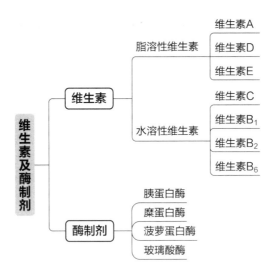

　　患儿,女,10个月。因"哭闹、多汗 1 个月,至今不能扶站"入院。体格检查:体温 36.5 ℃,脉搏 110 次/min,呼吸 32 次/min,体重 9 kg,身长 70 cm;发育营养尚可,前囟 2 cm×1.5 cm,枕秃,未出牙;肋缘外翻,右肝肋下 1 cm,脾未触及;轻度"O"形腿;肌张力正常,神经系统未见异常。

　　辅助检查:血常规示血红蛋白 115 g/L,红细胞计数 $4.3×10^{12}$/L,白细胞计数 $10×10^{9}$/L,大便及尿常规未见异常。血清钙、磷浓度偏低,血碱性磷酸酶水平升高。腕部正位片示骨骺段钙化带模糊不清,呈杯口状改变。

　　问题:

　　针对该患儿的情况,该如何进行护理?

第一节　维 生 素

　📱 云视频 45-1　维生素 A、D 补充小常识

　　维生素的种类很多,目前已确认的有 30 多种,其中被认为对维持人体健康和促进生长发育至关重要的有 20 余种。按维生素的溶解性可分为脂溶性维生素和水溶性维生素。常用的脂溶性维生素有 A、D、E、K 等,水溶性维生素有 B、C 两族。脂溶性维生素可在体内蓄积,相比水溶性维生素更容易发生中毒。

一、脂溶性维生素

维生素 A

天然维生素 A(vitamin A)又称维生素甲或视黄醇,以游离型或脂肪酸酯型存在于动物界。维生素 A$_1$(视黄醇,retinol)主要存在于陆地动物和海产鱼类,而维生素 A$_2$(3 -脱氢视黄醇)则主要存在于淡水鱼。由植物性食物供给的 β-胡萝卜素(beta carotene)是维生素 A 的前体。维生素 A 在维持正常视觉功能、参与调节机体多种组织细胞的生长和分化、调节细胞免疫和体液免疫、细胞膜糖蛋白的合成中发挥重要作用。维生素 A 缺乏是许多发展中国家重要的营养缺乏病之一,在非洲和亚洲的一些地区呈地方性流行。维生素 A 缺乏也是目前儿童面临的主要营养问题之一。降低维生素 A 缺乏的患病率已经纳入全球战略目标和《中国儿童发展规划纲要(2021—2030)》。

【药理作用】

1. 构成视觉细胞内感光物质　维生素 A 在体内氧化生成顺视黄醛和反视黄醛,两者可互相转变。顺视黄醛与视蛋白构成人视网膜杆细胞内的视紫红质,是对弱光敏感的暗视觉感光物质。维生素 A 缺乏可导致夜盲症。

2. 维持上皮组织结构的完整和健全　维生素 A 参与黏多糖合成,促进基底上皮细胞分泌黏蛋白,抑制角化。缺乏维生素 A,可导致黏膜与表皮的角化、增生和干燥;眼干燥症、角膜角化增生、发炎甚至穿孔;皮肤干燥、毛囊丘疹和脱发;消化道、呼吸道和泌尿道上皮组织不健全,易引起感染。

3. 诱导细胞和组织生长分化　维生素 A 及其体内代谢中间产物维 A 酸(tretinoin)和全反式维 A 酸是细胞增殖、分化的调节因子,通过视黄酸受体和视黄醇 X 受体的介导调控细胞生长、分化和生理功能。

4. 抑制肿瘤的形成　维生素 A 及视黄酸长期用药均可以抑制多种化学致癌物的致癌过程,能抑制食管上皮癌、呼吸系统肿瘤等的形成,并可阻止 3,4 -苯并芘在肝和肺中氧化成为致癌物质;抑制白血病细胞增殖,对急性早幼粒细胞白血病 M$_3$ 的完全缓解率可达 90%;维生素 A 衍生物 13 -顺视黄酸可抑制移植的软骨肉瘤的发展。维生素 A 抑癌机制可能与其诱导细胞分化使肿瘤细胞分化成为正常细胞有关。

5. 增强机体免疫力　维生素 A 明显对抗糖皮质激素的免疫抑制作用,大剂量可促进胸腺增生;如与免疫增强剂合用,可使免疫力增强。维生素 A 能使血液中的白细胞数迅速增加,抑制某些感染性疾病。

【临床应用】

1. 用于防治夜盲症、眼干燥症等维生素 A 缺乏症,在幼儿及妊娠、哺乳妇女等需要量增大时可提高预防量。对维生素 A 吸收贮藏不良性疾病如脂肪便、胆管闭塞、肝硬化、胃全切等需要长期应用维生素 A。

2. 对感染、烫伤和皮肤病局部应用有一定疗效,可用于预防烧伤患者的化脓性感染;也可用于鱼鳞癣类、寻常痤疮、老年性或过度角化性皮肤病等疾病的治疗,但疗效评价有分歧。

3. 辅助治疗急性早幼粒细胞白血病,预防食管癌、口腔癌和上皮癌。虽有一定疗效,但是目前还难以将维生素 A 集中到某个特定部位,长期大量应用会导致维生素 A 慢性中毒等,因此临床应用受到很大限制。

4. 治疗婴儿呛奶,疗效迅速、满意。

【不良反应】服用一般剂量维生素 A 无毒性反应,但过量服用可引起毒性反应。成人每次服 100 万 IU,儿童每次服 30 万 IU 以上可引起急性中毒。每日 10 万 IU 连用 6 个月以上可引起慢性中毒。急性中毒可以出现颅内压升高、嗜睡、谵妄和消化系统症状。慢性中毒可引起骨骼系统、神经系统、皮肤黏膜和肝肾等损害。

维生素 D

天然维生素 D(vitamin D)有 6 种类型,其中以维生素 D_2 和维生素 D_3 生理活性最强。在植物中含有麦角固醇,经紫外线照射转化为维生素 D_2(麦角钙化醇);奶、蛋黄中含维生素 D_3(胆钙化醇)。其中人体皮下含 7-脱氢胆固醇,经紫外线照射可转变成维生素 D_3。故多晒太阳可预防维生素 D("阳光维生素")缺乏症。

【药理作用和临床应用】维生素 D 促进机体对钙、磷的吸收,增加钙、磷对骨的供应,促进骨骼正常钙化。临床主要用于防治佝偻病、骨软化症、手足抽搐症、老年性骨质疏松和老年骨折的辅助治疗。

【不良反应】长期或过量应用可致高钙血症、全身乏力、食欲不振,进而导致各个系统异常。高钙血症、高磷血症伴肾性佝偻病者禁用,心、肾功能不全者慎用。禁与镁剂合用。

维生素 E

天然维生素 E(vitamin E)是一种脂溶性维生素,广泛分布于动植物组织中,以麦胚油、豆油、玉米油的含量最为丰富。人体自身不能合成维生素 E,可以通过饮食获得。但人体对维生素 E 的需要量很小,因此一般不容易出现维生素 E 缺乏症。维生素 E 是 6-羟基苯并二氢呋喃的衍生物,包括生育酚和生育三烯酚。

【药理作用和临床应用】本品能促进精子生成和活动,增加卵泡生长及孕酮作用,故能维持正常的生殖功能;具有抗氧化作用,能维持细胞膜的正常功能,促进血红素代谢。临床主要用于习惯性流产、先兆流产、不孕症、早产儿溶血性贫血等,也可用于冠心病、高脂血症、动脉粥样硬化等的辅助治疗及抗衰老、预防癌症等。

【不良反应】长期大剂量使用可引起胃肠道反应、头晕、疲劳、乏力、腹泻等,能使免疫功能下降、生殖和胃肠功能紊乱、凝血机制障碍等。

　拓展阅读 45-1　神奇的维生素 K

二、水溶性维生素

水溶性维生素(water-soluble vitamins)包括 B 族维生素和维生素 C,多作为辅酶参与机体生化代谢。大多数水溶性维生素不能自身合成，需从食物中摄入。各种原因的水溶性维生素缺乏可影响生物代谢而引起疾病。除了治疗相应的缺乏症外，水溶性维生素也用于多种疾病的辅助治疗。

维生素 C

维生素 C（vitamin C，抗坏血酸）广泛存在于新鲜水果及绿色蔬菜中，尤以桃、橘、番茄、辣椒和鲜枣中含量丰富。植物组织中含有抗坏血酸氧化酶，能催化维生素 C 氧化而失去活性，故食物中维生素 C 在干燥、久存和磨碎过程中易被破坏。药用者大多为人工合成品。本品具有很强的还原性，遇光、热、氧化剂、碱失效。

【药理作用】维生素 C 是羟化酶和酰胺酶的辅酶，以维生素 C 和去氢维生素 C 互变的形式构成体内一个重要的氧化-还原系统。参与机体抗体及胶原形成，组织修补（包括某些氧化还原作用），苯丙氨酸、酪氨酸、叶酸的代谢，铁、碳水化合物的利用，脂肪、蛋白质的合成，以及维持免疫功能，羟化 5-羟色胺，保持血管的完整，并促进非血红素铁的吸收。

【临床应用】

1. 预防治疗坏血病　维生素 C 可激活脯氨酸羟化酶使脯氨酸羟化为羟脯氨酸，后者是胶原蛋白合成的原料。维生素 C 缺乏致胶原合成障碍、基质减少、血管壁通透性和脆性增加，引起全身皮肤黏膜点状或斑状出血、牙齿松动、齿龈炎、骨膜下出血等坏血病症状。

2. 预防感染性疾病　维生素 C 具有促进抗体形成、增强白细胞吞噬功能以及抗炎抗过敏等作用，可用于病毒性呼吸道感染、急慢性传染病、结核病、感染性休克的辅助治疗。

3. 用于病后恢复期，创伤愈合期及过敏性疾病的辅助治疗。

【不良反应】维生素 C 毒性很低，但长期应用大量的维生素 C 可引起尿酸半胱氨酸盐及草酸盐结石。过量服用（每日用量 1 g 以上）可引起腹泻、皮肤红而亮、头痛、尿频、恶心呕吐、胃痉挛等。长期大剂量服用后突然停药，可能出现坏血病症状。

维生素 B$_1$

维生素 B$_1$（vitamin B$_1$）又称硫胺或硫胺素，富含于黄豆、米糠、麦麸、酵母、花生和瘦肉中。药用的维生素 B$_1$ 为人工合成品，在酸性环境中稳定，在碱性环境中易被破坏，故不宜与碱性药物配伍。

【药理作用和临床应用】维生素 B$_1$ 在体内形成焦磷酸硫胺，后者是糖代谢中的重要辅酶，可促进碳水化合物的代谢和能量的产生，维持心脏、神经及消化系统的正常功能。维生素 B$_1$ 缺乏时可引起维生素 B$_1$ 缺乏症（脚气病），出现多发性周围神经炎、心血管系统及消化系统功能障碍等症状。临床主要用于防治脚气病，用于神经炎、心脏病、消化障碍、营养不良的辅助治疗，也用于妊娠或哺乳期、甲状腺功能亢进、烧伤、长期慢性感染、重体力劳动、吸收不良综合征伴肝胆疾病、小肠系统疾病及胃切除后维生素 B$_1$ 的补充。

【不良反应】静脉注射偶见过敏反应,甚至过敏性休克,故一般避免静脉注射。需静脉注射时,在注射前要做皮试。

维生素 B₂

维生素 B₂(vitamin B₂)又称核黄素,富含于绿色蔬菜、肝、蛋、肉类、黄豆和酵母中。药用维生素 B₂ 为人工合成品。在酸性环境中稳定,遇碱或光易破坏。

【药理作用和临床应用】维生素 B₂ 是体内黄酶类的辅酶成分,在糖、蛋白质、脂质代谢过程中起传递氢的作用。缺乏时,生物氧化减慢,机体代谢障碍,可出现口角炎、舌炎、角膜炎、结膜炎、阴囊炎和脂溢性皮炎等。本药可用于维生素 B₂ 缺乏症的防治。

维生素 B₆

维生素 B₆(vitamin B₆)包括吡哆醇、吡哆醛、吡多胺三种物质;广泛存在于鱼、肉、蛋、豆类及谷物中,人体肠道内细菌也可合成,常温下稳定,在高温、碱、光环境中易破坏。

【药理作用和临床应用】在体内转化为具有生物活性的磷酸吡哆醛和磷酸吡多胺,作为辅酶参与氨基酸和脂肪代谢。临床主要用于维生素 B₆ 缺乏症;防治长期服用异烟肼引起的周围神经炎、失眠、不安等;减轻药物、放射治疗和妊娠引起的恶心、呕吐;防治婴儿惊厥;局部涂擦用于治疗痤疮、脂溢性湿疹等。

【不良反应】维生素 B₆ 在肾功能正常时几乎不产生毒性,罕见过敏反应。但每日应用 200 mg,持续 30 天以上可致依赖综合征。

第二节　酶　制　剂

酶的发现源于 1833 年淀粉酶的发现。目前,人们从生物体提纯确认的酶有 800 多种,但是应用于医药类的酶类制剂只有几十种。按照临床应用进行分类,主要包括消化类、抗炎净创类、血凝和解凝类、解毒类、诊断类。

胰蛋白酶

【药理作用和临床应用】胰蛋白酶(trypsin)能消化、溶解变性的蛋白质;抗炎。用于清除血凝块、脓液、坏死组织及炎性渗出物,用于坏死性创伤、溃疡、血肿、脓肿及炎症等的辅助治疗。本品可用于眼部疾病治疗,如眼部炎症、出血性眼病以及眼外伤、视网膜震荡等;还可用于治疗毒蛇咬伤,使毒素分解破坏。

【不良反应】胰蛋白酶注射的局部可出现疼痛、硬结;也可引起组胺释放,产生全身反应,如寒战、发热、头痛、头晕、胸痛、腹痛、皮疹、血管神经性水肿、呼吸困难、眼压升高、白细胞减少等。症状轻时不影响继续治疗,给予抗组胺药和对症药物即可控制;严重时应立即停药。本品偶可致过敏性休克。

糜蛋白酶

糜蛋白酶(chymotrypsin)能分解蛋白质,用于创伤或手术后创口愈合、抗炎及防止局部水肿、积血、扭伤血肿、乳房手术后水肿、中耳炎、鼻炎；也可用于毒蛇咬伤的处理。本品不可静脉注射；不满 20 岁的眼病患者或玻璃体液不固定的创伤性白内障患者禁用，因可导致玻璃体液丧失；有过敏反应者，用前需做过敏试验。

菠萝蛋白酶

菠萝蛋白酶（bromelains）可水解纤维蛋白，但不破坏凝血所必需的纤维蛋白原，可消除炎症和水肿。本品可用于各种原因所致的炎症、水肿、血肿、血栓症；与抗生素、化疗药物并用，能促进药物对病灶的渗透和扩散，治疗关节炎、关节周围炎、蜂窝织炎、小腿溃疡等。胃肠道溃疡、严重肝肾疾病或血液凝固功能不全的患者禁用。本品遇胃蛋白酶被破坏，片剂宜吞服不要嚼碎。

玻璃酸酶

玻璃酸是存在于人体/组织间基质中的黏多糖，能限制细胞外液的扩散。玻璃酸酶（hyaluronidase）作用于玻璃酸分子中的葡萄糖胺键，使之水解和解聚，降低体液的黏度，使细胞间液易流动扩散，故可使局部积贮的药液、渗出液或血液扩散，加速药物吸收，减轻局部组织张力和疼痛，并有利于水肿、炎性渗出物的吸收、消散。本品属关节软骨的基本成分之一，具有营养、保护和维持关节软骨的功能。用于促使眼局部积贮的药液、渗出液或血液的扩散，促使玻璃体混浊的吸收、预防结膜化学烧伤后睑球粘连，并消除有关的炎症反应；用于骨关节炎的治疗。

第三节　用药护理及常用制剂和用法

一、用药护理

1. 防止维生素过量　随着社会的发展，现代人的保健意识逐渐增强，加之媒体对维生素的过度宣传，导致不少人出现了过量使用维生素。滥用维生素会对人体产生损害。例如婴幼儿平均每日摄入用维生素 A 3 万～10 万 U，2～6 个月即可引起慢性中毒。慢性中毒者会出现颅内压升高，有时会伴有皮肤及毛发改变、肌肉骨骼的疼痛。超量使用维生素 A 还可引起中枢神经系统病变。因此，补充维生素要谨遵医嘱，不能随意滥用。

2. 纠正不良生活及饮食习惯　不良的生活习惯会导致维生素的吸收障碍或者流失。例如，长期酗酒会造成体内维生素 B 的缺乏，还会影响叶酸的吸收；长期吸烟或被动吸二手烟会导致维生素 C 缺乏。由于机体摄取维生素的来源主要是通过食物，因此不合理的饮食结构、长期偏食也会造成体内维生素缺乏。因此，科学合理的生活及饮食习惯可以防止体内维生素缺乏。

3. 用药注意事项

（1）成人服用维生素 A 每日剂量超过 100 万 U 以上，婴儿超过 30 万 U 以上可能引起急性中毒,表现为兴奋、头疼、呕吐、视力模糊、脑水肿等症状。无论成人还是婴儿,连续每日剂量 10 万 U,超过 6 个月可致慢性中毒,表现为手足痛、呕吐、皮肤瘙痒、毛发脱落等症状。妊娠期妇女每日服用剂量超过 0.5 万 U 可能致胎儿畸形。

(2)长期大量服用维生素 D 可导致低热、烦躁不安、厌食、体重减轻、肝肾功能损害等症状。

(3)维生素 B$_2$ 最好饭后服用,量大时可出现黄色尿。一般不静脉注射,如需静脉注射,必须做皮试。

(4)维生素 C 应避光保存,且不宜与碱性药物配伍。大量使用可诱发胃炎、胃溃疡、糖尿病、肾结石等症状。

(5)长期使用维生素,应逐渐减量停药,避免发生停药反应。

二、常用制剂和用法

1. 维生素 A 软胶囊:每粒 25 000 U,口服。治疗严重维生素 A 缺乏症:成人每日剂量 10 万 U,3 日后改为每日 5 万 U,给药 2 周,然后每日(1~2)万 U,再用药 2 个月。治疗轻度维生素 A 缺乏症:每日(3~5)万 U,分 2~3 次口服,症状改善后减量。

2. 维生素 D 滴剂:每粒含维生素 D$_3$ 400 U,口服。预防维生素 D 缺乏性佝偻病:儿童每日 1~2 粒。预防骨质疏松症:成人每日 1~2 粒。

3. 维生素 E 软胶囊:100 mg,口服。成人,每次 1 粒,每日 2~3 次。片剂:10 mg,口服。成人,每次 1~10 片,每日 2~3 次。用于心、脑血管疾病及习惯性流产、不孕症的辅助治疗。乳剂:每 100 ml 含 1 g 维生素 E,外用。取本品适量涂于皮肤干燥及瘙痒处,若洗澡后未完全干燥时涂用效果更佳。

4. 维生素 B$_1$ 注射液:2 ml:100 mg,肌内注射。治疗成人重型脚气病:每次 50~100 mg,每日 3 次,症状改善后改口服;治疗小儿重型脚气病:每日 10~25 mg,症状改善后改口服。片剂:5 mg,口服。成人每次 1~2 片,每日 3 次,用于预防和治疗维生素 B$_1$ 缺乏症,如脚气病、神经炎、消化不良等。

5. 维生素 B$_2$ 片剂:5 mg,口服。成人每次 1~2 片,每日 3 次,用于预防和治疗维生素 B$_2$ 缺乏症,如口角炎、唇干裂、舌炎、阴囊炎、结膜炎、脂溢性皮炎等。

6. 维生素 B$_6$ 片剂:10 mg,口服。成人每日 1~2 片,儿童每日 0.5~1 片,连用 3 周。用于预防和治疗维生素 B$_6$ 缺乏症,如脂溢性皮炎、唇干裂;也可用于减轻妊娠呕吐。注射剂:2 ml:100 mg,皮下注射、肌内或静脉注射。每次 0.5~1 支(50~100 mg),每日 1 次。用于环丝氨酸中毒的解毒时,每日 3 支(300 mg)或 3 支(300 mg)以上。用于异烟肼中毒解毒时,每 1 g 异烟肼给 10 支(1 g)维生素 B$_6$ 静脉注射。

7. 维生素 C 泡腾片:1 g。用冷水或温开水溶解后服用,溶解后成为一杯鲜甜美味的橙味饮品。成人每日 1 片,儿童每日半片。注射剂:2 ml:250 mg、2 ml:500 mg。肌内或静脉注射,成人每次 100~250 mg,每日 1~3 次;儿童每日剂量 100~300 mg,分次注射。救治克山病可用大剂量,由医师决定。必要时,成人每次 2~4 g,每日 1~2

次,或遵医嘱。

8. 胰蛋白酶 注射剂:1.25万U、2.5万U、5万U,肌内注射,每次(1.25~5)万U,每日1次。结膜下注射:每次1250~5000U,每日或隔日1次。滴眼:浓度为250U/ml,每日4~6次。泪道冲洗:浓度为250U/ml。毒蛇咬伤:以0.25~0.5%盐酸普鲁卡因注射液溶解成5000U/ml浓度的溶液,以牙痕为中心,在伤口周围作浸润注射或在肿胀部位上方做环状封闭,每次用量(5~10)万U。

9. 糜蛋白酶 注射剂:4000U。肌内注射:成人常用剂量通常每次4000U(约5 mg),用前以氯化钠注射液溶解。经眼给药:以氯化钠注射液溶解本品,配成1:5000溶液。喷雾吸入:用于液化痰液,可制成0.05%溶液雾化吸入。局部注射:①处理软组织炎症或创伤:可用800U(约1 mg)溶于1 ml的生理氯化钠溶液的药液局部注于创面;②毒蛇咬伤:糜蛋白酶10~20 mg,每瓶用注射用水4 ml稀释后,以蛇牙痕为中心向周围作浸润注射。外用:①治疗寻常痤疮,糜蛋白酶局部涂搽,每日2次;②治疗慢性皮肤溃疡,糜蛋白酶(400 μg/ml)水溶液,湿敷创面,每次1~2小时。

10. 菠萝蛋白酶 肠溶片:3万U,口服。每次(3~9)万U(1~3片),每日(9~12)万U(3~4片)。

11. 玻璃酸酶 注射剂:1500U。本品以适量氯化钠注射液溶解,制成150U/ml或适宜浓度的溶液。皮试:取上述药液,皮内注射约0.02 ml,每次用量≤1500U。球后注射促进玻璃体混浊及出血的吸收,每次100~300U/ml,每日1次。结膜下注射促使结膜下出血或球后血肿的吸收,每次50~150U/0.5 ml,每日或隔日1次。滴眼预防结膜化学烧伤后睑球粘连。治疗外伤性眼眶出血、外伤性视网膜水肿等:浓度为150U/ml,每2小时滴眼。关节腔内注射:每次2 ml,每周1次,连续3~5周。

(向晓雪)

数字课程学习

○教学 PPT　○导入案例解析　○复习与自测　○更多内容……

参考文献

［1］陈新谦,金有豫,汤光.新编药物学［M］.北京:人民卫生出版社,2011.

［2］桂丽,贺茜,陶红.临床用药护理［M］.上海:上海科技出版社,2008.

［3］王玉平.神经内科常见病用药处方分析［M］.北京:人民卫生出版社,2009.

［4］张七一,宋文宣,张维君.心血管内科常见病用药处方分析［M］.北京:人民卫生出版社,2009.

［5］王开贞,于天贵.药理学［M］.7 版.北京:人民卫生出版社,2016.

［6］王庭槐.生理学［M］.北京:人民卫生出版社,2018.

［7］杨宝峰,陈建国.药理学［M］.9 版.北京:人民卫生出版社,2018.

［8］葛均波,徐永健,王辰.内科学［M］.北京:人民卫生出版社,2018.

［9］苏定冯,陈丰原.心血管药理学［M］.北京:人民卫生出版社,2011.

［10］王金权.尼可刹米对呼吸抑制的解救及地西泮的抗惊厥作用药理实验的技术革新［J］.中国实用医药,2008,3(7):152－154.

［11］国家基本公共卫生服务项目基层高血压管理办公室.国家基层高血压防治管理指南［J］.中国循环杂志,2017,32(11):1041－1048.

［12］《中国高血压防治指南》修订委员会.中国高血压防治指南 2018 年修订版［J］.心脑血管病防治,2019,9:1－45.

［13］WS/T 430－2013.高血压患者膳食指导［S］.2013.

［14］中华医学会心电生理和起搏分会,中国医师协会心律学专业委员会.2020 室性心律失常中国专家共识(2016 共识升级版)［J］.中国心脏起搏与心电生理杂志,2020,34(3):189－253.

［15］卫生部.处方管理办法［Z］.2007－02－14.

［16］国务院.麻醉药品和精神药品管理条例［Z］.2016－02－06.

［17］护理教学专业资源库.http://www.icve.com.cn/portalproject/themes/default/cp4waz-li6fbl1v8tew-oq/sta_page/index.html? projectId = cp4waz-li6fbl1v8tew-oq

［18］陈新谦,金有豫,汤光.新编药物学［M］.18 版.北京:人民卫生出版社,2019.

［19］国家药典委员会.中华人民共和国药典(2020 版)［M］.北京:中国医药科技出版社,2020.

［20］徐红,张悦,包辉英.用药护理［M］.2 版.北京:高等教育出版社,2019.

［21］马香芹.护理药理学［M］.郑州:河南科学技术出版社,2021.

［22］ 王开贞,李卫平.药理学［M］.8 版.北京:人民卫生出版社,2018.

［23］ 褚杰,郭步伐.药理学［M］.2 版.北京:中国科学技术出版社,2018.

［24］ 李德英.护理药理学［M］.武汉:武汉大学出版社,2017.

中英文名词对照索引

G

H

J